『十三五』国家重点图书出版规划项目

壮药学基础

温海成　韦　威　主编

广西科学技术出版社

图书在版编目（CIP）数据

壮药学基础 / 温海成，韦威主编 . —南宁 : 广西科学技术出版社，2019.6

ISBN 978-7-5551-1180-1

Ⅰ . ①壮…　Ⅱ . ①温…　②韦…　Ⅲ . ①壮医—中药学 Ⅳ . ① R281.9

中国版本图书馆 CIP 数据核字（2019）第 110604 号

壮药学基础

温海成　韦　威　主编

责任编辑：黎志海　张　珂　　封面设计：徐俊霞

责任印制：韦文印　　责任校对：夏晓雯

出 版 人：卢培钊

出版发行：广西科学技术出版社　　地址：广西南宁市东葛路 66 号

邮政编码：530023　　网址：http://www.gxkjs.com

经　　销：全国各地新华书店

印　　刷：广西民族印刷包装集团有限公司

地　　址：南宁市高新区高新三路 1 号　　邮政编码：530007

开　　本：787 mm × 1092 mm　1/16

印　　张：27　　字　　数：550 千字

版　　次：2019 年 5 月第 1 版　　印　　次：2019 年 6 月第 1 次印刷

书　　号：ISBN 978-7-5551-1180-1

定　　价：128.00 元

广西少数民族医药文库（第一辑）

编委会

《壮药学基础》

编委会

主　　编： 温海成　韦　威

副 主 编： 罗　婕　王彧博　于　艳

编　　委：（按姓氏笔画排列）

于　艳　王彧博　韦　威

吴杏瑶　林采玥　罗　婕

唐子惠　梁子宁　温海成

谢祥官

图片拍摄： 韦松基

前　言

“十二五”期间，壮医药事业迎来了千载难逢的良好机遇。根据2009年国务院出台的《关于进一步促进广西经济社会发展的若干意见》精神，广西壮族自治区政府2011年发布了《广西壮族自治区壮瑶医药振兴计划（2011—2020年）》、2017年发布了《广西全民健康素养促进行动计划（2017—2020年）》等文件，将壮瑶医药的发展提升到非常重要的高度。为了使壮医药得到更好的传承和发展，使之更好、更有效地为全人类的医疗卫生事业服务，使从事壮医药的广大医务工作者，特别是基层的壮医医务人员在临床医疗实践中学而能用、用之有效，我们精心总结近30年来壮医药发掘整理和基础研究的成果，结合临床实践验证，编写了《广西少数民族医药文库（第一辑）》丛书。在编写过程中，我们参阅了大量相关专著和文献，并在此基础上，对壮医药进行全面梳理、更深入挖掘、更系统整理，去伪存真、补缺拾遗，对壮医药基础知识和特色治疗方法进行深化和创新，保持科学性，坚持理论联系实际的原则，进一步丰富和完善壮医药基础理论和临床诊疗技术体系的内容。

壮医学是以独特的壮族传统文化为背景的，其起源和发展融合了壮族特有的民风民俗及地域特性，是理论内容丰富、诊疗方法卓有效验的传统民族医学体系。本丛书对壮医学基础理论背景及丰富的诊疗体系进行系统、全面的梳理。并在此基础上，深入浅出、较全面地揭示壮医基础理论的科学内涵及诊疗体系的丰富内容。丛书力求定义准确、科学，真实而又全面反映壮医学的特色。

丛书包括《壮医学基础》《壮药学基础》《壮医治疗学基础》《壮医治疗学》《壮医针灸学》等5部著作。

《壮医学基础》主要内容包括壮医药的起源和发展、壮医学的基本特点和核心理论、壮医诊断的基本原则及方法、壮医的病症特点、防治原则及治疗方法、壮医临床应用特色、壮药特色及壮医养生与康复等内容。

《壮药学基础》集理论、实践、研究为一体，坚持科学和实用相结合的原则，保持壮药原有的本质属性，同时突出壮药的民族特色和地域特点。主要介绍常用壮药基础知识，包括壮药的起源、发展、识别、鉴别、筛选、炮制及应用等，共收集壮药310种，按解毒、补虚、治湿、调气、通三道两路、治“巧坞”、散寒、止血、收涩、打虫及外用进行分类，每种壮药均介绍壮名、别名、来源、植物形态、分布、采集加工、药材性状、性味、功效主治、用法用量、应用举例等，并附有植物及药材形态的彩色照片，图文并茂，可读性强。

《壮医治疗学基础》主要介绍壮医治疗学的特点、起源与发展、治疗机理与应用原则、治疗原则与治疗基本方法、预防与养生等方面的基础知识，展现壮医治病的原则和方法及其在治疗、康复和养生保健的应用及作用机理。

《壮医治疗学》分上、中、下三篇。上篇为壮医治疗学总论，主要介绍壮医内治疗法及外治疗法的基本概念及特点和基本理论；中篇为常用的壮医治疗方法，包括壮医内治法和外治法，介绍内治法的应用原则及方法，外治法按针、灸、刮、佩等进行分类，在壮医理论的指导下，共介绍 44 种外治疗法的概念、治疗机理、主要功效、适应症、禁忌症、操作方法及注意事项等；下篇为壮医治疗方法的临床应用，介绍了内科、外伤科、妇科、儿科、五官科及皮肤科的多发病、常见病的壮医治疗方法。该书充分体现了壮医治疗学的独特临床应用理论及种类丰富的壮医治疗方法在临床应用中的简、便、廉、验等优势。

《壮医针灸学》对壮医针灸的起源与发展、壮医针灸穴位与取穴、壮医天地人三部穴位的取穴方法及功能应用、壮医针灸的基础理论与方法、壮医针灸技术及临床应用等进行了较全面、系统的介绍。该书首次对壮医针刺学进行科学、系统阐述，并配以壮医针刺环穴、络央穴等壮医独具特色的穴位图，凸显了壮医针灸学的丰富内涵及其壮族特色与地域特点。

壮医药是中华民族的优秀文化遗产，本丛书的出版，填补了广西少数民族医药著作的空白，不仅有助于壮医药的传承发展、推广应用及研究成果的总结，同时也可促进壮医学科的发展和壮大，进一步提升广西民族医药特别是壮医药的整体实力和学术地位，提高广大群众对壮医药的认识，促进新医改对民族医药相关精神的进一步落实，加快广西民族医药的发展，对促进民族团结、固边兴疆、构建社会主义和谐社会具有重要的意义。

丛书虽经多次审阅、修改，但由于编著者的水平有限，疏漏之处在所难免，恳请广大读者提出意见和建议。

编著者

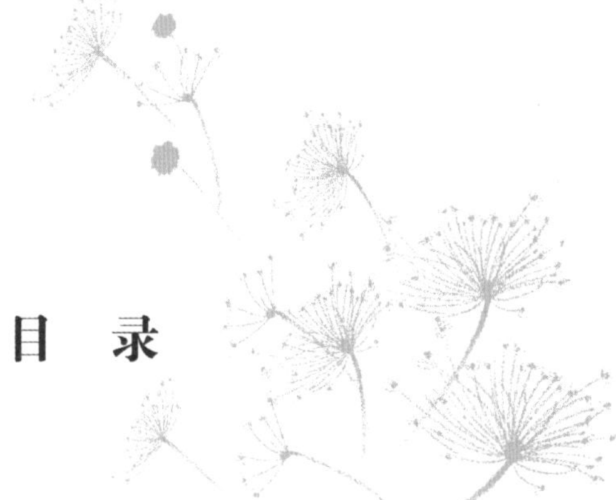

目　录

第一章　壮药的概述

第二章　解毒药

第三章 补虚药

第四章 治湿药

第五章　调气药

第六章　通谷道药

第七章　通气道药

第八章　通水道药

第九章　通龙路药

第十章　通火路药

第十一章　治巧坞药

第十二章　散寒药

第十三章　止血药

第十四章　收涩药

第十五章　打虫药

第十六章　外用药

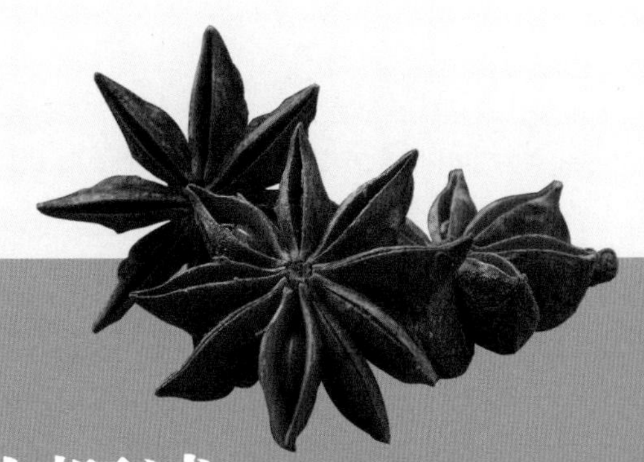

第一章　壮药的概述

壮医药是壮族文化的重要组成部分，为壮族人民的繁衍生息提供了重要的保障。壮药是壮医药的精华之一，是在壮医药理论和经验指导下应用于疾病防治和卫生保健的药用物质及其制剂，具有鲜明的民族性、传统性、地域性特点。时至今日，壮药仍为广大壮族人民的身体健康保驾护航，也因其有效的治病、防病作用越来越受到人们的青睐和认可。

第一节　壮药的起源与发展概况

壮族是中华民族大家庭中人口最多的少数民族，总人口达1800多万。考古学、民族学、人类学研究表明，壮族是岭南的土著民族，是古代西瓯、骆越民族的后裔。壮族主要分布在广西，云南、广东、湖南、贵州等省也有分布。广西作为壮族的主要聚居地，地处亚热带，纬度低，临海，气候温暖，雨量充沛，动植物生长繁盛，为壮药的来源提供了丰富的资源。

壮药伴随着壮族人民的生产、生活的需要应时而生，是壮族人民在长期与疾病作斗争的实践过程中积累下来的丰富经验和知识，具有悠久的历史。

商周时期的《逸周书·王会解》记载："正南瓯邓、桂国、损子、产里、百濮、九菌，请令以珠玑、玳瑁、象齿、文犀、翠羽、菌鹤、短狗为献"。这里提到的"瓯"即瓯骆；所谓"桂国"，即广西土著民族。此时已有壮族先民向商王朝进贡壮族地区的珍贵药材的记载。

春秋战国时期的《山海经》中也记载了许多产自壮族地区的药物。

《后汉书·马援传》中有关于壮族地区出产的薏苡仁的记载："出征交趾，土多瘴气。""马援在交趾，尝饵薏苡实，云能轻身省欲，以利瘴气也。"

东汉年间的《神农本草经》作为我国现存最早的中药学著作，收载药物365种，分为上、中、下三品，书中记载"主治病以应地、多毒、不可久服"，有"除寒热邪气、破积聚愈病"等作用的下品药125种，其中大部分在壮族地区均有出产。壮族地区盛产的菌桂、牡桂、薏苡仁、丹砂、钟乳石等也有收载。

晋代稽含所著的《南方草木状》是我国现存最早的植物学专著，其中记载："吉利草，其茎如金钗股，形类石斛，根类芍药，交广俚俗多畜蛊毒，惟此草解之，极验。吴黄武中，江夏李俣以罪徙合浦，始入境，遇毒，其奴吉利者，偶得是草，与俣服，遂解"。清代谢遍昆所著的《广西通志》中尚有吉利草产于壮族聚居的上林县的记载。

唐显庆二年（657年）由苏敬等22人编撰的《新修本草》共收载药物850种，也收载了部分岭南地区的药物。如钓樟根皮："钓樟，生柳州山谷。……八月、九月采根皮，日干之"。柳州属壮族地区，当时人们已知该药能止血，治金创。"茯苓，……今出郁州，彼土人乃故斫松作之。"说明壮族先民早已会种植茯苓。"菌桂，味辛，温，无毒。主百疾，养精神，和颜色，为诸药先聘通使。……生交趾、桂林山谷岩崖间。……立秋采。""牡桂，……一名肉桂，一名桂枝，一名桂心，出融州、柳州、交州甚良。"从《山海经》开始，历代本草书均有桂的记载，均言以岭南地区的广西处出产者为佳。

《新修本草》介绍了壮族先民采集、加工、使用桂的经验。此外，还收载了许多产自岭南地区的药物，如黄芩、瓜芦木、青石、赤石、黄石、白石、黑石脂、钩吻、白花藤、蛇黄、郁金、蓝实、柏实、蒟酱、莎草根、苏方木、槟榔、白兔藿、犀角、狼跋子等。

唐代陈藏器所著的《本草拾遗》中记载了壮族地区著名的药物，如陈家白药和甘家白药："陈家白药，味苦，寒，无毒，主解诸药毒，水研服之，入腹与毒相攻必吐，疑毒未止，更服，亦去心胸烦热，天行温瘴。出苍梧，陈家解药用之，故有陈家之号。蔓及根，并似土瓜，紧小者良。""甘家白药，味苦，大寒，小有毒，主解诸药毒，与陈家白药功用相似。人吐毒物，疑不稳，水研服之，即当吐者，未尽又服。此二药性冷，与霍乱下痢相反。"

《本草拾遗》还收载了许多产自岭南地区的药物。如鸡候菜、含水藤、赤翅蜂、独脚蜂、腆颗虫、枸橼、无风独摇草、予脂、陈思岌、草犀根、黄龙眼、万一藤、骨碎补、鹿目、牛领藤、灰药、金钗股等。

唐代李珣所著的《海药本草》也收载了壮族地区常用的药物，如荔枝、零陵香、钗子股、君迁子、蛤蚧、人肝藤、冲洞根、皋芦叶等。其中特别提到现今广西的道地壮药材蛤蚧："蛤蚧，俚人采之，割剖以竹开张，曝干，鬻于市。力在尾，尾不全者无效，彼人用疗折伤。近日西路亦出。其状虽小，滋力一般，无毒。主肺痿上气、咯血、咳嗽，并宜丸散中使。凡用炙令黄熟后，捣，口含少许，奔走，令人不喘者，是其真也。"

在两晋及隋唐的方书中，也收入了一部分岭南地区的解毒、治瘴气药方，其中包括壮医药方。如葛洪所著的《肘后备急方》中论述毒箭时曰："凡箭毒有三种，交广夷里焦铜作镞，……才伤皮便红肿沸烂而死，……中若有中之，即便餐粪，或绞滤取汁饮之，并以涂疮上，须臾即定。"并指出，广西盛产的蓝青、藕、生葛根、干姜、雄黄、竹沥等皆可解箭毒。广西盛产的鬼针草、生蓼、干姜、荆叶等，内服或外敷，可治毒蛇咬伤。

唐代的《图经本草》中记载了产自壮族地区的药物近百种。此外，宋代的《岭外代答》《桂海虞衡志》等介绍广西风土人情的书籍也记载了许多植物药，如治疗瘴气的青蒿、槟榔、姜黄，解毒的山豆根、甘蔗根、橄榄、白豆蔻等，还记载了无名异、铅粉、土硫黄、丹砂等矿物药以及山獭、金环蛇、银环蛇等多种动物药。

明代李时珍的《本草纲目》中详细记述田七："生广西南丹诸州番峒深山中""此

药近时始出，南人军中用为金疮要药，云有奇功”。又云：“凡杖扑伤损，瘀血淋漓者，随即嚼烂，罨之即止，青肿者即消散。若受杖时，先服一二钱，则血不冲心，杖后尤宜服之。产后服亦良。大抵此药，气温，味甘微苦，乃阳明、厥阴血分之药，故能治一切血病。”说明用田七可治疗内外损伤、淤血停留等病症。

明代林富修、黄佐编纂的《广西通志》，记载了百余味广西盛产的药物，如芳香温散的香附、泽兰、茴香、干姜、高良姜、山椒、艾叶，收敛固涩的白及、五倍子、乌梅、覆盆子、金樱子，开通肺气、驱散表邪的桔梗、荆芥、苍耳、香薷、柴胡、半夏，通利水道、引邪外出的滑石、木通、萆薢、车前草、瞿麦，清热解毒的苦参、地榆、金银花、黄芩、黄柏、山栀子及外用的商陆、铜青、芫花、炉甘石等。

同时期的《临桂县志》记载：“罗汉果，大如柿，椭圆，中空味甜，性凉，治劳嗽”。《镇安府志》记载：“羊桃，一名三敛子，一名五敛子，……味甘酸，内有小核，能解肉食之毒，有人食猪肉咽喉肿，病欲死，仆饮肉汁亦然，人叫取羊桃食之，须臾皆起，又能解蛊毒岚瘴，土人蜜渍盐腌以致远。”《北流县志》记载：“西瓜，……味甘淡，止渴消暑，疗喉痹疮，解酒毒”。《镇边县志》记载：“山楂，……制糕能消食”。《玉林州志》记载黑糯“用浸酒，补血”。《容县志》记载安石榴“皮可入药”，橄榄“可解鱼毒”。《新宁县志》记载生菜“食之却暑”“苦荬，可涂虫毒疮疥”“辣椒，味辛辣，消水气，解瘴毒”“苦瓜，味苦，性冷，解水瘴”。

民国时期编修的广西地方志和有关文献，收载了以前未记或较少记的广西特产、多产药物。如桑螵蛸、虎骨、斑茅、老虎耳、血见飞、怀香、大罗伞、小罗伞、松筋藤、土人参、土归身、土牛膝、土白术、土黄连、龙须菜、绵姜、单藤、胶桂、吊兰、独脚莲；芙蓉花、走马胎、壮阳根、刀枪草、八卦草、蓝姜、石兰草、登高子、贴地凉、牛尾木、五爪龙、三爪龙等。

中华人民共和国成立后的20世纪50~60年代，广西壮族自治区就开展了中草药（含民族药）资源调查，广西卫生小组通过调查整理，编著《广西民间常用中草药手册》（第1册）（内部资料），收载民间常用中草药及民族药200种；1970年，广西卫生管理服务站编写出版的《广西中草药》（第2册）收载民族药200种；1974年，广西壮族自治区卫生局组织编写出版的《广西本草选编》（上下册），收载广西常用的中草药、民族药1000种及经临床验证疗效较好的处方544首；1985年，方鼎、罗金裕等编写出版了《壮族民间用药选编》上册；1994年，陈秀香等出版《广西壮药新资源》；2001年，黄汉儒主编出版的《中国壮医学》收载壮药285种，验方1500首；2003年，朱华、蔡毅编著出版的《中国壮药原色图谱》收载临床实用壮药200余种；朱华、韦松基主编出版的《常用壮药生药学质量标准研究》汇集了226种疗效确凿、应用广泛的药物；朱华还主编出版了《中国壮药志》（第一卷）；2005年，梁启成、钟鸣主编出版的《中国壮药学》收载了常用重要壮药500种。近年来，《常用壮药临床手册》《常用壮药》《实用壮医药》《壮药药材学》等著作陆续出版。

广西壮族自治区食品药品监督管理局2008年出版《广西壮族自治区壮药质量标准·第一卷》，2011年出版《广西壮族自治区壮药质量标准·第二卷注释》。共遴选收载壮药材品种375种，其中植物药338种，矿物药3种，动物药24种，提取物6种，其他类药4种。《广西壮族自治区壮药质量标准》的正式出版，是壮药发展史上的里程碑，壮药的质量有了正式的省级法定质量标准。

第二节　壮药的命名原则及分类

一、壮药的命名

壮药的命名一般分为正名和别名两类。正名又称通用名，为大多数地方沿用的名称（本书采用壮文正名和汉文正名）。别名又叫异名、地方名、俗名、土名，为个别地方所使用的一类壮药名称。壮药的名称一般是根据药物的产地、生长环境、生长特征、药用部位、形态、颜色、性味、功效、声音、用量等方面进行命名。如以产地命名的有南方菟丝子、广西莪术等；以生长环境命名的有夏枯草、岩黄连、石菖蒲等；以生长特征命名的有两面针、不出林等；以药用部位命名的有龙脷叶、金银花、广豆根、草果等；以药材形态命名的有山乌龟、鹰不扑、八角莲等；以颜色命名的有鸡血藤、五色梅、黄根、紫苏等；以气味命名的有香菜、臭茉莉、鸡屎藤、鱼腥草等；以性味命名的有苦丁茶、酸藤子、甜茶等；以功效命名的有防风、沉香、泽泻、益母草、大驳骨等；以声音命名的有逼迫子、蛤蚧等；以用量命名的有三钱三、三分三等；以纪念最初发现和使用人命名的有何首乌、徐长卿等；还有以药物贮存期限、加工炮制方式命名的等。

由于历史的原因，在壮药名称的应用中存在着不少“同名异物”和“同物异名”的现象。“同名异物”如以“血见愁”一名入药的有十几种药物；“同物异名”即一种壮药同时有几个不同的名称，如元宝草，又称对月草、叶抱枝、对叶莲、大叶对月莲、穿心草、对经草、帆船草等名。这种名称上的混乱，造成了壮药品种的混乱，影响了壮药的使用和推广。但是，各种壮药名称都有一定的来历和意义，从不同的角度描述了壮药的形态、颜色、性味、产地和功效等，如八角莲、五色梅、鱼腥草、田七、千斤拔、跌打王等。从这一点来看，壮药众多的名称又是一种宝贵的遗产，通过对它们的学习研究和整理，可以帮助我们更好地进行壮药的鉴定和应用，这对于扩大壮药的应用范围，寻找和发现新的药源，丰富民族医药宝库，繁荣祖国医药学，都具有十分重要的意义。

二、壮药的分类

1. 按来源分类

可分为植物药、动物药、矿物药三大类。补虚药多为动物药，调气、解毒、养神药多为植物药，外用药多为矿物药。

（1）植物药：植物类壮药分别来源于各种植物的根（如田七、飞龙掌血）、茎（如鸡血藤、雷公藤）、叶（如土银花叶、艾叶）、花（如鹰爪花、闹羊花）、树皮（如肉桂、阴香）、枝（如岗松、白马骨）、果（如罗汉果、草果）、种子（如木鳖子、决明子、无患子）、全草（如车前草、旱莲草）和分泌物（如安息香）等。还有部分植物药是经过对植物进行简单加工提炼而成的，如蓝靛、血竭等。植物类壮药绝大部分来自野生植物。随着壮药需求量日益增多，许多常用植物药的来源已逐步由野生植物变为人工种植植物，如田七、牛大力、鸡血藤等。植物类药物是壮药中品种最多的部分，在应用较普遍的1000多种壮药中，植物药占85%以上。其中草本植物约占80%，因此自古以来习惯把壮药叫作草药。由于壮医治病用药多是现采现用，使用鲜品较多，因而植物类壮药也叫生草药。

（2）动物药：动物类壮药来自各种药用动物的个体（如乌骨鸡、蛤蚧）、器官（如蛇胆、羊肝）、生理产物（如麝香）和病理产物（如牛黄、羊黄等）。也有部分动物药是经过简单加工制作而成的（如乌鸡白凤丸、蛤蚧定喘丸等）。随着民族医药事业的发展，不少动物药的来源也逐步由野生动物变为人工饲养动物，如蛤蚧、乌龟、梅花鹿等。常用的动物类壮药约有300种。

（3）矿物药：矿物类壮药包括可供药用的天然矿物（如滑石、石膏等），矿物加工品（如硫黄、白矾等），以及动物的化石和骨骼（如龙骨、海螵蛸等）。目前已知的矿物类壮药品种约有50种。

2. 按性味分类

分为寒性药、平性药、热性药。

3. 按临床应用分类

分为内科用药、外科用药、妇产科用药、皮肤科用药、儿科用药等。

4. 按功用分类

分为解毒药、补虚药、调气药、通水道药、通气道药、通谷道药、通龙路药、通火路药、治巧坞（大脑）药、散寒药、止血药、治湿药、打虫药、收涩药、调气药、外用药等。

5. 按病症分类

分为跌打损伤药、黄疸药、毒蛇咬伤药、疮疖药等。

6. 按药物颜色分类

分为红药、黑药、白药、黄药。

第三节 壮药的鉴别

壮药常用的鉴别方法有基源鉴定、性状鉴定、显微鉴定、理化鉴定等。

一、基源鉴定

基源鉴定是鉴定药物最为广泛的方法之一。其方法就是运用植物分类学、动物分类学和矿物分类学的有关知识，对壮药的原植物、原动物和矿物进行鉴定，确定其分类和学名，以保证临床用药品种的准确无误。主要通过产地调查、采集标本以及核对有关文献资料和标本等进行鉴定。

二、性状鉴定

性状鉴定又叫传统经验鉴定，是鉴定各种壮药常用的方法之一。这种方法简单易行，它是根据药材性状的特点，以一看、二摸、三闻、四尝、五水试、六火烧等传统方法进行鉴定。

一看是用肉眼观察药材的形态、大小、粗细、厚薄、钉刺、根痕、茸毛等。有的要看药材的断面，用手折断长条形药材的根、茎、枝、皮，有的看有无粉末飞扬、听响声，其断面性质是平坦的、颗粒性的还是纤维性的，有的看有无胶丝，折断的难易程度等情况，或用刀将药材横切成平断面，观察皮部和木部的比例、色泽、射线的排列形态、有无油点分布等。

二摸是用手触摸药材。

三闻是通过鼻子嗅闻药材是否有特殊的挥发性物质的气味。如遇有的药材气味较淡薄，或因贮藏日久，气味散失，不易闻出，可将药材用热水浸泡片刻，或将药材捣碎后再闻。

四尝是尝药材的味道来鉴别。

五水试是将某些药材放在水中浸泡，观察其是否呈现特殊的变化。

六火烧是将某些药材用火点燃或烘烤，观察其是否能产生特殊的现象。

三、显微鉴定

显微鉴定是用显微镜来观察药材的组织结构、细胞形状及内含物的特征。同时，还可应用显微化学的方法，确定某些品种的有效成分在该药材中的分布情况。显微鉴定常配合性状、基源、理化鉴定等方法进行，用于外形特征不明显或外形相似而组织构造不同的药材，破碎、不易辨认的药材，以及如膏、丹、丸、散等壮药制剂的鉴定，以鉴定药材的真伪、纯度和品质。

四、理化鉴定

一般常用的理化鉴定方法有化学定性分析法、化学定量分析法、物理常数测定法、荧光分析法、微量升华法、层析法、比色分析法、分光光度法、水分测定法、灰分测定法、挥发油测定法、浸出物含量测定法等，用以鉴定药材中所含某种化学成分的性质、纯度和药材的真伪等。

第四节　壮药的采收

植物类壮药的采集，与壮药的开发和利用有着密切关系。野生壮药资源丰富，而壮药的生长和分布受到自然条件的制约，如地域的限制及土壤、气候、水文条件的不同，均会影响药材质量。壮药的生长采收，是有一定时限的，提前或过时采集，都会影响壮药的质量和功效。

植物类壮药采集，有其特定的时间性，过早则药势未成，过晚则药势已歇，甚至腐烂，不堪药用。一般选择植物类壮药根、茎、叶、花、果实不同部分的“旺期”，即有效成分含量最多的时节进行。如根及根茎类壮药宜于初春或秋季采集，因为此时有效成分含量较高、质量好、产量大；皮类壮药宜于春天或初夏采集，因为此时树干汁液多，树皮易于剥离；茎、叶类壮药多在开花期采集；花类壮药宜在花蕾期或初放时的晴天采集；果实类壮药宜在果实将成熟时采集；种子类壮药多在种子全熟时采集；树脂类药宜在干燥季节采集；全草类壮药则多在开花时采集。

壮医喜用鲜药，大多随采随用。植物类壮药多是野生的，采集时应特别注意的是要保护药源，不能竭泽而渔。应按照实际需求采集，采大留小，留种繁殖。民间将其概括为歌诀：根薯宜在冬，茎叶宜夏天，花采寒露中，果实应初熟，种子老熟用。

第五节　壮药的性味

壮药的性味包括药性和药味，药性是指药物作用于人体后所反映出的不同性质。壮药的药性分为寒、热、温、凉、平 5 种。寒凉药多用于热症，如青牛胆、苦地胆、土黄连可用于解热毒；温热药多用于寒症，如肉桂、荆芥、紫苏多用于解寒毒；平缓性质的药物介于两者之间，寒热不显著，如土人参、土沙参。药味是指通过人的味觉直接尝出药物的味道或根据临床经验推测出来的。药味有酸、甜、苦、辣、咸、麻、淡、涩 8 种。每味壮药都有其药性和药味，但又不是孤立的，药性相同、药味不同则功用也不同，药味相同、药性不同功用也不一样。

壮医把药学功用编成歌诀，广为流传：酸主固涩能收敛，涩精止汗固大肠；甜味补气又调虚，解毒和药可延年。苦能燥湿寒清热，善清热毒排便难；辣行气血善解表，散瘀祛风又散寒。咸味软坚散瘰疬，泻下除痞通大便；麻善镇痛去痈疖，可治蛇伤与顽痰。淡味祛湿通水道，安神透热能除烦；涩味敛伤又除菌，止血止痛尽消炎。

第六节　壮药的炮制

壮医在治疗疾病时，一般多用原料药，以鲜药居多，但也对一些药材进行加工炮制，以减轻毒副作用和增强疗效，特别对需要除去杂质和非药用部位的药物，采集有季节性的药物，有烈性或毒性不能直接服用的药物，易变质的药物，有恶味不利于服用的药物，更应进行加工炮制。壮药的加工炮制，是药材在临床应用之前，根据临床、调剂、制剂的要求，对药材进行各种技术处理。

一、炮制的目的

（1）降低或消除药材的毒性或副作用，如半夏和野芋头生用会刺激口腔和喉部，半夏需用姜制，野芋头需与大米炒黄。

（2）增强药效，提高临床疗效，如蜜制山药、盐水渍余甘子、花生油制小茴香、灶心土炒白术、麦麸炒石菖蒲。改变药物的性味功能，增强药物作用，使其更能适应病情的需求，如何首乌生者味苦涩，可润肠通便，解疮毒，制后则味益甘，有消积致泻作用，用以补肝肾、益精血。

（3）纯净药材，保证壮药品质和用药量准确，如去泥沙杂质及非药用部分，保证药材清洁，用量准确，便于服用，如植物类药的根和茎，应除去泥沙等杂质。

（4）矫臭、矫味，便于服用，如地龙、蚂蟥（水蛭）炒制、老鳖甲醋制、蛤蚧酒制可除腥臭味。

二、炮制的方法

壮药材常用的炮制方法主要分为修治法、水制法、火制法、水火合制法和其他制法等。

1. 修治法

修治法主要通过纯净处理、粉碎处理、切制处理等，使药材纯净，便于配制、煎煮、服用。动物药的加工主要为宰杀后去净毛及内脏，烤干或晒干。

（1）纯净处理：采用挑、拣、簸、筛、刮、刷等方法，去掉灰屑、杂质及非药用部分，使药物清洁纯净。如香附、决明子需采用筛法，枇杷叶需刷毛，金毛狗脊、薯蓣（山药）需刮毛等。

（2）粉碎处理：采用捣、碾、镑、锉等方法，使药物粉碎，以符合制剂和其他炮制法的要求。如石膏、田七等常常需要粉碎后药用。

（3）切制处理：采用切、铡的方法，把药物切成一定规格，便于进行其他炮制，也利于干燥、贮藏和调剂时称量。根据药材的性质和医疗的需要，切片有薄片、厚片、斜片、丝状、块状等。如枇杷叶、柑果皮切丝。

2．水制法

水制法主要用水、酒、醋等处理药材，使药材清洁柔软，便于切片，或以此减少药材的毒性和副作用。一般包括洗、漂、泡、渍、水飞等步骤。

（1）洗：洗去药材的泥土和杂质。

（2）漂：把药材放在较多的清水里漂洗，经常翻动和换水，漂去毒质及腥味、咸味、辛辣味，或去除非药用部分。漂的时间长短根据药材的质地、大小决定。

（3）泡：把药材放在清水或热水内浸泡，如桃仁、银杏等，浸泡后捻去表皮。有些较硬的植物药，必须泡软后才能切片。

（4）渍：渍与泡相似，但只是用水将药物渐渐渗透而使之柔软，便于切制。但有些药材，浸泡后容易失去药性，如薄荷、荆芥之类就不宜用此法处理。

（5）水飞：制散剂、粉剂时加水研磨，可使研磨时粉末不致飞散，而且较为细净。其方法是将不溶于水的矿物或贝类药物先敲碎，置于乳钵内加水研磨至糊状，再加适量水，使细粉混悬于水中，倾出，下沉的粗粉重复上述操作，直至全部研细，合并混悬液，静置沉淀，去水后，将沉淀物干燥，再研磨成极细粉。

3．火制法

火制法是指用火加热处理药材的方法。常用的火制法有炒、炙、煅、煨、烘焙等。

（1）炒法：有炒黄、炒焦、炒炭等程度不同的清炒法。用文火炒至药材表面微黄称炒黄；用武火炒至药材表面焦黄或焦褐色，内部颜色加深，并有幽香气者称炒焦；用武火炒至药材表面焦黑，部分炭化，内部焦黄，但仍保留有药材固有气味者称炒炭。炒黄、炒焦使药材易于粉碎加工，并缓和药性，增强疗效，如米粉炒仙人掌可治疗水肿，盐炒独脚莲能降低毒性和副作用。与沙或滑石粉、蛤粉同炒的方法习惯称烫，可使药材受热均匀，变得酥脆，易于煎出有效成分或便于服用，如沙炒穿山甲、蛤粉炒阿胶等。

（2）炙法：是将药材与液体辅料拌炒，使辅料逐渐渗入药材内部的炮制方法。通常使用的液体辅料有蜜、酒、醋、姜汁、盐水等。如蜜炙黄芪、蜜炙甘草、酒制川芎、醋炙艾叶、盐水炙杜仲等。炙可以改变药性，增强疗效或减少毒副作用。

（3）煅法：明煅是将药材直接置于火中煅烧，或置于耐火容器内不密闭加热，使药材质地松脆，易于粉碎，充分发挥疗效。此法多用于矿物药或动物甲壳类药，如煅牡蛎、煅石膏等。将药材置于密闭容器内加热煅烧者，称为密闭煅或焖煅，本法适用于质地轻松、可炭化的药材，如煅血余炭、煅棕榈炭。

（4）煨法：将药材包裹于湿面粉、湿纸中，放入热火灰中加热，或用草纸与饮片隔层分放加热的方法，称为煨法。其中以面糊包裹者，称为面裹煨；以湿草纸包裹者，称为纸裹煨；以草纸分层隔开者，称为隔纸煨；将药材直接埋入火灰中，使其高热发泡者，称为直接煨。如煨制后的葛根可缓解发汗作用，增强止泻效果。

（5）烘焙法：将药材用微火加热，使之干燥的方法称烘焙。如焙虻虫、焙蜈蚣，焙后可降低毒性和腥臭气味，且便于粉碎。

4．水火合制法

常见的水火合制法包括煮、蒸、燀、淬等。

（1）煮：用清水或液体辅料与药材共同加热的方法，如生地白糖煮鸡蛋、酒煮黄芩。

（2）蒸：利用水蒸气或隔水加热药材的方法。不加辅料者，称为清蒸，如九蒸九晒仙人桃，蒸制后有加强滋补的作用，用于痨咳、咯血等；加辅料者，称为辅料蒸，如糯米蒸天麻用于急性肾炎。加热的时间，视炮制的目的而定。如改变药材性味功效者，宜久蒸或反复蒸晒，如蒸制地黄、何首乌；为便于干燥或杀死虫卵，以利于保存者，加热蒸至“圆气”，即可取出晒干，如蒸银杏、女贞子、桑螵蛸等。

（3）燀：将药材快速放入沸水中短暂烫过，立即取出的方法。常用于种子类药材的去皮和肉质多汁药材的干燥处理，如燀杏仁、桃仁以去皮，燀马齿苋、天门冬以便于晒干贮存。

（4）淬：将药材煅烧红后，迅速投入冷水或液体辅料中，使其酥脆的方法。淬后不仅易于粉碎，且辅料被其吸收，可发挥预期疗效。如醋淬自然铜、鳖甲，黄连煮汁淬炉甘石等。

5．其他制法

除上述四类外的一些特殊制法，均概括于此类。常用的有制霜、发酵、发芽、磨制等。

（1）制霜：种子类药材压榨去油或药材经过物料析出细小结晶后的制品，称为霜，其相应的炮制方法称为制霜。前者如巴豆霜，后者如西瓜霜。

（2）发酵：将不同的药材按比例配合，置于一定湿度和温度下，使其发酵的方法，称为发酵法。如神曲、淡豆豉。

（3）发芽：将具有发芽能力的种子药材用水浸泡后，并保持一定的湿度和温度，使其发幼芽，称为发芽。如谷芽、麦芽、大豆芽等。

（4）磨制：将药材研磨后取汁治病的方法，称为磨制。如醋磨铁灯台用于治疗疮疱、皮肤病等。

第七节 壮药的应用

壮药的应用是在壮医药理论指导下进行的，有其鲜明的民族特色。

一、壮药的配伍

壮药的配伍讲求简便廉验，药味较少，一般不超过10味。组方分为单方和复方，单方即单味药成方；复方即两种或两种以上药味同用。壮医复方按照公药、母药、主药、帮药（带药）的原则进行配伍。公药针对阴证而设，凡具有温补、强壮作用的壮药多为公药。母药针对阳证而设，大部分为寒凉类壮药，多具有清热降火、降火的功效。主药也称为头药，是针对主要病症或病因而设的壮药。帮药是帮助主药治疗主病的辅助药物，或针对兼症的药物。帮药又称为"药引"，起到引导其他药物到达病所或起到调和诸药的作用。在具体应用时，可以根据不同病种、不同病情合理选择，但主药必不可少，主药也可以同时是公药或母药。主药的剂量要大一些，其他药物剂量要小一些。同一种药在不同的病症中，可以是主药，也可以是帮药。公药、母药则相对固定。身体虚弱者多配用动物药，小儿病症多配成药膳治疗。常用的配伍方式有以下几种。

（1）主公帮（主母帮）或主帮合用，增强效力。这是对于某些病情较重，单方药达不到治疗效果的疾病，或存在两种疾病需同时治疗的一种配伍方法。在处方中针对主病用主药外，配上一味或几味帮药，协同主药发挥更大的作用。

（2）主帮公母合用，减轻毒性。针对疾病选用主药，但因毒副反应大，或因气味大难以服用的，可选用帮药减少毒性或有利于服用。

（3）主公引（主母引）或公引（母引）合用。壮医重视药引在处方中的作用，认为药引是方中不可缺少的重要组成部分。因为药引既有治疗作用，又协同方中其他药物发挥作用，或者加强药物的渗透力以快速到达病所。

二、壮药的配伍禁忌

壮医认为有些药物合用会降低药物原有功效，甚至失去药效，应避免配合使用。体质虚者忌发散、泻下之药；体质壮实者慎用温补之药；脾胃虚弱者，忌油腻、生冷饮食。药物配伍注重"反药"和孕妇禁忌，服药期间提倡忌口、忌房事。

此外，有些药物只能外用，忌内服，有些药物禁止与皮肤接触等。在食物配伍中，壮族民间还有忌"撞板"之说，即"并食毒"，指几种食物不能合食，合食则生毒，引起身体不良反应，如绿豆不能和狗肉合食，花心红薯不能和芭蕉合食，鳖不能和苋菜合食等。

三、毒药和解毒药的应用

壮医使用毒药的历史悠久，善用毒药是壮医药的特点和优势之一。壮药的解毒药主要可以分为以下几种。

（1）解药物中毒：如解钩吻中毒用雷公根捣烂拌茶油灌服；解曼陀罗中毒可多食红糖，含服米醋；解野芋中毒可用醋加生姜汁共煮，内服或含漱等。

（2）解虫蛇毒：七叶一枝花、卜芥、独脚莲、续随子、苦荬菜、冷石碾末敷患处等。

（3）解食物中毒：余甘子、橄榄、黄藤、金荆等。

（4）解酒毒：甘蔗、白萝卜、白豆蔻等。

（5）解金属毒：鸭血、金蛇、甘蕉等。

（6）解蛊毒：吉利草、灵香草等。

（7）解痧瘴毒：大叶金花草、山芝麻、六月雪、马槟榔、红花茶、槟榔、假蒌叶、沙姜、姜黄、黄瓜、苦瓜、辣椒、薏苡仁、蟒蛇等。

（8）解热毒：大罗伞、穿心莲、淡竹叶、草鞋根、鱼腥草、白花蛇舌草、蒲公英、土茯苓、路边青、救必应、金银花、千里光等。

（9）解其他毒：甘草、天仙藤、锦地罗、钗子股、黄藤、蒜、阳桃、白花藤等。

壮医常用的解救中毒的药物是生姜、米醋、绿豆、防风、白点称、金银花、甘草、糖等，甘草、绿豆和糖最为常用。此外，对于某些急性药物中毒，壮族民间的经验是立即给服鸡蛋，牛奶，大量的豆浆，黏稠的米汤、玉米面糊、木薯面糊等。

四、鲜药的应用

壮医有喜以新鲜的药材入药的习惯，这与壮族主要的聚居地——广西的自然环境有关。广西四季常青，气候温和，具有丰富的植物药资源，新鲜的药材方便易得，随用随采。

五、动物药的应用

壮族人民有喜食蛇、鼠、山禽、海鲜、河鲜等的习俗，积累了较多的食疗经验，因此，动物药应用较为普遍。民间壮医有“扶正补虚，必配用血肉之品”的用药经验。如治疗产后气虚乳汁不通，将牛大力与猪脚炖煮；对气血虚弱，兼有风湿，颈、腰、关节疼痛，历年不愈，每遇天气变化而加剧者，壮医主张多进食各种蛇肉汤、穿山甲汤或乌猿酒；壮族地区动物药资源十分丰富，因而运用“血肉有情”之品以补虚，成为壮医用药的特点之一。

六、壮药的使用方法

壮药的使用方法多种多样，常根据患者病情选择合适的使用方法，壮药常用的使用方法分为以下几种。

1. 煎蒸法

煎蒸法为最常用的壮药使用方法，是将药物用水煎煮后内服，用于治疗各种疾病的方法。此种方法对于煎药的水和火候有具体的要求，药物也分为先煎、后下、包煎、烊化等各种煎法。

2. 炖蒸法

炖蒸法多用于体弱多病的患者，用药物配以营养较高的鸡、鸡蛋、甲鱼等清蒸后内服，如田七炖鸡用于治疗产妇产后身体虚弱。

3. 磨汁法

磨汁法是药物用酒或水磨汁，将药汁内服或外敷治疗慢性疾病的方法。如醋磨铁灯台用于治疗疮疱、皮肤病等。

4. 酒泡法

酒泡法是将药物泡酒后，内服药酒或用药酒外搽的方法，一般用白酒或黄酒浸泡药物。如酒泡金钱白花蛇用于治疗风湿骨痛。

5. 研末法

研末法是将药物晒干后碾末用温水冲服的方法，如用鸡内金焙干碾末，用温水冲服。

6. 蜜丸法

蜜丸法是将药物碾成细粉，与提炼之蜜混合揉搓，用手捻为丸剂备用的方法。

7. 外敷法

外敷法是将药物煎膏外敷或将鲜药捣烂直接外用的方法，多用于治疗痈肿、外伤、蜈蚣咬伤。

8. 挤汁法

挤汁法是药物用酒或水浸泡或鲜药捣烂后绞汁，将药汁内服或外搽治疗疾病的方法。

9. 药物熏蒸法

药物熏蒸法是以燃烧药物的烟或煮药的蒸气熏患处，从而达到治疗目的的方法。

10. 药物熏洗法

药物熏洗法是用草药水煎，患者坐于围布棚中，趁热取药液熏蒸患处，待药液温度适宜后，再行沐浴的方法。

11. 外洗法

外洗法是将药物熬水外洗患处的方法，多用于治疗皮肤病、冻伤、蜈蚣咬伤、毒蛇咬伤等。

12. 冲服法

冲服法多用于预防疾病。如用新鲜鱼腥草洗净，捣烂后加红糖，沸水冲泡当茶饮，有通淋利尿作用，预防尿积病。

13．包吞法

包吞法是将某些有异味或在煎药时易被破坏药性的药物，用米饭、豆皮等食物包裹，并捏成小团子吞服的方法。

14．塞鼻法

塞鼻法是将具有止血作用的药物捣烂，直接填塞于鼻腔内止血的方法。

15．调擦法

调擦法是将药物与鸡蛋清、茶油、黄酒汁、米泔水等拌匀调和，涂擦患处，治疗皮肤病的方法。

16．佩挂法

佩挂法是选用一些药物佩挂于人体的一定部位，利用药物的特殊气味，以达到治病目的的方法。此法有消炎解毒、消肿止痛、防病治病的作用。

17．浴足法

浴足法是草药加水煮 30 分钟后过滤，待温度降至 40~50℃时，用来洗足或浴足。浴足具有通龙路、火路气机，清热解毒、消炎止痛、消肿祛瘀、杀虫止痒等功效，使皮肤受热均匀，腠理疏通，血管扩张，气血流畅，从而达到治病的目的。

18．药物热熨法

药物热熨法是借助热力，或热力配合药力，熨烫人体的部位，以疏通龙路、火路气血，调节天、人、地三气同步运行，从而达到治疗目的的一种外治法。广泛应用于临床各科的治疗，尤其是对属寒湿凝滞、气滞血瘀或虚寒性疾病疗效较好。用法是将某些药物加热后，置于患者体表特定部位，进行热熨或往复移动，借助药力和热力以治疗疾病。

19．药锤法

药锤法是以杉树或苦楝树枝，锯成直径 3~4 cm、长 8~9 cm 的小棍，并在中间钻一个约 12 mm 的小孔，孔内装一条长 42~45 cm 的竹柄，然后用适量棉花包裹药粉 5~10 g，用布包在锤子的一端扎紧，即成一个药锤。使用时用药锤直接捶打在病变部位或穴位上，其强度以患者能忍受为度，用于治疗风湿性腰腿痛、肩周炎等。

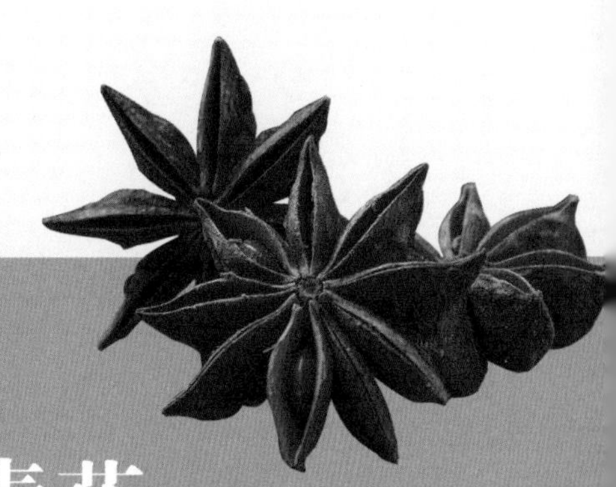

第二章　解毒药

白背叶

【壮　　名】Godungzhau

【别　　名】野桐、白鹤叶、白面戟、白面风、白桃叶。

【来　　源】为大戟科植物白背叶 *Mallotus apelta*（Lour.）Muell.-Arg. 的叶。

【植物形态】灌木或小乔木。小枝、叶柄和花序均被白色或微黄色星状茸毛。单叶互生；叶片阔卵形，长 4.5~23 cm，宽 3.5~16 cm，先端渐尖，基部近截平或短截形，具 2 个腺点，全缘或顶部 3 浅裂，边缘有稀疏钝齿，背面有细密红棕色腺点。花单性异株；雄花簇生，雄花序为顶生穗状花序，花萼 3~6 裂，不等长，内面有红色腺点，无花瓣，雄蕊多数；雌花单生，雌花序穗状，不分支，果时圆柱状；花萼钟状，3~5 裂，裂片卵形，无花瓣，子房软刺上密生星状柔毛。蒴果近球形，密被羽状软刺和灰白色状茸毛。

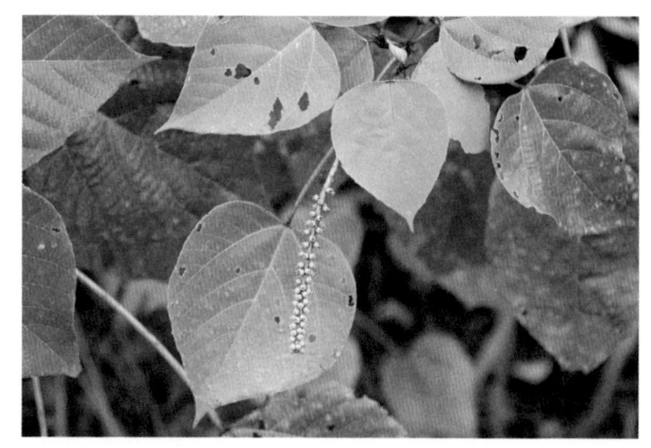

【分　　布】主产于安徽、浙江、江西、福建、湖南、广西、广东、四川。广西各地均有分布。

【采集加工】秋季采收，除去花序，晒干。

【药材性状】单叶互生，具长柄；叶片圆卵形，长 7~12 cm，宽 5~14 cm，先端渐尖，基部近截形或短截形，具 2 个腺点，全缘或不规则 3 浅裂，腹面近无毛，背面灰白色，密被星状茸毛，有细密棕色腺点。气微，味苦、涩。

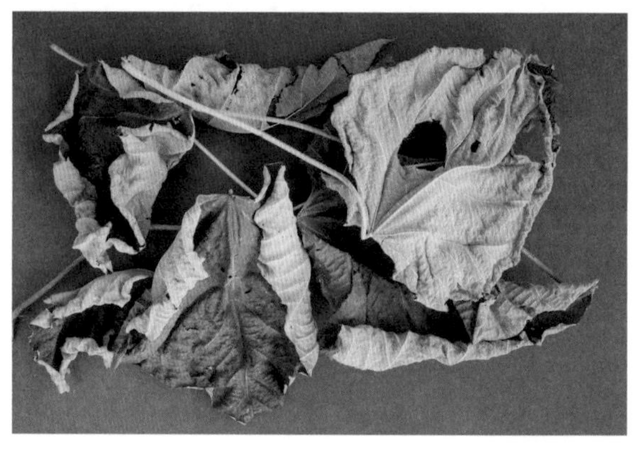

【性　　味】苦、涩，平。

【功效主治】清热毒，祛湿毒，通龙路，利水道，止血止痛。用于治疗渗裂（血证），屙意勒（便血），贝傍寒（鹅口疮），仲嘿喯尹（痔疮），湿疣，林得叮相（跌打损伤），外伤出血，皮肤溃疡，额哈（毒蛇咬伤），呗惹脓（化脓性中耳炎）。

【用法用量】内服：煎汤，15~30 g。外用：适量，研末撒于患处，或浸酒搽患处，或煎水洗患处。

【应用举例】

（1）治蜂窝组织炎：白背叶、橘皮、桉树叶、乌桕叶各适量，捣烂敷患处。

（2）治皮肤湿疹：鲜白背叶水煎，洗患处。

（3）治瘰疬：鲜白背叶根 60 g，猪瘦肉适量，水煎服。

葫芦茶

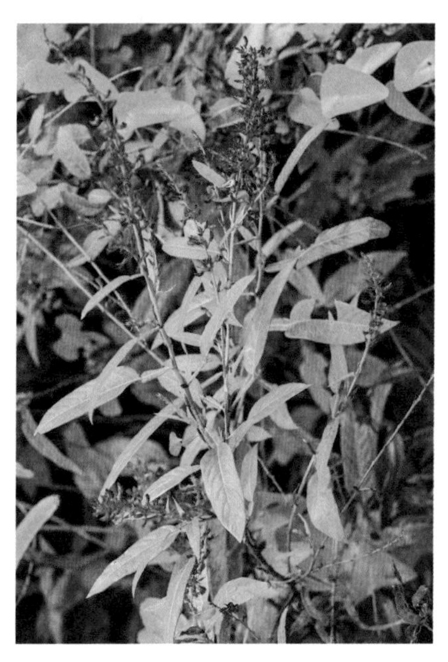

【壮　　名】Cazbou

【别　　名】牛虫草、迫颈草、百劳舌、金剑草、螳螂草、田万柄、钊板茶、咸鱼草。

【来　　源】为豆科植物葫芦茶 *Desmodium triquetrum*（Linn.）DC. 的枝、叶。

【植物形态】小灌木。枝具 3 棱，棱上被粗毛，后变秃净。单叶互生，叶片卵状披针形至狭披针形，长 6~15 cm，宽 1~4 cm，先端急尖，基部浅心形或圆形，腹面无毛，背面中脉和侧脉被长毛；叶柄具宽翅；托叶 2，披针形。花萼钟状，下面裂齿线状，有疏长毛；花冠紫红色，蝶形，旗瓣圆形，先端微凹，翼瓣倒卵形，基部有耳，龙骨瓣镰刀状弯曲，爪与瓣片近等长；雄蕊二体，下部合生；子房密生短柔毛，花柱内弯。荚果条状长圆形，有荚节 4~8 个，秃净或被毛，背缝线直，腹缝线呈波状。

【分　　布】主产于广东、广西、福建等。广西主要分布于南宁、上林、来宾、岑溪。

【采集加工】夏秋季割取地上部分，除去粗枝，切段，晒干。

【药材性状】茎枝多折断，基部木质，圆柱形，直径约 5 mm，红棕色至红褐色；茎上部草质，具 3 棱，棱上疏被粗毛。叶多皱缩卷曲，展平后呈卵状矩圆形至披针形，长 6~15 cm，宽 1~3.5 cm，具阔翅；托叶有时可见，披针形，淡棕色。有时可见总状花序或扁平荚果，长 2~5 cm，有近方形荚节 4~8 个，被毛。气香，味微甜。

【性　　味】苦、涩，凉。

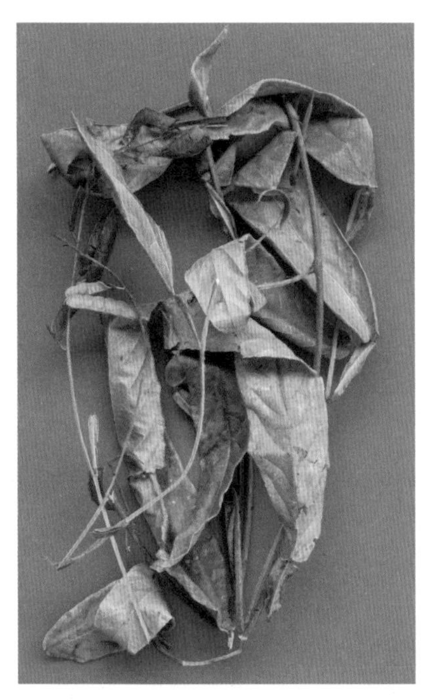

【功效主治】清热毒，通谷道、水道，调水道，杀虫。用于治疗贫痧（感冒），瘴病（流感），货咽妈（咽喉肿痛），陆裂（咳血），能蚌（黄疸），白冻（泄泻），屙意咪（痢疾），发旺（风湿骨痛），嘌疳（疳积），呗农（痈疮、痈肿），钩虫病，中暑烦渴，肾炎，掩（疥疮）。

【用法用量】内服：煎汤，15~60 g。外用：适量，捣汁涂患处或煎水洗患处。

【应用举例】

（1）治咽喉肿痛：葫芦茶 60 g，煎水含咽。

（2）治流感：葫芦茶、马兰各 15 g，羌活 9 g，薄荷 6 g，水煎服。

（3）治痈毒：葫芦茶叶适量，捣烂，取汁滴患处，每日 2~3 次，每次适量。

三角泡

【壮　　名】Godaengloengz

【别　　名】假苦瓜、倒地铃、包袱草、风船葛、鬼灯笼、三角灯笼、金丝苦楝、三角藤。

【来　　源】为无患子科植物倒地铃 *Cardiospermum halicacabum* L. 的全草。

【植物形态】草质攀援藤本。茎枝绿色，有 5~6 棱和同数的直槽，棱上被皱曲柔毛，卷须螺旋状。二回三出复叶；顶生小叶斜披针形或近菱形，长 3~8 cm，宽 1.5~2.5 cm，先端渐尖，侧生小叶的稍小，卵形或长椭圆形，边缘有疏锯齿或羽状分裂。花雌雄同株或异株；圆锥花序少花；萼片 4 片，被缘毛，外面 2 片圆卵形，内面 2 片长椭圆形，比外面 2 片约长 1 倍；花瓣 4，乳白色，倒卵形；雄蕊 8，与花瓣近等长或稍长，花丝被

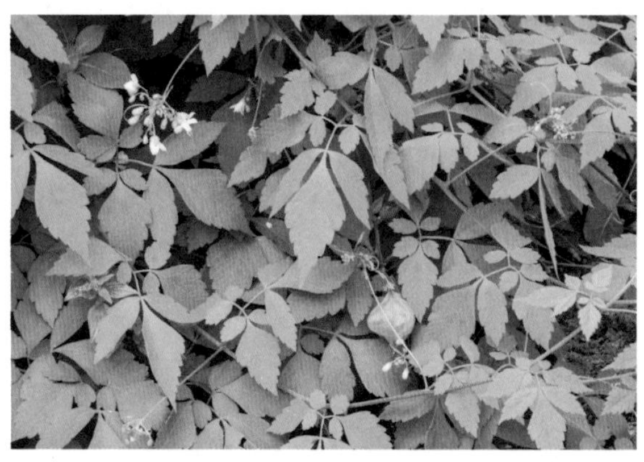

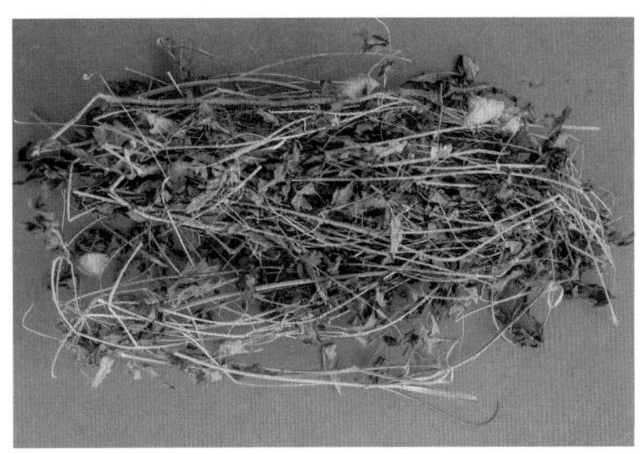

疏而长的柔毛；子房倒卵形或近球形，被短柔毛。蒴果梨形、陀螺状倒三角形或有时近长球形，褐色，被短柔毛。

【分　　布】主产于我国西南地区和广东、广西、台湾等。广西主要分布于钟山、梧州、平南、贵港、玉林、宁明、龙州、南宁、马山、靖西、凌云、东兰、天峨、邕宁。

【采集加工】夏秋季采收全草，清除杂质，晒干。秋冬季采收果实，晒干。

【药材性状】茎粗 2~4 mm，黄绿色，有深纵沟槽，分枝纤细，多少被毛，质脆，易折断，断面粗糙。叶多脱落，破碎而仅存叶柄，二回三出复叶；小叶卵形或卵状披针形，暗绿色。花淡黄色，干枯，与未成熟的三角形蒴果附于花序柄顶端，下方有卷须。蒴果具 3 翅，膜质，气微，味稍苦。

【性　　味】苦、辣，寒。

【功效主治】解热毒，清湿毒，调谷道、水道。用于治疗能蚌（黄疸），肉扭（淋证），能晗能累（湿疹），呗叮（疔疮），额哈（毒蛇咬伤），林得叮相（跌打损伤），呗农（痈疮、痈肿）。

【用法用量】内服：煎汤，9~15 g（鲜品 30~60 g）。外用：适量，捣烂敷患处；或煎水洗患处。

【应用举例】

（1）治疔毒：三角泡鲜草适量，加冷饭粒及食盐少许捣烂敷患处。

（2）治阴囊湿疹：三角泡 90 g，蛇床子 30 g，煎水洗患处。

（3）治脓疱疮：三角泡、杠板归各适量，煎水洗患处。

商　陆

【壮　　名】Lwgbaegbya

【别　　名】马尾、当陆、章陆、见肿消、山萝卜、金鸡母、娃娃头。

【来　　源】为商陆科植物美洲商陆 *Phytolacca americana* Roxb. 的根。

【植物形态】草本。全株光滑无毛。根粗壮，圆锥形，肉质，淡黄色，有横长皮

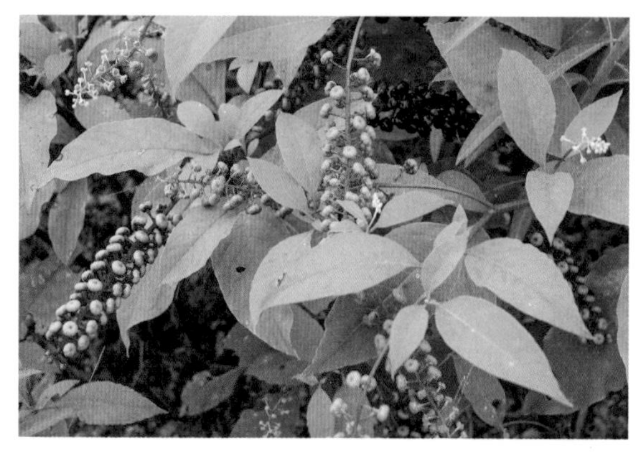

孔。茎绿色或紫红色，多分枝。单叶互生，具柄；叶柄基部稍扁宽；叶片卵状椭圆形或椭圆形，长 12~15 cm，宽 5~8 cm，先端急尖或渐尖，基部渐狭，全缘。总状花序生于枝端或侧生于茎上，花序下垂；花被片 5，初白色后渐变为淡红色；雄蕊 8~10；心皮 8~10，分离，但紧密靠拢。浆果扁球形，有宿萼，成熟时深红紫色或黑色。

【分　　布】主产于河南、安徽、湖北等，我国其他地区均产。广西多为栽培。

【采集加工】全年均可采收，洗净，切片，晒干。

【药材性状】根圆锥形，有多数分枝。表面灰棕色或灰黄色，有明显的横向皮孔及纵沟纹。商品多为横切或纵切的块片。横切片为不规则圆形，边缘皱缩，直径 2~8 cm，厚 2~6 mm，切面浅黄色或黄白色，有多个凹凸不平的同心环状纹；纵切片为不规则长方形，弯曲或卷曲，长 10~14 cm，宽 1~5 cm，表面凹凸不平，木部呈多数隆起的纵条纹。质坚硬，不易折断。气微，味甜淡，久嚼麻舌。

【性　　味】苦，寒，有毒。

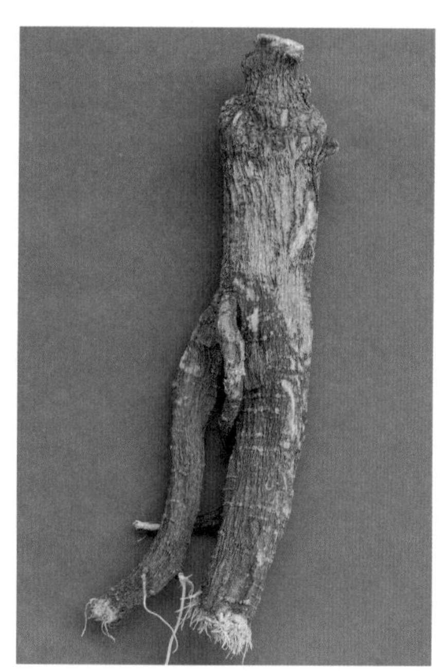

【功效主治】通水道，解蛊毒，散结。用于治疗佛浮（水肿），屙意囊（便秘），肉卡（癃闭），呗农（痈疮、痈肿），狠尹（疖肿），呗叮（疔疮），呗奴（瘰疬）。

【用法用量】内服：煎汤，3~9 g。外用：适量，捣烂敷患处。

【应用举例】

（1）治疮伤水毒：商陆适量，捣烂热炙，布裹熨之，冷即易之。

（2）治肿毒：商陆适量，盐少许，捣烂敷患处，日再易之。

（3）治瘰疬，结核肿硬：商陆 60 g，捣烂，捻作饼子，如钱大，敷于患处，以艾灸饼上，令其发热变干为佳，灸三十壮瘥。

鸢尾

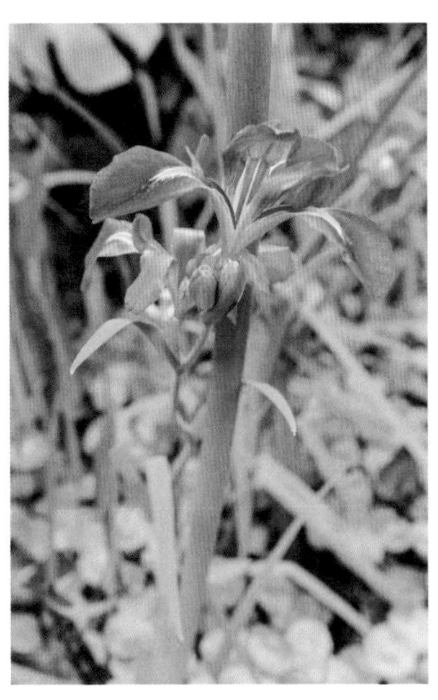

【壮　　名】Dienzcaetdoj

【别　　名】蓝蝴蝶、鲤鱼尾、土知母、乌鸢、紫蝴蝶、扁柄草、扁竹。

【来　　源】为鸢尾科植物鸢尾 *Iris tectorum* Maxim. 的根茎。

【植物形态】草本，基部围有老叶残留的膜质叶鞘及纤维。根状茎较短，肥厚，环纹较密。叶基生，叶片剑形，长 15~50 cm，宽 1.5~3.5 cm，先端渐尖，基部鞘状，层叠排成 2 列，有数条不明显的纵脉。花茎中下部有叶 1~2 片；苞片 2~3；花梗蓝紫色，花被裂片 6，2 轮，外轮裂片倒卵形或近圆形，外折，中脉具不整齐橘黄色的鸡冠状突起，内轮裂片较小；雄蕊 3；子房下位，花柱分支 3，花瓣状，蓝色，覆盖雄蕊，先端 2 裂，边缘流苏状。蒴果椭球形或倒卵形，有 6 条明显的肋。

【分　　布】主产于我国西南地区和陕西、山西、甘肃、江苏、安徽、浙江、江西、福建、湖北、广西等。广西主要分布于南丹、金秀。

【采集加工】全年均可采收，洗净，除去须根，切片，晒干。

【药材性状】根状茎呈不规则节结状，有分支，长 3~10 cm，直径 1~2 cm；棕褐色或黑棕色，皱缩，有排列较密的横向皱折环纹。腹面有数个凹陷盘状的茎痕，背面有残留的细根及根痕。

【性　　味】辣、苦，寒，有毒。

【功效主治】清热毒，祛风毒，利湿毒，消肿止痛。用于治疗货咽妈（咽痛），肝炎，肝肿大，发旺（风湿骨痛），林得叮相（跌打损伤），呗叮（疔疮），皮肤瘙痒，膀胱炎。

【用法用量】内服：煎汤，6~15 g，绞汁或研末。外用：适量，捣烂敷患处；或煎汤洗患处。

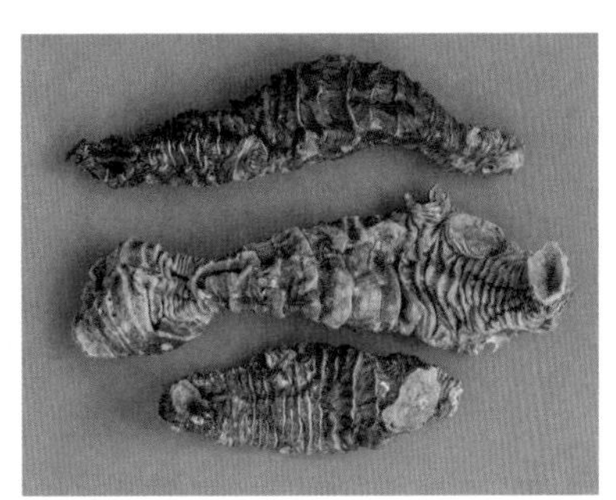

【应用举例】

（1）治肝炎，肝肿大，肝痛，喉痛，胃痛：鸢尾 15~30 g，水煎服。

（2）治喉症，食积，血积：鸢尾 9 g，水煎服。

无花果

【壮　　名】Maknah

【别　　名】底珍、映日果、优昙钵、蜜果、文仙果、奶浆果。

【来　　源】为桑科植物无花果 *Ficus carica* L. 的花序托。

【植物形态】灌木或小乔木。全株具乳汁；多分枝，小枝粗壮，褐色，被稀短毛。叶互生；托叶卵状披针形，红色；叶片厚膜质，宽卵形或卵圆形，长 10~24 cm，宽 8~22 cm，3~5 裂，裂片卵形，边缘有不规则钝齿，腹面深绿色，粗糙，背面密生细小钟乳体及黄褐色短柔毛，基部浅心形，基生脉 3~5 条。雌雄异株，隐头花序，花序托单生于叶腋，梨形，成熟时呈紫红色或黄绿色，肉质，顶部下陷，基部有 3 苞片；雄花和瘿花生于同一花序托内，雄花生于内壁口部，雄蕊 2，花被片 3~4；瘿花花柱侧生；雌花生在另一花序托内，花被片 3~4，花柱侧生，柱头 2 裂。

【分　　布】我国各地均产，多为栽培。

【采集加工】7~10 月果实呈绿色时，分批采摘；或拾取落地的未成熟果实，鲜果用沸水烫后，晒干或烘干。

【药材性状】干燥的花序托呈倒圆锥形或类球形，长约 2 cm，直径 1.5~2.5 cm；淡黄棕色至暗棕色、青黑色，有波状的纵棱线；顶端稍平截，中央有圆形突起，基部渐狭，带有果梗及残存的苞片。质坚硬，横切面黄白色，内壁着生众多细小瘦果，有时壁上部尚见枯萎的雄花。瘦果卵形或三棱状卵形，长 1~2 mm，淡黄色，外有宿萼包被。气微，味甜、略酸。

【性　　味】甜，寒。

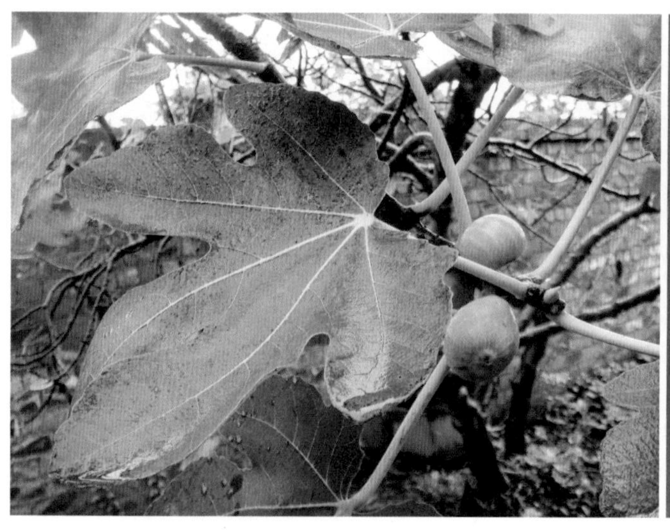

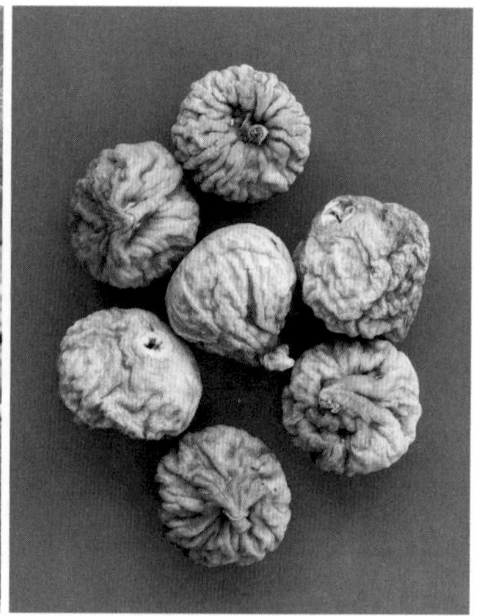

【功效主治】调火路，清热毒，调谷道。用于治疗货咽妈（咽痛），燥咳声嘶，乳汁稀少，屙意囊（便秘），东郎（食滞），屙意咪（痢疾），白冻（泄泻），呗农（痈疮、痈肿），痂（癣），食欲不振，消化不良。

【用法用量】内服：煎汤，6~15 g，大剂量可用 30~60 g，或生食鲜果 1~2 人个。外用：适量，煎汤洗患处，研末敷患处或吹喉。

【应用举例】

（1）治痔疮出血：无花果 11~21 个，水煎服。

（2）治疮肿疼痛：鲜无花果适量，捣烂加热，涂布上敷患处。

（3）治咽喉刺痛：鲜无花果晒干，研末，吹喉。

紫金牛

【壮　　名】Gocijginhniuz

【别　　名】平地木、地茶、矮茶荷、矮茶风、铺地凉伞、矮地茶、叶底红、凉伞盖珍珠。

【来　　源】为紫金牛科植物平地木 *Ardisia japanica*（Thunb.）Bl. 的全株。

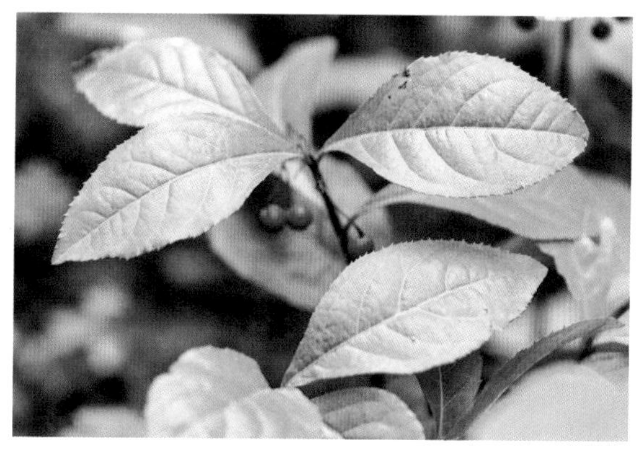

【植物形态】半灌木，具匍匐根状茎。茎幼时被细微柔毛。叶对生或近轮生；叶柄被微柔毛；叶片坚纸质或近革质，椭圆形至椭圆状倒卵形，先端急尖，基部楔形，边缘具细锯齿，多少具腺点，有时背面仅中脉被细微柔毛。亚伞形花序，有花 3~5 朵，有时 6 朵；花梗常弯曲，被微柔毛；萼片卵形，具缘毛，有时具腺点；花瓣粉红色或白色，宽卵形，具密腺点；雄蕊较花瓣略短，花药披针状卵形或卵形，背部具腺点；雌蕊与花瓣等长，胚珠 15 个，3 轮。果球形，鲜红色，多少具腺点。

【分　　布】主产于我国长江以南各地。广西主要分布于金秀、三江、龙胜、资源、全州、桂林、蒙山、贺州。

【采集加工】栽后 3~4 年在 8~9 月采收，宜用挖密留稀的办法，或每隔 25 cm 留苗 2~3 株不挖，过 2~3 年又可收获。挖后洗净，晒干。

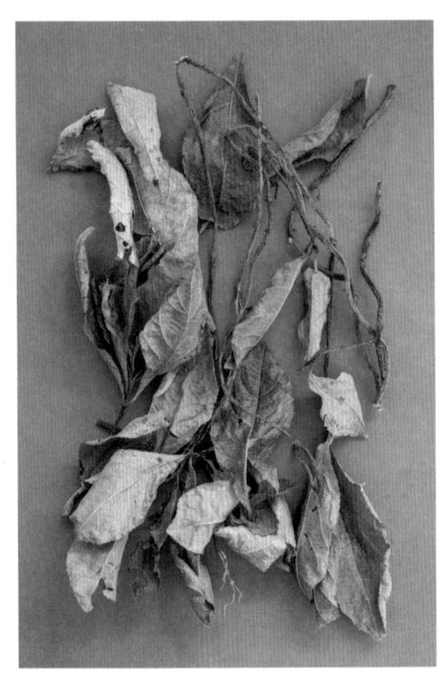

【药材性状】全株长 15~25 cm。往往附有匍匐茎，茎圆柱形或稍扁，直径 2~5 mm，表面暗红棕色，具纵纹及突起的叶痕，基部疏生须状不定根；顶端有时可见花梗暗红色皱缩的球形小果，质脆易折断，断面淡红棕色；中央有白色髓。叶常 3~5 片集生于茎顶，叶片稍卷曲或破碎，展平后呈椭圆形，灰绿色至棕褐色；嫩叶附生腺毛，边缘具细锯齿，网脉明显。气微，味微。

【性　　味】辣，平。

【功效主治】解热毒，调气道、水道，通龙路。用于治疗支气管炎，大叶性肺炎，小儿肺炎，肺结核，肝炎，屙意咪（痢疾），急性肾炎，尿路感染，林得叮相（跌打损伤），发旺（风湿骨痛），皮肤瘙痒，漆疮，新久咳嗽，痰中带血，能蚌（黄疸），佛浮（水肿），白带，京瑟（闭经），京尹（痛经），睾丸肿痛。

【用法用量】内服：煎汤，9~12 g，大剂量可用 30~60 g；或捣汁。外用：适量，捣烂敷患处。

【应用举例】

（1）治小儿肺炎：紫金牛 30 g，枇杷叶 7 片，陈皮 15 g，如有咯血或痰中带血者，加旱莲草 15 g，每日 1 剂，水煎，分 2 次服。

（2）治肺结核：紫金牛 60 g，菝葜、白马骨各 30 g，加水 300 mL，煎成 150 mL，每次服 50 mL，每日 3 次。

（3）治肿毒：紫金牛茎叶 30 g，水煎服。

樟柳头

【壮　　名】Girangzrinhau

【别　　名】观音姜、山冬笋、横柯、闭鞘姜。

【来　　源】为姜科植物闭鞘姜 *Costus speciosus*（koen.）Smith. 的根状茎。

【植物形态】高大草本。茎基部近木质。叶片长圆形或披针形，长 15~20 cm，宽 6~10 cm，先端渐尖或尾尖，基部近圆形，全缘，平行羽状脉由中央斜出，背面密被绢毛；

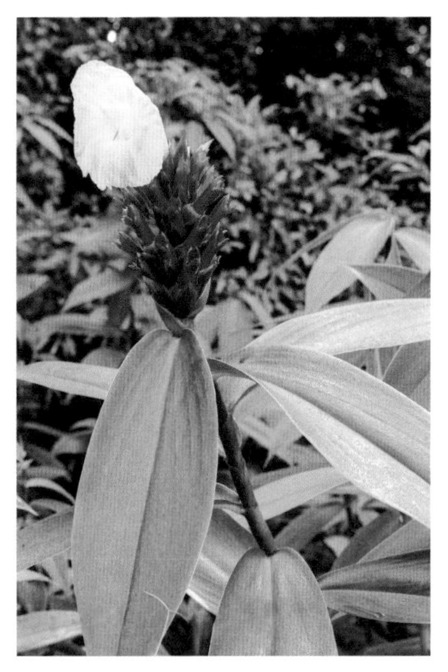

叶鞘封闭。穗状花序顶生，椭圆形或卵形；苞片卵形，红色，被短柔毛，具厚而锐利的短尖头，每苞片内有花 1 朵；具小苞片；花萼革质，红色，3 裂，嫩时被茸毛；花冠白色或红色；唇瓣喇叭形，白色，先端具裂齿及皱波纹；雄蕊花瓣状，上面被短柔毛，白色，基部橙黄色。蒴果稍木质，红色。

【分　　布】主产于台湾、广东、海南、广西、云南等。广西主要分布于凌云、百色、田东、平果、上林、南宁、龙州、防城港、北流、桂平、平南、岑溪、苍梧、梧州、钟山。

【采集加工】秋季采收，去净茎叶、须根，切片，晒干。

【药材性状】根状茎呈指状分支，浅黄棕色，具明显的环节，节间有鳞片样叶柄残基，有的有根和干瘪的须根。商品多为纵切、斜切或横切片，外皮棕褐色，具纵皱，有须根及圆点状的根痕和环节，切面淡灰黄色，粗糙，有深棕黄色环及点状突起的维管束。气微，味淡、微苦。

【性　　味】辣，寒，有毒。

【功效主治】清热毒，祛湿毒，通水道。用于治疗佛浮（水肿），肉扭（淋证），呗农（痈疮、痈肿）。

【用法用量】内服：煎汤，15~30 g。外用：适量，煎水洗患处；或鲜品捣烂敷患处；或捣汁滴耳。

【应用举例】

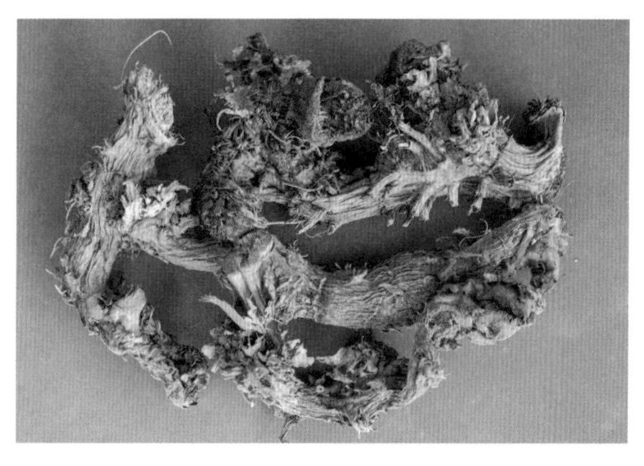

（1）治水蛊症肿胀：樟柳头之赤色者，捣烂后用绢包，缚脐中，病自小便出而愈。

（2）治急性肾炎水肿：樟柳头、白茅根、玉米须各 15 g，筋党根、仙鹤草、车前草各 9 g，水煎服，每日 1 次。

（3）治白浊及闭口痢：樟柳头白色者 30~60 g，和猪肉同煎，每日服 2 次。

扛板归

【壮　　名】Gangzngwd

【别　　名】犁头刺藤、老虎利、蛇不过、有刺粪箕笃、大蜢脚、蛇王藤。

【来　　源】为蓼科植物扛板归 *Polygonum perfoliatum* L. 的全草。

【植物形态】草本。全株无毛；茎有棱，棱上有倒钩刺。叶互生；叶柄盾状着生，几与叶片等长；托叶鞘叶状，圆形或卵形，抱茎；叶片近三角形，长、宽均为 2~5 cm，淡绿色，背面叶脉疏生钩刺，有时叶缘也散生钩刺。短穗状花序顶生或生于茎上部叶腋，两性花；花小，多数，具苞片，苞片圆形；花被白色或淡红色，5 裂，裂片卵形，果时增大，肉质，变为蓝色；雄蕊 8；花柱三叉状；瘦果球形，暗褐色，有光泽。

【分　　布】产于江苏、浙江、福建、江西、广东、广西、四川、云南、贵州。广西主要分布于隆安、马山、天峨、昭平、北流、博白等。

【采集加工】秋冬季采收，洗净，切段、晒干。

【药材性状】茎细长，略呈方柱形，直径 1~5 mm；红棕色、棕黄色或黄绿色，生有倒生钩状刺；节略膨大，具托叶鞘脱落后的环状痕，节间长 0.6~6 cm；质脆，易折断，断面黄白色，有髓部或中空。叶互生；叶片多皱缩或破碎，完整者展平呈近等边三角形，淡棕色或灰绿色，叶缘、叶背主脉及叶柄疏生倒钩状刺。短穗状花序顶生，或生于茎上部叶腋，苞片圆形，花小，多萎缩或脱落。气微，味微酸。

【性　　味】酸，寒。

【功效主治】解热毒，通气道，调水道。用于治疗唉唉百银（百日咳），佛浮（水肿），屙意咪（痢疾），能晗能累（湿疹），额哈（毒蛇咬伤），呗农（痈疮、痈肿），航靠谋（腮腺炎），北嘻（乳痈），贫痧（感冒），发得（发热），埃（咳嗽），呗奴（瘰疬），仲嘿喯尹（痔疮），仲嘿奴（肛瘘），能蚌（黄疸），隆白呆（带下），瘴疟（疟疾），林得叮相（跌打损伤），渗裂（血证）。

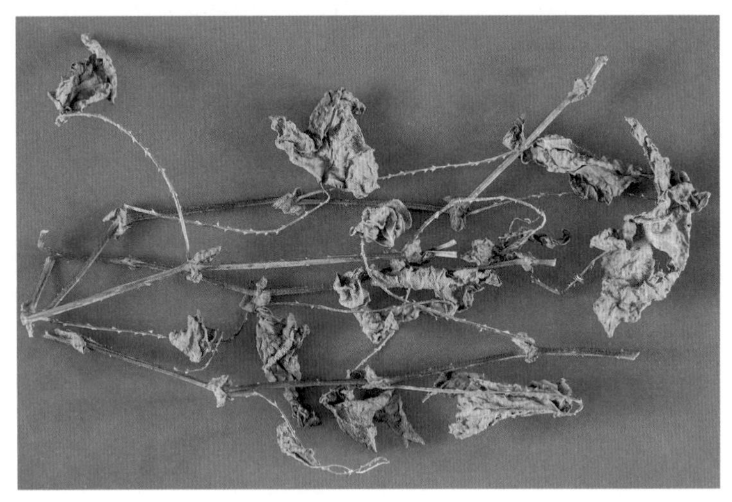

【用法用量】内服：煎汤，10~30 g。外用：适量，煎汤熏洗或取鲜品

捣烂敷患处。

【应用举例】

（1）治黄水疮：扛板归叶（细末）30 g，冰片 1.5 g，混合，调麻油涂搽患处。

（2）治急性扁桃体炎：鲜扛板归 60 g，石豆兰（麦斛）30 g，一枝黄花 15 g，水煎，分 2 次服，每日 1 次。

（3）治痈肿：鲜扛板归 60 g，水煎，调黄酒服。

一点红

【壮　　名】Golizlungz

【别　　名】红背紫丁、羊蹄草、土公英、叶下红、土黄连。

【来　　源】为菊科植物一点红 *Emilia sonchifolia*（L.）DC. 的全草。

【植物形态】草本。茎紫红色或绿色。叶互生，无柄，叶片稍肉质，生于茎下部的叶卵形，长 5~10 cm，宽 4~5 cm，琴状分裂，边缘具钝齿，茎上部叶小，常全缘或有细齿，腹面深绿色，背面常为紫红色，基部耳状，抱茎。头状花序，具长梗，疏散的伞房花序，花枝常二歧分枝；花全为两性，筒状，花冠紫红色，5 齿裂；总苞圆柱状，苞片 1 层，与花冠等长。瘦果狭矩圆形，有棱；冠毛白色，柔软。

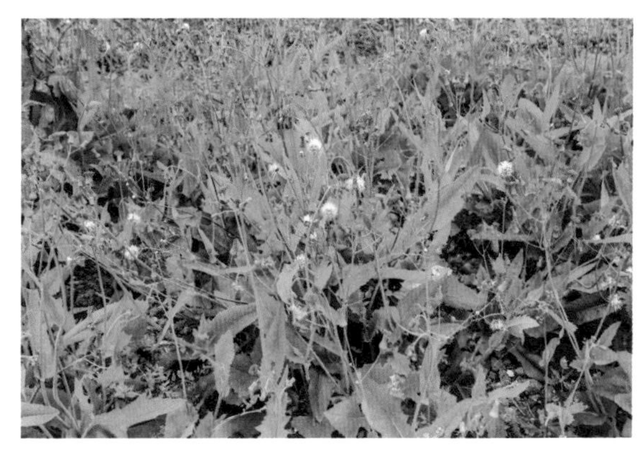

【分　　布】主产于江西、广东、广西、福建、湖南、贵州。广西各地均有分布。

【采集加工】全年均可采收，洗净，鲜用或晒干。

【药材性状】根状茎细长，圆柱形，浅棕黄色；茎少分枝，细圆柱形，有纵纹，灰青色或黄褐色。叶多皱缩，灰青色，基部叶卵形、琴形，茎上部叶较少，基部稍抱茎；叶片纸质。头状花序干枯，花多已脱落，花序托及总苞残存，苞片茶褐色，膜质。瘦果浅黄褐色，冠毛极多，白色。有干草气，味淡、略咸。

【性　　味】苦，寒。

【功效主治】清热毒，祛风毒，除湿毒，通龙路，杀虫。用于治疗发旺（风湿骨痛），佛浮（水肿），能蚌（黄疸），埃（咳嗽），贫痧（感冒），火眼，货咽妈（咽痛），

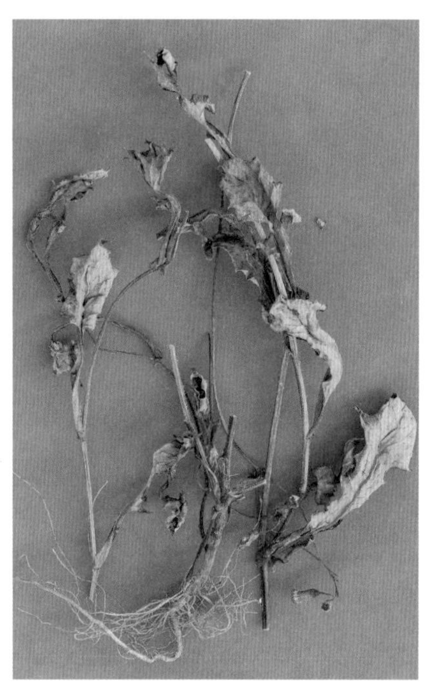

呗叮（疔疮），呗农（痈疮、痈肿），呗奴（瘰疬），肉裂（尿血），隆白呆（带下），额哈（毒蛇咬伤），上呼吸道感染，钵脓（肺痈），北嘻（乳痈）。

【用法用量】内服：煎汤，9~15 g（鲜品 15~30 g），或捣汁含咽。外用：适量，煎水洗患处；或捣烂敷患处。

【应用举例】

（1）治扁桃体炎：鲜一点红 90 g，3 碗水煎成 1 碗，分 2 次，频频含服。

（2）治肠炎，腹泻：一点红 120 g，番桃叶 120 g，加水适量，煎成 250 mL，每次服 50 mL，每日 2 次。

（3）治无名肿毒，对口疮：鲜一点红叶一把，加红糖捣烂敷患处，每日换 2 次。

朱砂根

【壮　　名】Meizcaekgacn

【别　　名】硃砂根、小郎伞、土丹皮、小罗伞、紫金牛。

【来　　源】为紫金牛科植物朱砂根 *Ardisia crenata* Sims. 的根。

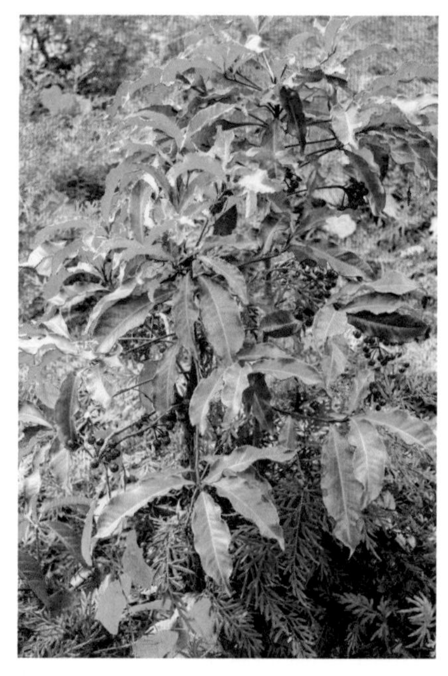

【植物形态】灌木。常无分枝。叶互生；叶片革质或坚纸质，椭圆状披针形至倒披针形，长 7~75 cm，宽 2~4 cm，先端急尖或渐尖，基部楔形，边缘具皱波状或波状齿，具明显的边缘腺点，有时背面具极小的鳞片；侧脉 12~18 对，构成不规则的边缘脉。伞形花序或聚伞花序；萼片长圆状卵形，具腺点；花瓣白色，略带粉红色，盛开时反卷，卵形，先端急尖，具腺点，里面有时近基部具乳头状突起；雄蕊较花瓣短；雌蕊与花瓣近等长，子房具腺点。

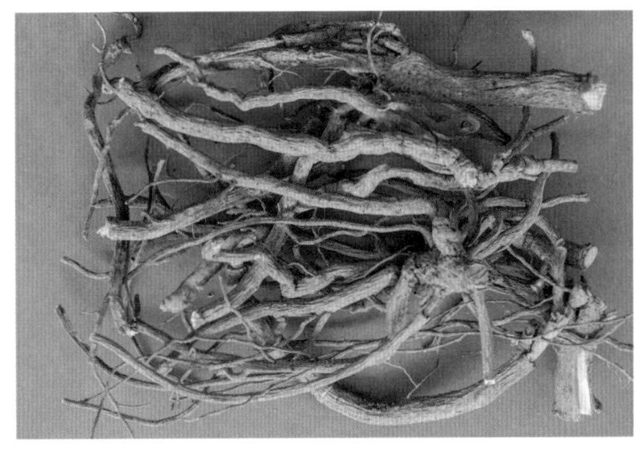

果球形，成熟时鲜红色，具腺点。

【分　　布】主产于广西，广东、江西、浙江亦产。广西各地均有分布。

【采集加工】秋季采收，切片，鲜用或晒干。

【药材性状】根簇生于略膨大的根状茎上，呈圆柱形，略弯曲，长约525 cm，直径2~10 mm；棕褐色或灰棕色，具多数纵皱纹及横向或环状断裂痕，皮部与木部易分离。质硬而脆，易折断，折断面不平坦，皮部厚，约占断面的一半，类白色或浅紫红色，木部淡黄色。气微，味微苦、辣，有刺舌感。

【性　　味】苦、辣，寒。

【功效主治】清热毒，通水道，调龙路、火路。用于治疗货咽妈（咽痛），发旺（风湿骨痛），能蚌（黄疸），屙意咪（痢疾），林得叮相（跌打损伤），呗叮（疔疮），北嘻（乳痈），睾丸炎，流火。

【用法用量】内服：煎汤，15~30 g。外用：适量，捣烂敷患处。

【应用举例】

（1）治咽喉肿痛：朱砂根15 g，水煎服；朱砂根6 g，射干3 g，甘草3 g，水煎服。

（2）治睾丸炎：朱砂根30~60 g，荔枝核14个，酒水煎服。

（3）治毒蛇咬伤：鲜朱砂根60 g，水煎服；另用盐肤木叶或树皮、乌桕叶适量，煎汤清洗伤口，用朱砂根皮捣烂，敷伤口周围。

余甘子

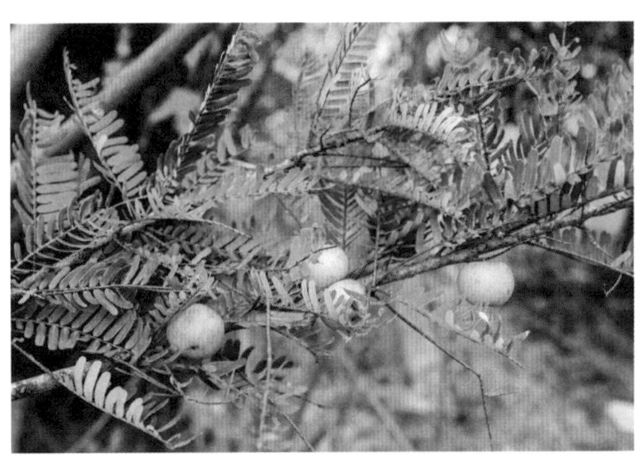

【壮　　名】Makyid

【别　　名】牛甘果、喉甘子、鱼木果、油甘子。

【来　　源】为大戟科植物余甘子 *Phyllanthus emblica* L. 的果实。

【植物形态】小乔木或灌木，树皮灰白色。叶互生于细弱的小枝上，2

列，密生，极似羽状复叶；近无柄；托叶线状披针形；叶片线状长方形或线状长圆形，长 1~2 cm，宽 3~5 mm。花簇生于叶腋，花小，黄色；单性，雌雄同株；每花簇有 1 朵雌花，花萼 5~6，无花瓣；雄花花盘有 6 个极小的腺体，雄蕊 3，合生成柱；雌花花盘杯状，边缘撕裂状，子房半藏其中。果实肉质，圆而略带 6 棱，初为黄绿色，成熟后赤红色，味先酸涩而后回甜。

【分　　布】主产于云南、广东、广西、四川、福建、贵州。广西主要分布于南宁、百色等。

【采集加工】秋季果实成熟后采摘，晾干。

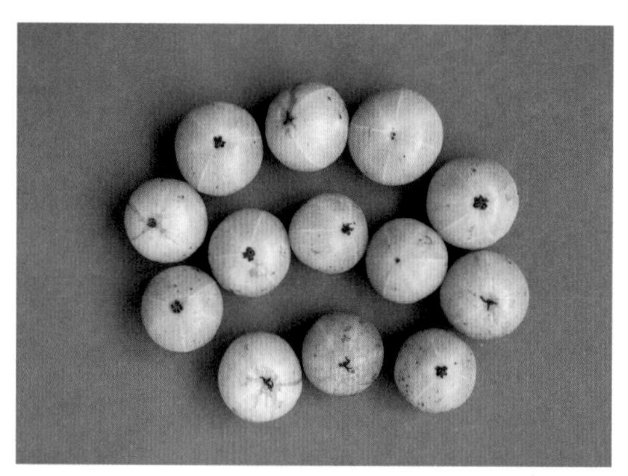

【药材性状】果实球形或扁球形，直径 1.2~2 cm；棕褐色至墨绿色，有淡黄色颗粒状突起，具皱纹及不明显的 6 棱，果肉厚 1~4 mm，质硬而脆；内果皮白色，硬核样，略有 6 棱，背缝线的偏上部有数条维管束，干后裂成 6 瓣；种子 6 粒；近三棱形，棕色。气微，味酸涩、回甜。

【性　　味】苦、甜、涩，微寒。

【功效主治】解毒生津，止咳化痰，通火路，调气道、谷道。用于治疗贫痧（感冒），口干烦渴，风火牙痛，兵霜火豪（白喉），埃（咳嗽），心头痛（胃痛），能蚌（黄疸），火眼（角膜炎），血压嗓（高血压）。

【用法用量】内服：煎汤，3~9 g，或鲜品取汁。

【应用举例】

（1）治哮喘：余甘子 21 个，猪心肺 1 副，入水煮开，去浮沫，加适量橄榄煮熟连汤吃。

（2）治积食呕吐，腹痛，泄泻：余甘子 5~10 个或盐渍余甘子 5~8 个，嚼食；或盐浸余甘子液 1 汤匙，温水冲服。

（3）治河豚中毒：余甘子适量，生吃吞汁，并可治鱼骨哽喉。

鹰不扑

【壮　　名】Caemnaujgaeb

【别　　名】仁同紧、百鸟不落、雷公木、不安丹、鸟不站、雷公刺。

【来　　源】为五加科植物虎刺 *Aralia armata*（Wall.）Seem 的根。

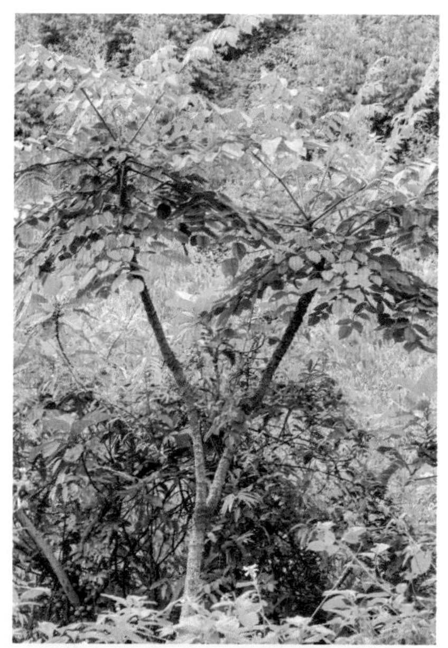

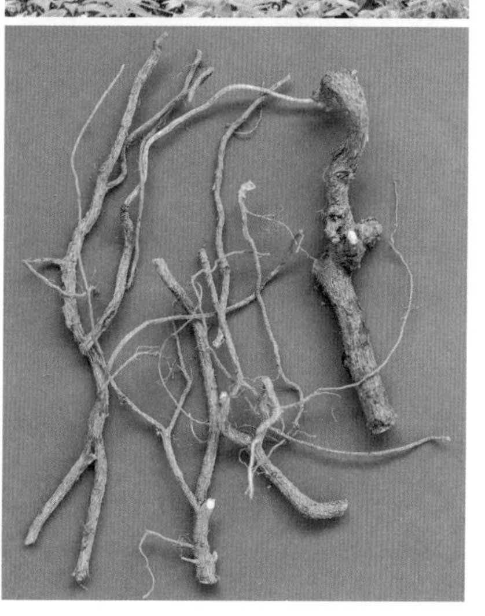

【植物形态】灌木。叶互生；托叶和叶柄基部合生，先端截形或斜形；三回羽状复叶，长60~100 cm；叶轴和羽片轴疏生细刺，每羽片有小叶5~9，小叶片卵状长圆形至卵形，长4~11 cm，宽2~5 cm，先端渐尖，基部圆形或心形，略偏斜，两面疏生小刺，背面密生短柔毛，边缘有不整齐的锯齿。伞形花序顶生，疏生钩曲短刺；花梗有细刺和粗毛，苞片卵状披针形，先端长尖；小苞片线形，外面密生长毛；花萼萼筒边缘有5枚三角形小齿；花白色，花瓣5；雄蕊5；子房5室，花柱5，分离而外弯。核果球形，浆果状，黑色，有5棱，具宿存花柱。

【分　　布】广西主要分布于平南、宁明、天等、那坡、凌云。

【采集加工】春夏季采收枝叶，秋后采收根或根皮，切段，鲜用或晒干。

【药材性状】根圆柱形，常分支，弯曲，长30~45 cm，直径0.5~2 cm；土黄色或灰黄色；栓皮易脱落，脱落处呈暗褐色或灰褐色，有纵皱纹，具横向凸起的皮孔和圆形的侧根痕，质硬，易折断，粉性；断面皮部暗灰色，木部灰黄色或灰白色，有众多小孔（导管）。气微，味微苦、辣。

【性　　味】苦、辣，平。

【功效主治】祛风毒，除湿毒，通谷道，调龙路。用于治疗林得叮相（跌打损伤），发旺（风湿骨痛），能蚌（黄疸），肉扭（淋证），佛浮（水肿），屙意咪（痢疾），隆白呆（带下），心头痛（胃痛），邦印（痛症），货咽妈（咽痛），北嘻（乳痈），呗（无名肿毒），呗奴（瘰疬），呗农（痈疮、痈肿）。

【用法用量】内服：煎汤，9~15 g；或泡酒。外用：适量，捣烂敷患处；或捣烂拌酒炒热敷患处；或煎汤熏洗患处。

【应用举例】

（1）治瘰疬：鹰不扑适量，捣烂敷患处，每日1次；兼服生地15 g，海带12 g，防己9 g，甘草节6 g，水煎服。

（2）治急性肾炎，前列腺炎，咽炎：鹰不扑9 g，水煎服。

玉叶金花

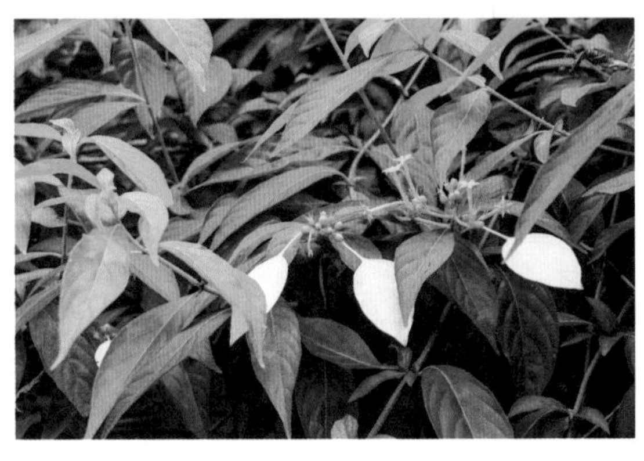

【壮　　名】Gaeubeizhau

【别　　名】山甘草、白茶、生肌藤、粘雀藤、土甘草、凉藤、白头公。

【来　　源】为茜草科植物玉叶金花 *Mussaenda pubescens* Ait. f. 的茎叶。

【植物形态】攀援灌木。叶对生或轮生；托叶三角形，长端渐尖，基部楔尖，腹面无毛或被疏毛，背面密被短柔毛。聚伞花序顶生，稠密，有极短的总花梗和被毛的条形苞片；花5朵，被毛，无梗；花萼萼筒陀螺状，裂片条形，比萼筒长2倍以上，部分花的1枚萼片扩大成叶状，白色，宽椭圆形，具纵脉；花冠黄色，花冠筒长2~2.5 cm，裂片长约4 mm，内面有金黄色粉末状小凸点。果肉质，近椭圆形。

【分　　布】主产于广东、广西、福建、浙江。广西主要分布于桂平、北流、博白、陆川、北海等。

【采集加工】全年均可采收，割取地上茎叶，切段，晒干。

【药材性状】茎圆柱形，直径3~7 mm；棕色或棕褐色，具细纵皱纹、点状皮孔及叶痕；质坚硬，不易折断，断面黄白色或淡黄绿色，髓部明显，白色。气微，味淡。

【性　　味】甜、微苦，寒。

【功效主治】解热毒，祛湿毒风毒，通气道、谷道、水道，调火路。用于治疗贫痧（感冒），中暑，发得（发热），埃（咳嗽），货咽妈（咽痛），白冻（泄泻），屙意咪（痢疾），佛浮（水肿），肉卡（癃闭），呗农（痈疮、痈肿），额哈（毒蛇咬伤）。

【用法用量】内服：水煎服，10~30 g（鲜品60~90 g）；或捣汁服。外用：适量，捣烂敷患处。

【应用举例】

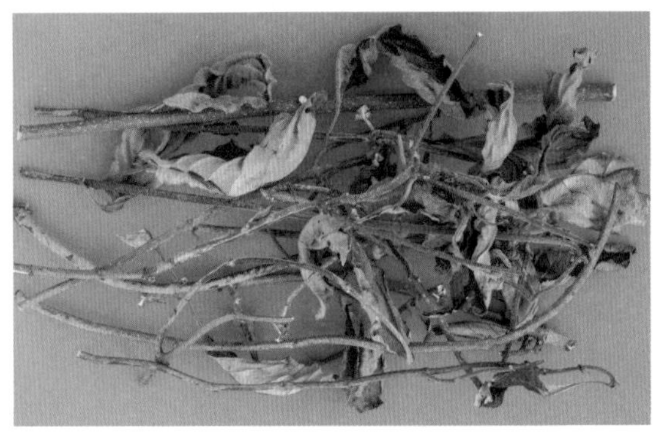

（1）治咽喉肿痛：鲜玉叶金花叶适量，食盐少许，捣烂绞汁，频频咽下。

（2）治感冒，预防中暑：玉叶金花茎、叶60~90 g，黄荆叶30~45 g，水煎分次服。

（3）治湿热小便不利：玉叶金花30 g，银花藤60 g，车前草30 g，水煎服。

圆叶节节菜

【壮　　名】Gobyaekhohhohmbawluenz

【别　　名】水苋菜、水指甲、水马桑、肉矮陀陀、田马齿苋、水豆瓣、水猪母乳。

【来　　源】为千屈菜科植物圆叶节节菜 *Rotala rotundifolia*（Buch.–Ham. ex Roxb）Koehne 的全草。

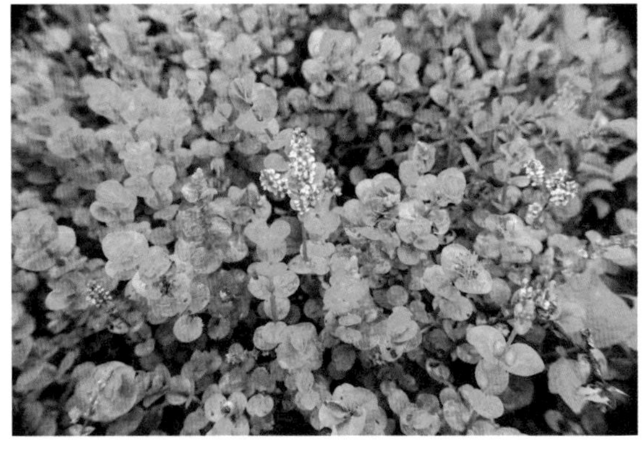

【植物形态】一年生草本。全株无毛，茎直立。纤细，通常带紫色。叶对生；无柄或有短柄；叶片近圆形、阔倒卵形或阔椭圆形，长 5~12 mm，有时达 20 mm，宽 3.5~10 mm，先端圆形，基部钝或有时近心形，两面均无毛；侧脉通常 4 对，背面明显。花单生于苞片内，组成顶生稠密的穗状花序，每株 1~3 个，有时 5~7 个；花极小，几无梗；苞片叶状卵形或卵状长圆形，与花等长，小苞片 2，披针形或钻形，与花萼萼筒几等长；花萼萼筒阔钟形，膜质，半透明，裂片 4，三角形，裂片间无附属物；花瓣 4，倒卵形，淡紫红色，长约为萼齿的 2 倍；雄蕊 4；子房近梨形，花柱长度为子房的 1/2，柱头盘状。

【分　　布】分布于长江以南及台湾地区。广西主要分布于北流。

【采集加工】夏秋季采收，洗净，切段，晒干。

【药材性状】茎稍扁，有纵棱，灰黄色至红黄色，直径约 2 mm；质软，易折断，基部节上有须根。叶片灰黄色，多皱缩，对生，无柄或有短柄，叶片近圆形，阔倒卵形或阔椭圆形，两面无毛，背面倒脉明显。

【性　　味】淡，微寒。

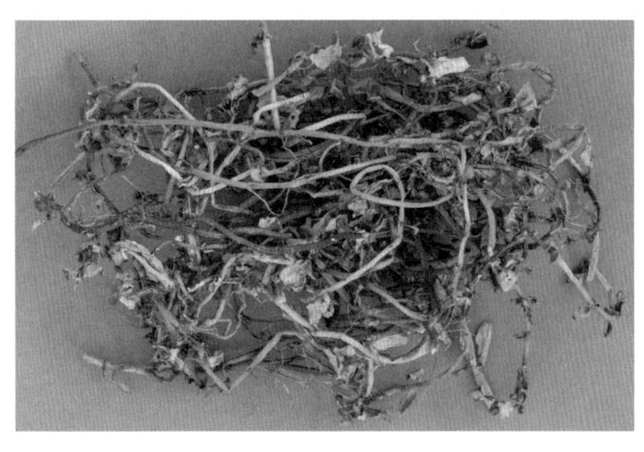

【功效主治】解热毒，除湿毒，退黄，通气道，调水道，散瘀止血。用于治疗埃（咳嗽），屙意咪（痢疾），能蚌（黄疸），发旺（风湿骨痛），肉扭（淋证），夺扼（骨折），额哈（毒蛇咬伤），呗农（痈疮、痈肿），北嘻（乳痈），月经不调，京尹（痛经），牙龈肿痛，仲嘿喯尹（痔疮），渗裆相（烧

烫伤）。

【用法用量】内服：煎汤，6~15 g，或浸酒、研末。外用：鲜品适量，捣烂敷患处。

【应用举例】

（1）治尿路感染：水苋菜、车前草、银花藤、牛耳大黄各 30 g，水煎服。

（2）治急性肝炎：水苋菜、金钱草、玉米须、红枣各 30 g，水煎服。

（3）治乳痈：水苋菜、鱼腥草、鲜薄荷各适量，捣烂敷患处。

羊耳菊

【壮　　名】Nyafaedmox

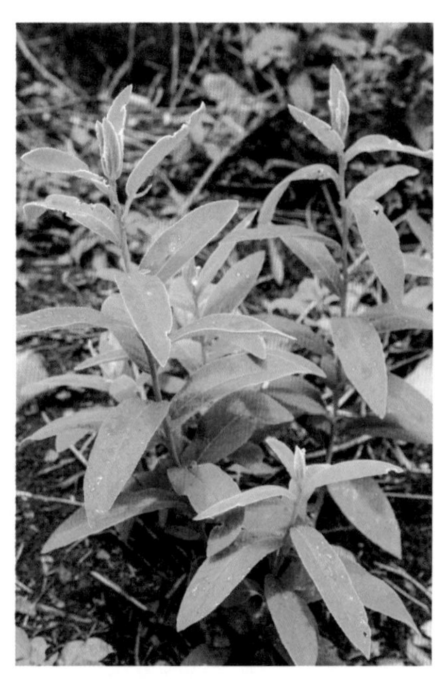

【别　　名】猪耳风、过山香、白羊耳、白牛胆、金边草、大刀药、白背风。

【来　　源】为菊科植物羊耳菊 *Inula cappa*（Buch.-Ham.）DC. 的地上部分。

【植物形态】半灌木。茎直立，粗壮，全株被污白色或浅褐色绢状或棉状密茸毛。下部叶在花期脱落后留有被白色或污白色绵毛的腋芽。叶互生；叶片长圆形或长圆形披针形，长 10~16 cm，先端钝或急尖，基部圆形或近楔形，边缘有小尖头细齿或浅齿，茎上面基部被疣状的密糙毛，茎下面被白色或污白色绢状厚茸毛。头状花序倒卵形，多数密集于茎和枝端成聚伞圆锥状；总苞片 5 层，外层较内层短，被白色或带褐色茸毛；小花黄色，外围花舌片短小或无舌片；中央筒状花狭漏斗状。瘦果长圆柱形，被白色长绢毛，冠毛黄褐色。

【分　　布】主产于浙江、江西、福建、湖南、广西、广东、贵州、四川、云南。广西各地均有分布。

【采集加工】全年均可采收，鲜用或晒干。

【药材性状】茎圆柱形，少分枝；灰褐色至暗褐色，有细纵纹及凸起的椭圆形皮孔，叶痕明显，半月形，皮层易剥离；质硬，易折断，断面不平坦。叶片易脱落，常卷曲，展开后呈狭矩圆形或近倒卵形，长 7~9 cm，宽 1.5~2 cm，边缘有小锯齿，先端渐尖或钝形，基部浑圆或广楔形，腹面黄绿色，被黄色粗毛，背面黄白色，被白色绢毛。偶带有顶生

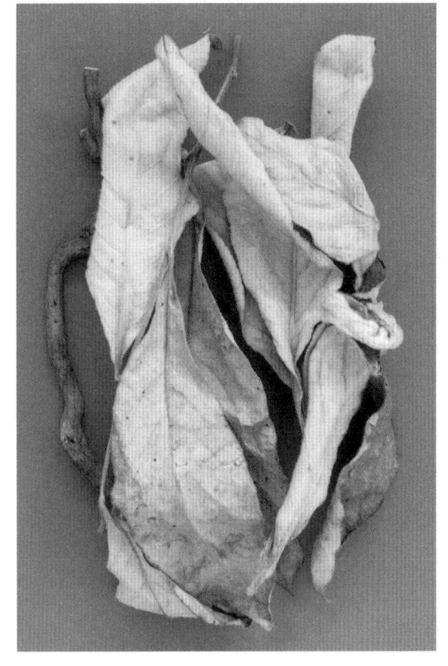

或腋生的头状花序组成的伞房花丛。花小。瘦果具棱，有冠毛。气香，味辣、微苦。

【性 味】辣、微苦，微热。

【功效主治】解瘴毒，祛湿毒，通谷道。用于治疗发旺（风湿骨痛），林得叮相（跌打损伤），贫疹（感冒），瘴疟（疟疾），埃（咳嗽），慢性肝炎，心头痛（胃痛），月经不调，京尹（痛经），下肢溃疡，额哈（毒蛇咬伤），北嘻（乳痈），仲嘿喯尹（痔疮），能晗能累（湿疹），痂（癣）。

【用法用量】内服：煎汤，15~30 g（鲜品25~60 g）。外用：适量，捣烂敷患处或煎水洗患处。

【应用举例】

（1）治感冒头痛：羊耳菊 30 g，一枝黄花 15 g，金银花 9 g，水煎服。

（2）治肺结核：羊耳菊 45~60 g，猪排骨 120 g，煮熟，食肉服汤。

（3）治痢疾：羊耳菊干叶 30 g，水煎，泡乌糖服。

玄 参

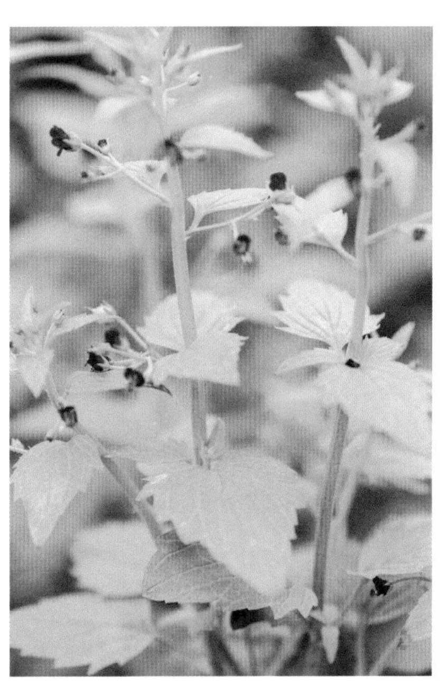

【壮 名】Caemhmbaemx

【别 名】逐马、馥草、黑参、野脂麻、元参、山当归、水萝卜。

【来 源】为玄参科植物玄参 *Scrophularia ningpoensis* Hemsl. 的根。

【植物形态】草本。根肥大，近圆柱形，灰黄色或灰褐色。茎四棱柱形，有沟纹。茎下部叶对生，茎上部叶有时互生；均具柄；叶片卵形或卵状椭圆形，长 7~20 cm，宽 3.5~12 cm，先端渐尖，基部圆形至近截形，边缘具细锯齿，背面脉上有毛。聚伞花序疏散开展，圆锥形；花序轴和花梗均被腺毛；花萼 5 裂，裂片卵圆形，先端钝，边缘膜质；花冠

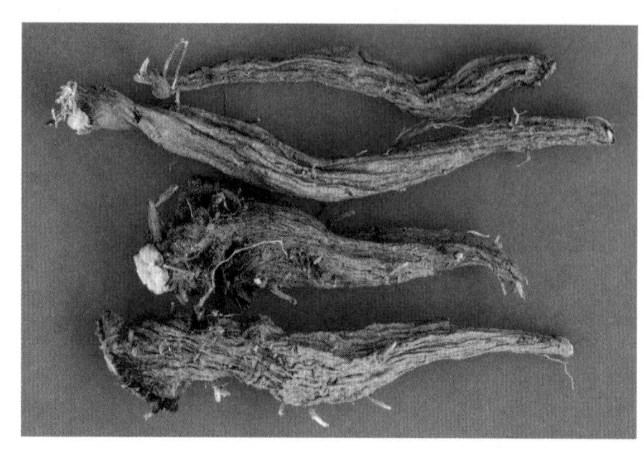

暗紫色，管部斜壶状，先端5裂，不等大；雄蕊4，二强，另有一退化雄蕊，鳞片状，贴生于花冠筒上，深绿色或暗绿色；萼宿存。

【分　　布】主产于浙江、四川、陕西、贵州、湖北、江西、河北。广西各地均有栽培。

【采集加工】栽种1年后于10~11月采挖，挖起全株，取下块根，晒至半干时，堆积盖草压实，经反复堆晒，待块根内部变黑，再晒至全干。

【药材性状】根近圆柱形，中部略粗，或上粗下细，有的微弯似羊角状，长6~20 cm，直径1~3 cm；灰黄色或棕褐色，有明显纵沟或横向皮孔，偶有短的细根或细根痕；质坚实，难折断，断面略平坦，乌黑色，微有光泽。有焦糖气，味甜、微苦。以水浸泡，水呈墨黑色。

【性　　味】苦、咸，微寒。

【功效主治】清热毒，凉血滋阴。用于治疗口干烦渴，屙意囊（便秘），货咽妈（咽痛），埃（咳嗽），呗奴（瘰疬），兵霜火豪（白喉），呗农（痈疮、痈肿），目涩昏花。

【用法用量】内服：煎汤，9~15 g。外用：适量，捣烂敷患处；或研末调敷患处。

【应用举例】

（1）治急喉痹风：玄参、鼠粘子（半生半炒）各15 g，共研为末，新汲水服1盏。

（2）治夜卧口渴喉干：玄参2片，含服，即生津液。

（3）治气虚血雍，小便赤浊，似血非血，似溺非溺，溺管疼痛：玄参、车前子各30 g，水煎服。

小飞扬

【壮　　名】Gogyakiq

【别　　名】飞扬草、痢子草、乳汁草、痢疾草、细叶飞扬草、苍蝇翅。

【来　　源】为大戟科植物千根草 *Euphorbia thymifolia* Linn. 的全草。

【植物形态】草本。茎纤细，匍匐，多分枝，通常红色，稍被毛。单叶对生；有短柄；托叶膜质，披针形或线形；叶片长圆形、椭圆形或倒卵形，长4~8 mm，宽3~4 mm，先端圆钝，基部偏斜，叶缘具细锯齿，稀全缘，两面被稀疏的短柔毛。杯状花序单生或少数聚伞状；总苞陀螺状，先端5裂，裂片内面被贴伏的短柔毛；腺体4，漏斗状，有短柄及极小的白色花瓣状附属物；花单性，无花被；雌雄花同生于总苞内；雄花多数，具雄蕊1；雌花1，生于花序中央，子房3室，花柱2，离生，先端2裂。蒴果三角状卵形，被短柔毛。

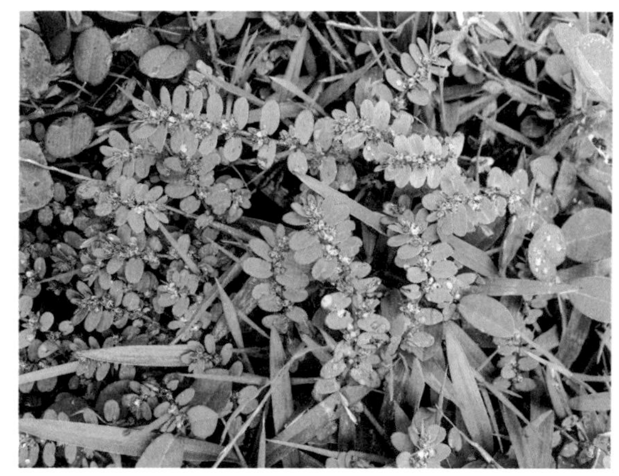

【分　　布】主产于福建、台湾、湖南、广东、云南。广西主要分布于凌云、陆川、桂平、南宁、武鸣、邕宁、平南、岑溪、钟山。

【采集加工】夏秋间采收，鲜用或晒干。

【药材性状】全草长约13 cm，根细小。茎细长，粗约1 mm，红棕色，稍被毛，质稍韧，中空。叶对生，多皱缩，灰绿色或稍带紫色，花序生于叶腋，花小，干缩。有的带有三角形的蒴果。气微，味微酸、涩。

【性　　味】酸、涩，寒。

【功效主治】清热毒，祛湿毒，通谷道，驱瘴毒。用于治疗瘴疟（疟疾），屙意咪（痢疾），白冻（泄泻），能啥能累（湿疹），北嘻（乳痈），仲嘿喯尹（痔疮），呗农（痈疮、痈肿）。

【用法用量】内服：煎汤，15~30 g（鲜品30~60 g），或捣汁煎。外用：适量，捣烂敷患处；或煎水洗患处。

【应用举例】

（1）治皮肤瘙痒，皮炎，湿疹，痔疮出血：小飞扬鲜品，适量煎水洗患处。

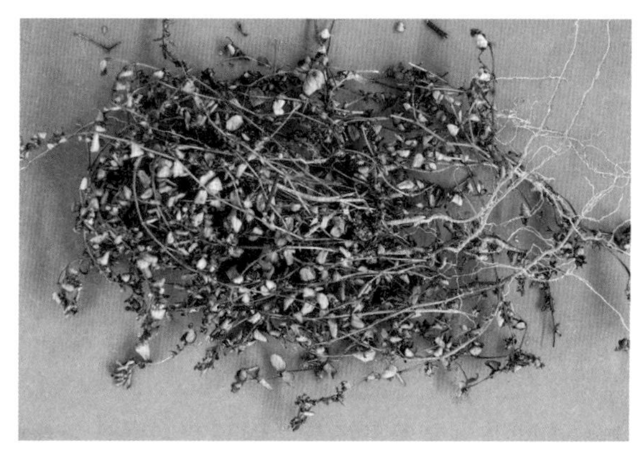

（2）治外伤出血：小飞扬适量，研末，撒于患处。

（3）治遗精：小飞扬30 g，红糖30 g，水煎，顿服，连服3~5日。

小蜡树

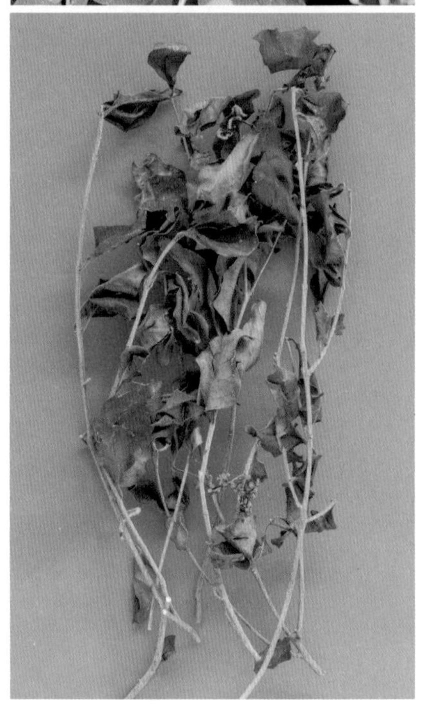

【壮　　名】Mbawgaemhgaet

【别　　名】水冬青、鱼蜡、鱼蜡树、水白蜡、冬青、山指甲、水黄杨。

【来　　源】为木犀科植物小蜡树 *Ligustrum sinense* Lour. 的枝叶。

【植物形态】灌木或小乔木。小枝幼时被淡黄色短柔毛或柔毛。单叶，对生；叶片纸质或薄革质，卵形或近圆形，长 2~7 cm，宽 1~3 cm，先端锐尖、短尖至渐尖，基部宽楔形或近圆形，腹面深绿色，沿叶中脉被短柔毛。圆锥花序，花序轴被淡黄色柔毛；花梗被短柔毛或无毛；花萼先端截形或浅波状齿；花冠筒裂片长圆状椭圆形或卵状椭圆形；花丝与裂片近等长或长于裂片，花药长圆形。果实近球形。

【分　　布】主产于江苏、安徽、浙江、江西、福建、台湾、湖北、湖南、广东、广西、四川、贵州、云南。广西各地均有分布。

【采集加工】春夏季采收，洗净，切段，晒干。

【药材性状】茎圆柱形，被浅黄色短柔毛，皮孔密布，直径 1~2 cm，浅黄白色，断面木部浅黄色。叶互生，被短柔毛；叶片纸质或薄革质，皱缩，展开呈卵形至披针形，或近圆形，长 2~5 cm，宽 1~3 cm，先端锐尖、短尖至渐尖，或钝而微凹，基部宽楔形至近圆形，腹面深绿色，沿中脉被短柔毛。气微，味涩。

【性　　味】苦，寒。

【功效主治】清热毒，除湿毒，祛风毒，通谷道，调火路。用于治疗贫痧（感冒），发得（发热），埃（咳嗽），货咽妈（咽痛），兵霜火豪（白喉），能蚌（黄疸），屙意咪（痢疾），呗农（痈疮、痈肿），能晗能累（湿疹），林得叮相（跌打损伤），渗裆相（烧烫伤），口舌生疮，皮炎。

【用法用量】内服：煎汤，15~30 g（鲜品加倍）。外用：适量，煎水含漱，或熬膏涂，捣烂或绞汁涂敷患处。

【应用举例】

（1）治黄水疮：小蜡树叶适量，研末，撒于患处，或用清油调敷患处。

（2）治跌打肿痛，疮疡：小蜡树鲜嫩叶捣烂敷患处，每日换药1~2次。

（3）治黄疸型肝炎：小蜡树鲜枝叶30 g，水煎服。

仙人掌

【壮　　名】Gohaizdaej

【别　　名】凤尾簕、龙舌、神仙掌、观音刺、观音掌、佛手刺。

【来　　源】为仙人掌科植物仙人掌 *Opuntia dillenii*（Ker-Gaw.）Haw. 的茎。

【植物形态】灌木状肉质植物，常丛生。茎下部稍木质，近圆柱形，茎上部有分枝，具节；茎节扁平，倒卵形至长圆形，长7~40 cm，幼时鲜绿色，老时变蓝绿色，有时被白粉，其上散生小窠，每一小窠上簇生数枚针刺和多数倒生短刺毛；针刺黄色，杂以黄褐色斑纹。叶退化成钻状，早落。花生于茎节顶部边缘，鲜黄色；花被片多数，外部的带绿色，

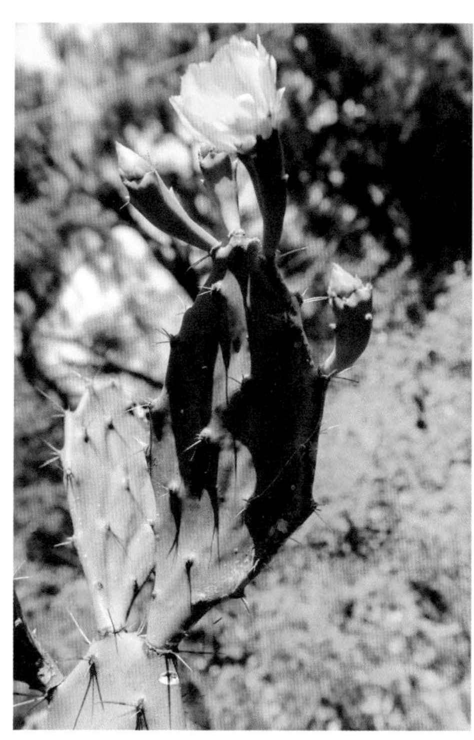

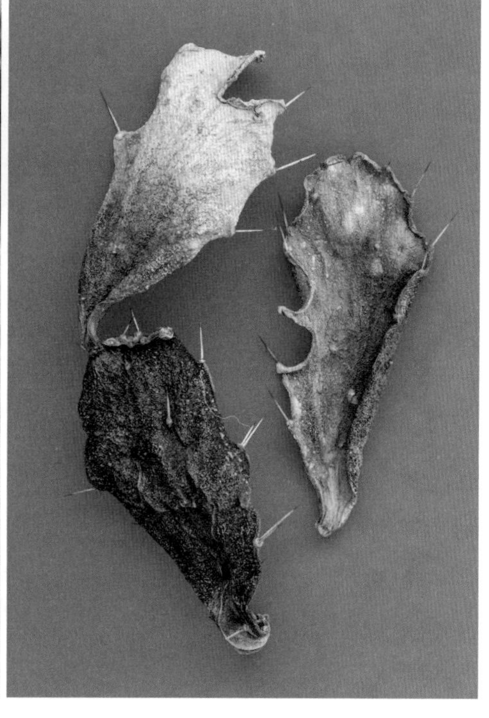

向内渐变为花瓣状，广倒卵形；雄蕊多数，排成数轮，花丛浅黄色，花药 2 室；子房下位，1 室，花柱粗壮，柱头 6~8 裂，白色。浆果多汁，倒卵形或梨形，紫红色。

【分　　布】主产于华南地区，西南地区及浙江、江西、福建。广西各地均有分布，多为栽培。

【采集加工】四季可采。鲜用或切片，晒干。

【药材性状】茎节扁平，多皱缩，倒卵形至长圆形，长 7~40 cm，黄白色或棕黑色，其上散生小窠，小窠上簇生数条针刺和多数倒生短刺毛，针刺黄白色；表面不光滑，有窝点；质硬碎，易折断，断面不平，黄白色。气淡，味苦。

【性　　味】苦，寒。

【功效主治】清热毒，通龙路、火路，通谷道。用于治疗心头痛（胃痛），渗裂（血证），屙意咪（痢疾），货咽妈（咽痛），埃（咳嗽），陆裂（咳血），仲嘿喯尹（痔疮），呗叮（疔疮），北嘻（乳痈），笨隆（痄腮），痂（癣），额哈（毒蛇咬伤），渗裆相（烧烫伤），喏劳北（冻伤）。

【用法用量】内服：煎汤，10~30 g；或焙干研末，3~6 g。外用：鲜品适量，捣烂敷患处。

【应用举例】

（1）治急性菌痢：鲜仙人掌 60 g，水煎服。

（2）治头痛：仙人掌去刺，剖成两片，剖面撒食盐，合拢，湿草纸包，细铁线绑扎固定，火煨八成熟。将剖面贴额颞部，胶布固定，每次贴 4 小时，可连续使用。

（3）治腮腺炎，乳腺炎，疮疖痈肿：鲜仙人掌适量，去刺，捣烂敷患处。

白花蛇舌草

【壮　　名】Nyarinngoux

【别　　名】蛇舌草、矮脚白花蛇利草、羊须草、千打捶。

【来　　源】为茜草科植物白花蛇舌草 *Hedyotis diffusa* Willd. 的全草。

【植物形态】草本。茎略带方形或扁圆柱形，基部多分枝。叶对生；叶片线形至线状披针形，长 1~3.5 cm，宽 1~3 mm，先端急尖；托叶膜质，基部合生成鞘状。花单生或成对生于叶腋；花萼筒球形，4 裂，裂片长圆状披针形，边缘具睫毛；花冠白色，漏斗形，先端 4 深裂，裂片卵状长圆形；雄蕊 4，着生于冠筒喉部，与花冠裂片互生。蒴果扁球形，具宿存的花萼。

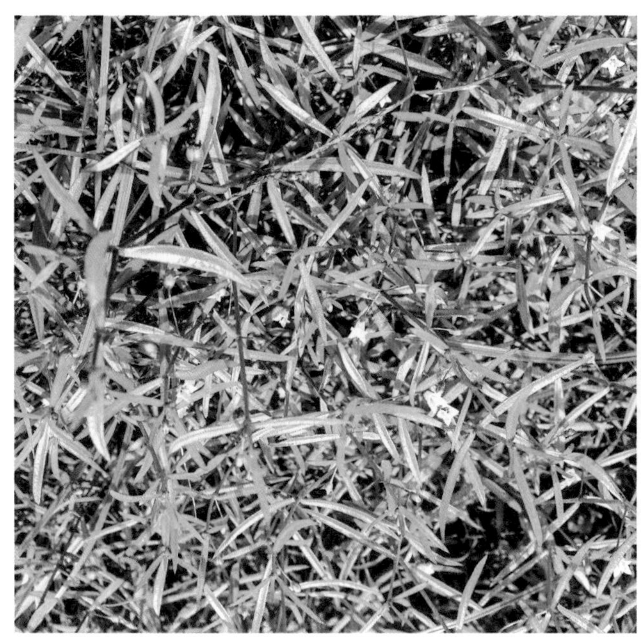
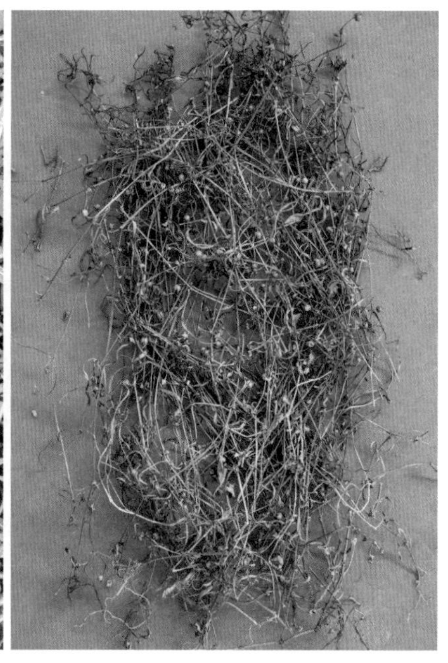

【分　　布】主产于福建、广东、广西。广西主要分布于贺州、岑溪、容县、玉林、贵港、平南、金秀。

【采集加工】夏秋季采收，洗净，鲜用或晒干。

【药材性状】全体扭缠成团状，灰绿色至灰棕色。主根细长，粗约 2 mm，须根纤细，淡灰棕色。茎细，卷曲；质脆，易折断，中心髓部白色。叶多皱缩，破碎，易脱落；花、果单生或成对生于叶腋，花常具短而略粗的花梗。蒴果扁球形，宿萼顶端 4 裂，边缘具短刺毛。气微，味淡。

【性　　味】苦、甜，寒。

【功效主治】解热毒，除湿毒，通龙路，散结消肿。用于治疗癌肿，能蚌（黄疸），肉扭（淋证），屙意咪（痢疾），呗奴（瘰疬），啼疳（疳积），货咽妈（咽痛），隆白呆（带下），额哈（毒蛇咬伤），呗农（痈疮、痈肿），肺热喘嗽，肠痈，佛浮（水肿）。

【用法用量】内服：煎汤，15~30 g，大剂量可用至 60 g；或捣汁。外用：适量，捣烂敷患处。

【应用举例】

（1）治急性阑尾炎：白花蛇舌草 30 g，金银花、败酱草各 18 g，红藤 15 g，水煎服。

（2）治肺痈，肺炎：白花蛇舌草、芦根、鱼腥草各 30 g，水煎服；白花蛇舌草、百蕊草各 30 g，水煎服。

（3）治肺热疮毒：鲜白花蛇舌草适量，捣烂敷患处。

匙羹藤

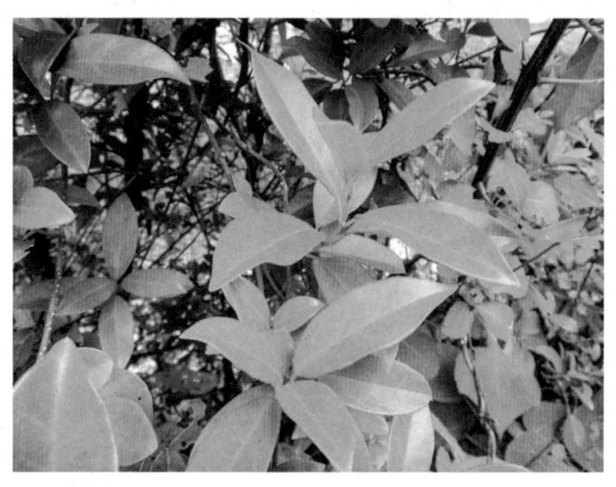

【壮　　名】Sizgwnghdwngz

【别　　名】断肠苦蔓、小羊角扭、羊角藤、金刚藤、蛇天角、饭构藤、细叶羊角扭。

【来　　源】为萝藦科植物匙羹藤 *Gymnema sylvestre*（Retz.）Schult. 的根。

【植物形态】木质藤本。全株具乳汁；茎皮灰褐色，具皮孔，幼枝被微毛。叶对生，被短柔毛，先端具丛生腺体；叶片倒卵形或卵状长圆形，长 3~8 cm，宽 1.5~4 cm，仅叶脉被微毛；侧脉弯拱上升。聚伞花序腋生；萼片 5，裂片内面基部有 5 个腺体；花冠略向右覆盖；副花冠着生于花冠裂片弯拱下；雄蕊 5，着生于花冠筒的基部；子房长圆形，直立，柱头伸出花药之外。蓇葖果羊角状。种子卵圆形，先端着生白色绢质种毛。

【分　　布】主产于广东、浙江、台湾、福建、云南。广西主要分布于上思、横县、南宁、武鸣、龙州、平果、东兰、桂林、桂平、贵港、北流、博白。

【采集加工】全年均可采收根，洗净，切片，鲜用或晒干。

【药材性状】根圆柱形，直径 1~3 cm，常斜切成 2~5 mm 厚的片；灰棕色，较粗糙，具裂纹及皮孔；切面黄色，木部有细密的小孔，形成层环波状弯曲，髓部疏松，淡棕色。气微，味苦。

【性　　味】苦，平。

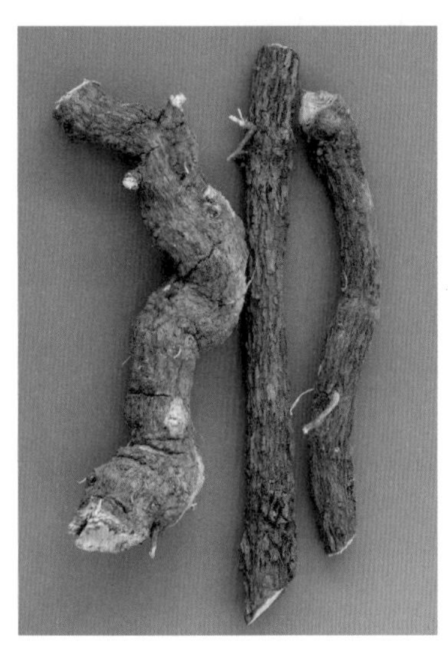

【功效主治】清热毒，利湿毒，调龙路、火路。用于治疗发旺（风湿骨痛），货咽妈（咽痛），呗奴（瘰疬），北嘻（乳痈），呗叮（疔疮），能晗能累（湿疹），呗（无名肿毒），额哈（毒蛇咬伤）。

【用法用量】内服：煎汤，15~30 g。外用：鲜品适量，捣烂敷患处。

【应用举例】

（1）治痈，疽，疔：匙羹藤 30 g，金银花 15 g，水煎服。

（2）治无名肿毒，湿疹：匙羹藤 30 g，土茯苓 15 g，水煎服。

穿破石

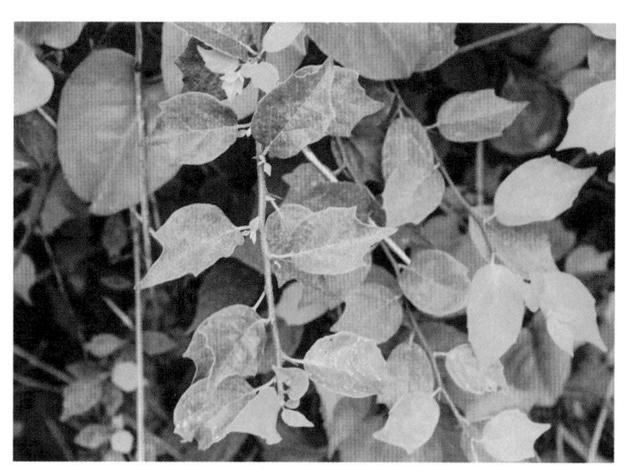

【壮　　名】Oenciq

【别　　名】毛柘树、锄头柄木。

【来　　源】为桑科植物柘树 *Cudrania tricuspidata*（Carr.）Bureau 的根。

【植物形态】灌木或小乔木。小枝暗绿褐色，具坚硬棘刺。单叶互生；托叶侧生，分离；叶片近革质，卵圆形或倒卵形，先端钝或渐尖，基部楔形或圆形，全缘或3裂，幼时两面均有毛，成长后背面主脉略有毛；基出脉3条。花单性，雌雄异株；均为球形头状花序，单个或成对着生于叶腋；雄花花被片4，基部有苞片2或4，雄蕊4；雌花花被片4，基部有苞片2或4，花柱1，线状。聚花果球形，肉质，橘红色或橙黄色，表面呈微皱缩，瘦果包裹在肉质的花被里。

【分　　布】主产于长江中下游以南各地及西南地区。广西各地均有分布。

【采集加工】全年均可采收，砍取树干及粗枝，趁鲜剥去树皮，切段或切片，晒干。

【药材性状】根圆柱形，粗细不一；栓皮橙黄色或橙红色，易脱落；栓皮脱落后，表面灰黄色或淡黄色；质坚硬；横切面皮部薄，木质部发达。

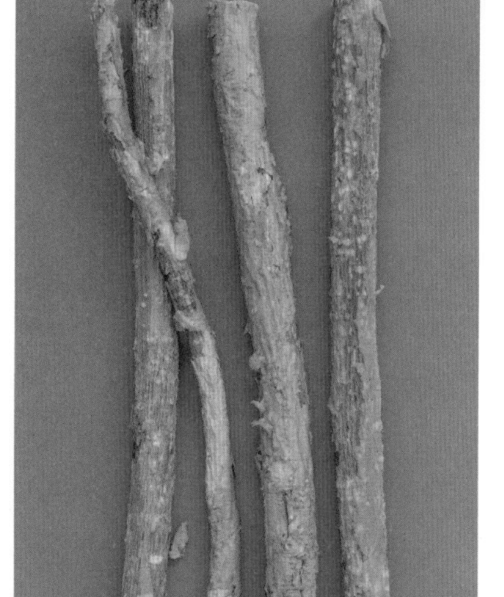

【性　　味】苦，平。

【功效主治】调气道、谷道，清热毒，除湿毒。用于治疗肺结核，黄疸型肝炎，肝脾肿大，胃、十二指肠溃疡，核尹（腰痛），林得叮相（跌打损伤），瘴疟（疟疾）。

【用法用量】内服：煎汤，20~30 g。外用：适量，捣烂敷患处。

【应用举例】

（1）治肺痨，风湿：穿破石、铁包金、甘草各20 g，水煎服。

（2）明目：穿破石适量，煎汤，每日温洗双目。

（3）治体虚白带：穿破石30 g，水煎服。

穿心莲

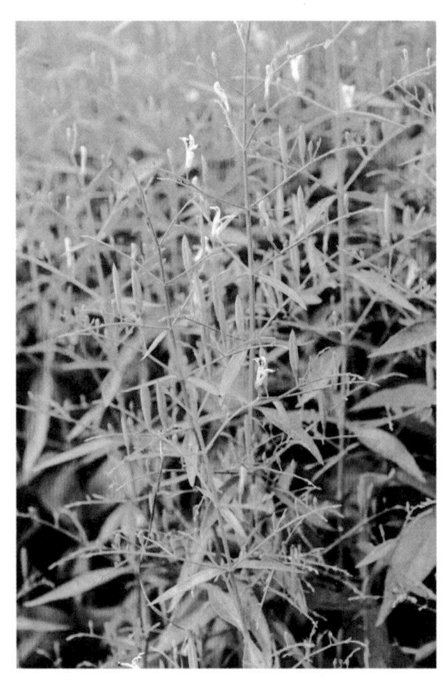

【壮　　名】Nyafaenzlenz

【别　　名】一见喜、四支帮、榄核莲、苦胆草、斩龙剑、四方莲。

【来　　源】为爵床科植物穿心莲 *Andrographis paniculata*（Burm.f.）Nees 的全草。

【植物形态】草本。茎具 4 棱，节处稍膨大。叶对生；叶片披针形或长椭圆形，先端渐尖，基部楔形，边缘浅波状，两面均无毛。总状花序顶生，集成大型的圆锥花序；苞片和小苞片披针形；萼有腺毛；花冠淡紫色，二唇形，上唇外弯，2 裂，下唇直立，3 浅裂，裂片覆瓦状排列，花冠筒与唇瓣等长；雄蕊 2，伸出，花药 2 室，药室一大一小，大的基部被髯毛，花丝有毛。蒴果扁，长椭圆形，中间具一沟，微被腺毛。

【分　　布】主产于广西、福建，江西、湖南、四川等地亦产。

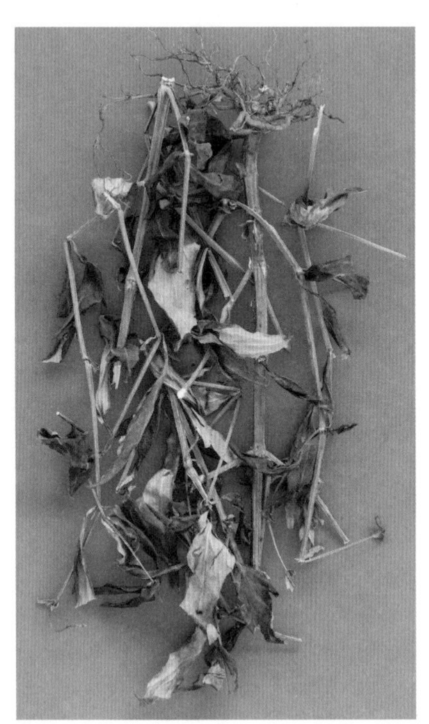

【采集加工】在播种当年 9~10 月花盛期和种子成熟初期采收。齐地割取全株晒干，或割取全株后，摘下叶子分别晒干。

【药材性状】干燥全草多皱缩卷曲，叶片多破碎脱落。茎方柱形，多分枝，长 50~70 cm，节稍膨大；质脆，易折断。单叶对生，叶柄短或近无柄；叶片皱缩，易碎，完整者展平呈披针形或卵状披针形，长 3~12 cm，宽 2~5 cm，先端渐尖，基部楔形下延，全缘或波状；腹面绿色，背面灰绿色，两面光滑。气微，味极苦。

【性　　味】苦，寒。

【功效主治】清热毒，泻火毒，调气道，除湿毒。用于治疗贫痧（感冒），发得（发热），埃（咳嗽），唪唉百银（百日咳），货咽妈（咽痛），能蚌（黄疸），肉扭（淋证），丹毒，呗农（痈疮、痈肿），能晗能累（湿疹），额哈（毒蛇咬伤）。

【用法用量】内服：煎汤，9~15 g，大剂量可用至 30~60 g；或研末，0.6~3 g，装胶囊吞服或温水送服。外用：适量，捣烂或制成软膏涂敷患处；或水煎滴眼、耳。

【应用举例】

（1）治流感：穿心莲叶研末，每服 3 g，每日 2~3 次；预防流感可用穿心莲叶研细粉，吹入咽喉中，每日 1 次。

（2）治百日咳：穿心莲叶 3 片，泡水，蜂蜜调服，每日 3 次。

（3）治咽痛：穿心莲 15 g，泡茶饮。

垂盆草

【壮　　名】Nyafaengzbengj

【别　　名】山护花、半拉莲、佛指甲、瓜子草、地蜈蚣草。

【来　　源】为景天科植物垂盆草 *Sedum sarmentosum* Bunge 的全草。

【植物形态】肉质草本。不育茎匍匐，接近地面的节处易生根。叶常 3 片轮生；叶片倒披针形至长圆形，长 1.5~2.5 mm，宽 3~7 mm，先端近急尖，基部下延，狭而有距，全缘。聚伞花序顶生，花小；萼片 5，宽披针形，不等长；花瓣 5，黄色，披针形至长圆形；雄蕊 10，2 轮，比花瓣短；鳞片 5，楔状四方形，先端稍微凹；心皮 5，长圆形，略叉开。蓇葖果。

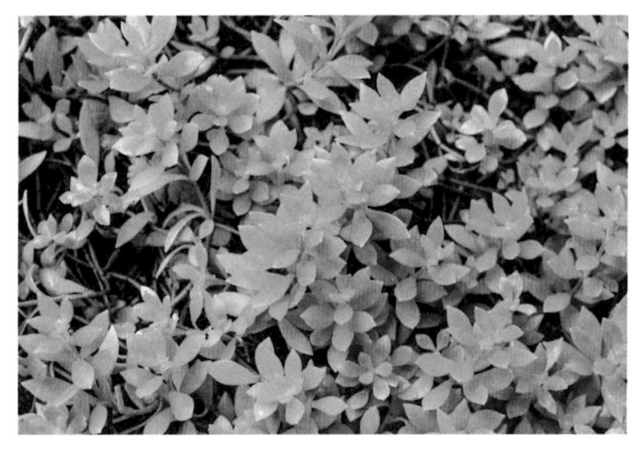

【分　　布】主产于江苏、浙江、安徽。广西主要分布于马山、河池、柳江、昭平、钟山等。

【采集加工】全年均可采收，洗净，切段，晒干。

【药材性状】干燥全草稍卷缩。根细短。茎纤细，棕绿色；茎上有 10 余个稍向外凸的褐色环状节，节上有残留不定根；先端有时带花；质地较韧或脆；断面中心淡黄色。叶片皱缩，易破碎并脱落，完整者呈倒披针形至矩圆形棕绿色。聚伞花序；小花黄白色。气微，味微苦。

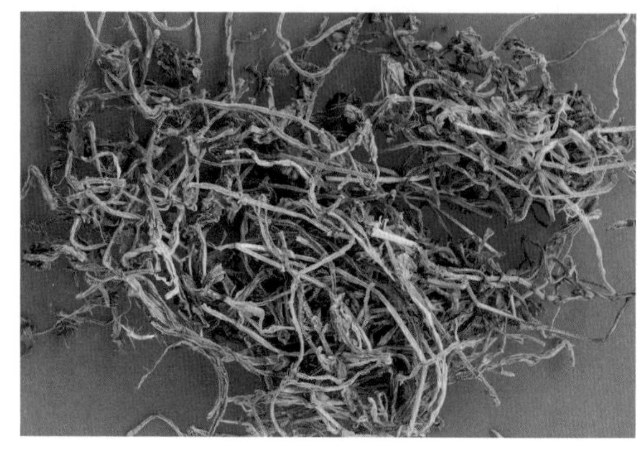

【性　　味】甜、淡、微苦，凉。

【功效主治】清热毒，调水道，除湿毒。用于治疗能蚌（黄疸），肉扭（淋证），呗农（痈疮、痈肿），急性肝炎、慢性肝炎，额哈（毒蛇咬伤），渗裆相（烧烫伤），货咽妈（咽痛），能晗能累（湿疹），蛇串疮（带状疱疹），屙意咪（痢疾），钵脓（肺痈），口疮（口腔溃疡）。

【用法用量】内服：煎汤，15~30 g（鲜品 60~150 g）。外用：适量，捣烂敷患处。

【应用举例】

（1）治肠炎，痢疾：垂盆草 30 g，马齿苋 30 g，水煎服，每日 1 剂。

（2）治烧烫伤：鲜垂盆草适量，捣汁涂患处；垂盆草 12 g，瓦松 9 g，共研细末，菜油调敷患处。

（3）治咽喉肿痛：垂盆草 15 g，山豆根 9 g，水煎服。

大飞扬

【壮　　名】Gocehyuengz

【别　　名】大飞羊、飞扬、神仙对坐草、节节花、大号乳仔草、蚝刈草、大乳草。

【来　　源】为大戟科植物飞扬草 *Euphorbia hirta* Linn. 的根全草。

【植物形态】草本。茎被硬毛，茎含白色乳汁。枝常淡红色或淡紫色，匍匐状或扩展。叶对生；托叶小，线形；叶片披针状长圆形至卵形或卵状披针形，长 1~4 cm，宽 0.5~1.3 cm，先端急尖而钝，基部圆而偏斜，边缘有细锯齿，稀全缘，中央常有 1 个紫色斑，两面被短柔毛。杯状花序多数密集成腋生头状；花单性；总苞宽钟状，外面密被短柔毛，顶端 4 裂；腺体 4，漏斗状，有短柄及花瓣状附属物；雄花具雄蕊 1；雌花子

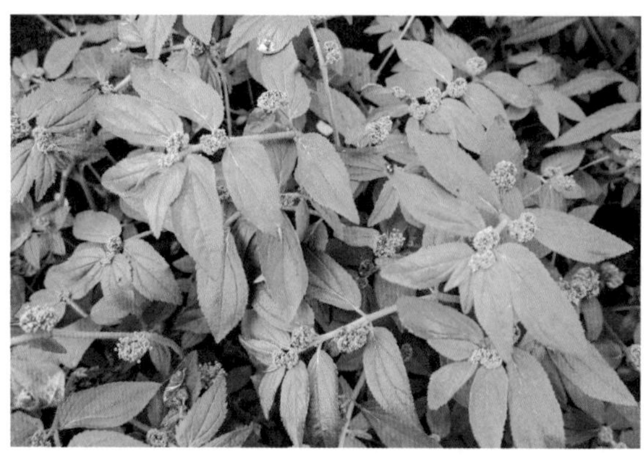

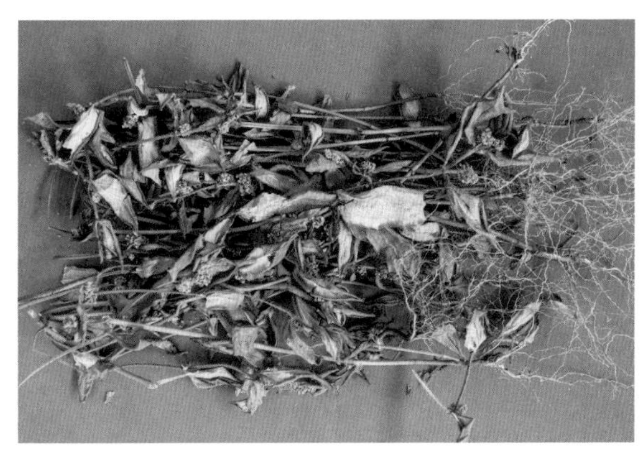

房3室，花柱3。蒴果卵状三棱形，被短柔毛。

【分　　布】主产于广西、浙江、广东、福建、云南等。

【采集加工】夏秋季之间采收，晒干。

【药材性状】本品长15~50 cm，地上部分被粗毛。根细长而弯曲，土黄色。老茎近圆柱形，嫩茎稍扁或具棱，直径1~3 mm；土黄色至浅棕红色或褐色；质脆，易折断，中空。叶对生，皱缩，展平后呈椭圆状卵形至近棱形，或破碎不完整；完整叶长1~4 cm，宽0.7~1.6 cm，灰绿色至褐绿色，先端急尖，基部偏斜，边缘有细锯齿，有3条较明显的叶脉。杯状聚伞花序密集呈头状，腋生。蒴果卵状三棱形。无臭，味淡、微涩。

【性　　味】辣、酸，寒，有小毒。

【功效主治】清热毒，祛湿毒、风毒，利水道，通谷道。用于治疗胴因鹿西（急性胃肠炎），屙意咪（痢疾），肉扭（淋证），肉裂（尿血），钵脓（肺痈），北嘻（乳痈），呗叮（疔疮），呗（肿毒），能晗能累（湿疹），痂（癣），皮肤瘙痒。

【用法用量】内服：煎汤，6~9 g（鲜品30~60 g）。外用：适量，捣烂敷患处或煎水洗患处。

【应用举例】

（1）治湿疹：大飞扬1 kg，黑面叶2 kg，毛麝香250 g，加水45 L，煎至15 L，根据湿疹部位可选择坐浴，湿敷或外涂；有感染者加穿心莲适量，内服。

（2）治小便不通，淋血：鲜大飞扬草50 g，水煎服，每日2次。

（3）治血尿：鲜大飞扬、鲜金丝草各30 g，鲜乌韭、红糖各15 g，水煎服。

大金花草

【壮　　名】Govuengzlienzndoi

【别　　名】野黄连、擎天藏、青蕨、金花草、牙齿芒、乌韭。

【来　　源】为鳞始蕨科植物乌蕨 *Stenoloma chusanum*（L.）Ching 的全草。

【植物形态】陆生蕨类。根状茎密生，深褐色，表面密被钻形鳞片。叶近生；叶柄

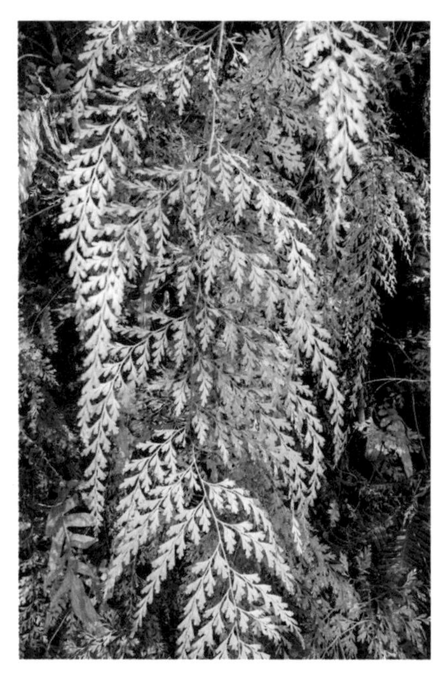

禾秆色，有光泽；叶片厚草质，椭圆状披针形或狭卵形，长 20~45 cm，宽 5~12 cm，二回羽状深裂；羽片 10~15 对，基部对生，其余互生，有柄，阔披针形，先端长渐尖至近尾状；二回羽片 6~10 对，互生，有柄，近卵形，先端渐尖；末回羽片 2~3 对，互生，倒卵形、阔楔形或近菱形，两侧有 1~2 对楔形裂片；叶脉二叉分支。孢子囊群小，生子裂片位于小脉先端，每裂片 1~2 枚；囊群盖厚纸质，杯形或浅杯形，口部全缘或多少啮断状。

【分　　布】广西主要分布于马山、上林、武鸣、邕宁、宾阳、博白、陆川、平南、藤县、苍梧、梧州、恭城、资源、凤山、乐业、隆林等。

【采集加工】全年均可采收，洗净，切段，晒干。

【药材性状】根状茎粗壮，长 2~7 cm。表面密被赤褐色钻状鳞片，茎上部近生多数叶，茎下部有众多紫褐色须根。叶柄长 10~25 cm，直径约 2 mm，呈不规则的细圆柱形，表面光滑，禾秆色或基部红棕色，有数条角棱及 1 条凹沟；叶片披针形，三至四回羽状分裂，略皱褶，棕褐色至深褐色，小裂片楔形，先端平或 1~2 浅裂；孢子囊群 1~2 个着生于每个小裂片无端边缘。气微，味苦。

【性　　味】苦，寒。

【功效主治】解毒疗痧，通龙路，调气道、谷道、水道，止血。用于治疗贫痧（感冒），埃（咳嗽），货咽妈（咽痛），屙意咪（痢疾），隆白呆（带下），呗农（痈疮、痈肿），贝傍寒（鹅口疮），额哈（毒蛇咬伤），航靠谋（腮腺炎），能晗能累（湿疹），鹿勒（吐血），肉裂（尿血），屙意勒（便血），肠炎，肝炎，外伤出血。

【用法用量】内服：煎汤，15~30 g；或捣汁。外用：适量，捣烂敷患处；或研末敷患处；或煎汤洗患处。

【应用举例】

（1）治中暑发痧：鲜大金花叶 60 g，捣烂绞汁服。

（2）治对口疮：鲜大金花叶适量，与蜜或盐同捣烂敷患处。

（3）治乳痈：大金花根状茎 30 g，水煎，冲黄酒服；鲜大金花叶适量，捣烂敷患处。

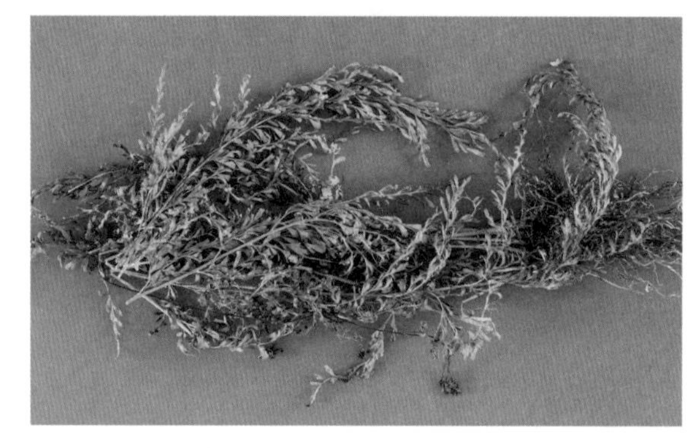

淡竹叶

【壮　　名】Gogaekboux

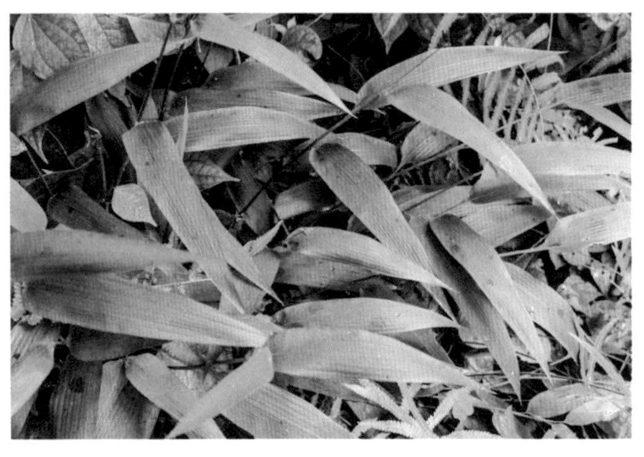

【别　　名】竹叶门冬青、山鸡米、金竹叶、长竹叶、地竹、淡竹米、林下竹。

【来　　源】为禾本科植物淡竹叶 *Lophatherum gracile* Brongn. 的全草。

【植物形态】草本。根状茎粗短，坚硬；须根近顶端或中部常肥厚成纺锤状的块根。秆纤弱，多少木质化。叶互生；叶片广披针形，长 5~20 cm，宽 1.5~3 cm，先端渐尖或短尖，全缘，基部近圆形或楔形而渐狭缩成柄状或无柄，平行脉多条，并有明显的横脉；叶鞘边缘光滑或具纤毛；叶舌短小，质硬，有缘毛。圆锥花序顶生，分支较少，疏散；小穗线状披针形；颖长圆形，具五脉，先端钝，边缘薄膜质，第一颖短于第二颖；外稃较内颖长，披针形，先端具短尖头，具 5~7 脉，内稃较外稃短，膜质透明。颖果纺锤形，深褐色。

【分　　布】主产于浙江、安徽、江苏、江西、湖南、广东。广西主要分布于田阳、乐业、凤山、东兰、金秀、富川、苍梧、藤县、平南、容县、桂平、贵港、玉林、博白。

【采集加工】全年均可采收，切段，晒干。

【药材性状】茎圆柱形，长 25~30 cm，直径 1.5~2 mm，淡黄绿色，有节；节上抱有叶鞘，断面中空。叶多皱缩卷曲，叶片披针形，长 5~20 cm，宽 1~3.5 cm；浅绿色或黄绿色，叶脉平行，具横行小脉，形成长方形的网格状，背面尤为明显。叶鞘长约 5 cm，开裂，外具纵条纹，沿叶鞘边缘有白色长柔毛。体轻，质柔韧。气微，味淡。

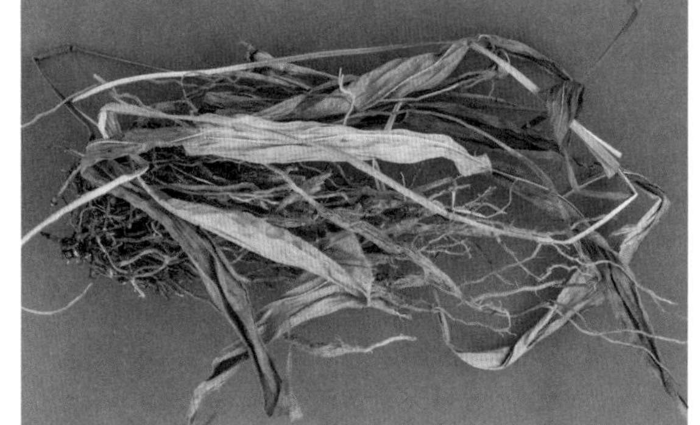

【性　　味】甜、淡，寒。

【功效主治】清热毒，利水道，调龙路。用于治疗烦热口渴，兵霜火豪（白喉），牙龈肿痛，勒爷狠风（小儿惊风），肉裂（尿血），肉扭（淋证）。

【用法用量】内服：煎汤，9~15 g。

【应用举例】

（1）治热病烦渴：淡竹叶 15 g（鲜品 30 g），麦门冬 15 g，水煎服；淡竹叶 30 g，白茅根 30 g，干银花 12 g，水煎服。

（2）治口舌糜烂：鲜淡竹叶 30 g，木通、生地各 9 g，水煎服。

（3）治咽喉炎，口腔炎：淡竹叶、蒲公英各 10 g，穿心莲 3 g，水煎服。

地桃花

【壮　　名】Vadauznamh

【别　　名】肖梵天花、野桃花、虱麻头、刀伤药、三角风、桃子草、刺头婆。

【来　　源】为锦葵科植物地桃花 *Urena lobata* Linn. 的根。

【植物形态】半灌木草本。小枝被星状茸毛。叶互生；叶柄被灰白色星状毛；托叶线形，早落；茎下部的叶近圆形，长 4~5 cm，宽 5~6 cm，先端浅 3 裂，基部圆形或近心形，边缘具锯齿，中部的叶卵形，上部的叶长圆形至披针形；腹面被柔毛，背面被灰白色星状茸毛。花腋生，淡红色；花梗被绵毛；小苞片 5，基部合生；花萼杯状，裂片 5，较小苞片略短，两者均被星状柔毛；花瓣 5，倒卵形，外面被星状柔毛；雄蕊柱无毛；花柱分支 10。果实扁球形，分果爿被星状短柔毛和锚状刺。

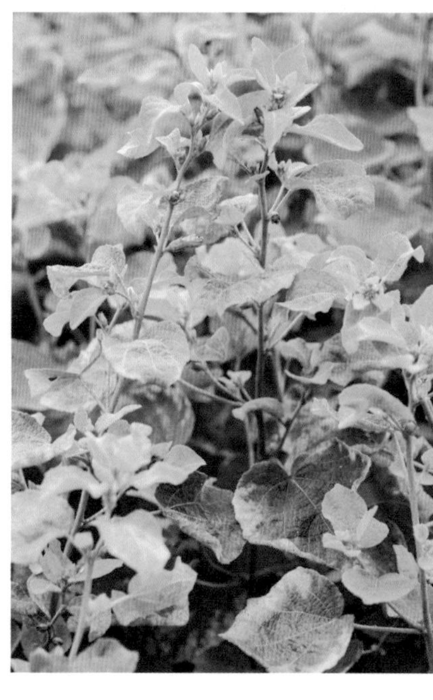

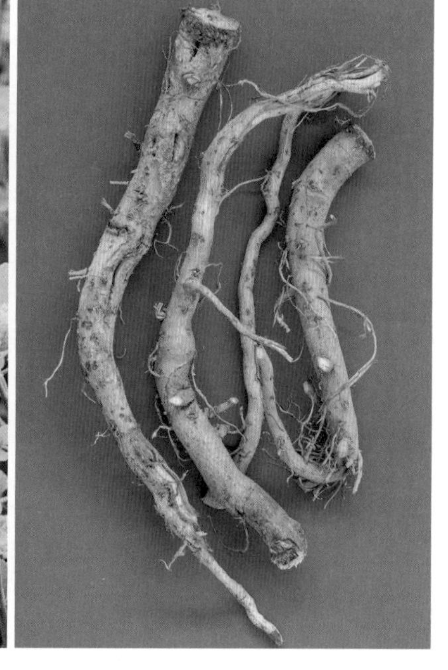

【分　　布】主产于福建、湖南、江西、贵州、四川、云南。广西主要分布于百色、南宁、玉林、梧州等。

【采集加工】全年均可采收，洗净，切段，晒干。

【药材性状】根圆柱形，略弯曲，支根少数，上生多数须根。茎淡黄色，具纵皱纹；质硬，断面呈破裂状。气微，味淡。

【性　　味】甜，寒。

【功效主治】清热毒，祛风毒，除湿毒，通气道、谷道、水道。用于治疗发旺（风湿骨痛），贫痧（感冒），瘴疟（疟疾），屙意咪（痢疾），隆白呆（带下），佛浮（水肿），月经不调，林得叮相（跌打肿痛），额哈（毒蛇咬伤）。

【用法用量】内服：煎汤，15~30 g。

【应用举例】

（1）治感冒：地桃花 24 g，水煎服。

（2）治流感，小儿肺炎：地桃花 9 g，万年青、陈石灰各 6 g，水煎服。

（3）治痈疮，拔脓：生地桃花适量，捣烂敷患处。

繁　缕

【壮　　名】Byaeknyinz

【别　　名】鹅肠菜、鹅馄饨、圆酸菜、乌云草。

【来　　源】为石竹科植物繁缕 *Stellaria media*（L.）Cry. 的全草。

【植物形态】草本。匍匐茎纤细，平卧，节上生出多数直立枝；枝圆柱形，肉质，多汁而脆，断面中空，茎表一侧有 1 行短柔毛，其余部分无毛。单叶对生；茎上部叶无柄，茎下部叶有柄；叶片卵圆形或卵形，长 1.5~2.5 cm，宽 1~1.5 cm，先端急尖或短尖，基部近截形或浅心形，全缘或波状，两面均光滑无毛。花两性；花单生枝腋生或成顶生的聚伞花序，花梗细长，一侧有毛；萼片 5，披针形，外面有白色短腺毛，边缘干膜质；花瓣 5，白色，短于花萼，2 深裂直达基部；雄蕊 10，花药紫红色后变为蓝色；子房

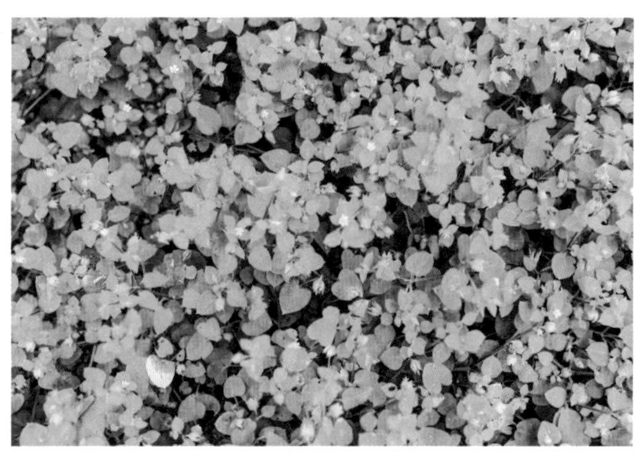

卵形，花柱 3~4。蒴果卵形，先端 6 裂。种子多数，黑褐色，表面密生疣状小突点。

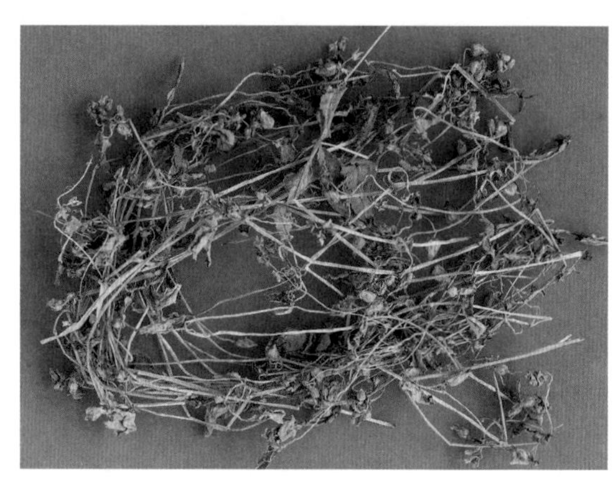

【分　　布】全国各地均产。广西主要分布于南宁、邕宁、武鸣、横县、天峨等。

【采集加工】秋冬季采收，洗净，切段，晒干。

【药材性状】全草多扭缠成团。茎细圆柱形，直径约 2 mm，多分枝，有纵棱，黄绿色。一侧有 1 行灰白色短柔毛，节处有灰黄色细须根；质较韧。小叶对生；无柄，完整者展平呈卵形或卵圆形，先端锐尖，灰绿色，质脆易碎。枝顶端或叶腋有 1 朵或数朵小花，淡棕色，花梗纤细；萼片 5，花瓣 5。有时可见卵圆形小蒴果，内含数粒圆形小种子，黑褐色，表面有疣状小突点。气微，味淡。

【性　　味】甜、酸，凉。

【功效主治】清热毒，散瘀止痛，调龙路、火路，催乳。用于治疗屙意咪（痢疾），肝炎，林得叮相（跌打损伤），北嘻（乳痈），风火牙痛，京尹（痛经），产呱胴尹（产后腹痛），乳汁不下。

【用法用量】内服：煎汤，15~30 g（鲜品 30~60 g）；或捣汁。外用：适量，捣烂敷患处或研末调敷患处。

【应用举例】

（1）治中暑呕吐：鲜繁缕 30 g，檵木叶、腐婢、白牛膝各 12 g，水煎，饭前服。

（2）治疮毒，跌打损伤肿痛：鲜繁缕适量，捣烂敷患处。

（3）治背痈：繁缕、烟叶各适量，捣烂敷患处。

粉　葛

【壮　　名】Gogad

【别　　名】葛麻藤、甘葛根。

【来　　源】为豆科植物粉葛 *Pueraria thomsonii* Benth. 的块根。

【植物形态】藤本。根肥大。茎枝被黄褐色短毛或杂有长硬毛。三出复叶，具长柄；托叶披针状长椭圆形，有毛；小叶片菱状卵形至宽卵形，长 9~21 cm，宽 8~18 cm，有时3裂，先端短渐尖，基部圆形。总状花序腋生；小苞片卵形；花萼钟状，萼齿5，披针形，较萼筒长，被黄色长硬毛；花冠紫色。荚果长椭圆形，扁平，密被黄褐色长硬毛。

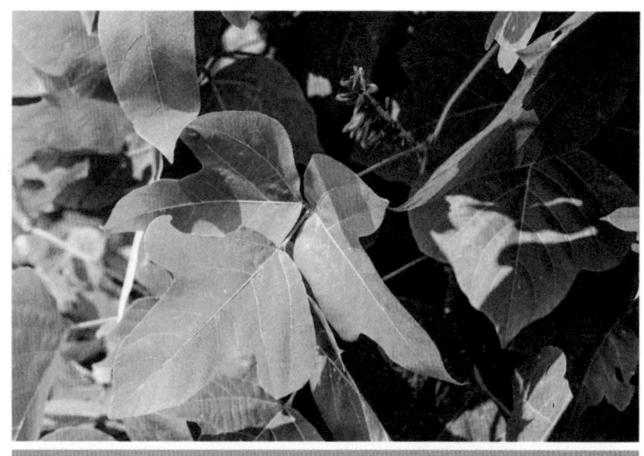

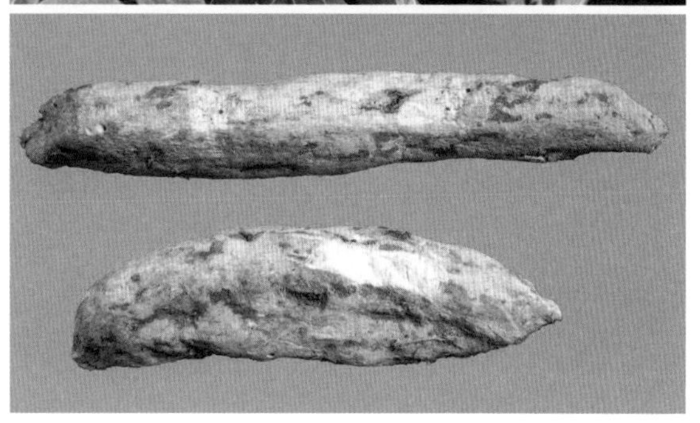

【分　　布】除新疆、西藏外，全国各地均产。广西主要分布于龙州、邕宁、南宁、武鸣、金秀、全州等地。

【采集加工】秋冬季采收，洗净，切片，晒干。

【药材性状】块根呈圆柱形，类纺锤形或半圆柱形，商品有的为纵切或斜切的厚片，大小不一。除去外皮后呈黄白色或淡黄色，未去外皮的呈灰棕色；质坚硬而重，纤维性较弱；有的呈绵毛状，富粉性。

【性　　味】甜、辣，微寒。

【功效主治】清热毒，透疹，通火路，利水道，止泻。用于治疗贫痧（感冒），发得（发热），笃麻（麻疹），啊肉甜（消渴），血压嗓（高血压），屙意咪（痢疾），白冻（泄泻）。

【用法用量】内服：煎汤，9~15 g；或捣汁。外用：适量，捣烂敷患处。

【应用举例】

（1）治烦躁热渴：粉葛120 g，拌入泡过一夜粟米的水中，煮熟，加米汤同服。

（2）治热毒下血，或因吃热物发动：粉葛1000 g，捣汁500 mL，并藕汁500 mL，相和服。

（3）治酒醉不醒：粉葛适量，捣汁500 mL，饮之。

粪箕笃

【壮　　名】Gaeuvad

【别　　名】田鸡草、雷砵嘴、备箕草、飞天雷公、犀牛藤、犁壁藤、青蛙藤。

【来　　源】为防己科植物粪箕笃 *Stephania longa* Lour. 的茎叶。

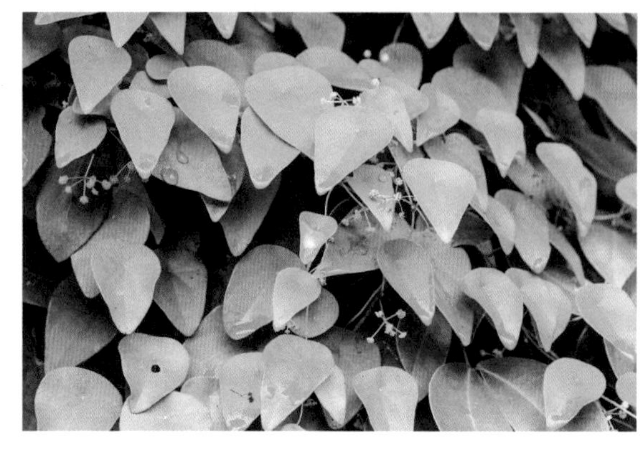

【植物形态】草质藤木。除花序外，全株无毛。茎枝有条纹。叶互生，叶柄基部常扭曲；叶片三角状卵形，长3~9 cm，宽2~6 cm，先端钝，有小尖突，基部近平截或微圆，背面淡绿色或粉绿色；掌状脉10~11条。花小，雌雄异株；复伞形聚伞花序腋生；雄花萼片8，稀6，排成2轮，楔形或倒卵形，背面有乳头状短毛，花瓣4，或有时3，绿黄色，近圆形，聚药雄蕊；雌花萼片和花瓣均4片，少3片，雌蕊1，无毛。核果内果皮背部有2行小横肋。

【分　　布】主产于广东、福建。广西主要分布于灵山、马山、龙州、靖西、那坡、河池、环江、宜山、来宾、南宁、藤县、平南、桂平等。

【采集加工】秋、冬季采收，洗净，切段，晒干。

【药材性状】茎细弱，扭曲，直径1~2 mm，棕褐色，有明显的纵线条。叶三角状卵形，灰绿色或绿褐色，多皱缩卷曲。根状茎圆柱状或不规则块状，下面着生多数根，长可达30 cm，直径5~12 mm，表面土黄色至暗棕色，有纵皱。质坚韧，不易折断，断面纤维性，有粉尘。气微，味苦。

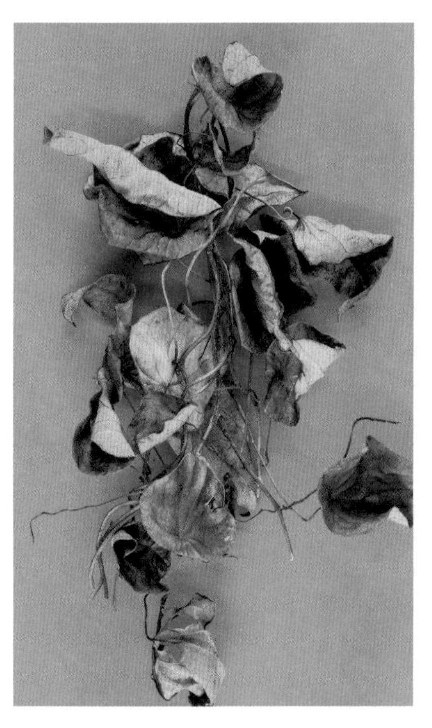

【性　　味】微苦、涩，平。

【功效主治】清热毒，祛风毒，调龙路、火路，通谷道。用于治疗能蚌（黄疸），屙意咪（痢疾），屙意囊（便秘），呗农（痈疮、痈肿），额哈（毒蛇咬伤）。

【用法用量】内服：煎汤，5~15 g（鲜品15~30 g）。外用：鲜叶适量，捣烂敷患处。

【应用举例】

（1）治眼翳：鲜粪箕笃、截叶铁扫帚各30 g，夜明砂、决明子各9 g，青葙子、蛤蜊各6 g，水煎服。

（2）治风湿痹痛，腰肌劳损：粪箕笃全株15 g，水煎服或外洗。

（3）治风湿性关节炎，坐骨神经痛：鲜粪箕笃根30 g，薏苡仁60 g，水煎，蜂蜜冲服。

凤尾蕨

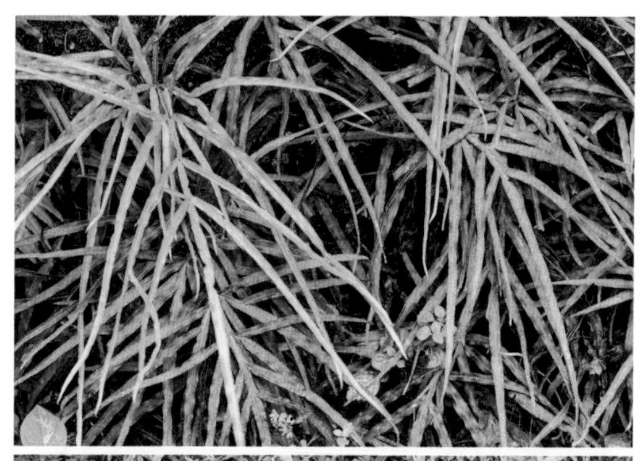

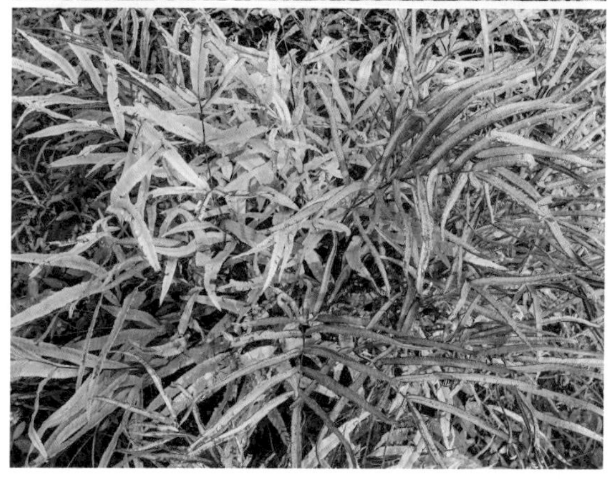

【壮　　名】Goriengroeggae

【别　　名】大叶井口边草、线鸡尾、凤尾草、金鸡尾、大叶凤尾、凤尾接骨草。

【来　　源】为凤尾蕨科植物凤尾蕨 *Pteris nervosa* Thunb. 的全草。

【植物形态】陆生蕨类。根状茎密被棕色披针形鳞片。叶纸质，密生，二型；营养叶柄光滑，禾秆色，有时下部带红棕色；叶片卵形或卵圆形，长 20~40 cm，宽 15~25 mm，基部圆楔形，先端尾状，单数一回羽状；侧羽片 2~5 对；对生，线形，茎最下部羽片有柄，基部常为二叉状深裂，边缘有刺状锯齿；叶脉羽状；孢子叶较大；叶片卵圆形，一回羽状，但中部以下的羽片通常分叉，有时还有 1~2 片分离的小羽片。近先端营养部分有尖齿。孢子囊群生于羽片边缘至近先端。

【分　　布】主产于华中地区，西南地区和陕西、浙江、江西、福建、台湾、西藏等。广西主要分布于乐业、龙州、南宁、阳朔。

【采集加工】全年均可采收，洗净，切段，晒干。

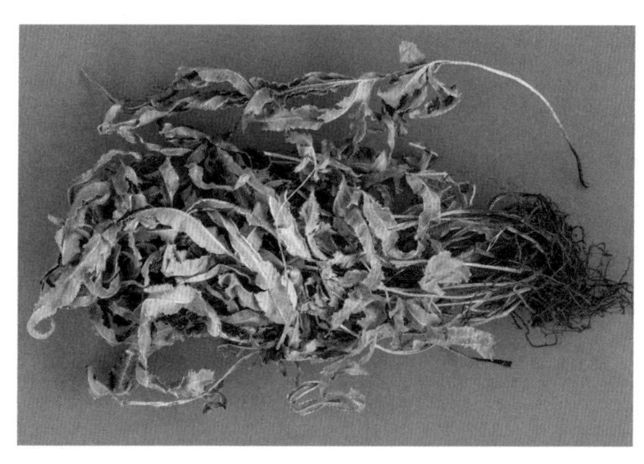

【药材性状】根状茎短，棕褐色，茎下部丛生须根，茎上部有簇生叶，叶柄细，有棱，棕黄色或黄绿色，易折断。片草质，一回羽状，灰绿色或黄绿色，边缘有不整齐锯齿。气微，味淡。

【性　　味】甜、淡，微寒。

【功效主治】清热毒，除湿毒，调龙路、火路。用于治疗白冻（泄泻），屙意咪（痢疾），能蚌（黄疸），肉扭（淋证），陆裂（咳血），屙意勒（便血），肉裂（尿血），呗农（痈疮、痈肿），林得叮相（跌打损伤），渗裆相（烧烫伤），佛浮（水肿）。

【用法用量】内服：煎汤，30~60 g。外用：适量，研末撒患处；或水煎洗患处；或鲜品捣烂敷患处。

【应用举例】

（1）治湿热泻痢：凤尾蕨 60 g，水煎服；凤尾蕨 30 g，铁苋菜 15 g，地锦草（红斑鸠窝）15 g，水煎服。

（2）治黄疸型肝炎：凤尾蕨 60 g，虎杖 15 g，蔊菜（干油菜）30 g，水煎服。

（3）治泌尿系统感染，肾炎水肿：凤尾蕨 30 g，水煎服。

甘蔗

【壮　　名】Oij

【别　　名】薯蔗、干蔗、接肠草、竿蔗、糖梗。

【来　　源】为禾本科植物甘蔗 *Saccharum sinensis* Roxb 的茎秆。

【植物形态】草本。秆绿色或棕红色，秆在花序以下有白色丝状毛。叶鞘长于节间，无毛，仅鞘口有毛；叶舌膜质，截平；叶片扁平，两面无毛，具白色肥厚的主脉，长 40~80 cm，宽约 20 mm。花序大型，主轴具白色丝状毛；穗轴节间长 7~12 mm，边缘疏生长纤毛；无柄小穗披针形，基盘有长于小穗 2~3 倍的丝状毛；颖的上部膜质，边缘有小纤毛，第一颖先端稍钝，具 2 脊，4 脉，第二颖舟形，具 3 脉，先端锐尖；第二外稃长圆状披针形，有 1 脉，先端尖，第二外稃狭窄呈线形，第二内稃披针形。有柄小穗和无柄小穗相似；小穗柄无毛，先端稍膨大。

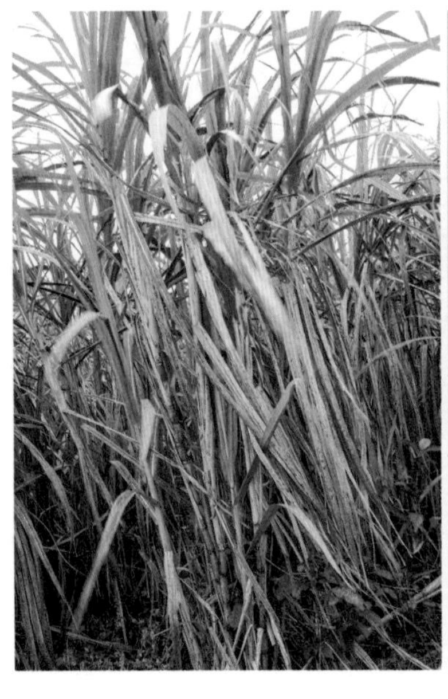

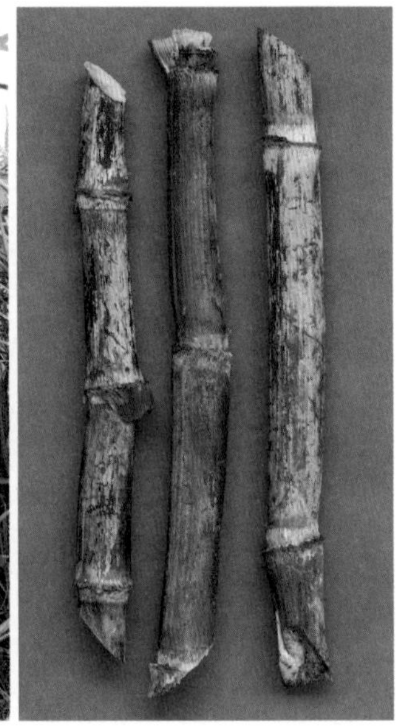

【分　　布】广西各地广为栽培。

【采集加工】冬季采收，除去叶片，切片，鲜用或晒干。

【药材性状】茎秆多圆柱形，直径 2~4 cm；黄褐色或红黑色，被白色蜡状物，纵向皱缩成棱，节明显，秆环黑色，节上可见干枯的芽；质硬，不易折断。气微，味甜。

【性　　味】甜，寒。

【功效主治】清热解毒，解酒毒，润燥除烦，生津止渴，通气道、调谷道。用于治疗饮酒过度，反胃，心胸烦躁，口干烦渴，埃（咳嗽），鹿（呕吐），屙意咪（痢疾），清肠热。

【用法用量】内服：煎汤，50~100 g。

【应用举例】

（1）治饮酒过度：甘蔗、鲜萝卜各适量，榨汁，饮服。

（2）治发热口干，小便涩：甘蔗适量，去皮食之，吐渣咽汁；若口痛，捣烂取汁服之。

（3）治肺热燥咳：甘蔗、粟米适量，煮粥服食。

岗梅根

【壮　　名】Raggodiemjcaengh

【别　　名】糟楼星、金包银、点秤根、天星根、七星蔃、山梅根、乌皮柴。

【来　　源】为冬青科植物梅叶冬青 *Ilex asprella*（Hook. et Arn.）Champ. ex Benth. 的根。

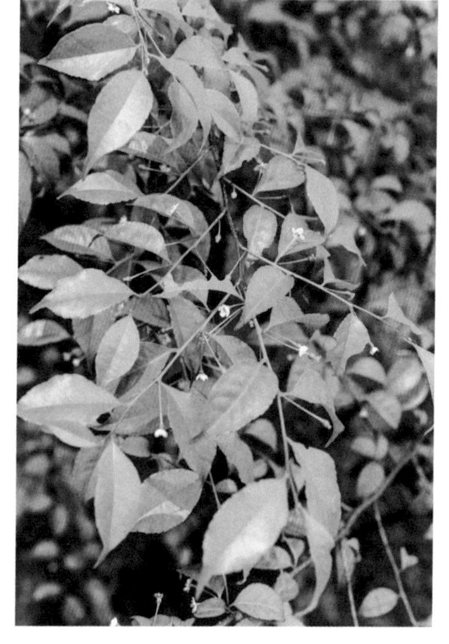

【植物形态】灌木。小枝无毛，具明显的白色皮孔。叶互生；叶片膜质，卵形或卵状椭圆形，长 3~7 cm，宽 1.5~3 cm，先端渐尖成尾状，基部宽楔形，边缘具钝锯齿，腹面中脉稍凹下，侧脉 6~8 对，网脉不明显。花白色，雌雄异株；雄花 2~3 朵簇生或单生于叶腋，花 4~5 朵，花萼无毛，裂片阔三角形或圆形，基部结合；雌花单生于叶腋，4~5 朵，花瓣基部结合，子房球状卵形，花柱明显，柱头盘状。果实球形，熟时黑紫色，分核 4~6 粒，背部有深沟，内果皮木质。

【分　　布】主产于广东、福建、湖南、江西。广西各地均有分布。

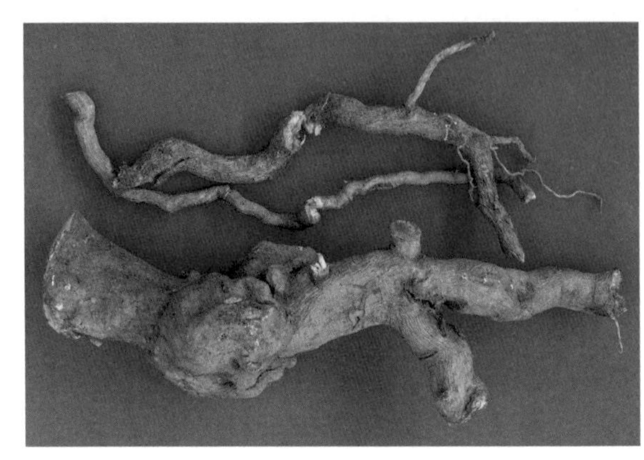

【采集加工】秋季采挖根部，洗净，晒干。

【药材性状】根略圆柱形，稍弯曲，有分枝；长 30~50 cm，直径 1.5~3 cm；灰黄色至灰褐色，有纵皱纹及须根痕；质坚硬，不易折断。气微，味先苦后甜。商品为近圆形片或段，皮部较薄，木部较宽广，浅黄色，可见放射状纹理及多数不规则环纹。

【性　　味】苦、甜，寒。

【功效主治】清热毒，生津，通龙路，调气道、水道，止痛。用于治疗贫痧（感冒），邦印（痛症），兰喙（眩晕），埃（咳嗽），货咽妈（咽痛），渗裂（血证），兵花留（梅毒），呗农（痈疮、痈肿），林得叮相（跌打损伤），喯唉百银（百日咳），痔疮，淋病，疔疮肿毒。

【用法用量】内服：煎汤，30~60 g。外用：适量，捣烂敷患处。

【应用举例】

（1）治感冒：岗梅根、卤地菊各 30 g，生姜 3 g，水煎服。

（2）治小儿感冒，高热不退：岗梅根、地胆草、丁葵草各 9 g，积雪草 15 g，水煎服。

（3）治扁桃体炎，咽喉炎：岗梅根、蜂蜜各适量，捣烂，纱布包好，口内含咽。

葛根

【壮　　名】Gogad

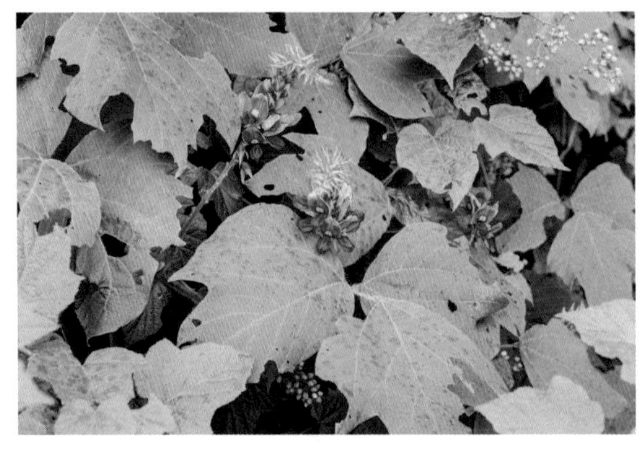

【别　　名】葛、鹿藿、黄斤、葛藤、野扁葛。

【来　　源】豆科植物葛 *Pueraria lobata*（Willd.）Ohwi 的块根。

【植物形态】藤本。全株被黄褐色粗毛。块根圆柱状，肥厚，外皮灰黄色，内部粉质，纤维性强。茎基上部多分枝。三出复叶；顶生小叶柄较长；叶片菱状

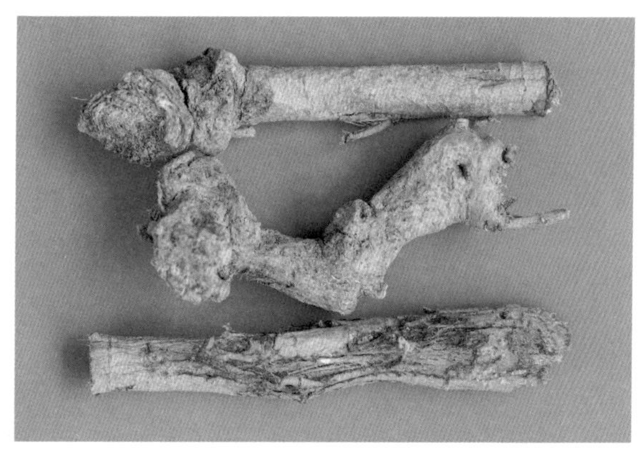

圆形，长 5.5~19 cm，宽 4.5~18 cm，先端渐尖，基部圆形，有时浅裂，侧生小叶较小，斜卵形，两边不等，背面苍白色，有粉霜，两面均被白色伏生短柔毛；托叶盾状着生，卵状长椭圆形，小托叶针状。总状花序，花冠蓝紫色或紫色；苞片狭线形，早落，小苞片卵形或披针形；花萼钟状，萼齿 5，披针形，上面 2 齿合生，下面 1 齿较长；旗瓣先端微凹，基部有 2 短耳，翼瓣常一边的基部有耳，龙骨瓣较翼瓣稍长；雄蕊 10，二体；子房线形，花柱弯曲。荚果线形，密被黄褐色长硬毛。

【分　　布】广西主要分布于南丹、隆林、龙州、防城港、钦州、富川、全州等。

【采集加工】秋冬季均可采收，趁鲜时切厚片或切成小块，晒干。

【药材性状】块根多呈圆柱形，商品常为斜切、纵切、横切的片块，大小不等，褐色。具纵皱纹，可见横向皮孔和不规则的须根痕；质坚实，断面粗糙，黄白色，隐约可见 1~3 层心环层，纤维性强，略具粉性。气微，味微甜。

【性　　味】甜、辣，微寒。

【功效主治】清热毒，通火路，透疹，利水道，止泻。用于治疗贫疹（感冒），发得（发热），笃麻（麻疹），啊肉甜（消渴），血压嗓（高血压），屙意咪（痢疾），白冻（泄泻），醉酒，喉痹，疮疖。

【用法用量】内服：3~15 g，煎汤或捣汁。外用：适量，捣烂敷患处。

【应用举例】

（1）治胸中烦热或渴，心躁：葛根 120 g，粟米 250 g。以水浸粟米一宿，翌日漉出，与葛根同拌匀，煮粥食之。

（2）治斑疹初发，壮热，点粒未透：葛根、升麻、桔梗、前胡、防风各 3 g，甘草 1.5 g，水煎服。

鸡谷草

【壮　　名】Vaetcwz

【别　　名】竹节草、紫穗茅香、粘人草、草子花、粘身草、蜈蚣草、过路蜈蚣草、鬼谷草。

【来　　源】为禾本科植物竹节草 *Chrysopogon aciculatus*（Retz.）Trin. 的全草。

【植物形态】草本。具根状茎及匍匐茎；秆直立。叶鞘无毛或鞘口疏生柔毛；叶舌短小；叶片生于匍匐茎和秆基者，长可达 8 cm，宽 3~6 mm，茎生者甚退化，基部圆形，先端钝，边缘粗糙，小刺状。圆锥花序直立，线状长圆形，带紫色；无柄小穗线形，从中部以上渐狭窄，先端钝，基盘具被锈色短柔毛；第一颖具 2 脊，脊部微隆起，脊之上部具刺状小纤毛，第二颖舟形，先端渐尖并有小短芒，其脊上部具刺状小柔毛；第一外稃稍短于颖，第二外稃等长而较窄于第一小花者，先端全缘，具直芒；雄蕊 3；雌蕊具分离花柱；有柄小穗具长柄，颖纸质，披针形，具 3 脉。

【分　　布】主产于广东、云南、福建、台湾。广西主要分布于龙州、武鸣、北流、三江。

【采集加工】全年均可采收，鲜用或晒干。

【药材性状】全草长 20~50 cm，根状茎细长圆柱形，横走，先端有地上匍匐茎。秆直立，有少数分枝。叶互生，完整者条形，长约 8 cm，宽 3~6 mm，先端钝，基部圆形，两面无毛或基部疏生柔毛，边缘粗糙，小刺状。圆锥花序穗状，长 5~9 cm，带紫色。气微，味淡。

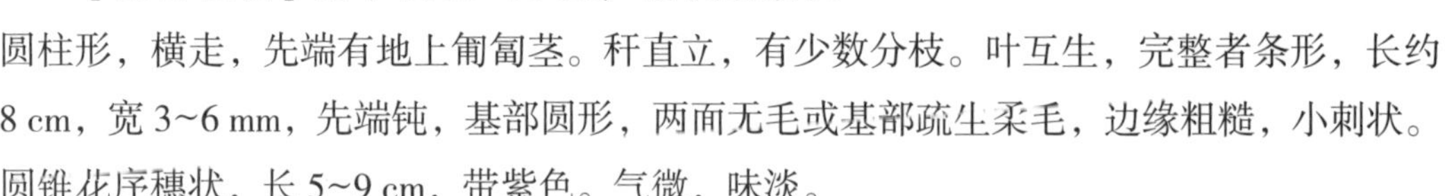

【性　　味】苦、甜，寒。

【功效主治】调谷道，清湿热毒。用于治疗贫痧（感冒），白冻（泄泻），肉扭（淋证），呗叮（疔疮），额哈（毒蛇咬伤），暑热小便涩痛，风火牙痛。

【用法用量】内服：煎汤，9~15 g（鲜品 30~60 g）。

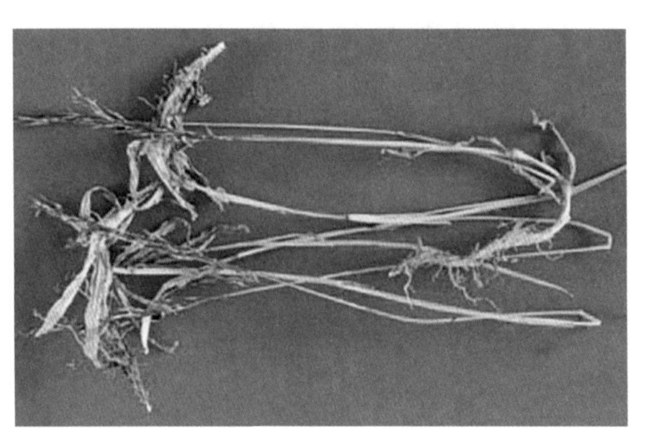

【应用举例】

（1）治感冒发热，小便不利，上呼吸道炎：鸡谷草 15 g，水煎服。

（2）治小儿风热：新鲜鸡谷草 30 g，淡竹叶 15 g，葫芦茶 9 g，水煎，一日分 3 次服。

（3）治暑热小便赤涩：鲜鸡谷草根 30 g，淡竹叶 18 g，芝麻 15 g，水煎服。

功劳木

【壮　　名】Maexvuengzlienz

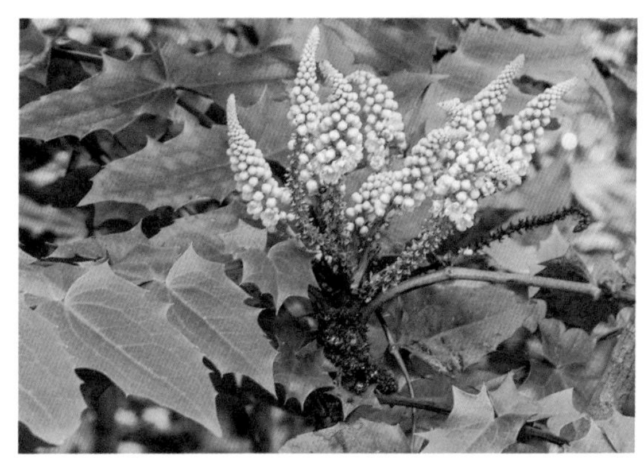

【别　　名】土黄柏、土黄连、八角刺、刺黄柏、黄天竹。

【来　　源】为小檗科植物阔叶十大功劳 *Mahonia bealei*（Fort.）Carr. 的茎。

【植物形态】灌木。根、茎表面土黄色或褐色，粗糙，断面黄色。叶互生，厚革质，具柄。基部扩大抱茎；奇数羽状复叶，小叶 7~15 片，侧生小叶无柄，阔卵形，大小不等，长 4~12 cm，宽 2.5~4.5 cm，顶生小叶较大，有柄，先端渐尖，基部阔楔形或近圆形，边缘反卷，具大的刺状锯齿，腹面深绿色，有光泽，背面黄绿色。总状花序生于茎顶，直立，小苞片 1；萼片 9，排成三轮；花黄褐色，花瓣 6，长圆形，先端 2 浅裂，基部有 2 个蜜腺；雄蕊 6，雌蕊 1。浆果卵圆形，成熟时蓝黑色，被白粉。

【分　　布】主产于浙江、四川、贵州、湖南。广西主要分布于宾阳、靖西、凤山、融水、全州、平乐、昭平、平南。

【采集加工】春夏季采收，鲜用或晒干。

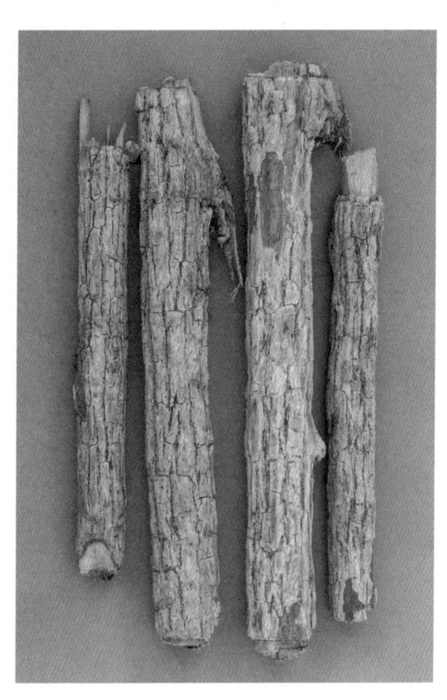

【药材性状】茎圆柱形，多切成长短不一的段条或块片。表面灰棕色，有众多纵沟、横裂纹及突起的皮孔；嫩茎较平滑，节明显，略膨大，节上有叶痕。外皮易剥落，剥去后内部鲜黄色；质坚硬，折断面纤维性或破裂状；横切面皮部棕黄色，木部鲜黄色，可见数个同心环纹及排列紧密的放射状纹理，髓部淡黄色。气微，味苦。

【性　　味】苦，寒。

【功效主治】清热毒，除湿毒，调龙路、火路，通谷道，祛风毒。用于治疗肺痨咳血，兰喯（眩晕），耳鸣，能蚌（黄疸），隆白呆（带下），屙意咪（痢疾），核尹（腰痛），贫痧（感冒），发得（发热），呗农（痈疮、痈肿），能晗能累（湿疹），渗裆相（烧烫伤）。

【用法用量】内服：煎汤，10~15 g。外用：适量，煎水洗患处，或研末调敷患处。

【应用举例】

（1）治肠炎，痢疾：桃金娘 30 g，功劳木 15 g，石榴叶（或凤尾草）15 g，水煎服。

（2）治痔疮：功劳木 15 g，猪蹄 2 只，煮熟去渣，食猪蹄。

（3）治目赤肭痛：功劳木、野菊花各 15 g，水煎服。

夏枯草

【壮　　名】Nyayazgyae

【别　　名】夕句、乃东、燕面、麦夏枯、铁色草、棒柱头花、灯笼头、锄头草、棒槌草、锣锤草、牛牯草、广谷草、棒头柱、六月干、夏枯头、大头花、灯笼草、古牛草、牛佤头、丝线吊铜钟。

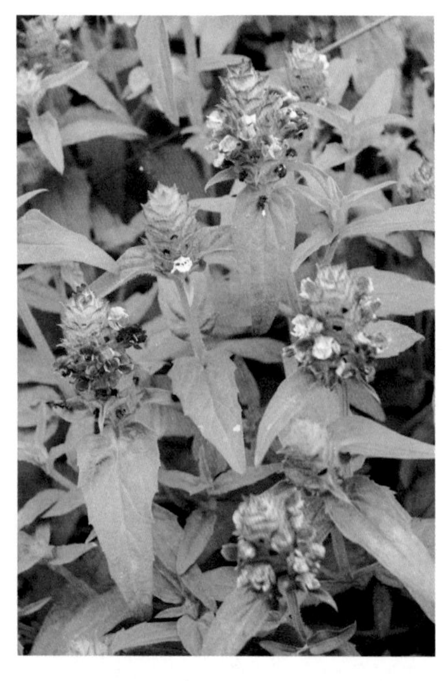

【来　　源】为唇形科植物夏枯草 *Prunella vulgaris* Limn. 的干燥果穗。

【植物形态】多年生草本。有匍匐地上的根状茎，在节上生须根。茎上升，下部伏地，茎高 15~30 cm，自基部多分枝，钝四棱柱形，具浅槽，紫红色，被稀疏的糙毛或近无毛。叶对生；具柄，叶柄长 0.7~2.5 cm，自下部向上渐变短；叶片卵状长圆形或卵圆形，大小不等，长 1.5~6 cm，宽 0.7~2.5 cm，先端钝，基部圆形、截形至宽楔形，下延至叶柄成狭翅，边缘具不明显的波状齿或几近全缘。轮伞花序密集排列成顶生长 2~4 cm 的假穗状花序，花期时较短，随后逐渐伸长；苞片肾形或横椭圆形，具骤尖头；花萼钟状，长达 10 mm，二唇形，上唇扁平，先端几截平，有 3 个不明显的短齿，中齿宽大，下唇 2 裂，裂片披针形，果时花萼下唇 2 齿斜伸向闭合；花冠紫色，蓝紫色或红紫色，长约 13 mm，略超出花萼，长不达花萼长的 2 倍，下唇中裂片宽大，边缘具流苏状小裂生；雄蕊 4，二强，花丝先端 2 裂，1 裂片能育，具花药，花药 2 室，室极叉开；子房无毛。小坚果黄褐色，长圆状卵形，长约 1.8 mn，微具沟纹。

【分　　布】主产于江苏、安徽、河南等。全国各地均产。

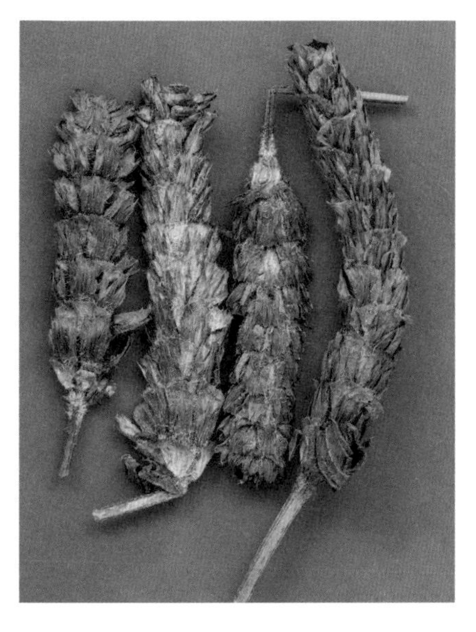

【采集加工】夏季果穗呈棕红色时采收，除去杂质，晒干。

【药材性状】干品圆柱形，略扁，长 1.5~8 cm，直径 0.8~1.5 cm；淡棕色至棕红色。果穗由数轮至十数轮宿萼与苞片组成，每轮有对生苞片 2 片，呈扇形，先端尖尾状，脉纹明显，外表面有白色。每一苞片内有花 3 朵，花冠多已脱落，宿萼二唇形，内有小坚果 4，卵圆形，棕色，尖端有白色突起，体轻。气微，味淡。

【性　　味】辣、苦，寒。

【功效主治】清热毒，调谷道、水道，明目，散结。用于治疗血压嗓（高血压），能蚌（黄疸），巧尹（头痛），兰喙（眩晕），火眼（急性结膜炎），面瘫（口眼㖞斜），兵吟（筋病），钵农（肺痈），兵淋嘞（崩漏），隆白呆（带下），呗奴（瘰疬），笨埃（甲状腺肿大），北嘻（乳痈）。

【用法用量】内服：9~15 g。

【应用举例】

（1）治肝虚目珠痛，至夜疼剧，痛久血伤：夏枯草花 30 g，香附 60 g，甘草 9 g，当归 18 g，白芍 12 g，生地黄 30 g，黄芪 60 g。每服 15 g，入芽茶一撮，水煎服。

（2）治眩晕：夏枯草、万年青根各 15 g，水煎服，每日 1 剂；夏枯草（鲜）60 g，冰糖 15 g，沸水冲炖，饭后服。

（3）治高血压：夏枯草、菊花各 10 g，决明子、钩藤各 15 g，水煎服，每日 1 剂，服药 7 日后，每日加决明子 30 g，水煎，分 2 次服，14 日后停药；夏枯草 30 g，豨莶草 30 g，益母草 30 g，决明子 35 g，石决明 30 g，水煎服。

假花生

【壮　　名】Duhnamhfangz

【别　　名】狗尾花、山花生、中蝶草、假地豆、通乳草、大叶青、小槐花。

【来　　源】为豆科植物假地豆 *Desmodium heterocarpum*（Linn.）DC. 的全株。

【植物形态】半灌木或小灌木。嫩枝疏生长柔毛。托叶披针形；三出复叶，顶生

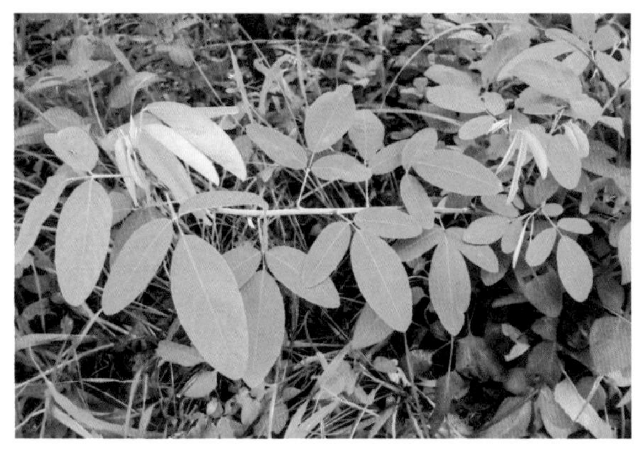

小叶较大，椭圆形至宽倒卵形，长2.5~6 cm，宽1.3~2.5 cm，腹面无毛，背面被白色长柔毛，侧生小叶较小；圆锥花序腋生，花序轴有开展的淡黄色长柔毛；花萼宽钟状，萼齿宽披针形；花冠紫色，雄蕊10，单体；子房线状，被毛。荚果有4~9荚节，具小钩状毛，腹缝线直，背缝线波状。

【分　　布】主产于广东、海南、云南、四川。广西主要分布于昭平、苍梧、北流、玉林、北海、防城港、宁明、南宁、上林、横县。

【采集加工】9~10月采收，切段，鲜用或晒干。

【药材性状】小枝圆柱形，光滑。掌状复叶，3小叶，顶端小叶较大，椭圆形或倒卵形，长1.5~5.5 cm，宽1~（2）4 cm，先端圆形或钝，有的微有缺刻，基部楔形，全缘；两侧小叶稍小，椭圆形。有时可见密集排列的荚果，长1.4~2 cm，宽约3 mm，4~7节，腹缝线较平直，背缝线稍缢缩，表面被带钩的缘毛。气特异。

【性　　味】甜、苦，寒。

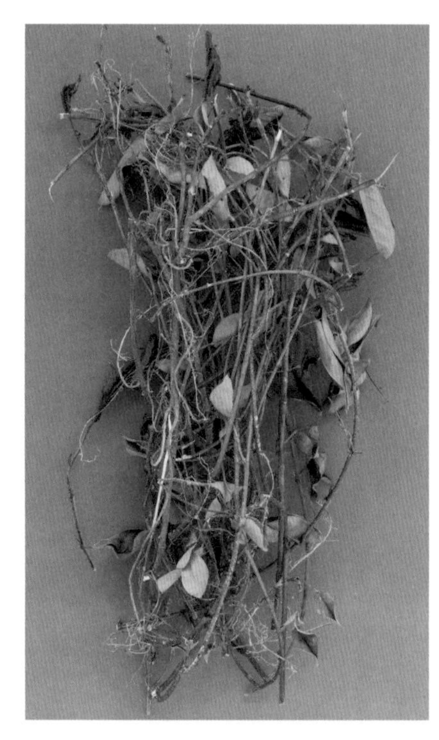

【功效主治】清热毒，祛湿毒，调水道，通气道。用于治疗埃（咳嗽），墨病（气喘），肉裂（尿血），肉扭（淋证），林得叮相（跌打损伤），额哈（毒蛇咬伤），呗农（痈疮、痈肿），航靠谋（腮腺炎），佛浮（水肿），暑湿。

【用法用量】内服：煎汤，9~30 g。外用：鲜品适量，捣烂敷患处。

【应用举例】

（1）治伤风咳嗽：假花生、一枝黄花各15 g，连钱草9 g，水煎服。

（2）治肝炎：假花生、栀子根、白英、马鞭草根各30 g，水煎服。

（3）治白带：假花生、白鸡冠花各9 g，地菍15 g，乌梅12 g，海螵蛸6 g，水煎服。

假连翘

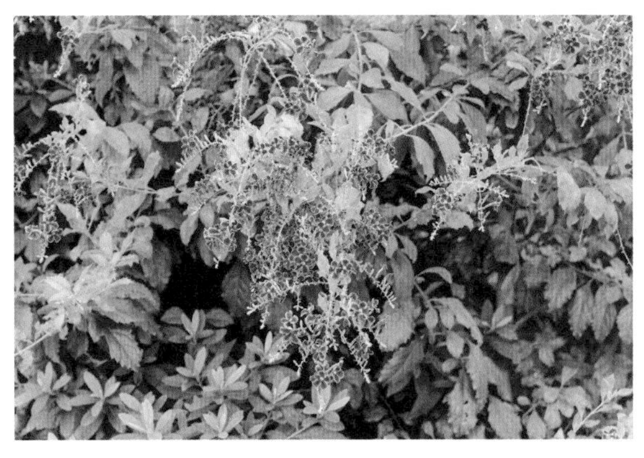

【壮　　名】Gyajlenzgyauz

【别　　名】番仔刺、篱笆树、花墙刺。

【来　　源】为马鞭草科植物假连翘 *Duranta repens* L. 的果实。

【植物形态】灌木。枝条常下垂，有刺或无刺，嫩枝有毛。叶对生，稀轮生；叶片纸质，卵状椭圆形、倒卵形或卵状披针形，长 2~6.5 cm，宽 1.5~3.5 cm，基部楔形，叶缘中部以上有锯齿，先端短尖或钝，有柔毛。总状花序顶生或腋生，常排成圆锥状；花萼筒状，有毛，具 5 棱，先端 5 裂，裂片平展，内外有毛；花柱短于花冠筒，子房无毛。核果球形，熟时红黄色，有光泽，完全包于扩大的宿萼内。

【分　　布】原产于热带美洲，我国南方地区常见。广西各地均有栽培或野生。

【采集加工】夏秋季采收，鲜用或晒干。

【药材性状】果实圆球形，直径 0.4~0.8 cm；橙黄色至黄褐色，有纵向浅沟及黄白色斑点，顶端鸟喙状，完全包藏于扩大的花萼内，有小坚果 4。气微，味涩、甜。

【性　　味】甜、微辣，热，有小毒。

【功效主治】除湿毒，通气道，驱瘴毒，下胎。用于治疗瘴疟（疟疾），胸痛，林得叮相（跌打损伤）。

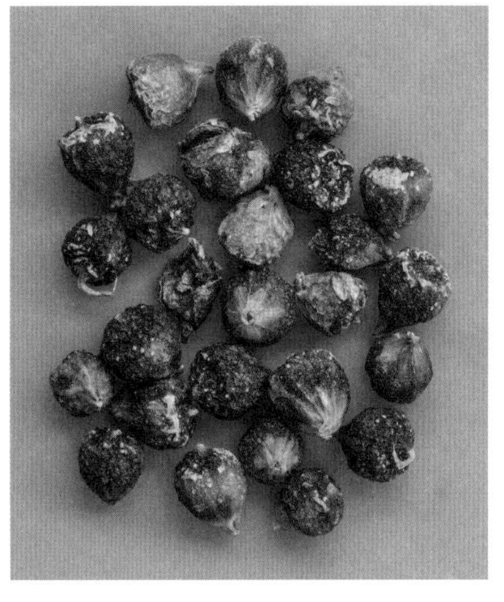

【用法用量】内服：鲜品 15 g，捣烂酒冲服；或入丸剂。

【应用举例】

（1）治疟疾：假连翘 15~20 粒，于发作前 2 小时温水送服。

（2）治疟疾：假连翘 0.7~3.5 g（细末），每日 3~4 次，连服 5~7 日。

（3）治跌打胸痛：鲜假连翘 15 g，捣烂，热酒冲服。

金边龙舌兰

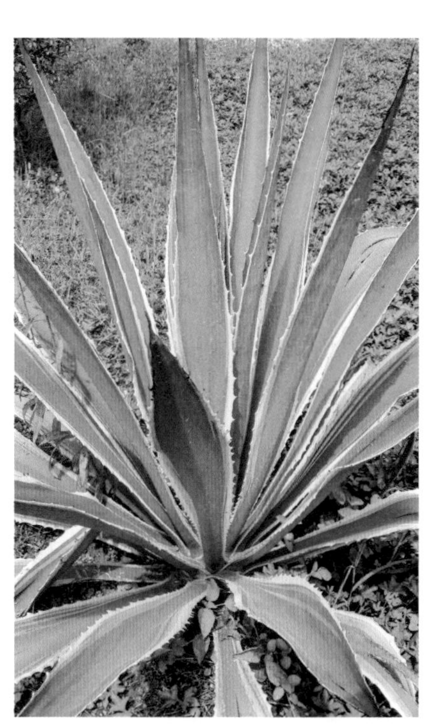

【壮　　名】Ginhbenhsezlanz

【别　　名】金边莲、金边假菠萝、龙舌兰、黄边龙舌兰。

【来　　源】为龙舌兰科植物金边龙舌兰 *Agave americana* L. var. *marginata* Trel 的叶。

【植物形态】草本。茎短，稍木质。叶丛生，成莲座状排列；叶片肉质，长椭圆形，小者长 15~25 cm，宽 5~7 cm，大者长达 1 m，宽至 20 cm，质厚，绿色，边缘有黄白色条带，并有紫褐色刺状锯齿。花葶粗壮，多分支；圆锥花序；花黄绿色；花被裂片 6；雄蕊 6，着生于花被管上，长约为花被裂片的 2 倍；子房 3 室，花柱线形，柱头头状，3 裂。蒴果长圆形，胞间开裂。

【分　　布】主产于广东，我国南方，西南地区均有栽培；广西各地有栽培。

【采集加工】全年均可采收，鲜用或烫后晒干。

【药材性状】叶片皱缩折曲，完整者展平呈剑形或长带状，最宽处在中部，长 20~40 cm，宽 1.5~5 cm；从基部到顶端两面边缘金黄色，约为叶片宽的 1/3，中间暗绿色，具密集的细小纵纹及大小不等长的折断痕，有的断痕处可见黄棕色胶状物；先端细刺尖，两侧边缘显浅波状，其突起处均具极细小的硬刺。质坚韧，难折断。气稍臭，味酸、涩。

【性　　味】苦、酸，平。

【功效主治】解毒疗疮，调龙路。用于治疗呗农巧（有头疽），痂（癣），盆腔炎，子宫出血，埃勒（咯血），虚喘，笃麻（麻疹），呗农（痈疮、痈肿），渗裆相（烧烫伤）。

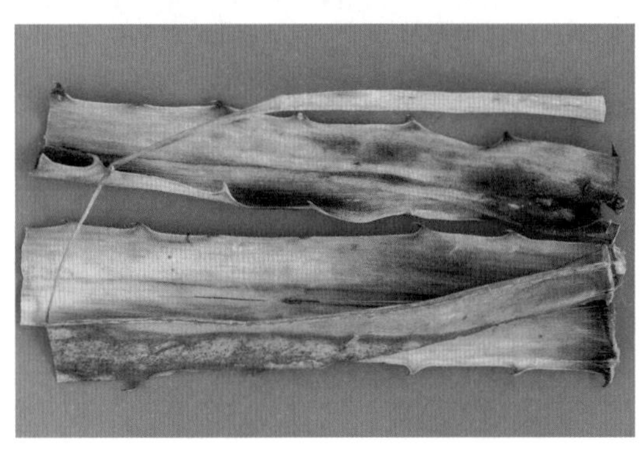

【用法用量】内服：煎汤，10~15 g。外用：适量，捣烂敷患处。

【应用举例】

（1）治肺热咳嗽吐血：金边龙舌兰、白及各 15 g，水煎服；或鲜金边龙舌兰

120 g，炖肉服。

（2）治久年气虚喘咳：金边龙舌兰 60 g，泡参、百合、竹凌霄、吉祥草各 15 g，炖肉服。

（3）治多发性脓肿，痈疽，疔：鲜金边龙舌兰 15~30 g，绞汁服，渣敷患处。

猪屎豆

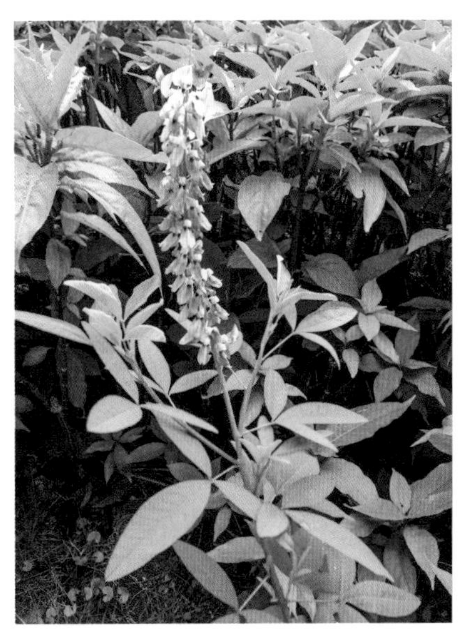

【壮　　名】Duhhaexmou

【别　　名】白猪屎豆、野苦豆、野黄豆草、猪屎青、野花生、大马铃。

【来　　源】为豆科植物猪屎豆 *Crotalaria pallida* Ait. 的全草。

【植物形态】小灌木。茎枝被紧贴短柔毛。叶互生，三出复叶；叶柄被密毛；托叶细小，刚毛状而早落；小叶片倒卵状长圆形或窄椭圆形，长 3~5 cm，宽 1.5~2 cm，先端钝圆，有时微缺，基部楔形，腹面无毛，背面略被丝光质毛；叶脉明显。总状花序；苞片早落；花萼筒杯状，先端 5 裂，裂片三角形，外折，约与萼筒等长；蝶形花冠，黄色，旗瓣嵌以紫色条纹，雄蕊 10，上部分离；子房长圆形，花柱内弯，柱头小。荚果长圆形，嫩时被毛，成熟时近无毛，果瓣开裂时扭转。

【分　　布】主产于山东、浙江、福建、台湾、湖南、广东、广西、四川、云南。广西主要分布于田东、南宁、桂平、北流、蒙山、柳江、岑溪。

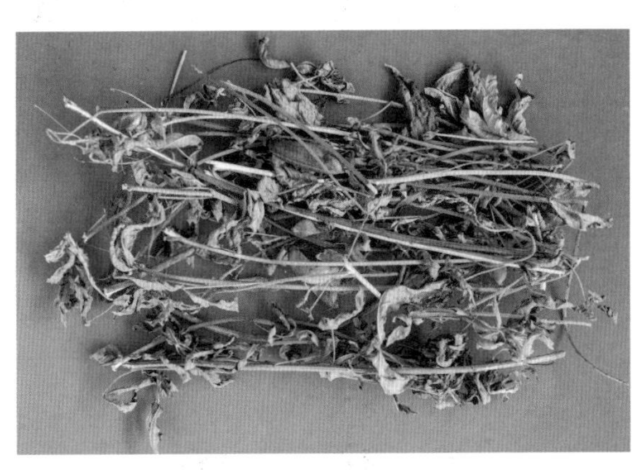

【采集加工】秋季采收茎叶，去除荚果及种子，晒干。

【药材性状】根圆柱形，直径约 1 cm；灰褐色，不规则皱纹；质硬，横断面白色。茎圆柱形，直径 1~6 mm，褐色，具短毛，可见浅棱。易折断，横断面髓部明显，白色。叶小，皱缩，灰绿色。枝端常可见荚果，褐色，长 3~4 cm，腹缝线常凹下。气微，味苦。

【性　　味】苦、辣，平，有毒。

【功效主治】清湿毒，解热毒，调水道。用于治疗白冻（泄泻），肉扭（淋证），北嘻（乳痈），喯疳（疳积），屙意咪（痢疾），北嘻（乳痈）。

【用法用量】内服：煎汤，6~15 g。外用：适量，捣烂敷患处。

【应用举例】

（1）治乳腺炎：猪屎豆适量，和酒糟捣烂敷患处，并可取茎叶浓煎，更换药时熏洗患处。

（2）治淋巴结核：猪屎豆根、风尾岗龙根各 15 g，水煎去渣，加陈酒 50 mL 兑服。

（3）治乳腺炎：海金沙全草 30 g，猪屎豆 15 g，珍珠菜 15 g，水煎服，红糖、米酒为引。

金刚刺

【壮　　名】Gaeuginhgangh

【别　　名】金刚骨、菝葜、霸王利、铁刺苓、金刚鞭、马加刺兜、马加勒。

【来　　源】为百合科植物菝葜 *Smilsx china* L. 的根状茎。

【植物形态】攀援状灌木。疏生刺。根状茎粗厚，坚硬，为不规则的块根。叶互生；叶柄约占叶全长的 1/3~1/2，具狭鞘、几乎有卷须，少有例外，脱落点位于靠近卷须处；叶片薄革质或坚纸质，卵圆形或圆形、椭圆形，长 3~10 cm，宽 1.5~10 cm，基部宽楔形至心形，背面淡绿色，较少苍白色，有时具粉霜。花单性，雌雄异株；伞形花序生于叶尚幼嫩的小枝上，具十几朵或更多的花，常呈球形。花序托稍膨大，近球形，较少稍延长，具小苞片；花绿黄色，外轮花被片 3，长圆形，内轮花被片 3，稍狭。雄蕊长约为花被片的 2/3，花药比花丝稍宽，常弯曲；雌花与雄花大小相似，有 6 枚退化雄蕊。浆果成熟时红色，有粉霜。

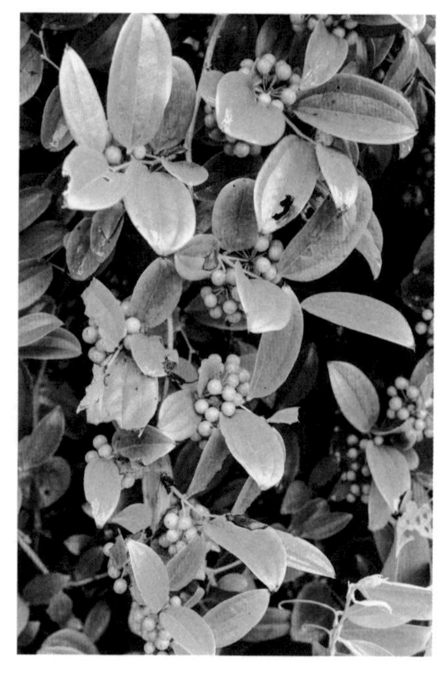

【分　　布】主产于浙江、江苏。广西主要分布于马山、武鸣、南宁、上思、灵山、平南、岑溪、富川、阳朔、资源、天峨、南丹、都安、田林、隆林。

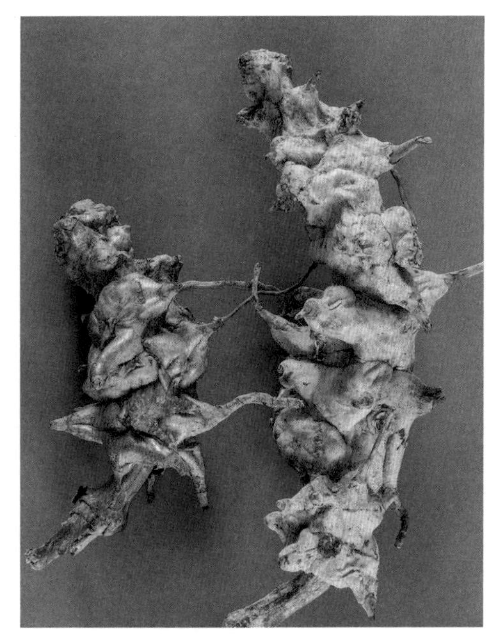

【采集加工】全年均可采收，洗净，切片，晒干。

【药材性状】根状茎扁柱形，略弯曲，或不规则形，长 10~20 cm，直径 2~4 cm；黄棕色或紫棕色，结节膨大处有圆锥状突起的茎痕、芽痕及细根断痕，或留有坚硬、易折断的细根，呈刺状，节上有鳞叶；有时先端残留地上茎；质坚硬，断面棕黄色或红棕色，具粗纤维。气微，味微苦。

【性　　味】甜、酸，微寒。

【功效主治】祛风毒，除湿毒，消肿。用于治疗兵吟（筋病），麻抹（肢体麻木、感觉异常），白冻（泄泻），屙意咪（痢疾），佛浮（水肿），隆白呆（带下），肉扭（淋证），呗奴（瘰疬），呗叮（疔疮），呗（无名肿毒），发旺（风湿骨痛），呗农（痈疮、痈肿），痂（癣），渗裆相（烧烫伤）。

【用法用量】内服：煎汤或浸酒，15~30 g，大剂量可用到 30~60 g。

【应用举例】

（1）治关节风湿痛：金刚刺、活血龙、山楂根各 15 g，水煎服。

（2）治闭经：金刚刺 15~30 g，水煎兑甜酒服。

（3）治肺脓疡：金刚刺 60 g，水煎服；金刚刺 60 g，鱼腥草全草 15~30 g，羊乳根 30 g，水煎服。

救必应

【壮　　名】Maexndeihmeij

【别　　名】白银树皮、九层皮、熊胆木、铁冬青、龙胆仔、白沉香、冬青仔。

【来　　源】为冬青科植物铁冬青 *Ilex rotunda* Thunb. 的树皮。

【植物形态】乔木或灌木。枝灰色，小枝多少有棱，红褐色。叶互生；叶片纸质，卵圆形至椭圆形，长 7~12 cm，宽 2~4 cm，先端短尖，全缘，腹面有光泽；侧脉两面明显。花单性，雌雄异株，伞形花序；雄花花萼长约 1 mm；花瓣 4~5，绿白色，卵状矩圆形；

雄蕊 4~5；雌花较小，花梗较粗壮；子房上位。核果球形至椭圆形，熟时红色，顶端有宿存柱头。

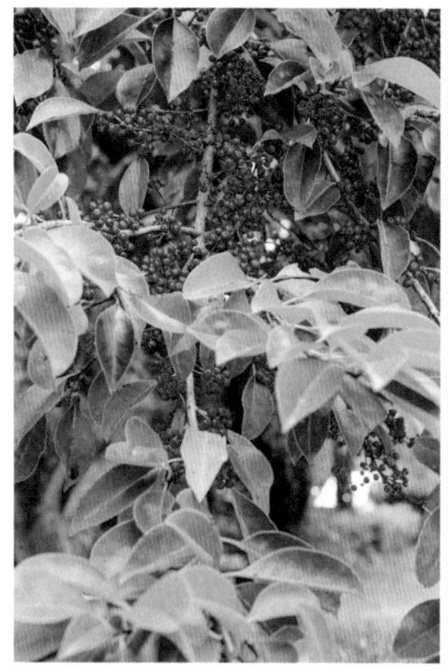

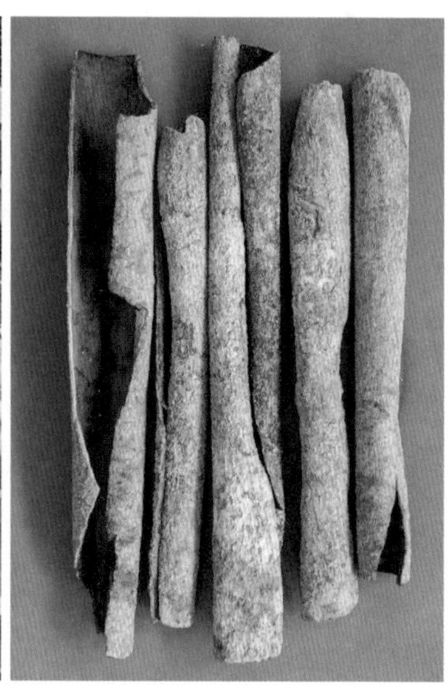

【分　　布】分布于我国长江以南地区。广西主要分布于邕宁、南宁、武鸣、宾阳、灵山、桂平、平南、岑溪、藤县、金秀。

【采集加工】全年均可采收，环剥茎皮，鲜用或晒干。

【药材性状】茎皮呈卷筒状或略卷曲的板片状，长短不一；外表面灰黄色或灰褐色，粗糙，常有横皱纹或略横向突起；内表面淡褐色或棕褐色，有浅纵向条纹；质硬而脆，断面略平坦，稍呈颗粒性，黄白色或淡黄褐色。气微，味苦、微涩。

【性　　味】苦，寒。

【功效主治】清热毒，利湿毒，调谷道。用于治疗贫痧（感冒），发得（发热），白冻（泄泻），货咽妈（咽痛），肝炎，用于胴因鹿西（急性胃肠炎），发旺（风湿骨痛），林得叮相（跌打损伤），渗裆相（烧烫伤），心头痛（胃痛），能蚌（黄疸），屙意咪（痢疾），能啥能累（湿疹）。

【用法用量】内服：煎汤，9~15 g。外用：适量，捣烂敷患处；或熬膏涂患处。

【应用举例】

（1）治感冒发热：救必应 6 g，生姜、茶叶各 9 g，水煎服。

（2）治咽痛：救必应 9 g，金果榄 6 g，甘草 3 g，水煎服。

（3）治腹痛，热性胃痛：救必应 18 g，葱头 5 条，水煎服。

决明子

【壮　　名】Cehyiengzmbeq

【别　　名】草决明、羊明、羊角、马蹄决明、狗屎豆、假花生、似绿豆。

【来　　源】为豆科植物小决明 *Cassia tora* L. 的种子。

【植物形态】半灌木草本。羽状复叶，互生；叶轴两小叶之间有棒状的腺体1个；小叶3对，膜质；托叶线形，被柔毛，早落；叶片倒卵形或倒卵状长椭圆形，长2~6 cm，宽1.5~2.5 cm，先端圆钝而有小尖头，基部渐狭，偏斜，腹面被稀疏柔毛，背面被柔毛。花通常2朵生于叶腋；萼片5，稍不等大，卵形或卵状长圆形，膜质，外面被柔毛；花黄色，花瓣5，下部2片略长；雄蕊10，能育雄蕊7；子房被白色细毛。果弓形弯曲，被疏柔毛。

【分　　布】主产于江苏、安徽、四川。广西各地均有分布。

【采集加工】秋末果实成熟，荚果变黄褐色时采收，将全株割下晒干，打下种子，去净杂质即可。

【药材性状】种子短圆柱形，长3~5 mm，宽2~2.5 mm，棕绿色或暗棕色，平滑，有光泽，两面各有1条凸起的棱线，棱两边各有1条从脐点向合点斜向的浅棕色线形凹纹；质坚硬；横切面种皮薄；胚乳灰白色，半透明；胚黄色，两片叶重叠呈“S”状折曲。完整种子气微，破碎后有微弱豆腥气；味微苦，稍带黏性。

【性　　味】咸、苦，寒。

【功效主治】清热毒，祛风毒，利水道。用于治疗贫痧（感冒），火眼（急性结膜炎），能蚌（黄疸），肉扭（淋证），隆白呆（带下），呗奴（瘰疬），呗农（痈疮、痈肿），北嘻（乳痈），羞明多泪，巧尹（头痛），视物昏暗，小便不利，屙意囊（便秘），痂（癣）。

【用法用量】内服：煎汤，3~15 g。

【应用举例】

（1）治目赤肿痛：决明子适量，（炒）研末，以茶调和，敷太阳穴，干则易之。亦治头风热痛。

（2）治视物不清：决明子（炒）6 g，白蒺藜（炒，去刺）12 g，防风3 g，研末，

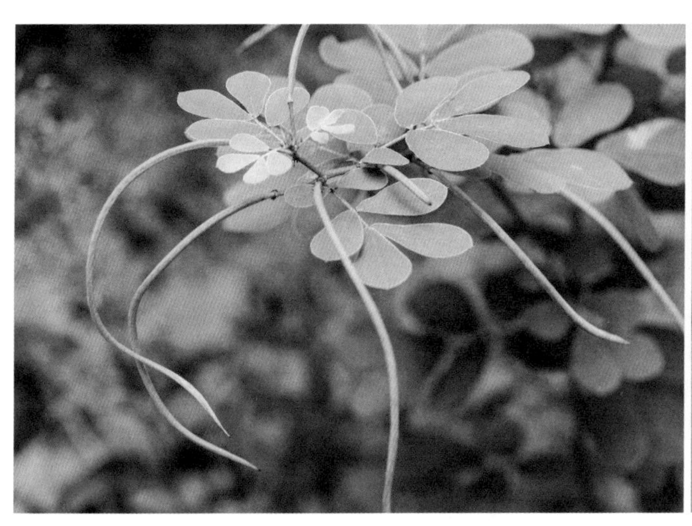

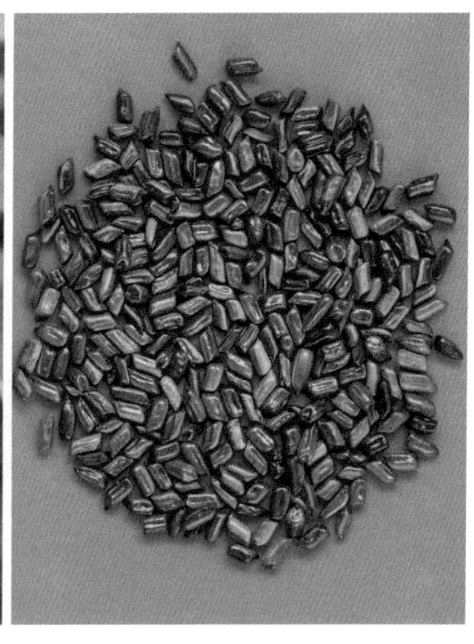

将药粉放入猪肝，蒸熟，去药食猪肝。

（3）治风热偏头痛：决明子、野菊花各 9 g，川芎、蔓荆子、全蝎各 6 g，水煎服。

苦丁茶

【壮　　名】Cazdaeng

【别　　名】苦灯茶、大叶茶、大叶冬青。

【来　　源】为冬青科植物冬青苦丁茶 *Ilex kudingcha* C. J. Tseng 的嫩叶。

【植物形态】乔木。树皮灰黑色，粗糙。小枝粗壮，有棱角。叶革质，长椭圆形或卵状长椭圆形，长 10~25 cm，宽 4~6 cm，边缘有锯齿，无毛。花序腋生，花朵多，常密集呈球状或张开呈聚伞状。果球形，成熟时红色，顶端有残存花柱。

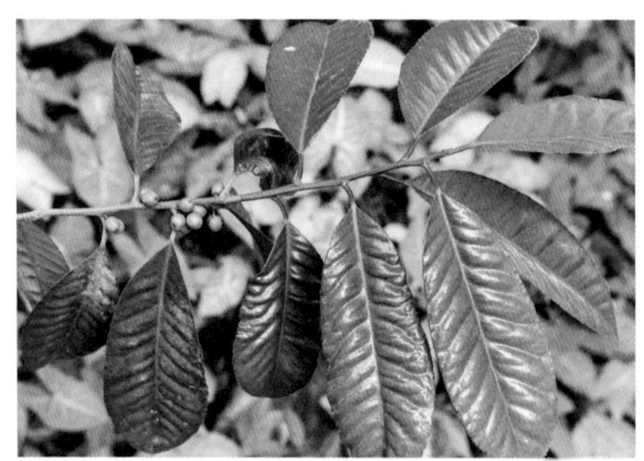

【分　　布】主产于江苏、河南。广西主要分布于上思、崇左、龙州。

【采集加工】全年均可采收，鲜用或晒干。

【药材性状】叶多卷成螺旋形条状，完整叶片展开呈长圆状椭圆形，长 10~16 cm，宽 4~8 cm，边缘有锯齿，主脉于腹面凹下，背面凸起，侧脉每边 10~14 条；叶柄直径 2~3 mm，淡橄榄绿色或淡棕色；叶片厚硬、革质。气微，味苦、微甜。

【性　　味】甜、苦，寒。

【功效主治】清热毒，除湿毒，通谷道，调火路。用于治疗邦印（痛症），目赤，聤耳，贝傍寒（鹅口疮），啊肉甜（消渴），白冻（泄泻），屙意咪（痢疾），巧尹（头痛），齿痛。

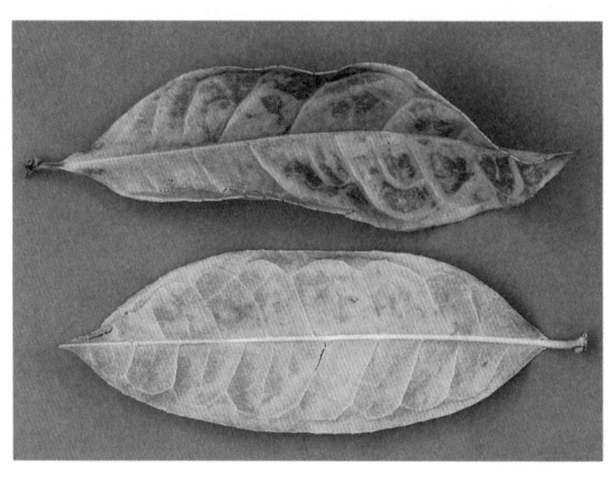

【用法用量】内服：煎汤，10~30 g；或入丸剂。外用：适量，水煎熏洗或涂搽患处。

【应用举例】

（1）治口腔炎：苦丁茶 30 g，水煎咽下。

（2）治烧烫伤，乳腺炎初期：苦丁茶适量，水煎外洗，并用叶研粉，调茶油涂患处。

（3）治外伤出血：鲜苦丁茶适量，捣烂绞汁涂搽患处；干苦丁茶适量，研细末，调麻油搽患处。

苦玄参

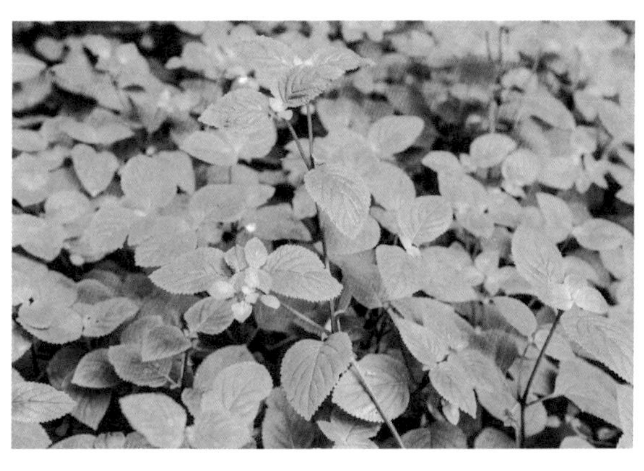

【壮　　名】Godouh

【别　　名】鱼胆草、苦草、苦胆草、地胆草、蛇总管。

【来　　源】为玄参科植物苦玄参 *Picria felterrae* Lour. 的全草。

【植物形态】草本。全株被短粗毛。节上生根；枝有条纹，节常膨大。叶对生；叶片卵形，有时几为圆形，长 3~5 cm，宽 2~3 cm，先端急尖，基部下延于柄，边缘有圆钝锯齿，两面被短毛。总状花序；花萼裂片 4，外面 2 片长圆状卵形，果时增大，基部心脏形；花冠白色或红褐色，上唇直立，基部宽，向上较狭变舌状，下唇宽阔，3 裂，中裂向前突出；雄蕊 4，前方 1 对退化，着生于花冠筒喉部，花丝贴生于花冠，密生长毛，先端膨大而弓曲，花丝游离。蒴果卵形，包于宿萼内。

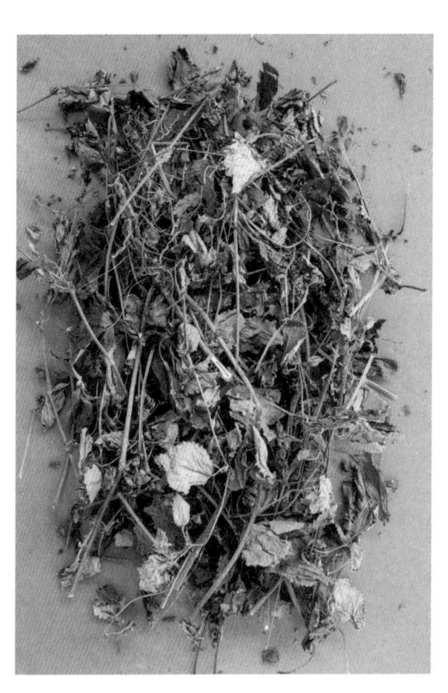

【分　　布】主产于广东、贵州、云南。广西主要分布于龙州、平果、武鸣、忻城、梧州、苍梧。

【采集加工】春夏季采收，洗净，鲜用或晒干。

【药材性状】节上生根，枝分叉，有条纹，被短糙毛，节常膨大。叶片卵圆形，长 3~5 cm，边缘有圆钝锯齿，两面均被糙毛。总状花序的总苞片细小；花萼裂 4，分生；花冠白色或红褐色，唇形，上唇顶端凹，下唇宽阔。味苦。

【性　　味】苦，寒。

【功效主治】清热毒，消肿止痛，通龙路，通气道、谷道。用于治疗贫痧（感冒），货咽妈（咽痛），心头痛（胃痛），喯疳（疳积），屙意咪（痢疾），埃（咳嗽），林得叮相（跌打损伤），狠尹（疖肿），航靠谋（腮腺炎），仲嘿喯尹（痔疮），能啥能累（湿疹），额哈（毒蛇咬伤）。

【用法用量】内服：煎汤，6~9 g。

【应用举例】

（1）治痧病：路边青 15 g，山芝麻 10 g，苦玄参 9 g，水煎服。

（2）治咽痛：岗梅 10 g，苦玄参 9 g，水煎服。

（3）治急性扁桃体炎：毛冬青根 30 g，苦玄参 15 g，水煎，每日 1 剂，分 3 次服。

昆布

【壮　　名】Haijdai

【别　　名】海带菜、海白菜。

【来　　源】为海带科植物海带 *Laminaria japonica* Aresch. 的叶状体。

【植物形态】藻体橄榄褐色。成熟后革质，带状，长 2~6 m，宽 20~50 cm，在叶片中央有 2 条纵向平行的浅沟，两侧边缘渐薄，且有波状皱褶，叶片基部楔形，下有一圆柱形或扁圆形的短柄，柄和叶片内部均由髓部、皮层及表皮层组成。在外皮层内有黏液腔。髓部由许多藻丝组成。藻体幼龄期叶面光滑，小海带期叶片出现凹凸现象。二年生的藻体叶片上长孢子囊群，呈近圆形斑块状。固着器为叉状分枝的假根所组成。

【分　　布】主产于辽宁、山东等沿海地区。广西主要分布于沿海地区。

【采集加工】5~8 月采收，洗净，晒干。

【药材性状】海带叶状体卷曲折叠成团状或缠结成把，全体类革质，绿褐色或黑褐色，表面附有白霜；用水浸软后展开呈扁平长带状，长 50~150 cm，宽 10~40 cm，中央较厚，边缘较薄，波状；残存柄部扁圆柱形。气腥，味咸。

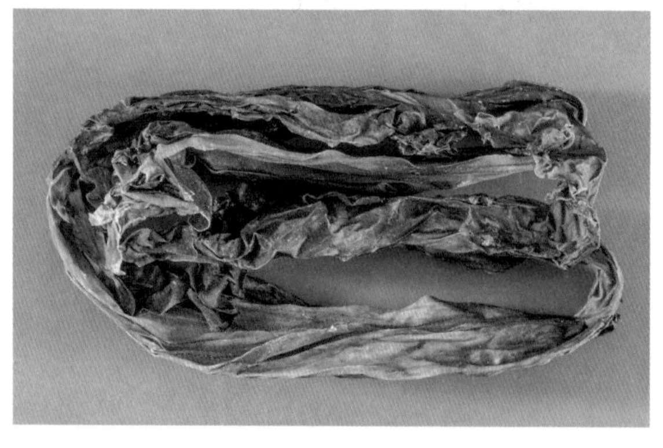

【性　　味】咸，寒。

【功效主治】软坚散结，利水道。用于治疗笨埃（瘿瘤），呗奴（瘰疬），睾丸肿痛，佛浮（水肿），癫疝，噎膈。

【用法用量】内服：煎汤，3~12 g。

【应用举例】

（1）治甲状腺肿：昆布、海蜇、牡蛎各 30 g，夏枯草 15 g，水煎服。

（2）治颈淋巴结核：昆布、夏枯草各 18 g，海藻 15 g，青皮、白芥子各 9 g，水煎服。

（3）治脚气水肿：昆布、海藻、泽泻、桑白皮、防已各适量，水煎服。

老虎芋

【壮　　名】Gofangzlengj

【别　　名】广东狼毒、尖尾野芋头、狼毒头、独脚莲、野芋头、木芋头。

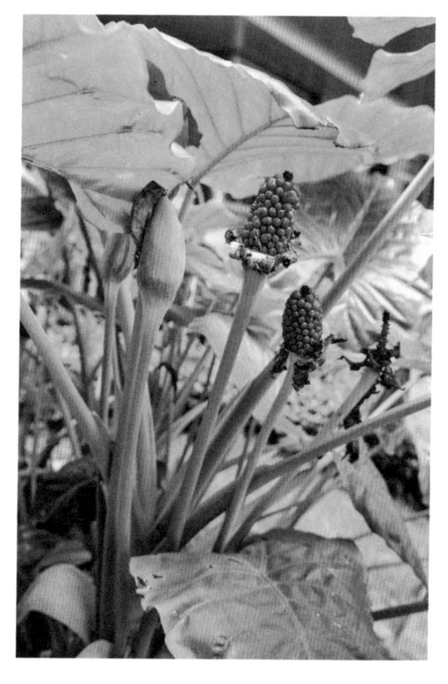

【来　　源】为天南星科植物海芋 *Alocasia macrorrhiza*（L.）Schott 的根状茎或茎。

【植物形态】草本。茎粗壮。叶互生；叶柄粗壮，茎下部叶柄粗大，抱茎；叶片阔卵形，长 30~90 cm，宽 20~60 cm，先端短尖，基部广心状箭形，侧脉 9~12 对，粗而明显，绿色。花雌雄同株；佛焰苞管部粉绿色，苞片舟状，绿黄色，先端锐尖；肉穗花序短于佛焰苞；雄花序位于中性花序之上；中性花序位于雌花序之上；雌花序位于下部；附属器有网状槽纹；子房 3~4 室。浆果红色。

【分　　布】主产于广东、云南。广西各地均有分布。

【采集加工】全年均可采收，用刀削去外皮，切片。清水浸漂 5~7 日，多次换水，取出鲜用或晒干。加工时以布或纸垫手，以免中毒。

【药材性状】横切片类圆形或长椭圆形，常卷曲成各种形态，直径 6~10 cm；棕色或棕褐色；质轻，易折断，断面白色或黄白色，显颗粒性。气微，味淡，嚼之麻舌而刺喉。

【性　　味】辣，寒，有毒。

【功效主治】清热毒，通龙路，调气道，驱瘴毒，消肿。用于治疗贫痧（感冒），发得（发热），瘴疟（疟疾），能蚌（黄疸），肺痨，呗叮（疔疮），腊胴尹（腹痛），肺结核，发旺（风湿骨痛），呗脓（痈疽），呗奴（瘰疬），附骨疽，斑秃，痂（癣），

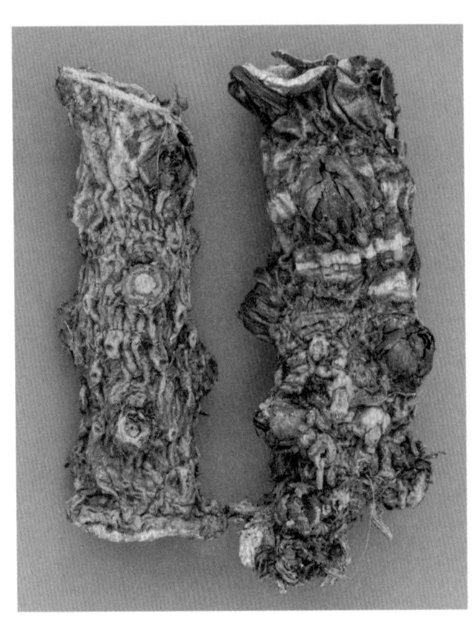

额哈（毒蛇咬伤）。

【用法用量】内服：6~12 g，宜久煎。外用：鲜品适量，捣烂敷患处。

【应用举例】

（1）治口疮：鲜老虎芋适量，明矾少许，同捣烂敷患处。

（2）治风热头痛：老虎芋（切片）适量，贴患部。

（3）治斑秃：老虎芋 30 g，蒜头、生姜、白胡椒各 15 g，共研末，高粱酒 250 g，浸 48 小时，取药酒擦患处。

簕苋菜

【壮　　名】Byaeklwgen

【别　　名】野苋菜、刺苋菜、土苋菜、猪母菜、野簕苋、野刺苋菜。

【来　　源】为苋科植物刺苋 *Amaranthus spinosus* L. 的全草或根。

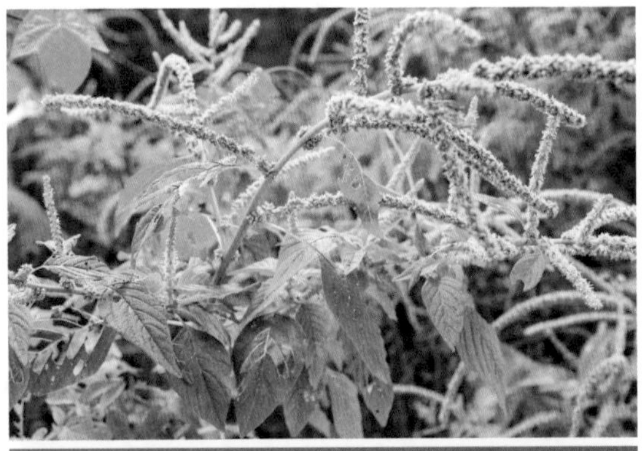

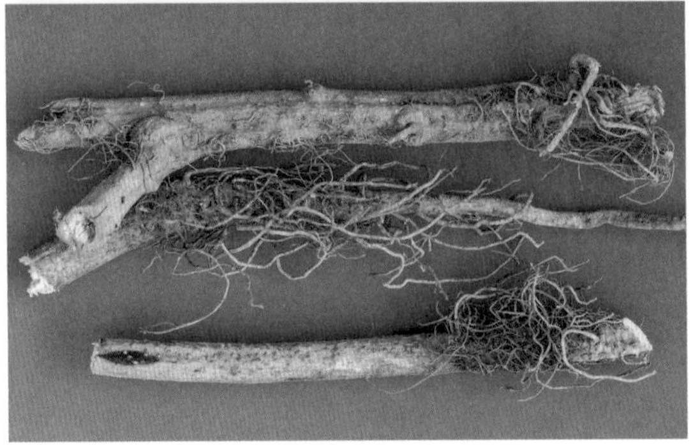

【植物形态】草本。茎有纵条纹，有时呈红色，茎下部光滑，茎上部稍有毛。叶互生；叶柄旁有 2 刺；叶片卵状披针形或菱状卵形，长 4~10 cm，宽 1~3 cm，先端圆钝，基部楔形，全缘或微波状，先端有细刺。圆锥花序腋生或顶生；花单性，雌花簇生于叶腋，呈球状；雄花集成顶生的直立或微垂的圆锥形穗状花序；花小，苞片常变形成 2 锐刺；花被片绿色，先端急尖，边缘透明；萼片 5；雄蕊 5；柱头 3，有时 2。胞果长圆形，在中部以下为不规则横裂，包在宿存花被片内。

【分　　布】主产于华东地区、华南地区、西南地区及陕西、河南。广西各地均有分布。

【采集加工】春、夏、秋三季均可采收，洗净，鲜用或晒干。

【药材性状】主根长圆柱形，有的具分枝，稍木质。茎圆柱形，多分枝，棕红色或棕绿色。叶互生，叶片皱缩，展平呈卵形或菱状卵形，长 4~10 cm，宽 1~3 cm，先端有细刺，全缘或微波状；叶柄与叶片等长或稍短，叶腋有锐刺 1 对。雄花集成顶生圆锥花序，雌花簇生于叶腋。胞果近卵形，盖裂。气微，味淡。

【性　　味】甜、淡，寒。

【功效主治】通龙路，调谷道，清热毒，除湿毒。用于治疗屙意咪（痢疾），肠炎，渗裂（血证），能啥能累（湿疹），额哈（毒蛇咬伤），呗叮（疔疮），胃出血，便血，痔疮，胆囊炎，胆石症，湿热泄泻，隆白呆（带下），小便涩痛，货咽妈（咽痛），呗农（痈疮、痈肿），牙龈糜烂。

【用法用量】内服：煎汤，30~60 g。外用：鲜品适量，捣烂敷患处。

【应用举例】

（1）治痢疾或肠炎：簕苋菜 60 g，旱莲草 30 g，乌韭 15 g，水煎，分 2 次服。

（2）治尿道炎，血尿：鲜簕苋菜根、车前草各 30 g，水煎服。

（3）治湿疹：簕苋菜全草适量，水煎，加盐少许，洗浴患处。

芦　根

【壮　　名】Raggoluzdiz

【别　　名】苇、芦竹、蒲苇、苇子草。

【来　　源】为禾本科植物芦苇 *Phragmites communis* Trin. 的根状茎。

【植物形态】草本。地下茎粗壮，横走，节间中空，节上有芽。茎直立，中空。叶 2 列，互生；叶鞘圆筒状，叶舌有毛；叶片扁平，长 15~45 cm，宽 1~3.5 cm，边缘粗糙。穗状花序排列成大型圆锥花序，茎下部梗腋间具白色柔毛；小穗通常有花 4~7；第一花通常为雄花，颖片披针形，不等长，第一颖片长为第二颖片的 1/2 或更短；外稃长于

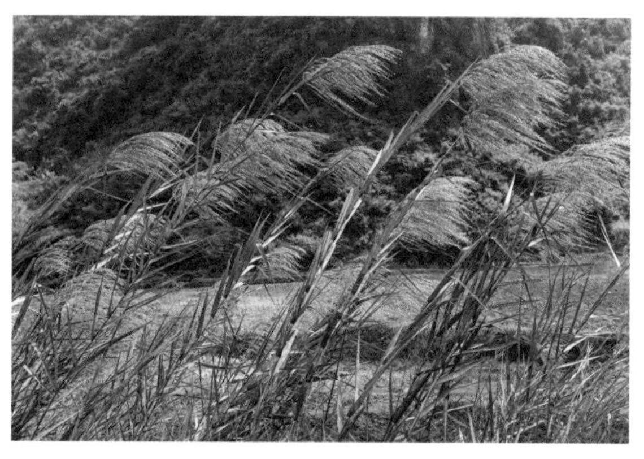

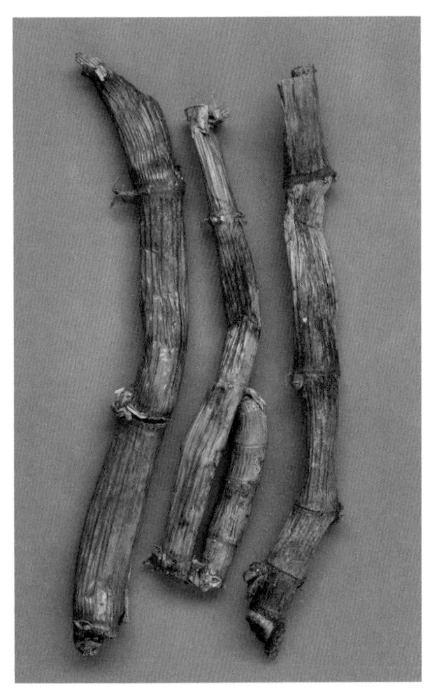

内稃；两性花，雄蕊3，雌蕊1，花柱2，柱头羽状。颖果椭圆形，与内稃分离。

【分　　布】主产于安徽、江苏、浙江、湖北。广西主要分布于南宁、北流、永福等。

【采集加工】春夏季采收，洗净，鲜用或晒干。

【药材性状】根状茎呈压扁的长圆柱形；有光泽，黄白色；节处较硬，红黄色节间有纵皱纹。质轻而柔韧。无臭，味微甘。

【性　　味】甜，寒。

【功效主治】清热毒，杀虫消积，通调水道，透疹。用于治疗口干烦渴，鹿（呕吐），埃（咳嗽），笃麻（麻疹），呗农（痈疮、痈肿），肉扭（淋证），解河豚毒，钵脓（肺痈）。

【用法用量】内服：煎汤，15~30 g，鲜品用量加倍，或捣汁。外用：适量，煎汤洗患处。

【应用举例】

（1）治百日咳，咯血：芦根 30 g，卷柏、木蝴蝶各 6 g，牛皮冻 7.5 g，水煎服。

（2）治胃熱，消渴：芦根 15 g，麦门冬、地骨皮、茯苓各 9 g，陈皮 4.5 g，水煎服。

（3）治肺痈吐血：鲜芦根 1000 g，炖猪心肺服。

芦　笋

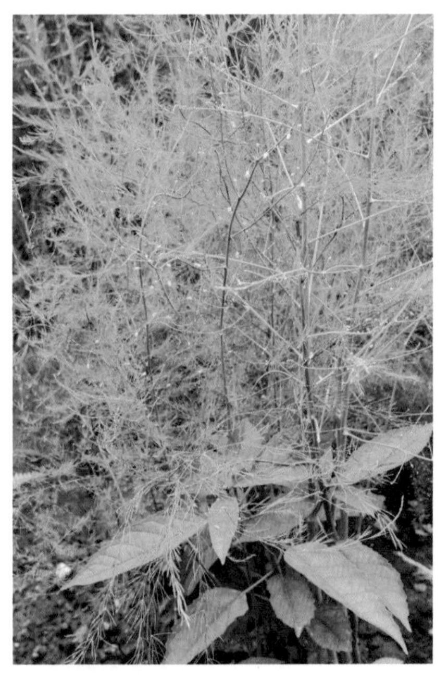

【壮　　名】Luzsonj

【别　　名】小百部、细叶百部、芦筍、露笋、龙须菜。

【来　　源】为百合科植物石刁柏 *Asparagus officinalis* L. 的块根。

【植物形态】多年生直立草本。根稍肉质。茎上部在后期常俯垂，分枝较柔弱，无毛。叶状枝每簇 3~6 枚，近圆柱形，纤细，稍压扁，多少弧曲，长 0.5~3 cm；叶鳞片状，基部具刺状短距或近无距。

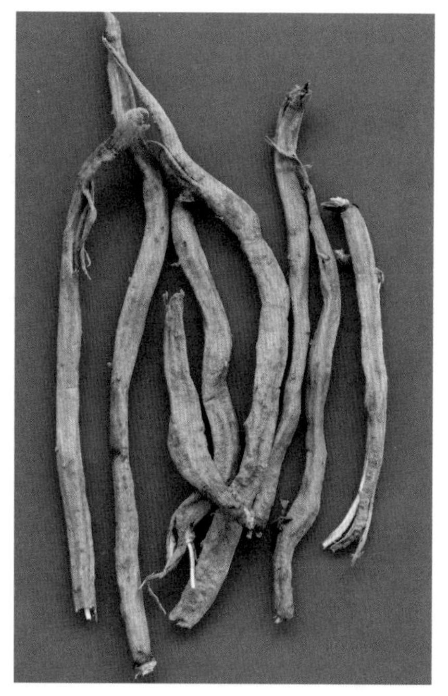

花1~4朵腋生，单性，雌雄异株，黄绿色，关节位于花梗上部或近中部；雄花花被片6，花丝中部以下贴生于花被片上，花药长圆形；雌花较小，具6枚退化雄蕊。浆果球形，成熟时红色，具种子2~3颗。

【分　　布】广西桂北石山有野生，南宁市有栽培。

【采集加工】秋季采挖，切片，鲜用或晒干。

【药材性状】块根数个或数十个成簇，亦有单个散在者；长圆柱形，长10~25 cm，直径约4 mm；黄白色或土黄色，有不规则沟槽；质地柔韧；断面肉质，淡黄白色，中柱椭圆形，黄色。

【性　　味】甜，平。

【功效主治】调谷道，清湿毒，解热毒。用于治疗肝炎，银屑病，高脂血，淋巴肉瘤，膀胱癌，乳腺癌，皮肤癌。

【用法用量】内服：煎汤，15~30 g。

【应用举例】

（1）治各种肿瘤：鲜芦笋60 g，煮浓汤饮用，每次约150 mL，早晚各1次。

（2）治乳腺癌：芦笋120 g，天冬60 g，大枣10 g，粳米25 g，煮粥，每日晨服。

（3）治淋巴肉瘤及结核：鲜芦笋根60 g，炒荞麦面15 g，捣成泥膏，外敷，每日换药1次。

路边青

【壮　　名】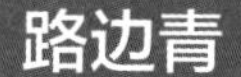

【别　　名】牛屎青、大青、大青叶。

【来　　源】为马鞭草科植物大青 *Clerodendrum cyrtophyllum* Turcz. 的茎、叶。

【植物形态】灌木或小乔木。幼枝黄褐色，被短柔毛，髓坚实，白色。单叶对生；叶片纸质，长圆状披针形、长圆形或卵状椭圆形，长6~20 cm，宽3~9 cm，先端渐尖或急尖，基部近圆形或宽楔形，全缘，两面无毛或沿叶脉疏生短柔毛，背面常有腺点。伞房状聚伞花序顶生或腋生，具线形苞片；花萼杯状，先端5裂，裂片三角状卵形，粉红色，

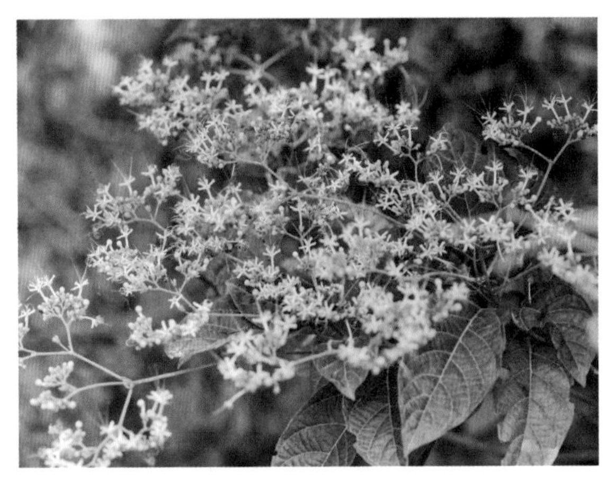

外面被黄褐色短茸毛和不明显的腺点；花冠白色，花冠筒细长，先端5裂，裂片卵形；雄蕊4，与花柱同伸出花冠外。果实球形或倒卵形，绿色，成熟时蓝紫色，宿萼红色。

【分　　布】主产于湖南、湖北、江西，广西、福建亦产。广西主要分布于贵港、藤县、南宁、武鸣。

【采集加工】一般每年采收2~3次，6月中旬割取称头刀，7~8月割取称二刀，10~11月连根割取称三刀，选晴日收割，去除黄叶、烂叶及杂质，晒干。

【药材性状】叶微皱折，有的将叶及幼枝切成小段。完整者展平呈长椭圆形至细长卵圆形，长5~20 cm，宽3~9 cm，全缘，先端渐尖，基部钝圆，腹面棕黄色、棕黄绿色至暗红棕色，背面色较浅；叶片纸质而脆。气微臭，味稍苦而涩。

【性　　味】苦，寒。

【功效主治】解热毒，除湿毒，调气道、谷道，通龙路。用于治疗发得（发热），货咽妈（咽痛），口疮，能蚌（黄疸），屙意咪（痢疾），急性肠炎，呗农（痈疮、痈肿），渗裂（血证），肉裂（尿血），鼻出血，血淋，外伤出血。

【用法用量】内服：煎汤，15~30 g，鲜品加倍。外用：适量，捣烂敷患处；或煎水洗患处。

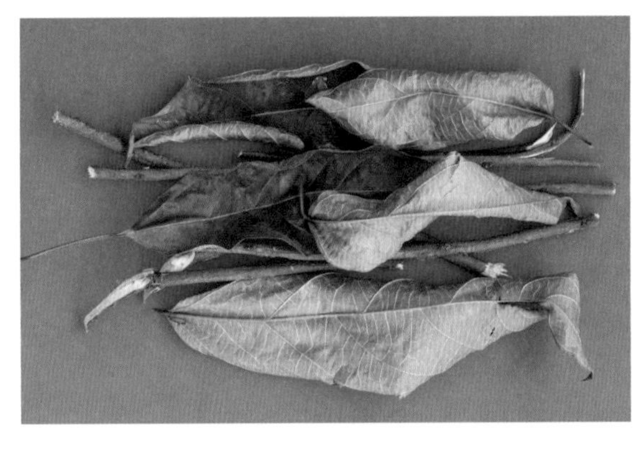

【应用举例】

（1）治咽喉肿痛：路边青30 g，海金砂、龙葵各15 g，水煎服，每日1剂。

（2）预防乙脑、流脑：路边青15 g，黄豆30 g，水煎服，每日1剂，连服7日。

（3）治大头瘟：鲜路边青适量，洗净，捣烂外敷患处，同时取鲜大青叶30 g，煎汤内服。

葎　草

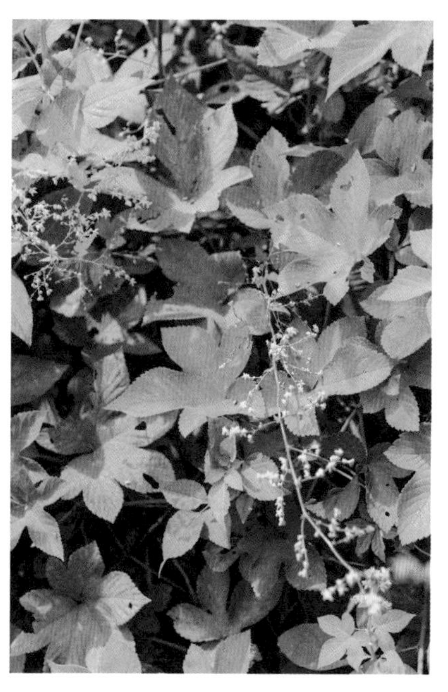

【壮　　名】Luzcauj

【别　　名】勒草、黑草、葛勒蔓、来莓草、葛葎草、涩萝蔓、割人藤。

【来　　源】为桑科植物葎草 *Humulus scandens*（Lour.）Merr. 的全草。

【植物形态】蔓性草本。茎淡绿色，有纵棱，茎枝和叶柄上密生短倒向钩刺。单叶对生；叶柄具 6 棱，有倒向短钩刺；掌状叶 5~7 深裂，直径 5~15 cm，裂片卵形或卵状披针形，先端急尖或渐尖，边缘有锯齿，腹面有粗刚毛，背面有细油点，脉上有硬毛。花单性，雌雄异株；雄花序为圆锥花序，花被片 5，黄绿色，雄蕊 5；雌花序为短穗状花序，每 2 朵花具 1 苞片，苞片卵状披针形，被白色刺毛和黄色小腺点，花被片 1，灰白色，紧包雌蕊，子房单一，上部突起，疏生细毛。果穗绿色，近球形；瘦果淡黄色，扁球形。

【分　　布】除青海、西藏外，全国各地均产。广西主要分布于宁明、邕宁、马山、隆林、乐业、凌云、河池、全州、桂林、贺州。

【采集加工】9~10 月晴天采收，割取地上部分，除去杂质，晒干。

【药材性状】茎圆形，有倒刺和茸毛。茎质脆易碎，断面中空，不平坦，皮部、木部易分离。叶皱缩成团，完整者展平呈近五角状肾形，掌状深裂，裂片 5~7，边缘有粗锯齿，两面均有茸毛，背面有黄色小腺点；叶柄长 5~20 cm，有纵沟和倒刺。有的可见花序或果穗。气微，味淡。

【性　　味】甜、苦，寒。

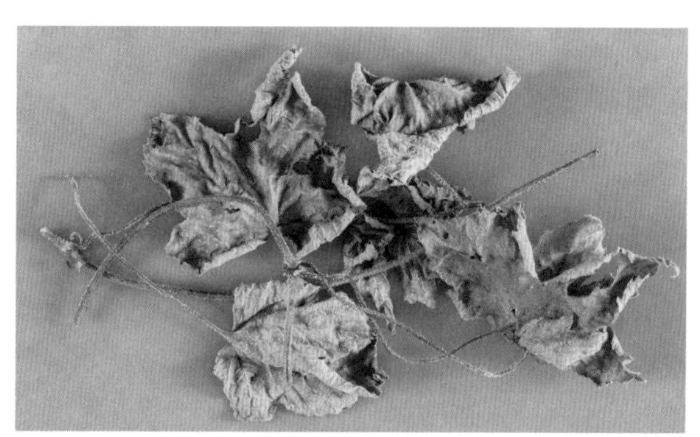

【功效主治】清热毒，利水道，通谷道、气道。用于治疗肺结核潮热，发得（发热），胴因鹿西（急性胃肠炎），屙意咪（痢疾），贫痧（感冒），肉卡（癃闭），肉扭（淋证），呗农（痈疮、痈肿），能晗能累（湿疹），额哈（毒蛇咬伤），肺热咳嗽，钵脓（肺痈），

虚热烦渴，佛浮（水肿），小便不利，湿热泄泻，热毒疮疡，皮肤瘙痒。

【用法用量】内服：煎汤，15~30 g。外用：鲜品适量，捣烂敷患处，蛇咬伤则敷伤口周围。

【应用举例】

（1）治久痢成疳：葎草干蔓适量，捣筛，管吹谷道中。

（2）治痢疾，小便淋沥，尿血等：鲜葎草 60 g，水煎，饭前服，每日 2 次。

（3）治肺结核：葎草、夏枯草、百部各 12 g，水煎服。

萝芙木

【壮　　名】Meizleluxbaeg

【别　　名】毒狗药、万药归宗、低郎伞、三叉虎、十八爪、山辣椒。

【来　　源】为夹竹桃科植物萝芙木 *Rauvolfia verticllata*（Lour.）Baill. 的根。

【植物形态】灌木。小枝淡灰褐色，疏生圆点状皮孔。叶 3~4 片轮生，稀对生；叶片质薄而柔，长椭圆状披针形，长 4~14 cm，宽 1~4 cm，先端渐尖或急尖，基部楔形或渐尖，全缘或略带波状。聚伞花序三叉状分歧；总苞片针状或三角形；花萼 5 深裂，裂片卵状披针形，绿色；花冠白色，高脚蝶状，上部 5 裂，卵形，冠管细长，近中部稍膨大；雄蕊 5；花盘环状；心皮 2，离生，花柱基部有一环状薄膜。果实核果状，成熟后紫黑色。

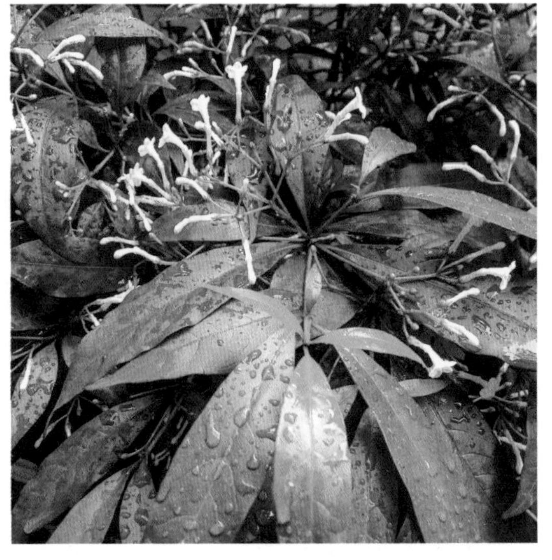

【分　　布】主产于台湾、广东、云南、广西。广西各地均有分布。

【采集加工】全年均可采收，洗净，晒干。

【药材性状】根呈圆柱形，略弯曲，长短不一，主根下常有分支。枝灰棕色至灰棕黄色，有不规则纵沟和棱线，栓皮松软，极易脱落露出暗棕色皮部或灰黄色木部；质坚硬，不易折断，横切面皮部很窄，淡棕色，木部占极大部分，黄白色，具明显的年轮和细密的放射状纹理。气微，皮部极苦，木部微苦。

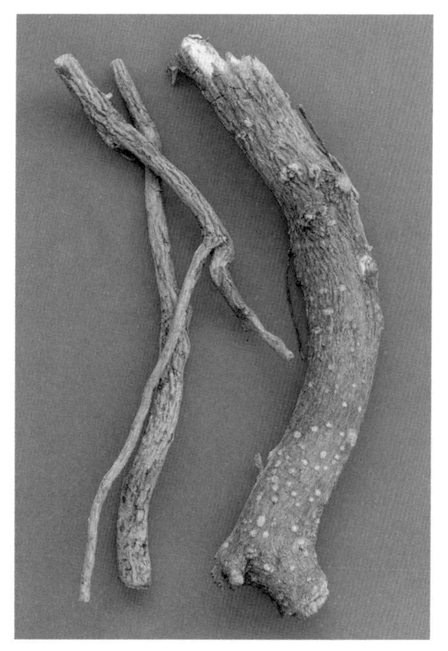

【性　　味】苦，寒。

【功效主治】清热毒，祛风毒，通龙路、火路，消肿。用于治疗贫痧（感冒），发得（发热），货咽妈（咽痛），血压嗓（高血压），痧症，林得叮相（跌打损伤），额哈（毒蛇咬伤），兰喯（眩晕），年闹诺（失眠）。

【用法用量】内服：煎汤，9~30 g。外用：鲜品适量，捣烂敷患处。

【应用举例】

（1）治感冒头痛、身骨痛：萝芙木、土茯苓、白点秤（天星蕴）各 30 g，煎汤内服，每日 3 次。

（2）治腰痛：萝芙木 30 g，泡酒服。

（3）治高血压：萝芙木 30 g，煨水服。

木鳖子

【壮　　名】Cehmoegbiet

【别　　名】土木鳖、壳木鳖、漏苓子、地桐子、木鳖瓜。

【来　　源】为葫芦科植物木鳖 *Momordica cochinchinensis*（Lour.）Spreng. 的种子。

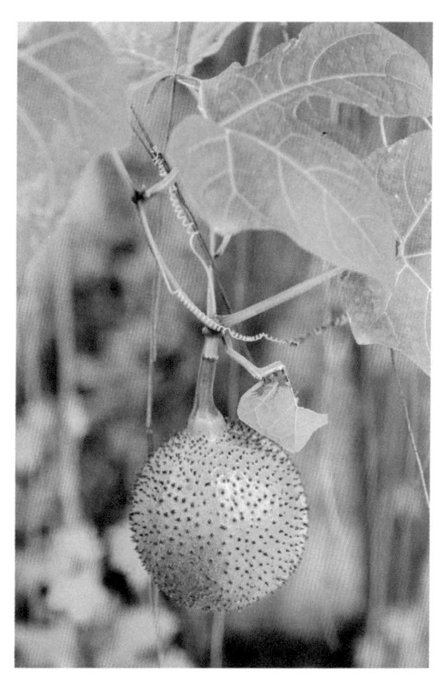

【植物形态】藤本。卷须不分歧。叶柄基部和中部有 2~4 个腺体；叶片卵状心形或宽卵状圆形，长宽均为 10~20 cm，3~5 中裂至不分裂，叶脉掌状。雌雄异株；雄花单生时，花梗顶端有大苞片，兜状，圆肾形，两面被短柔毛，花萼筒漏斗状，基部有齿状黄色腺体，基部有黑斑，雄蕊 3；雌花单生于叶腋，近中部生 1 苞片，苞片兜状；花冠、花萼同雄花；子房卵状长圆形，密生刺状毛。果实卵球形，先端有 1 短喙，成熟时红色，肉质，密生刺状突起。

【分　　布】主产于湖北、四川。广西主要分

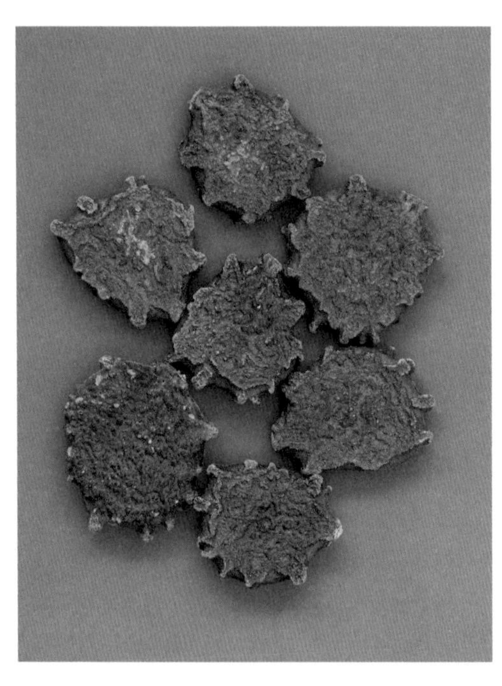

布于龙州、上林、柳州、金秀、荔浦、临桂、恭城、苍梧、岑溪、容县、博白、贵港。

【采集加工】冬季采收成熟的果实，剖开，晒至半干，除去果肉，取出种子，晒干。

【药物性状】种子灰棕色至棕黑色，扁平圆板状或略三角状，两侧多少不对称，中间稍隆起或微凹下，粗糙，有凹陷的网状花纹或仅有细皱纹，长 2~4 cm，宽 1.5~3.5 cm，厚约 5 mm，周边有十数个排列不规则的粗齿，有时波形。有特殊的油腻气，味苦。

【性　　味】苦、微甜，热，有毒。

【功效主治】清热毒，祛风毒，通火路，止痛。用于治疗呗农（痈疮、痈肿），呗（无名肿毒），呗叮（疔疮），仲嘿喯尹（痔疮），痂（癣），粉刺，北嘻（乳痈），淋巴结核，屙意咪（痢疾），发旺（风湿骨痛），麻抹（肢体麻木、感觉异常），诺嚎哒（牙周炎）。

【用法用量】内服：煎汤，0.6~1.2 g；多入丸、散。外用：适量，研末调醋敷患处；或磨汁涂患处；或煎水熏洗患处。

【应用举例】

（1）治牙痛：木鳖子适量，与醋同磨，外涂面部相应皮肤处（勿入口腔内）。

（2）治脓疱疮：木鳖子、狗肝菜、黄鳝鱼头、田基黄各等量，共捣烂，用洗米水调匀敷患处。

（3）治痔疮：木鳖子、荆芥、朴硝各等量，煎汤，入瓶，熏患处，后温洗患处。

密蒙花

【壮　　名】Vamai

【别　　名】小棉花、羊耳朵、蒙花、黄饭花、疙瘩皮树花、鸡骨头花、蒙花珠、老蒙花、羊耳朵朵尖、水棉花、染饭花、酒药花、糯米花、米汤花。

【来　　源】为马钱科植物密蒙花 *Buddleja officinalis* Maxim 的干燥花管和花序。

【植物形态】落叶灌木，高约 3 m，最高可达 6 m 以上。小枝灰褐色，微具 4 棱，

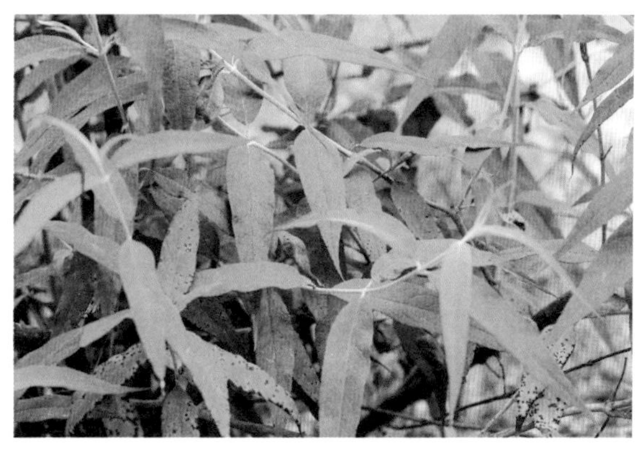

枝及叶柄、叶背、花序均密被白色星状毛及茸毛，茎上的毛渐次脱落。单叶对生；叶片宽披针形，长 5~12 cm，宽 1~4 cm，先端渐尖，基部楔形，全缘或具小锯齿。大圆锥花序由聚伞花序组成，顶生及腋生，总苞及花萼筒、花冠密被灰白色茸毛；花萼钟状，先端 4 裂；花冠筒状，先端 4 裂，筒部紫堇色，口部橘黄色，内外均被柔毛；雄蕊 4，着生于花冠筒中部，子房上位，2 室，被毛，花柱短，柱头膨大，长卵形。蒴果长卵形，长 2~6 mm，2 瓣裂，外果皮被星状毛，基部具宿存花被。种子细小，两端具翅。

【分　　布】主产于湖北、四川、河南、陕西、云南等。

【采集加工】春季花未开放时采收，除去杂质，干燥。

【药材性状】花蕾密聚的花序小分支不规则圆锥状，长 1.5~3 cm，灰黄色或棕黄色，密被茸毛。花蕾短棒状，上端略大，长 0.3~1 cm，直径 0.1~0.2 cm；花萼钟状，先端 4 齿裂；花冠筒状，与花萼等长或稍长，先端 4 裂，裂片卵形；雄蕊 4，着生在花冠筒中部，质柔软。气微香，味微苦、辣。

【性　　味】甜，微寒。

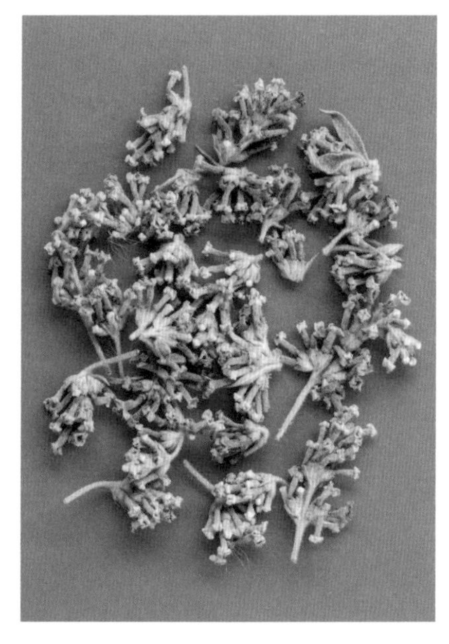

【功效主治】清热毒，明目，退翳。用于治疗火眼，眼生翳膜，视物昏花。

【用法用量】内服：3~9 g。

【应用举例】

（1）治目畏日羞明：密蒙花 9 g，生地黄、黄芩各 6 g，水煎服。

（2）治眼翳障：密蒙花、黄柏根（洗，锉）各 30 g，研末，炼如梧桐子大蜜丸，每服 10~15 丸，饭后，临卧熟水下，或煎汤服下。

（3）治夜盲：密蒙花、青葙子各 15 g，决明子 12 g，研细末，放猪肝内煮熟后焙干，加车前子、乌贼骨、夜明砂各 9 g，研细末，早晚各服 9 g，温水送服，连服 3 剂。

木蝴蝶

【壮　　名】Cocienciengceij

【别　　名】玉蝴蝶、千层纸、千张纸、白故子、破布子。

【来　　源】为紫葳科植物木蝴蝶 *Oroxylum indicum*（L.）Vent. 的种子。

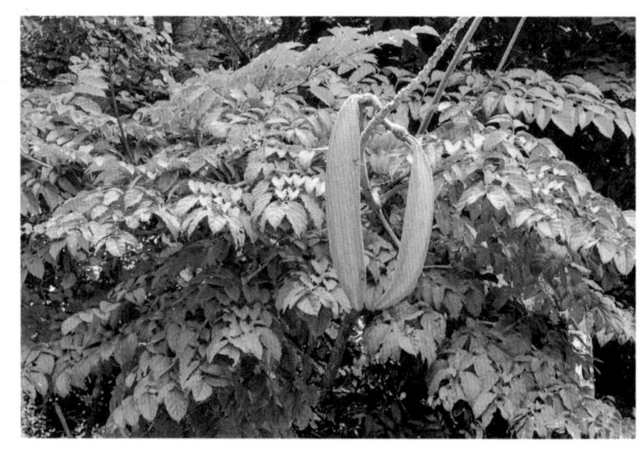

【植物形态】乔木。叶对生，二至三回羽状复叶；小叶椭圆形至卵形，长5.5~13 cm，宽3~6.5 cm，先端短尖或渐尖，基部圆形或稍不对称，全缘，有小叶柄。总状花序顶生，花大；花萼肉质，钟状，萼齿平截；花冠肉质，钟形且一侧膨胀，紫色或白色带紫色条斑，先端5裂，裂片近相等，边缘波状，皱缩，具锯齿；雄蕊5，花丝基部被毛，有1枚雄蕊较短；花盘大，肉质；柱头2片裂。蒴果扁平，带状，稍内弯，果瓣木质。种子多数，薄盘状，除基部外三边有膜质阔翅。

【分　　布】主产于云南、贵州，福建、广东、海南、四川亦产。广西主要分布于柳州、玉林、钦州、南宁、百色、宜州等。

【采集加工】秋冬季采收成熟果实，晒干或烘干至果实裂开，取出种子晒干。

【药材性状】种子近椭圆形，扁平而薄，外缘种皮除基部外，三边延长成宽大菲薄的翅，形如蝴蝶，翅类白色，半透明，具绢样光泽，有淡棕色放射状纹理，边缘易破裂；中部略厚，淡棕白色，椭圆形，质较韧；中央略呈蝶形隆起，基部有一棕色细脊纹。气微，味微苦。

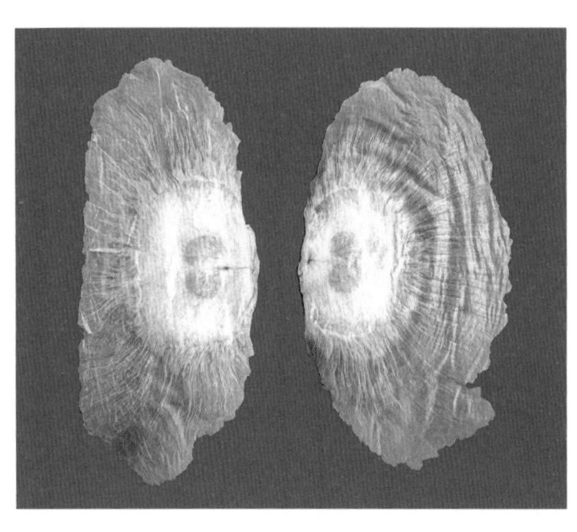

【性　　味】微苦、甘，寒。

【功效主治】解痧毒，清热毒，通气道、谷道，止痛。用于治疗货咽妈（咽痛），喉痹，声音嘶哑，埃（咳嗽），心头痛（胃痛），呗农（痈疮、痈肿），浸淫疮，疮疡久溃不敛。

【用法用量】内服：煎汤，6~9 g；研末，1.5~3 g。外用：适量，捣烂敷患处；或研末撒于患处。

【应用举例】

（1）治咽痛：木蝴蝶、金果榄各 6 g，山豆根 3 g，马鞭草 15 g，水煎服。

（2）治痈疮：木蝴蝶适量，焙干、研末撒于患处，另用苦丁茶水煎洗患处。

（3）治慢性咽喉炎：木蝴蝶 3 g，银花、菊花、沙参、麦冬各 9 g，煎水代茶饮。

排钱草

【壮　　名】Gaeumuengxbya

【别　　名】龙鳞草、午时合、金钱草、午时灵、叠钱草、钱排草。

【来　　源】为豆科植物排钱树 *Phyllodium pulchellum*（L.）Desv. 的地上部分。

【植物形态】半灌木。枝圆柱形，被柔毛。三出复叶；叶片革质，顶端小叶长圆形，长 6~12 cm，顶生小叶比侧生小叶长约 2 倍，先端钝或近尖，基部近圆形，边缘略波状。总状花序由多数伞形花序组成，每一伞形花序隐藏于 2 个圆形的叶状苞片内，形似成串的铜钱；花萼裂齿披针形，有柔毛；花冠蝶形，白色，旗瓣椭圆形，翼瓣贴生于龙骨瓣；雄蕊 10，二体；雌蕊 1，花柱内弯。荚果长圆形，边缘具睫毛，通常有 2 节，先端有喙。

【分　　布】主产于江西、福建、台湾、广东、海南、贵州、云南。广西主要分布于靖西、南宁、贵港、北流、平南、苍梧、梧州、昭平、贺州、钟山、富川。

【采集加工】夏秋季采收，切片，鲜用或晒干。

【药材性状】茎枝圆柱形，直径 0.5~2 cm；黄绿色，被柔毛；三出复叶，叶片革质，长圆形，顶生小叶长 6~12 cm，比侧生小叶长约 2 倍，被柔毛；花序成排，形似成串的铜钱，

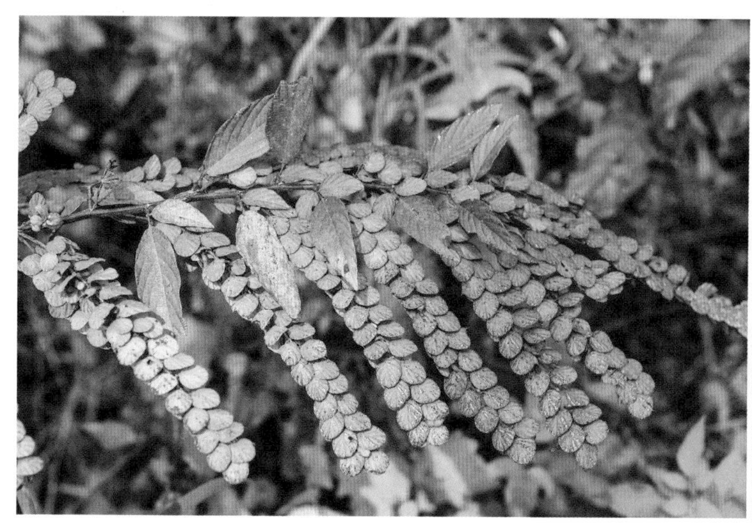

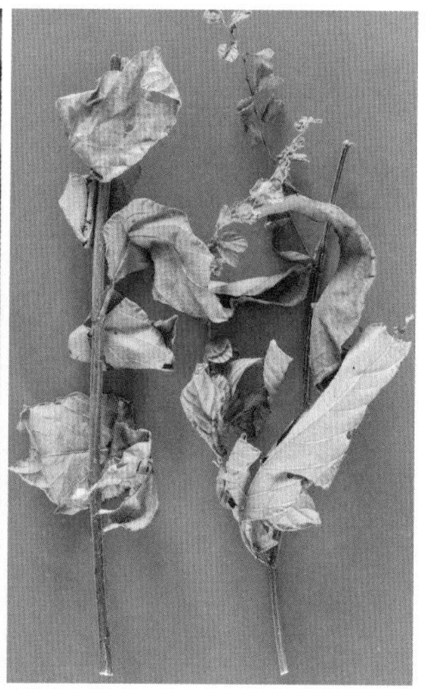

被柔毛。气微。

【性　　味】苦，平，有小毒。

【功效主治】清热毒，除湿毒，调气道、谷道。用于治疗贫疹（感冒），货咽妈（咽痛），发旺（风湿骨痛），佛浮（水肿），水蛊（鼓胀），图爹病（肝脾肿大），林得叮相（跌打损伤），额哈（毒蛇咬伤），发得（发热），牙疳。

【用法用量】内服：煎汤，6~15 g（鲜品 60~120 g）；或浸酒。外用：适量，捣烂敷患处。

【应用举例】

（1）治感冒，发热：排钱草叶 15 g，水煎服。

（2）治关节炎：鲜排钱草 120 g，黄酒 100 mL，水煎服。

（3）治蜈蚣咬伤：排钱草叶适量，与食盐少许共捣烂，敷伤口周围。

蒲公英

【壮　　名】Golinzgaeq

【别　　名】蒲公草、仆公英、黄花地丁、蒲公丁、狗乳草、奶汁草、黄花草、古古丁。

【来　　源】为菊科植物蒲公英 *Taraxacum mongolicum* Hand.–Mazz. 的全草。

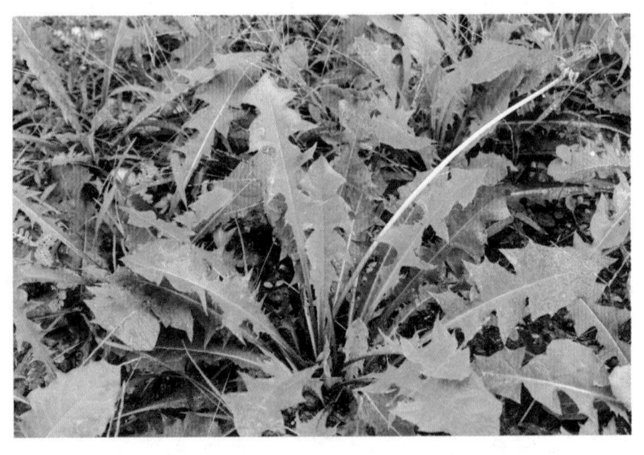

【植物形态】草本。全株含白色乳汁，被白色疏软毛。叶根生，排成莲座状；具叶柄，柄基部两侧扩大呈鞘状；叶片线状披针形、倒披针形或倒卵形，长 6~15 cm，宽 2~3.5 cm，先端尖或钝，基部狭窄，下延，边缘浅裂或不规则羽状分裂，裂片间有细小锯齿，绿色或有时在边缘带淡紫色斑迹，被白色蛛丝状毛。花茎上部密被白色蛛丝状毛；头状花序单一，全为舌状花，两性；总苞片多层，外面数层较短，卵状披针形，内面一层线状披针形，边缘膜质，具蛛丝状毛；花冠黄色，先端平截；雄蕊 5；雌蕊 1，子房下位。瘦果倒披针形，具纵棱，并有横纹相连，果上全部有刺状突起，果顶具喙；冠毛白色。

【分　　布】主产于东北地区、华北地区、华东地区、华中地区、西南地区。广西主要分布于那坡、隆林、南丹等。

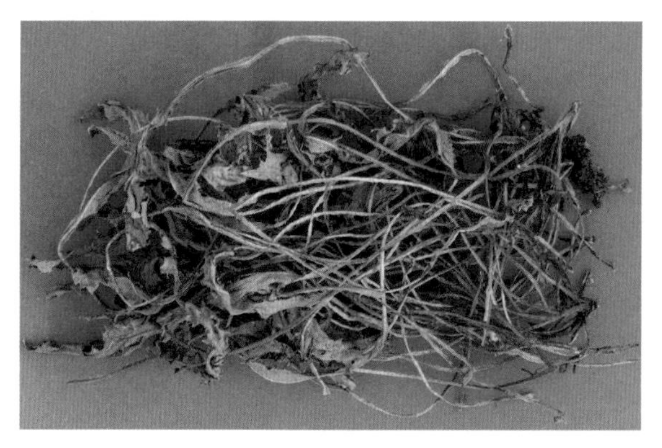

【采集加工】夏秋季采收，切段，鲜用或晒干。

【药材性状】全草呈皱缩卷曲的团块。根圆锥状，多弯曲，长 3~7 cm，表面棕褐色，抽皱，根头部有棕褐色或黄白色的茸毛，有的已脱落。叶基生，多皱缩破碎，完整叶展平呈倒披针形，长 6~15 cm。宽 2~3.5 cm，绿褐色或暗灰色，先端尖或钝，边缘倒向浅裂或羽状分裂，裂片齿牙状或三角形，基部渐狭，下延呈柄状，背面主脉明显，被蛛丝状毛。气微，味微苦。

【性　　味】甜，热。

【功效主治】清热毒，祛湿毒，利水道，消肿散结。用于治疗呗叮（疔疮），北嘻（乳痈），呗奴（瘰疬），货咽妈（咽痛），火眼，呗农（痈疮、痈肿），能蚌（黄疸），肉扭（淋证），埃（咳嗽），目赤肿痛，得凉（感冒），发得（发热），埃（咳嗽），额哈（毒蛇咬伤）。

【用法用量】内服：煎汤，9~18 g。外用：鲜品适量，捣烂敷患处；或煎汤熏洗患处。

【应用举例】

（1）治疖肿：蒲公英、败酱草各 15 g，穿心莲 3 g，水煎服。

（2）治急性乳腺炎：鲜蒲公英 60 g，香附 30 g，水煎，分 2 次服，每日 1 剂。

（3）治痈疮疔毒：蒲公英适量，捣烂敷患处，并和酒煎服，取汗。

蒲　桃

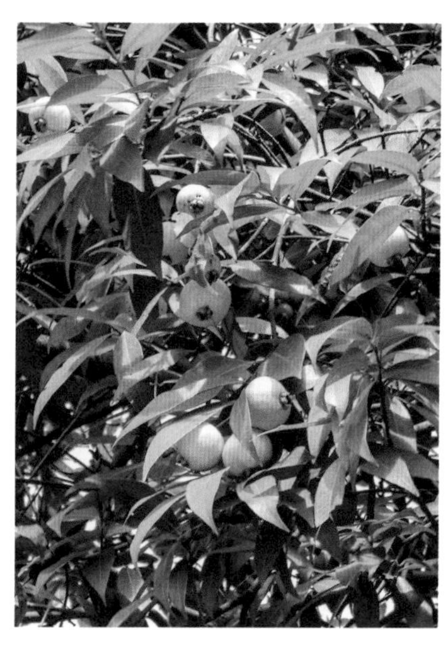

【壮　　名】Buzdauz

【别　　名】水桃树、水石榴、水蒲桃、水葡萄、香果、风鼓、南蕉、檐木。

【来　　源】为桃金娘科植物蒲桃 *Syzygium jambos*（L.）Alston 的果皮。

【植物形态】乔木。主干极短，多分枝。叶对生；叶片革质，披针形或长圆形，长 12~25 cm，宽 3~4.5 cm，先端长渐尖，基部阔楔形，叶面多透明

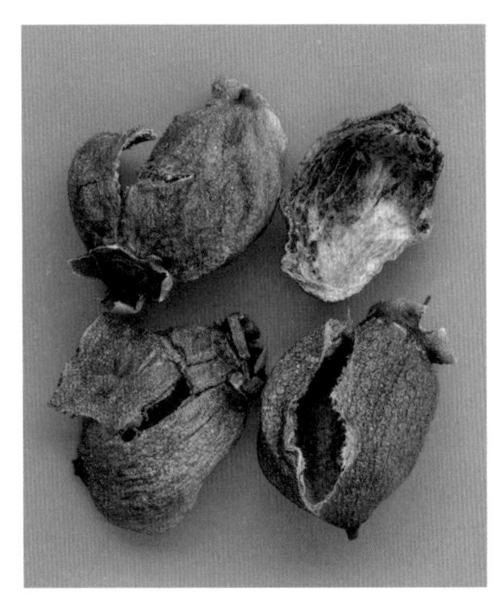

细小腺点，羽状脉，侧脉12~16对。聚伞花序顶生；花白色；花萼筒倒圆锥形，萼齿4，半圆形；花瓣4，分离，阔卵形；雄蕊多数，花药丁字型着生，纵裂；子房下位，花柱与雄蕊等长。果实球形，果皮肉质，成熟时黄色，有油腺点；种子1~2颗，多胚。

【分　　布】主产于台湾、福建、广东、贵州、云南。广西主要分布于上思、横县、南宁、隆安、大新、那坡、天峨、金秀、桂平、北流等。

【采集加工】夏季果实成熟时采收，除去种子，晒干。

【药材性状】果皮为不规则卷缩块状，长2~3.5 cm，宽1~2 cm；表面棕红色或棕褐色，有细微皱纹；内表面浅黄棕色，厚约1 mm，中心有花柱，长0. 5~1 cm；干时质脆，潮时质韧。气微，味甜、微涩。

【性　　味】苦、微涩，凉，有毒。

【功效主治】调龙路，利谷道。用于治疗屙意咪（痢疾），白冻（泄泻），外伤出血，呗叮（疔疮）。

【用法用量】内服：煎汤，6~15 g。外用：适量，捣烂敷患处；或研末撒于患处。

【应用举例】

（1）治腹泻，痢疾：蒲桃15 g，水煎服。

（2）治刀伤出血：鲜蒲桃适量，捣烂敷患处；或用干品研末撒于患处。

七叶一枝花

【壮　　名】Golienzcaetmbaw

【别　　名】蚤休、七叶一盏灯、中华王孙、独脚莲、铁灯台、七叶莲。

【来　　源】为百合科植物重楼 *Paris polyphylla* Smith 的根状茎。

【植物形态】多年生草本。根状茎肥厚，黄褐色，结节明显。茎直立，圆柱形，常带紫红色或青紫色，基部有1~3片膜质叶鞘包茎。叶轮生茎顶，通常7片；叶片长圆状披针形、倒卵状披针形或倒披针形，长8~27 cm，宽2~10 cm，先端急尖或渐尖，基部楔形，全缘，膜质或薄纸质。花梗出自轮生叶中央，通常比叶长，顶生1花；花两性，外轮花被片4~6，叶状，绿色，狭卵状披针形，内轮花被片狭条形，长超过外轮或近等长；雄

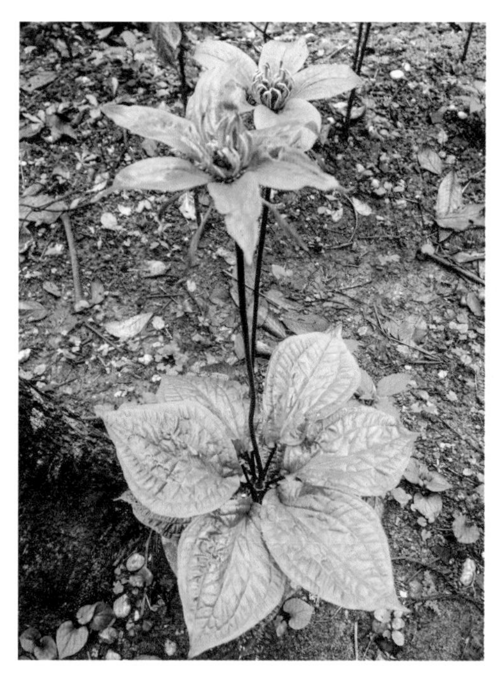

蕊 8~12，排成 2 轮，花药短，与花丝近等长或稍长，药隔在花药上方突出；子房近球形，具棱，花柱粗短，具 4~5 分支。蒴果球形，紫色，成熟时 3~6 瓣裂；种子多数，具鲜红色多浆汁的外种皮。

【分　　布】主产于江苏、浙江、安徽、江西、湖北、湖南、广东、福建、贵州等。广西主要分布于那坡等。

【采集加工】春秋季采收，将根状茎挖出后，洗净泥沙，除去须根，煮至透心，晒干。

【药材性状】根状茎类圆柱形，多平直，直径 1~2.5 cm；顶端及中部较膨大，末端渐细；淡黄棕色或黄棕色，具斜向环节，节间长 1.5~5 mm；上侧有半圆形或椭圆形凹陷的茎痕，直径 0.5~1.1cm，略交错排列，下侧有稀疏的须根及少数残留的须根；膨大顶端具凹陷的茎残基，有的环节可见鳞叶；质坚实，易折断，断面平坦，粉质，少数部分角质，粉质者粉白色，角质者淡黄色，可见草酸钙针晶束亮点。气微，味苦。

【性　　味】苦，寒，有小毒。

【功效主治】清热解毒，消肿止痛，凉肝定惊。用于治疗货咽妈（咽痛），呗农（痈疮、痈肿），额哈（毒蛇咬伤），林得叮相（跌打损伤），勒爷狠风（小儿惊风），北嘻（乳痈）。

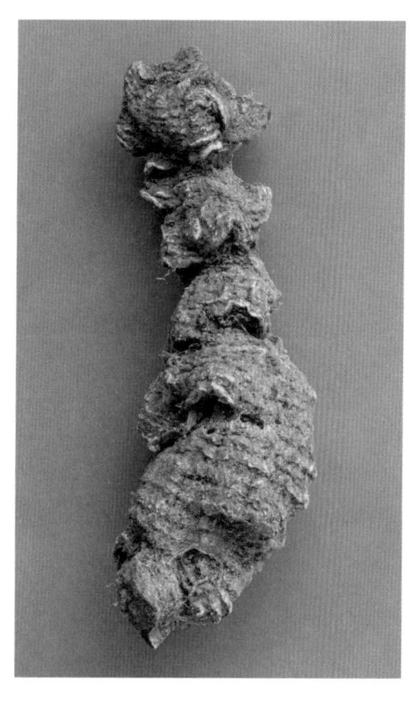

【用法用量】内服：煎汤，6~30 g。外用：适量，磨汁涂患处；或研末调敷患处；或鲜品捣烂敷患处。

【应用举例】

（1）治毒蛇咬伤：七叶一枝花 6 g，研末，温水送服，每日 2~3 次，另以七叶一枝花鲜根捣烂，或加甜酒酿捣烂敷患处。

（2）治新旧跌打内伤，止痛散瘀：七叶一枝花适量，童尿浸四五十天，洗净，晒干，研末，每服 1 g，酒或温水送服。

（3）治风毒暴肿，热肿：七叶一枝花、木鳖子（去壳）、半夏各 30 g，捣细为散，以醋调之。

千里光

【壮　　名】Gogoujleixmingz

【别　　名】千里及、千里急、百花草、九龙光、九里明。

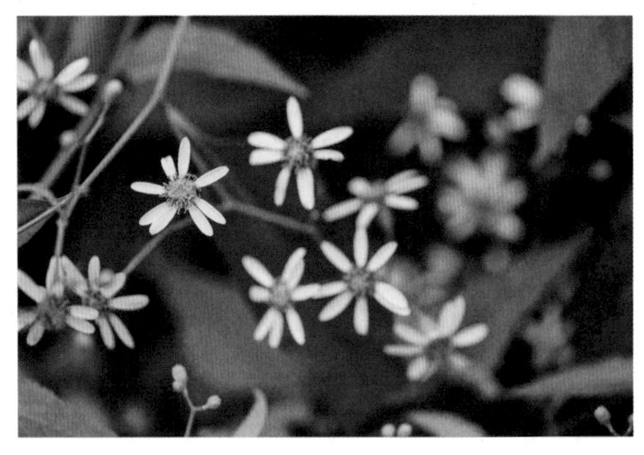

【来　　源】为菊科植物千里光 *Senecio scandens* Buch.-Ham. 的全草。

【植物形态】攀缘草本。茎曲折，初常被密柔毛，后脱毛，皮淡褐色。叶互生，具短柄；叶片卵状披针形至长三角形，长 6~12 cm，宽 2~4.5 cm，先端渐尖，基部宽楔形、截形、戟形或稀心形，边缘有浅或深齿，或叶的下部有 2~4 对深裂片，稀近全缘，两面无毛或背面被短柔毛。头状花序排列成复总状伞房花序，总花梗被密微毛，有细条形苞叶；总苞筒状，基部有数个条形小苞片；总苞片 1 层，条状披针形；舌状花黄色；筒状花多数。瘦果圆柱形，有纵沟；冠毛白色。

【分　　布】主产于江苏、浙江、广西、四川等。广西各地均有分布。

【采集加工】夏秋季采收，切段，鲜用或晒干。

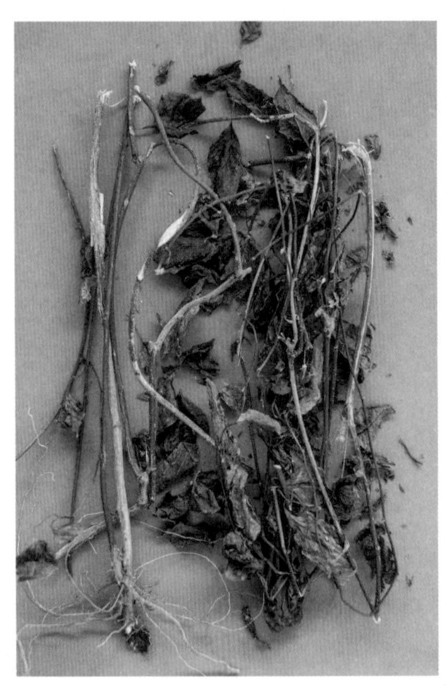

【药材性状】茎细长，直径 2~7 mm；深棕色或黄棕色，具细纵棱；质脆，易折断，断面髓部白色。叶多卷缩破碎，完整者展平呈椭圆状三角形或卵状披针形，边缘具不规则锯齿，暗绿色或灰棕色；质脆。有时枝梢带有枯黄色头状花序。瘦果有纵沟，冠毛白色。气微，味苦。

【性　　味】苦、辣，寒。

【功效主治】清热毒，除湿毒，调龙路，明目，杀虫，止痛。用于治疗贫痧（感冒），发得（发热），货咽妈（咽痛），肉扭（淋证），屙意咪（痢疾），能蚌（黄疸），能晗能累（湿疹），火眼，呗农（痈疮、痈肿），渗裆相（烧烫伤），急性扁桃体炎，航靠谋（腮腺炎），急性肠炎，菌痢，黄疸型肝炎，胆囊炎，急性尿路感染，目赤肿痛翳障，呗疔（疔疮），丹毒，干湿癣疮，滴虫性阴道炎，呗（无名肿毒）。

【用法用量】内服：煎汤，15~30 g。外用：适量，煎水洗患处；或熬膏搽患处；或鲜草捣烂敷患处。

【应用举例】

（1）治痈疽疮毒：鲜千里光 30 g，水煎服，另用鲜千里光适量，煎水洗患处，再用鲜千里光适量，捣烂敷患处。

（2）治疥疮，肿毒：千里光适量，煎水敷患处，另取千里光 30 g，水煎服。

（3）治咽喉肿痛：千里光 15 g，元参、七叶一枝花各 9 g，桔梗 6 g，甘草 3 g，水煎服。

三叉苦

【壮　　名】Gosamnga

【别　　名】三叉虎、三丫苦、跌打王、三椏苦、三岔叶。

【来　　源】为芸香科植物三叉苦 *Evodia lepta*（Spreng.）Merr. 的根。

【植物形态】灌木或小乔木。树皮灰白色，全株味苦。三出复叶对生；叶长圆形或长椭圆形，长 5~15 cm，宽 2~6 cm，先端长尖，基部楔形，全缘或不规则浅波状，纸质，有腺点。聚伞花序排成伞房花序式，腋生，花序轴及花梗初时被短柔毛，花后渐脱落；小苞片三角形；花单性，黄白色；花萼 4 深裂，广卵形至长圆形，有腺点；雄花的雄蕊 4；雌花退化，较花瓣短，子房上位，密被毛。蓇葖果 2~3，外果皮暗黄褐色至红褐色，具半透明的腺点。

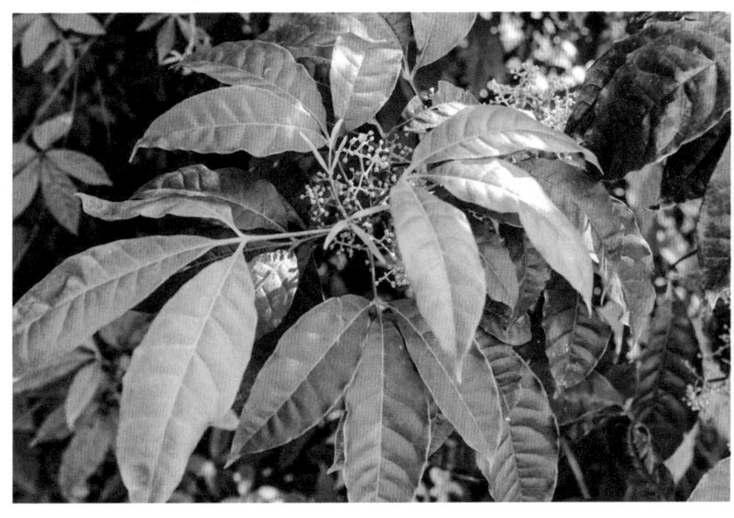

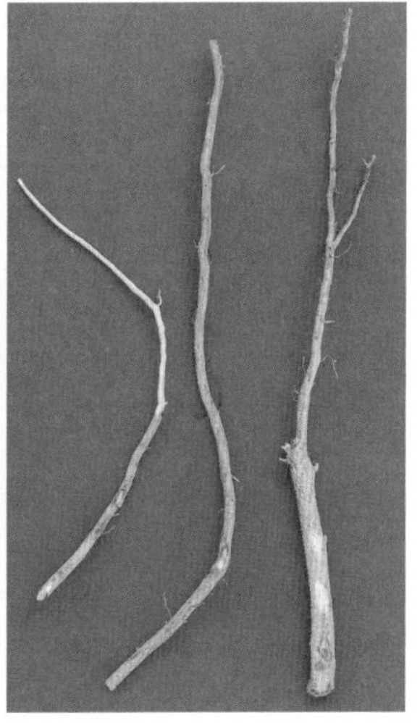

【分　　布】主产于福建、台湾、广东、海南、广西、云南。广西各地均有分布。

【采集加工】夏秋季采收，切段，鲜用或晒干。

【药材性状】根多为圆形或不规则斜切片，粗细不等；黄白色，有的可见点状或条状的皮孔；断面皮部薄，木部占绝大部分，黄白色；质坚硬。气微，味苦。

【性　　味】苦，寒。

【功效主治】清热毒，除湿毒，通龙路、火路，消肿止痛。用于治疗贫痧（感冒），林得叮相（跌打损伤），发旺（风湿骨痛），能啥能累（湿疹），皮炎，狠尹（疖肿），黄蜂蜇伤，流脑，乙脑，胃痛，货咽妈（咽痛），肺热咳嗽，疮疖肿毒。

【用法用量】内服：煎汤，20~45 g。外用：适量，捣烂敷患处。

【应用举例】

（1）治肺热咳嗽：三叉苦 45 g，水煎，调冰糖服。

（2）治外感痧气：三叉苦叶 60~90 g，水煎分数次服。

（3）治创伤感染发热：鲜三叉苦 30 g，水煎服。

桑

【壮　　名】Mbawsang

【别　　名】家桑、桑椹树。

【来　　源】为桑科植物桑 *Morus alba* L. 的根皮、枝、叶。

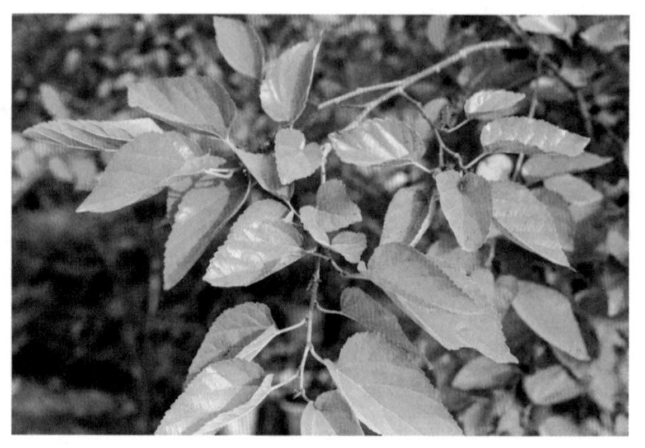

【植物形态】灌木或小乔木。树皮灰白色，有条状浅裂。单叶互生；叶片卵形或宽卵形，长 5~20 cm，宽 4~10 cm，先端锐尖或渐尖，基部圆形或近心形，边缘有粗锯齿或圆齿，有时有不规则的分裂，背面脉有短毛，腋间有毛，基出脉 3 条与细脉交织成网状；托叶披针形，早落。花单性，雌雄异株；雌、雄花序均排列成穗状葇荑花序，腋生；雌花序被毛；雄花花被 4，雄蕊 4，中央有不育的雌蕊；雌花具花被片 4，基部合生，柱头 2 裂。瘦果，多数密集成卵圆形或长圆形的聚合果，初时绿色，成熟后变肉质，黑紫色或红色。

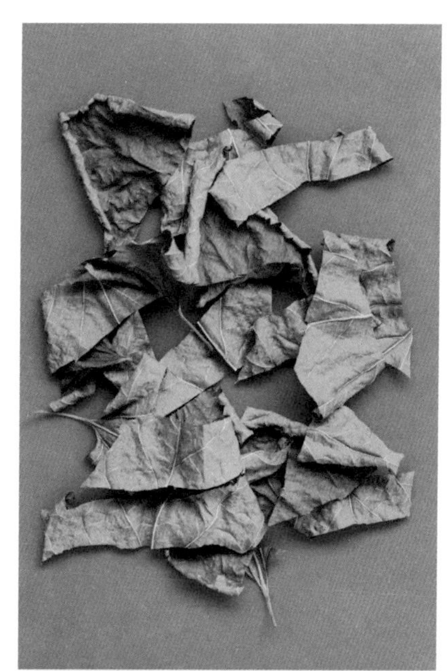

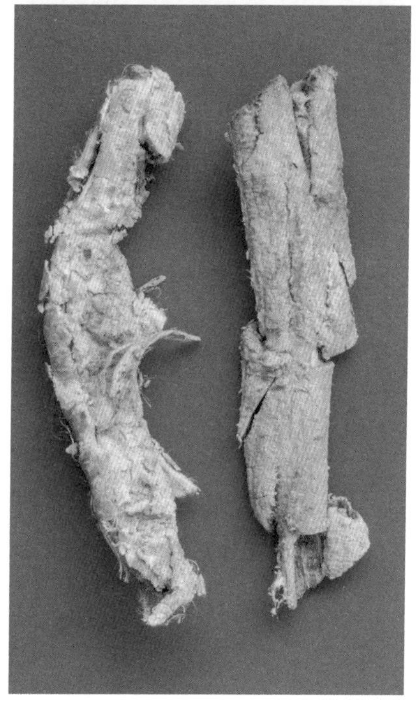

【分　　布】主产于安徽、浙江、江苏、四川、湖南。广西各地均有栽培。

【采集加工】叶未落时至翌春发芽前采挖根部，趁新鲜时除去泥土及须根，刮去黄棕色粗皮，纵向剖开皮部，剥取根皮晒干。

【药材性状】根皮呈扭曲的卷筒状、槽状或板片状，长短宽窄不一。外表面白色或淡黄白色，较平坦，有的残留橙黄色或棕黄色鳞片状粗皮；内表面黄白色或灰黄色，有细纵纹。体轻，质韧，纤维性强，难折断，易纵向撕裂，撕裂时有粉尘飞扬。气微，味微甜。

嫩枝呈长圆柱形，直径 0.5~1.5 cm。表面灰黄色或黄褐色，有多数黄褐色点状皮孔及细纵纹，并有灰白色略呈半圆形的叶痕和黄棕色的腋芽。质坚韧，不易折断；断面皮部较薄，木部黄白色，射线放射状，髓部白色或黄白色。气微，味淡。

叶多皱缩、破碎，完整者有柄，展平呈卵形或宽卵形，长 8~15 cm，宽 7~13 cm，先端渐尖，基部截形、圆形或心形，边缘有锯齿或钝锯齿，有的不规则分裂；腹面黄绿色或浅黄棕色，有的有小疣状突起，背面颜色稍浅，脉基具簇毛。质脆。气微，味淡、微苦涩。

【性　　味】苦、甜，寒。

【功效主治】祛风毒，调火路，清肺，明目。用于治疗贫痧（感冒），发得（发热），巧尹（头痛），优平（自汗、盗汗），埃（咳嗽），胸痛，货咽妈（咽痛），啊肉甜（消渴），目赤肿痛。

【用法用量】内服：煎汤，5~9 g，或入丸、散。外用：适量，煎水洗患处或捣烂敷患处。

【应用举例】

（1）治风眼下泪：腊月不落桑叶适量，煎汤日日温洗患处，或入芒硝。

（2）治咽喉红肿，牙痛：桑叶 9 g，水煎服。

（3）治小儿渴：桑叶适量，用生蜜逐叶上敷过，将线系叶蒂上绷，阴干，切细，水煎服。

龙　葵

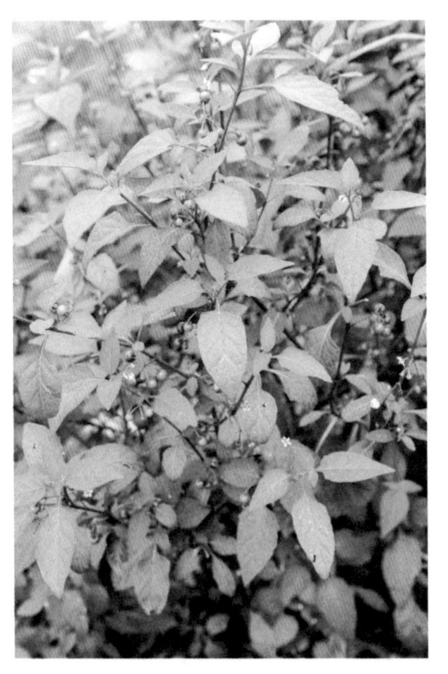

【壮　　名】Caekloekhauj

【别　　名】古钮菜、七粒扣、衣纽扣、公炮草、乌点规、白花菜。

【来　　源】为茄科植物少花龙葵 *Solanum photeinocarpum* Nakamura et Odashima 的全草。

【植物形态】草本。单叶互生；叶柄纤细；具疏柔毛；叶片薄，卵形至卵状长圆形，长 4~8 cm，宽 2~4 cm，先端渐尖，基部楔形，下延至叶柄而成翅，边缘微波状或具不规则波状粗齿，两面均具疏柔毛。花序近伞形；花小；萼绿色，5 裂，裂片卵形，具缘毛；花冠白色，筒部隐于萼内，5 裂，裂片卵状披针形；雄蕊 5，着生于花冠喉上，花丝极短，花药黏合成圆锥体，顶裂；子房 2 室，胚珠多数。浆果球状，幼时绿色，成熟后黑色。

【分　　布】我国南方地区均产。广西主要分布于马山、平南。

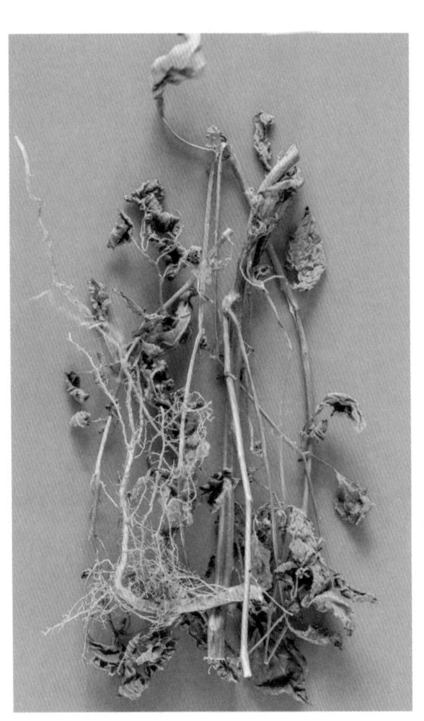

【采集加工】夏秋季采收，洗净，切段，晒干。

【药材性状】根圆柱形，侧根多数，表面淡黄色。茎圆柱形，有分枝，直径 2~10 mm，表面黄绿色，近无毛。质脆，易折断，断面白色。叶皱缩或破碎，灰绿色，展开呈卵状长圆形，长 4~8 cm，宽 2~4 cm，先端渐尖，基部楔形，下延至叶柄而成翅。气微，味微苦。

【性　　味】微苦，寒。

【功效主治】清热毒，利水道，调谷道，活血消肿。用于治疗屙意咪（痢疾），火眼，肉扭（淋证），货咽妈（咽痛），呗叮（疔疮），血压嗓（高血压），目赤。

【用法用量】内服：煎汤或捣汁服，15~30 g。外用：适量，捣烂敷患处。

【应用举例】

（1）治咽喉肿痛：鲜龙葵 90 g，捣烂绞汁，调第二次米泔水，加盐或醋少许服食，每次 1 汤匙，每日 3~4 次。

（2）治高血压：鲜龙葵 90 g，水煎服。如患者经常便溏者不宜服用。

（3）治膀胱炎，尿道炎：龙葵 、韩信草各 60 g，水煎，分 2 次服，连服 2~4 日。

蛇　莓

【壮　　名】Gohaungoux

【别　　名】蚕莓、鸡冠果、野杨梅、蛇含草、蛇泡草、蛇盘草、麻蛇果。

【来　　源】为蔷薇科植物蛇莓 *Duchesnea indica*（Andrews）Focke 的全草。

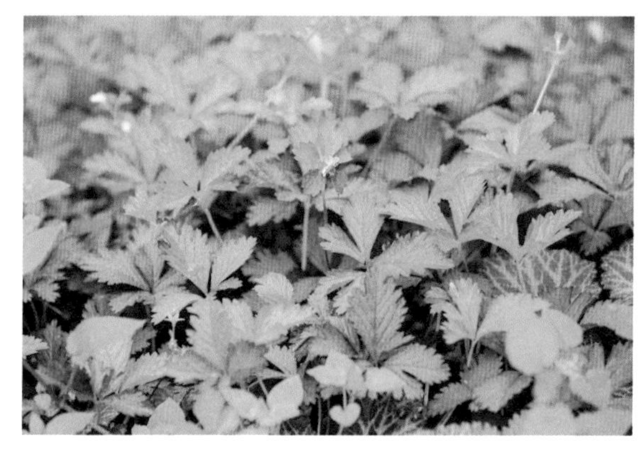

【植物形态】草本。匍匐茎多数，有柔毛，在节处生不定根。基生叶数个，茎生叶互生，三出复叶；叶柄有柔毛；托叶窄卵形至宽披针形；小叶片倒卵形至菱状长圆形，长 2~3 cm，宽 1~3 cm，先端钝，边缘有钝锯齿。花单生于叶腋，有柔毛；萼片 5，卵形，先端锐尖，外面有散生柔毛；副萼片 5，倒卵形，比萼片长，先端常具锯齿；花瓣 5，倒卵形，黄色，先端圆钝；雄蕊 20~30；心皮多数，离生；花序托在果期膨大，海绵质，鲜红色，有光泽，外面有长柔毛。瘦果卵形，鲜时有光泽。

【分　　布】全国大部分地区均产。广西主要分布于龙州、邕宁、来宾、贵港、桂平、平南、玉林、容县、藤县、梧州、贺州、富川、灌阳、全州、资源、龙胜、罗城、南丹、凤山。

【采集加工】6~11 月采收，洗净，鲜用或晒干。

【药材性状】全草多缠绕成团，被白色茸毛，具匍匐茎。叶互生；三出复叶；基生叶的叶柄长 6~10 cm；小叶多皱缩，完整者展平呈倒卵形，长 1.5~4 cm，宽 1~3 cm，基部偏斜，边缘有钝齿，黄绿色，腹面近无毛，背面被疏毛。花单生于叶腋，具长柄，花萼宿存。聚合果棕红色，瘦果小。气微，味微涩。

【性　　味】甜、酸，寒，有小毒。

【功效主治】清热毒，除湿毒，祛风毒，通气道，调龙路、火路。用于治疗贫痧（感冒），发得（发热），埃（咳嗽），货咽妈（咽痛），屙意咪（痢疾），呗农（痈疮、痈肿），呗叮（疔疮），渗裆相（烧烫伤），渗裂（血证），狠尹（疖肿），病淋勒（崩漏），额哈（毒蛇咬伤），航靠谋（腮腺炎），月经不调，惊痫，能蚌（黄疸），目赤，口疮。

【用法用量】内服：煎汤，9~15 g（鲜品 30~60 g）；或捣汁。外用：适量，捣烂敷患处；或研末撒患处。

【应用举例】

（1）治吐血，咯血：鲜蛇莓 60 g，捣烂绞汁 1 杯，加冰糖少许，炖服。

（2）治眼结膜炎，角膜炎：鲜蛇莓根 3~5 株，洗净捣烂，置净杯内，加入菜油 1~2 茶匙，每日蒸 1 次，点眼用，每日 3~4 次，每次 2~3 滴，每剂可用 1~2 日。

（3）治咽喉肿痛：鲜蛇莓适量，炖汤内服及漱口。

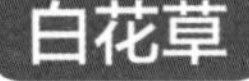

白花草

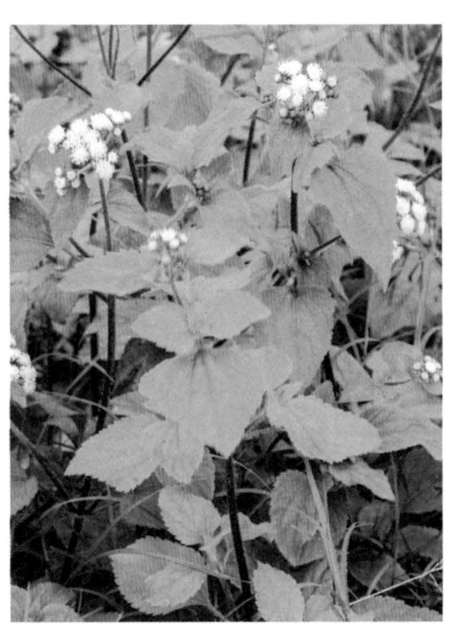

【壮　　名】Nyangayouz

【别　　名】脓泡草、绿升麻、白毛苦、广马草、白花臭草、消炎草、胜红药。

【来　　源】为菊科植物藿香蓟 *Ageratum conyzoides* L. 的全草。

【植物形态】草本。茎枝淡红色，通常上部绿色，具白色尘状短柔毛或长茸毛。叶对生，茎上部互生；叶柄生白色短柔毛及黄色腺点；叶片卵形，长 5~13 cm，宽 2~5 cm，茎上部叶及下部叶片渐小，多为卵形或长圆形，叶先端急尖，基部钝或宽楔形，边缘有钝齿。头状花序于茎顶排列成伞房状花序；

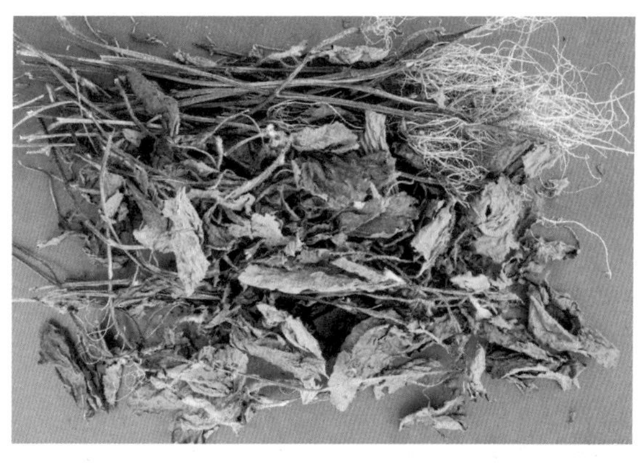

总苞钟状或半球形，突尖；总苞片 2 层，长圆形或披针状长圆形，边缘撕裂状；花冠淡紫色，全部管状，先端 5 裂。瘦果黑褐色，5 棱，冠毛膜片 5 或 6 个，通常先端急狭或渐狭成长或短芒状。

【分　　布】主产于福建、广东、广西、云南、贵州。广西各地均有分布。

【采集加工】夏秋季采收，除去根部，切段，鲜用或晒干。

【药材性状】全株被粗毛，须根多数，黄白色。茎绿色稍带紫色，直径 1~2 cm，多分枝。叶对生，上部互生；微皱缩，展平后呈卵形，长 5~13 cm，先端钝圆，基部钝或浑圆，罕有心形的，叶缘钝齿状。头状花序小。有特殊气味。

【性　　味】辣、苦，寒。

【功效主治】清热毒，除湿毒。用于治疗贫痧（感冒），货咽妈（咽痛），口舌生疮；陆裂（咳血），渗裂（血证），病淋嘞（崩漏），脘腹疼痛；林得叮相（跌打损伤），外伤出血；呗农（痈疮、痈肿），能晗能累（湿疹），呗叮（疔疮），风湿痹痛。

【用法用量】内服：煎汤，15~30 g，鲜品加倍。外用：适量，捣烂敷患处，或研末吹喉或调敷。

【应用举例】

（1）治感冒发热：鲜白花草 60 g，水煎服。

（2）治外伤出血：白花草适量，捣烂敷患处。

（3）治鼻出血：白花草鲜叶搓烂塞鼻。

万寿菊

【壮　　名】Nyagumhvaj

【别　　名】黄芙蓉花、黄菊、红花、柏花、里苦艾、蜂窝菊、金花菊、金鸡菊。

【来　　源】为菊科植物万寿菊 *Tagetes erecta* L. 的花。

【植物形态】一年生草本。茎直立，粗壮，具纵条棱；分枝上平展。叶对生；叶片羽状深裂，裂片长椭圆形或披针形，长 5~10 cm，宽 4~8 cm，边缘具锐锯齿，上部叶裂片的齿端有长细芒，沿叶缘有少数腺体。头状花序单生，花序梗顶端棍棒状膨大；总苞

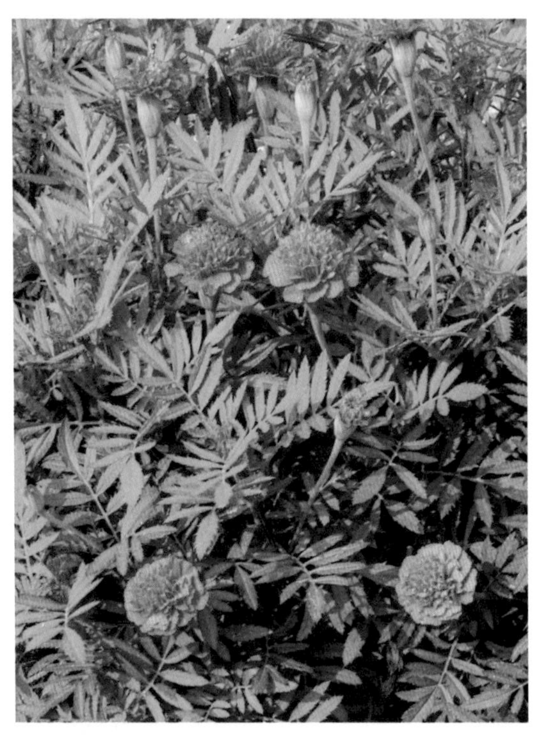

杯状，先端具齿尖；舌状花的花冠黄色或暗橙色，舌片倒卵形，基部收缩成长爪，先端微弯缺；筒状花，花冠黄色，先端具5齿裂。瘦果，线形，基部缩小，黑色或褐色，被短微毛；冠毛有1~2枚长芒和2~3枚短而钝的鳞片。

【分　　布】我国各地均产。广西主要分布于隆林、西林、那坡、东兰、上林、苍梧。

【采集加工】秋季采摘，洗净，晾干。

【药材性状】圆筒形，直径0.8~1.5 cm，花序梗顶端棍棒状膨大；总苞1层，长1.8~2 cm，杯状，先端具齿尖；舌状花的花冠黄色或暗橙色，舌片长（2）9 cm，多皱缩，展平后倒卵形，筒状花较多，外露。

【性　　味】苦，凉。

【功效主治】清热毒，祛风毒，化痰。用于治疗头晕目眩，火眼，勒爷狠风（小儿惊风），埃（咳嗽），唪唉百银（百日咳），北嘻（乳痈），上呼吸道感染，火眼（急性结膜炎），牙痛，货咽妈（咽痛），京瑟（闭经），呗农（痈疮、痈肿）。

【用法用量】内服：煎汤，9~15 g。外用：适量，煎水熏洗患处。

【应用举例】

（1）治百日咳：万寿菊15头，煎水，兑红糖服。

（2）治气管炎：鲜万寿菊30 g，水朝阳9 g，紫菀6 g，水煎服。

（3）治腮腺炎，乳腺炎：万寿菊、重楼、银花各适量，共研末，酸醋调匀敷患处。

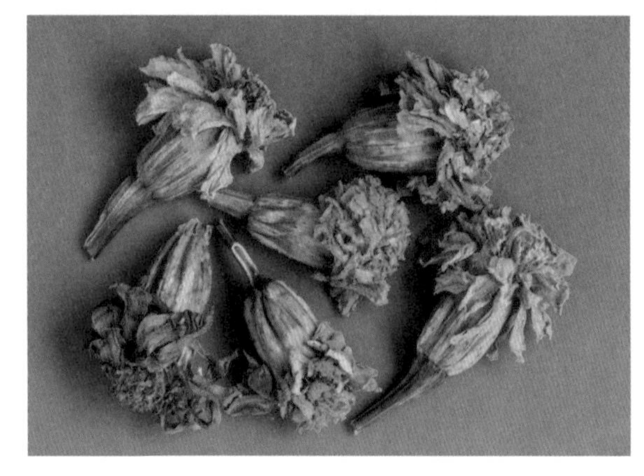

乌蔹莓

【壮　　名】Uhlenzmeiz

【别　　名】五叶莓、乌蔹草、五叶藤、五爪龙草、母猪藤、小母猪藤。

【来　　源】为葡萄科植物乌蔹莓 *Cayratia japonica*（Thunb.）Gagnep. 的地上部分。

【植物形态】草质藤本。茎带紫红色，有纵棱；卷须二歧分叉，与叶对生。鸟足状复叶互生；小叶 5，膜质，椭圆形、椭圆状卵形至狭卵形，长 2.5~8 cm，宽 2~3.5 cm，先端急尖至短渐尖，有小尖头，基部楔形至宽楔形，边缘具疏锯齿，中间小叶较大而具较长的小叶柄，侧生小叶较小；托叶三角状，早落。聚伞花序呈伞房状；花小，黄绿色；花萼不明显；花瓣 4；雄蕊 4，与花瓣对生；花盘肉质，浅杯状；子房陷于 4 裂的花盘内。浆果卵圆形，成熟时黑色。

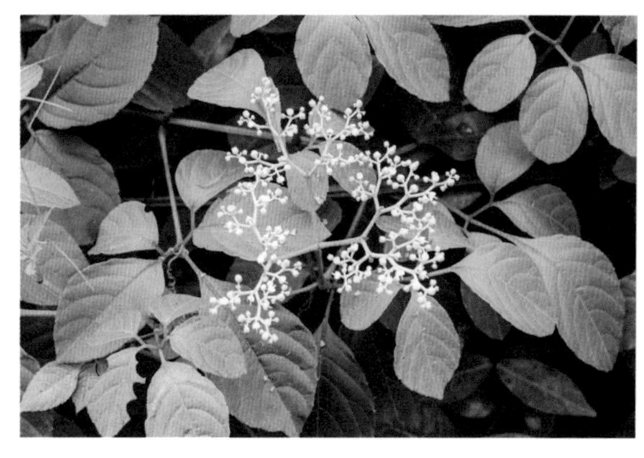

【分　　布】主产于江苏、浙江、江西、湖南、贵州、四川、福建、广东、广西。广西主要分布于乐业、那坡、德保、平果、隆安、马山、凭祥、桂平、武鸣。

【采集加工】夏秋季割取藤茎或挖出根部，除去杂质，洗净，切段，鲜用或晒干。

【药材性状】茎圆柱形，扭曲，有纵棱，多分枝，带紫红色；卷须二歧分叉，与叶对生。叶皱缩，展平为鸟足状复叶；小叶 5，椭圆形、椭圆状卵形至狭卵形，边缘具疏锯齿，两面中脉有茸毛或近无毛，中间小叶较大，有长柄，侧生小叶较小；叶柄长可达 4 cm 以上。浆果卵圆形，成熟时黑色。气微，味苦、涩。

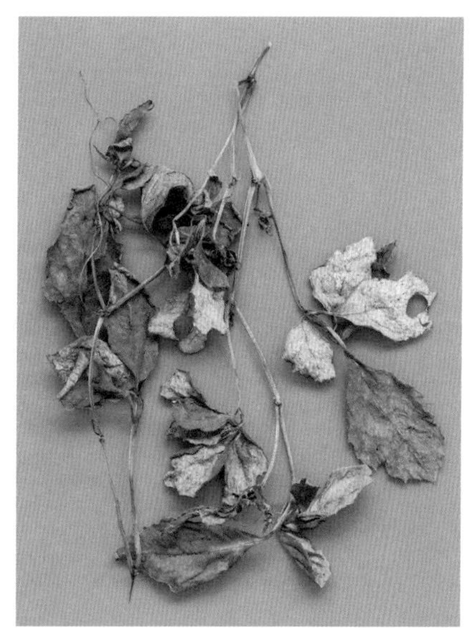

【性　　味】苦、酸，寒。

【功效主治】解热毒，祛湿毒，通龙路，调气道。用于治疗呗农（痈疮、痈肿），呗叮（疔疮），丹毒；货咽妈（咽痛），额哈（毒蛇咬伤），渗裆相（烧烫伤），发旺（风湿骨痛），能蚌（黄疸），肉扭（淋证），肉裂（尿血）。

【用法用量】内服：煎汤，15~30 g；浸酒或捣汁饮。外用：适量，捣烂敷患处。

【应用举例】

（1）治蜂螫伤：乌蔹莓鲜叶适量，煎水洗患处。

（2）治喉痹：乌蔹莓、马兰菊、车前草各一握，捣汁，徐徐饮之。

（3）治乳腺炎：鲜乌蔹莓适量，捣烂敷患处。

无根藤

【壮　　名】Fazgyaz

【别　　名】过天藤、流离网、鱼缸藤、飞扬藤、半天云、雾水藤、蜈蚣藤、无娘藤、飞天藤、罗网藤。

【来　　源】为樟科植物无根藤 *Cassytha filfiformis* Linn. 的全草。

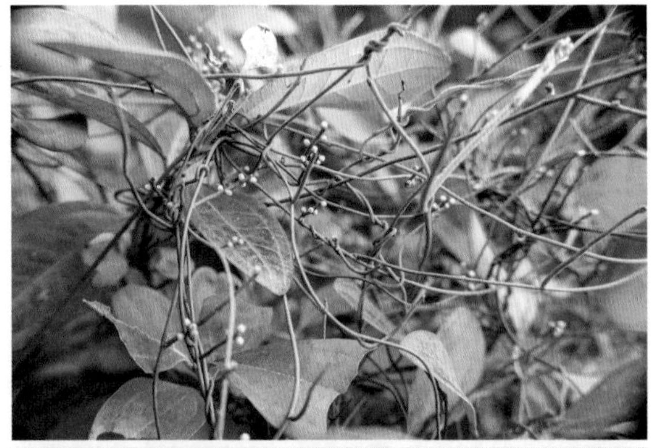

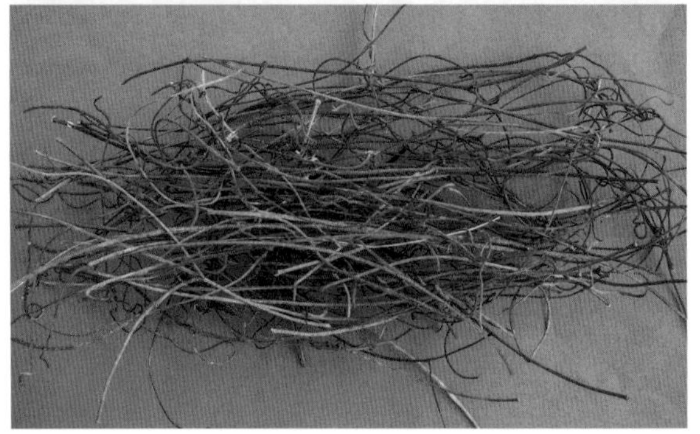

【植物形态】寄生缠绕草本。茎绿色或绿褐色，无毛或稍有毛，细长线形，以盘状吸根攀附于其他植物上。叶退化为微小的三角状鳞片。花极小，两性，白色，长 2 mm 以内，无梗，集成疏散的穗状花序，密被锈色短柔毛，有微小苞片；花被裂片 6，排成 2 轮，外轮 3 枚小，近圆形，内轮 3 枚大，卵形；能有雄蕊 9，第一、第二轮雄蕊花药 2 室，内向瓣裂，第三轮雄蕊花丝基部有 1 对无柄腺体，花药 2 室，室向外；退化雄蕊 3，位于最内轮，三角形，具柄；子房卵球形，上位，1 室，包藏于花后增大的肉质果托内，花柱粗壮；柱头头状。浆果小，球形，直径约 7 mm，花被宿存。

【分　　布】主产于浙江、江西、福建、台湾、湖南、广东、广西、贵州、云南等。

【采集加工】全年均可采收，除去杂质，干燥。

【药材性状】本品呈细长圆柱形，略扭曲，直径 1~2.5 mm，表面黄绿色或黄褐色，具细纵皱纹和黄棕色毛，稍粗糙，在分枝处可见有小鳞片，常在扭曲处有盘状吸根。花小，排成穗状花序，长 2~5 cm。果卵球形，包藏于肉质果托内，顶端开口，直径约 4 mm，无梗。质脆，折断面皮部具纤维性，木部呈黄白色。气微，味淡。

【性　　味】甜、苦，寒。

【功效主治】清热毒，除湿毒，通龙路。用于治疗火眼（结膜炎），埃（咳嗽），能蚌（黄疸），屙意囊（便秘），喯疳（疳积），渗裂（血证），佛浮（水肿），呗农（痈疮、痈肿），呗叮（疔疮），渗裆相（烧烫伤）。

【用法用量】内服：煎汤，9~15 g。外用：鲜品适量，捣烂敷患处。

【应用举例】

（1）治尿路结石：无根藤 60 g，地骨皮、木通、灯芯草各 12 g，水煎服。

（2）治痢疾：无根藤、叶下珠各 15 g，樟木 9 g，水煎服。

（3）治糖尿病：鲜无根藤 30 g，赤小豆、山草薢各 9 g，水煎服。

狗脚迹

【壮　　名】Baetmaenzsaeq

【别　　名】乌云盖雪、小痴头婆、铁包金、梵天花。

【来　　源】为锦葵科植物梵天花 *Urena procumbens* L. 的全草。

【植物形态】小灌木。小枝被星状茸毛。叶互生；托叶钻形，早落；茎下部叶掌状 3~5 深裂，圆形而狭，长 1.5~6 cm，宽 1~4 cm，先端钝，基部圆形至近心形，具锯齿，裂片菱形或倒卵形，两面均被星状短硬毛，上部的叶通常 3 深裂。花单生或近簇生，小苞片基部合生，疏被星状毛；萼片卵形，尖头，被星状毛；花冠淡红色；雄蕊柱与花瓣等长。果实球形，表面具刺和长硬毛，刺端有倒钩。

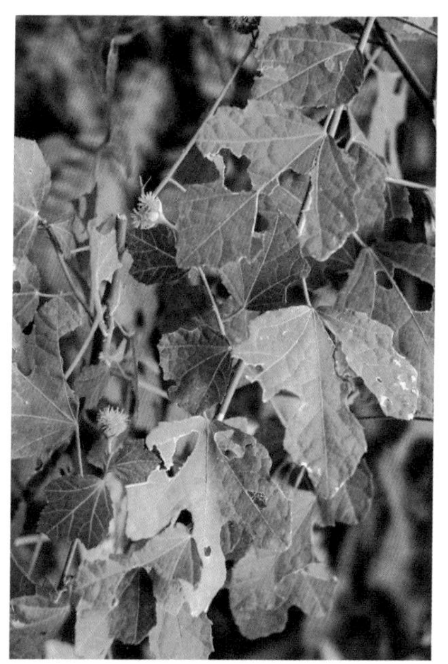

【分　　布】主产于浙江、江西、福建、台湾、湖南、海南、广东。广西主要分布于南宁、邕宁、武鸣、博白、陆川、平南、富川。

【采集加工】秋冬季采收，洗净，切段，晒干。

【药材性状】茎圆柱形，棕黑色，幼枝暗绿色

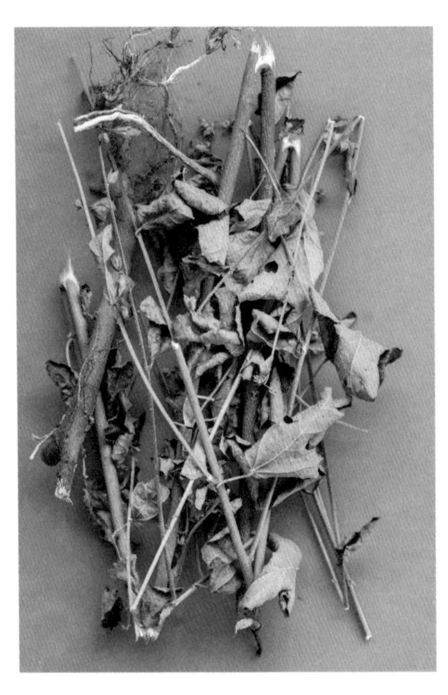

至灰青色；质坚硬，纤维性，木部白色，中心有髓。叶通常 3~5 深裂，裂片倒卵形或菱形，灰褐色至暗绿色，微被毛；幼叶卵圆形。蒴果腋生，扁球形，被茸毛和倒钩刺，果皮干燥厚膜质，副萼宿存。

【性　　味】甜、苦，寒。

【功效主治】祛湿毒，清热解毒，消肿止痛。用于治疗发旺（风湿骨痛），白冻（泄泻），屙意咪（痢疾），贫痧（感冒），货咽妈（咽痛），埃（咳嗽），呗农（痈疮、痈肿），林得叮相（跌打损伤），额哈（毒蛇咬伤），狂犬病等。

【用法用量】内服：煎汤或炖肉，干品 15~30 g（鲜品 60~90 g）。外用：适量，捣烂敷患处。

【应用举例】

（1）治风毒流注：狗脚迹 120 g，羊肉 240 g，酌加酒水各半炖 3 小时服，每日 1 次。

（2）治痢疾：狗脚迹 9~15 g，水煎服。

狗仔花

【壮　　名】Vagoujcaij

【别　　名】万重花、展叶斑鸠菊、狗籽菜、鲫鱼草。

【来　　源】为菊科植物咸虾花 *Vernonia patula*（Dryand.）Merr. 的全草。

【植物形态】草本。茎、枝圆柱形，具明显条纹，被灰色短柔毛。叶互生；叶片卵状椭圆形，长 2~9 cm，宽 1~5 cm，先端钝或短尖，基部宽楔状狭成叶柄，边缘波状或有浅齿，背面有灰色密柔毛，具腺点。头状花序较大；总苞扁球形，总苞片 4~5 层，绿色，卵状披针形，锐尖，外面有短柔毛；花冠筒状，淡红紫色，裂片线状披针形。

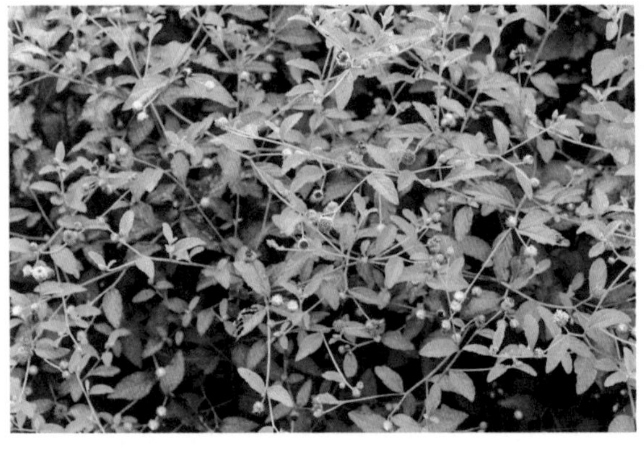

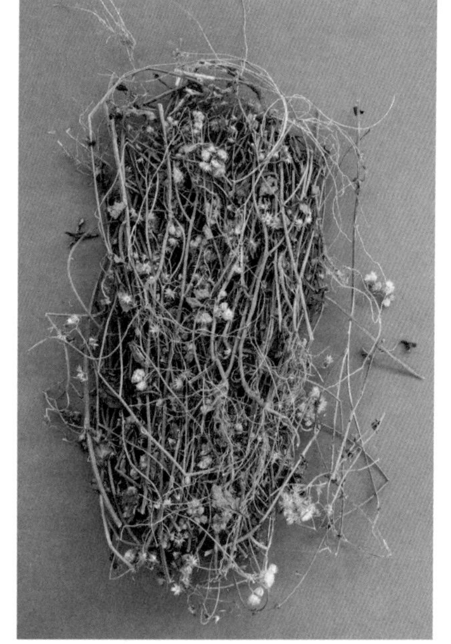

瘦果近圆柱形，具4~5棱，有腺点；冠毛白色，1层，糙毛状，近等长，易脱落。

【分　　布】主产于云南、贵州、广东、福建、浙江。广西主要分布于田阳、大新、龙州、扶绥、马山、上林、玉林、昭平。

【采集加工】秋冬季采收，洗净，切段，晒干。

【药材性状】主茎粗4~8 mm，茎枝均呈灰棕色或黄绿色，有明显的纵条纹及灰色短柔毛，质坚而脆，断面中心有髓。叶互生，多破碎，灰绿色至黄棕色，被灰色短柔毛。小枝通常带果序，瘦果圆柱形，有4~5棱，无毛，有腺点；冠毛白色，易脱落。气微，味微苦。

【性　　味】苦、辣，平。

【功效主治】清热毒，祛风毒，除湿毒，解瘴毒，散瘀消肿。用于治疗贫痧（感冒），发得（发热），白冻（泄泻），屙意咪（痢疾），发旺（风湿骨痛），能晗能累（湿疹），呗叮（疔疮），狠尹（疖肿），北嘻（乳痈），呗奴（瘰疬），林得叮相（跌打损伤），瘴疟（疟疾）。

【用法用量】内服：煎汤，15~30 g（鲜品30~60 g）。外用：适量，煎水洗或捣烂敷患处。

【应用举例】

（1）治感冒风热：狗仔花、山芝麻各30 g，水煎，每日分2次服。

（2）治乳腺炎：狗仔花60 g，和酒捣汁，加温内服，第一日2次，以后每日1次。病情重者，兼用药渣敷患处。

广豆根

【壮　　名】Lagdujbyaj

【别　　名】柔枝槐、山豆根、苦豆根。

【来　　源】为豆科植物越南槐 *Sophora tonkinensis* Gagnep. 的根。

【植物形态】小灌木，直立或平卧。根圆柱状，少分支，根皮黄褐色。茎分枝少，密被短柔毛。奇数羽状复叶，互生；小叶片11~19，椭圆形或长圆状卵形，长

1~2.5 cm，宽 0.5~1.5 cm，顶生小叶较大，先端急尖或短尖，基部圆形，腹面疏被短柔毛，背面密被灰棕色短柔毛。总状花序顶生，密被短柔毛；花萼阔钟状，先端 5 裂；花冠黄白色，旗瓣卵圆形，先端凹，基部具短爪，翼瓣长于旗瓣，基部具三角形耳；雄蕊 10，离生；子房圆柱形，密被长柔毛。荚果密被长柔毛，在种子间成念珠状。

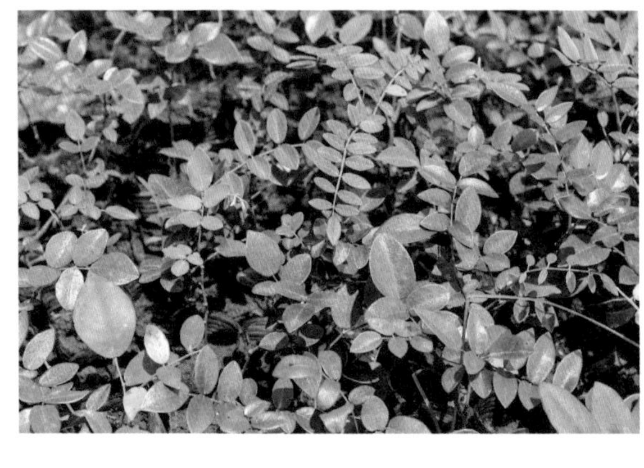

【分　　布】主产于广东、云南、贵州。广西主要分布于武鸣、龙州、德保、靖西、那坡、田阳、田林、乐业、凤山、南丹、河池、都安、罗城。

【采集加工】秋冬季采收，洗净，切片，晒干。

【药材性状】根长圆柱形，有时分支，略弯曲，长短不一，直径 0.7~1.5 cm，表面棕色至黑棕色，有不规则的纵皱纹及突起的横长皮孔；质坚硬，难折断，断面略平坦，皮部淡黄棕色，木部淡黄色。微有豆腥气，味极苦。

【性　　味】苦，寒。

【功效主治】清热毒，调气道、谷道，止痛。用于治疗货咽妈（咽痛），埃（咳嗽），屙意咪（痢疾），仲嘿喯尹（痔疮），痂（癣），额哈（毒蛇咬伤），牙龈肿痛，能蚌（黄疸），屙意囊（便秘）。

【用法用量】内服：煎汤或磨汁，5~15 g。外用：适量，含漱或捣烂敷患处。

【应用举例】

（1）治积热，咽喉闭塞肿痛：广豆根 30 g，北大黄、川升麻、生朴硝各 15 g。研末，炼如黄豆大蜜丸，每一粒以薄棉絮包裹，少痛便含咽液。

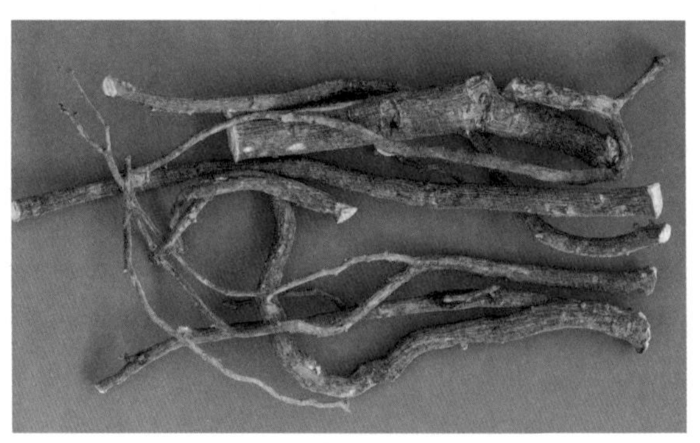

（2）治齿痛：广豆根 1 片，含于痛处。

（3）治热肿：广豆根适量，水研浓汁涂患处，干即再涂。

广藿香

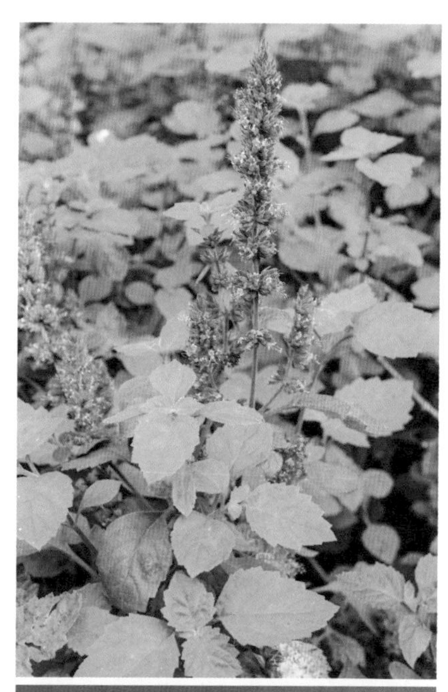

【壮　　名】Gohwyangh

【别　　名】藿香、海藿香、枝香。

【来　　源】为唇形科植物广藿香 *Pogostemon cablin*（Blanco）Benth. 的全草。

【植物形态】草本。茎被毛。叶对生；揉之有特异香气；叶片卵圆形或长椭圆形，长 5~10 cm，宽 4~7.5 cm，先端短尖或钝圆，基部阔而钝或楔形而稍不对称，叶缘具不整齐的粗钝齿，两面皆被茸毛；叶脉于背面凸起，腹面稍凹下，有的呈紫红色，叶面不平坦。轮伞花序密集，组成穗状花序，具总花梗；花萼筒状；花冠筒伸出萼外，冠檐近二唇形，上唇 3 裂，下唇全缘；雄蕊 4，外伸，花丝被染色。小坚果近球形，稍压扁。

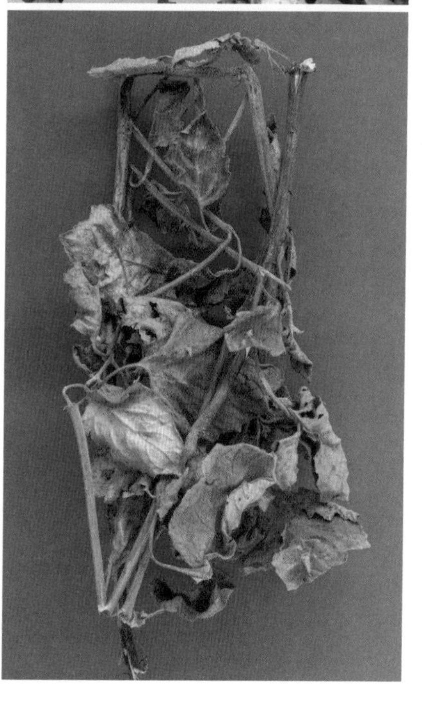

【分　　布】主产于广东、海南。广西各地均有栽培。

【采集加工】夏秋冬季采收，洗净，切段，晒干。

【药材性状】全株长 30~60 cm，多分枝，枝条稍曲折。茎钝方柱形，直径 2~7 mm，节间长 3~13 cm；外皮灰褐色、灰黄色或带红棕色；质脆，易折断，断面中心有髓；基部老茎近圆柱形，直径 1~1.2 cm，具褐色栓皮。叶对生；叶片皱缩成团，展平呈卵形或椭圆形，长 4~9 cm，宽 3~7 cm，两面均被灰白色茸毛，先端短尖或钝圆，基部楔形或钝圆，边缘具大小不规则的钝齿；叶柄长 2~4 cm，被柔毛。气特异，味微苦。

【性　　味】辣，微热。

【功效主治】调谷道，除湿毒，解暑，止呕。用于治疗中暑，鹿（呕吐），白冻（泄泻），头痛，食欲不振。

【用法用量】内服：煎汤，3~10 g（鲜品加倍），不宜久煎；或入丸散。外用：适量，煎水含漱，或浸泡患处，或研末调敷患处。

【应用举例】

（1）治上呼吸道感染发热：广藿香、青蒿各 10 g，香薷 6 g，野菊花 15 g。制成冲剂，每次 15 g，温水冲服。

（2）治手足癣：广藿香 30 g，黄精、生军、皂矾各 12 g，浸入 1000 mL 米醋内 7~8 日，去渣，将患部浸入药液内，每日 1~3 次，每次 20~30 分钟。次数愈多，时间愈长，效果愈佳。

（3）香口去臭：广藿香适量，洗净，煎汤，时时含漱。

白花地胆草

【壮　　名】Gohaizcauj

【别　　名】地胆头、苦地胆、苦龙胆草、草鞋底、铁灯台。

【来　　源】为菊科植物白花地胆草 *Elephantopus tomentosus* L. 的全草。

【植物形态】草本。根状茎粗壮。茎具棱条，被白色开展的长柔毛，具腺点。叶互生，茎下部叶长圆状倒卵形，长 8~20 cm，宽 3~5 cm，先端尖，基部渐狭成具翅的柄，稍抱茎；茎上部叶椭圆形，近无柄或具短柄，最上部叶极小，均具有小尖的锯齿，稀近全缘，背面密被长柔毛和腺点。头状花序在茎枝顶端密集成复头状花序；总苞长圆形，外层 4，披针状长圆形，内层 4，椭圆状长圆形，被疏贴短毛和腺点；花 4 枚，花冠白色，漏斗状。瘦果长圆状线形；冠毛污白色。

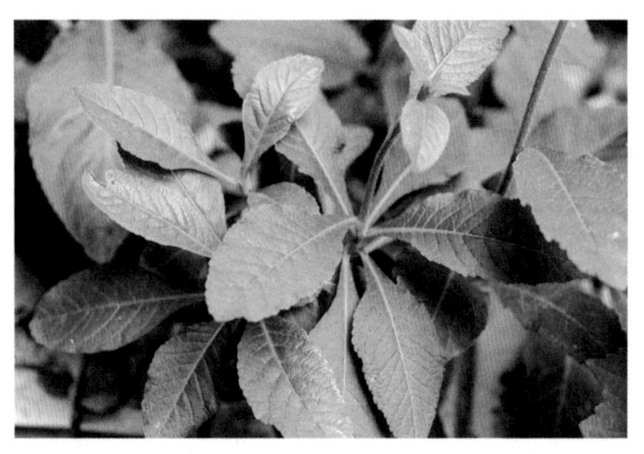

【分　　布】主产于广东、福建、江西。广西主要分布于防城港、上思。

【采集加工】夏末采收，洗净，鲜用或晒干。

【药材性状】全长 15~40 cm。根状茎具环节，密被紧贴的灰白色茸毛；质坚，不易折断，断面黄白色；根状茎下簇生多数皱缩须根，棕褐色，具不规则的纵皱纹。茎圆柱形，常二歧分枝，密被紧贴的灰白色粗毛。叶多基生，茎生叶少而小；完整叶展平后呈匙形或倒披针形，长 6~15 cm，宽 1~5 cm，黄绿色至绿褐色，具较多腺点，先端钝或急尖，基部渐狭，边缘稍具钝齿，两面均被紧贴的灰白色粗毛，幼叶尤甚；叶柄短，稍呈鞘状，抱茎。气微，味微苦。

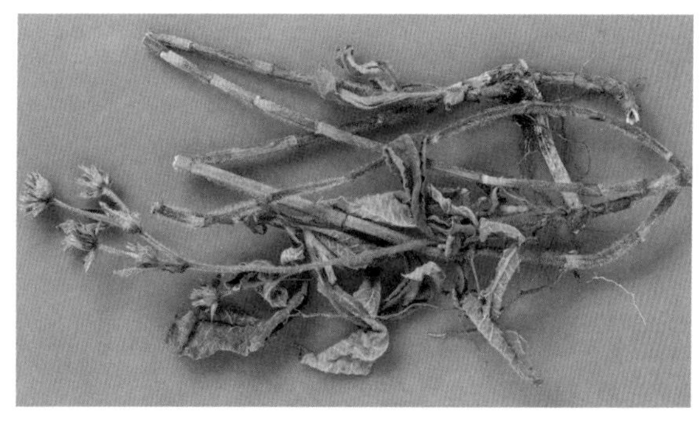

【性　　味】苦、辣，寒。

【功效主治】清热毒，除湿毒，解瘴毒，利水道。用于治疗贫痧（感冒），货咽妈（咽痛），埃（咳嗽），鼻出血，能蚌（黄疸），屙意咪（痢疾），肉扭（淋证），脚气，佛浮（水肿），呗农（痈疮、痈肿），呗叮（疔疮），额哈（毒蛇咬伤），唪唉百银（百日咳），眼结膜炎，月经不调，能晗能累（湿疹）。

【用法用量】内服：煎汤，6~15 g（鲜品 30~60 g）；或捣汁。外用：适量，捣烂敷患处，或煎水熏洗。

【应用举例】

（1）治黄疸：白花地胆草鲜品 30 g，连根叶洗净，煮肉食，连服四五天。

（2）治扁桃体炎，咽喉炎：白花地胆草 6 g，泡入 300 mL 沸水中 0.5 小时，内服，每日 1 剂，亦可制成片剂含服。

（3）治痢疾：白花地胆草 60 g，水煨服。

鬼针草

【壮　　名】Nyagemzbuh

【别　　名】鬼黄花、针包草、一把针、鬼菊、粘身草、小鬼针、刺针草。

【来　　源】为菊科植物鬼针草 *Bidens bipinnata* L. 的全草。

【植物形态】草本。茎中部叶和下部叶对生；叶片长 5~14 cm，二回羽状深裂，裂片再次羽状分裂，小裂片二角状或菱状披针形，先端尖或渐尖，边缘具不规则细齿或钝齿两面略有短毛；茎上部叶互生，羽状分裂。头状花序；总苞片条状椭圆形，先端尖或钝，被细短毛；舌状花黄色，通常有 1~3 朵不发育；筒状花花冠黄色，发育，裂片 5。瘦果

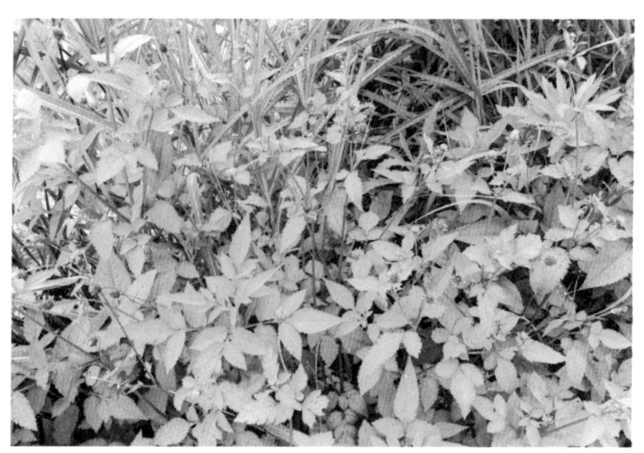

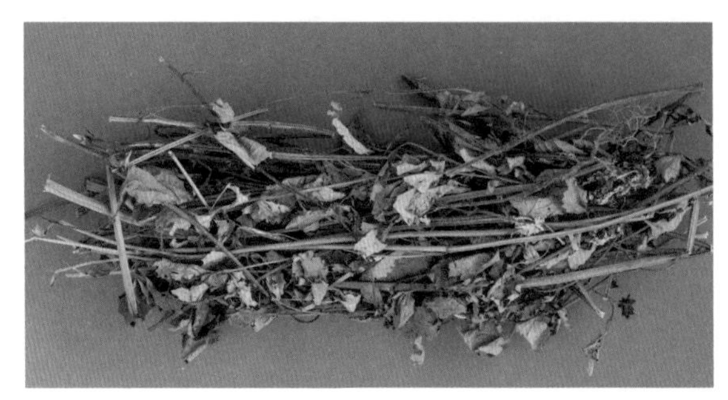

条形，具3~4棱，有短毛；先端冠毛芒状，3~4枚。

【分　　布】广西各地均有分布。

【采集加工】在夏秋季开花盛期，收割地上部分，拣去杂草，鲜用或晒干。

【药材性状】茎略呈方柱形，幼茎有短柔毛。叶纸质而脆，多皱缩、破碎，常脱落。茎顶常有扁平盘状花序托，上着生10余个条形、具3~4棱的瘦果，冠毛3~4枚，有时带有头状花序。气微，味淡。

【性　　味】苦，寒。

【功效主治】调气道、谷道，清湿热毒，止痛。用于治疗货咽妈（咽痛），白冻（泄泻），屙意咪（痢疾），呗叮（疔疮），额哈（毒蛇咬伤），发旺（风湿骨痛），林得叮相（跌打损伤），能蚌（黄疸）；肠痈。

【用法用量】内服：煎汤，15~30 g（鲜品倍量）；或捣汁。外用：适量，捣烂敷患处或取汁涂；或煎水熏洗。

【应用举例】

（1）治痢疾：鬼针草嫩芽一握，水煎汤，白痢配红糖，红痢配白糖，连服3次。

（2）治黄疸：鬼针草、柞木叶各15 g，青松针30 g，水煎服。

（3）治急性肠炎：鬼针草15~30 g，车前草9 g，水煎服。呕吐加生姜5片，腹痛加酒曲2个。

磨盘草

【壮　　名】Gomakmuh

【别　　名】金花草、磨挡草、耳响草、帽充子、半截磨、磨仔草、假茶仔、木磨子、苘麻、白麻、磨谷子、磨龙子、牛牯仔磨、磨升果、牛响草、磨笼子、复盘子、挨砻地堵、磨砻草、累子草、米兰草、帽子后、倒绋草、四米点、研仔盾草。

【来　　源】为锦葵科植物磨盘草 *Abutilon indicum*（Linn.）Sweet 的地上部分。

【植物形态】一年生或多年生直立的半灌木草本，高1~2.5 m。分枝多，全株均被灰色短柔毛。叶互生；叶柄长2~4 cm，被灰色短柔毛和舒展状长柔毛；托叶钻形，外弯；叶片卵圆形或近圆形，长3~9 cm，宽2.5~7 cm，被柔毛。花萼盘状，绿色，直径 6~10 mm，密被灰色柔毛，裂片 5，宽卵形，先端短尖；花黄色，直径 2~2.5 cm，花瓣 5，长 7~8 mm；雄蕊柱被星状硬毛；心皮 15~20，成轮状，花柱 5，柱头头状。果实圆形磨盘状，直径约 1.5 cm，黑色；分果瓣 15~20，先端截形，具短芒，被星状长硬毛。种子肾形，被星状疏柔毛。

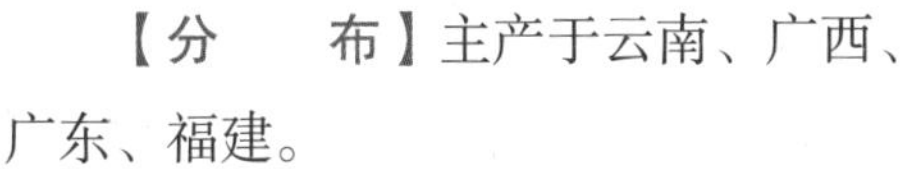

【分　　布】主产于云南、广西、广东、福建。

【采集加工】夏秋季采收，除去杂质，晒干。

【药材性状】茎圆柱形，有分枝，外表皮有网格状皱纹，淡棕色至浅灰褐色，被灰色柔毛；体轻，质韧，断面中央有髓。叶互生，有长柄；叶片圆卵形，边缘具圆齿或锯齿，腹面浅灰绿色至浅黄棕色，背面色稍浅，被灰色柔毛。花梗长；花萼盘状，有毛，5 裂。蒴果圆形磨盘状，被柔毛。气微，味淡。

【性　　味】甜、淡，凉。

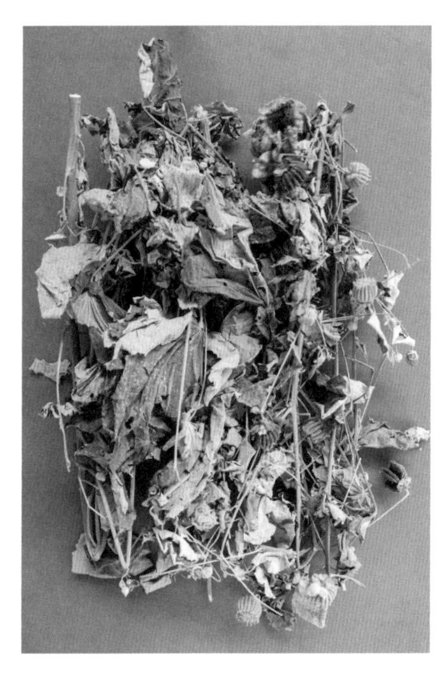

【功能与主治】解痧毒，祛风毒，清热毒，调气道、水道。用于痧病，发得（发热），勒爷埃（小儿咳嗽），能晗能累（湿疹）、麦蛮（风疹），肉扭（淋证），佛浮（水肿），航靠谋（腮腺炎）。

【用法用量】内服：煎汤，15~30 g。

【应用举例】

（1）治耳痛，耳聋：磨盘草 60 g，加猪瘦肉适量煎汤服。

（2）治中耳炎：磨盘草 30~60 g，苍耳根 15 g，墨鱼干 1 个，炖服。

（3）治过敏性荨麻疹：磨盘草全草 30 g，猪瘦肉适量，水煎服。

过塘蛇

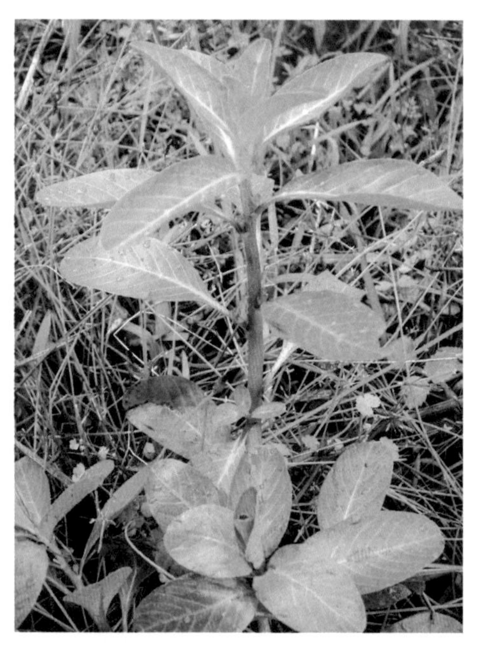

【壮　　名】Byaekmbungjraemx

【别　　名】草里银钗、白玉钗草、玉钗草、水瓮菜、过江龙、水芥菜。

【来　　源】为柳叶菜科植物水龙 *Jussiaea repens* Linn. 的全草。

【植物形态】草本。根状茎甚长，具白色囊状呼吸根，节上有须根；植物体通常无毛，但在陆地上的分枝幼时密被长柔毛。叶互生；叶片倒披针形或椭圆形，长 1.5~5 cm，宽 0.5~2.5 cm，先端钝或浑圆，基部渐窄成柄，全缘，腹面绿色，背面紫红色。花两性，单生于叶腋，白色，基部淡黄色，花梗先端常有鳞片状小苞片 2；花萼裂片 5，披针形，外面疏被长柔毛，萼筒与子房贴生；花瓣 5，乳白色，基部黄色，倒卵形；雄蕊 10，不等长；子房下位，膨大，5 浅裂。蒴果细长圆柱形，有时散生长柔毛。

【分　　布】主产于浙江、江西、福建、广东、海南、四川、云南。广西各地广为分布。

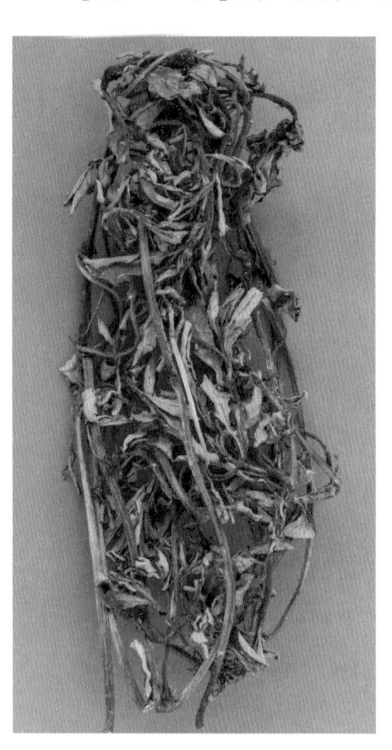

【采集加工】全年均可采收，洗净，切段，晒干。

【药材性状】茎呈扁圆柱形，扭曲，直径 0.2~0.3 cm；灰绿色，具纵棱数条，节上有须根，不易折断。叶互生；叶片卷折皱缩，展平呈倒披针形或椭圆形，长 1.5~5 cm，宽 0.5~2.5 cm，先端钝或浑圆，基部渐狭成柄，全缘。

【性　　味】苦、甜，寒。

【功效主治】清热毒，调火路，利水道，通气道。用于治疗贫痧（感冒），发得（发热），埃（咳嗽），高热烦渴，肉扭（淋证），佛浮（水肿），货咽妈（咽痛），兵霜火豪（白喉），风火牙痛，呗农（痈疮、痈肿），渗裆相（烧烫伤），林得叮相（跌打损伤），额哈（毒蛇咬伤），狂犬咬伤，口疮。

【用法用量】内服：煎汤，10~30 g；或捣汁。外用：

适量，捣烂敷患处，或烧灰调敷患处，或煎汤洗患处。

【应用举例】

（1）治带状疱疹：鲜过塘蛇捣汁，调糯米粉，涂患处。

（2）治伤暑：鲜过塘蛇 30~60 g，水煎服。

（3）治小儿麻疹初期发热：过塘蛇、野菊花叶各 30 g，水煎加红糖服。

含羞草

【壮　　名】Najhaej

【别　　名】知羞草、怕羞草、惧内草、怕丑草、感应草。

【来　　源】为豆科植物含羞草 *Mimosa pudica* L. 的全草。

【植物形态】半灌木状草本。茎具散生、下弯的钩刺及倒生刚毛。叶对生，羽片常 4；托叶披针形，有刚毛；小叶 10~20 对，触之即闭合而下垂；小叶片线状长圆形，长 8~13 mm，先端急尖，基部近圆形，略偏斜，边缘有疏生刚毛。头状花序具长梗；花小，淡红色；苞片线形，边缘有刚毛；花萼漏斗状，极小；花冠钟形，上部 4 裂，裂片三角形，外面有短柔毛；雄蕊 4，基部合生，伸出花瓣外；子房有短柄。荚果扁平弯曲，先端有喙，有 3~4 节，每节有 1 颗种子，荚缘波状，具刺毛，成熟时荚节脱落。

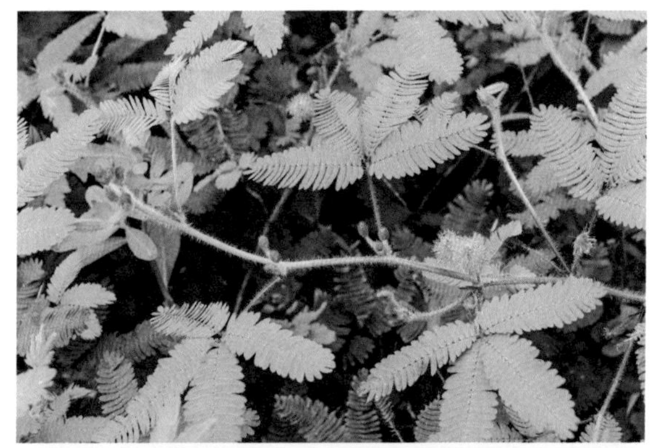

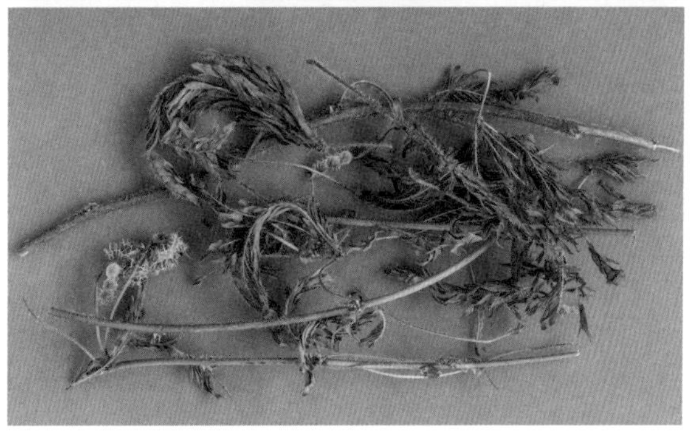

【分　　布】广西各地均有分布。

【采集加工】秋冬季采收，洗净，切段，晒干。

【药材性状】茎枝圆柱形，直径 0.5~1 cm；棕黄色至棕褐色，被钩刺及倒生刚毛。偶数羽状复叶；小叶线状长圆形，长 0.8~1.3 cm，边缘有疏生刚毛。头状花序，淡红色，具长梗。气微。

【性　　味】苦、涩，寒，有毒。

【功效主治】清热毒，通龙路、火路，利水道，镇静安神。用于治疗贫痧（感冒），发得（发热），支气管炎，肝炎，胴因鹿西（急性胃肠炎），结膜炎，肉扭（淋证），佛浮（水肿），陆裂（咳血），渗裂（血证），肉裂（尿血），神经衰弱，年闹诺（失眠），呗农（痈疮、痈肿），蛇串疮（带状疱疹），林得叮相（跌打损伤）。

【用法用量】内服：煎汤，9~30 g（鲜品 30~60 g）；或炖肉。外用：适量，捣烂敷患处。

【应用举例】

（1）治劳伤咯血：含羞草 9 g，仙鹤草、旱莲草、藕节各 15 g，水煎服；或含羞草、姜黄各等量，研末，酌情加酒冲服，每次 3 g，每日 2 次。

（2）治小儿高热：含羞草 9 g，水煎服。

（3）治急性肝炎：含羞草 30 g，水煎服。

红背菜

【壮　　名】Byaekboiq

【别　　名】木耳菜、血皮菜、血匹菜、紫背天葵、红番苋、红苋菜。

【来　　源】为菊科植物红凤菜 *Gynura bicolor*（Roxb. ex Willd）DC. 的全草。

【植物形态】草本，全株带肉质。茎带紫色，有细棱，嫩茎被微毛，后变无毛。单叶互生；茎下部叶有柄，紫红色，茎上部叶几无柄；叶片椭圆形或卵形，长 6~10 cm，宽 1.6~3 cm，先端渐尖或急尖，基部下延，边缘有粗锯齿，有时下部具 1 对浅裂片，腹面绿色，被微毛，背面红紫色。头状花序，外层近条形，似小苞片状，内层条形，边缘膜质；全为两性筒状花，花冠黄色；花药基部钝，先端有附片；花柱分支，具长钻形有毛的附属器。瘦果扁长圆形，有纵线条，被微毛；冠毛白色，绢毛状。

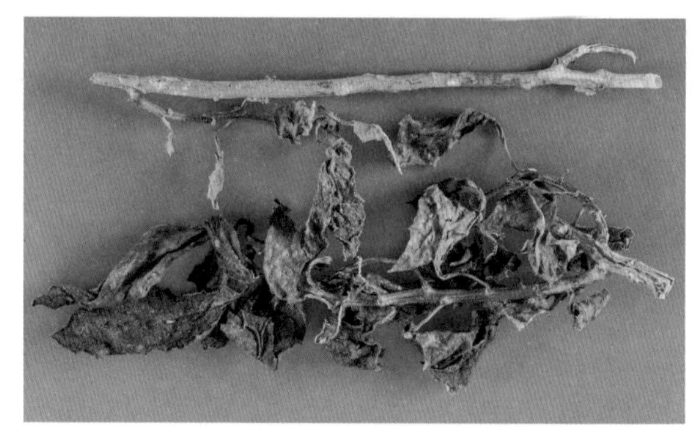

【分　　布】主产于江西、福建、台湾、广东、四川。广西主要分布于平乐、贺州、蒙山、北流、富川、灵山、防城港、上思、马山。

【采集加工】全年均可采收，鲜用或晒干。

【药材性状】全草长 30~60 cm，无毛。叶互生；叶片多皱缩，绿褐色，背面带紫色，完整叶展平呈椭圆状披针形，长 6~9 cm，宽 1.5~3 cm，先端尖，基部楔形，下延成耳状，边缘具不整齐锯齿；叶柄短，带紫褐色。头状花序顶生或腋生。瘦果红棕色，冠毛多。气微，味微苦。

【性　　味】甜、辣，寒。

【功效主治】清热毒，调龙路。用于渗裂（血证），京尹（痛经），支气管炎，盆腔炎，中暑，屙意咪（痢疾），创伤出血，溃疡，呗农（痈疮、痈肿），呗叮（疔疮），溃疡久不收敛。

【用法用量】内服：煎汤，25~50 g（鲜品 60~120 g）。外用：鲜品适量捣烂，或干品研末，敷患处。

【应用举例】

（1）治吐血：红背菜根、花缘灯盏各 30 g，水煎服。

（2）治血崩：红背菜根 120 g，粽粑儿 60 g，炖刀口肉吃。

（3）治跌打肿痛：红背菜、韭菜根、鹰不扑、鸡骨香、指甲花各适量，共捣烂，敷患处。

红背山麻杆

【壮　　名】Dagndengz

【别　　名】红背娘、红背叶、红帽顶、红罗裙。

【来　　源】为大戟科植物红背山麻杆 *Alchornea trewioides*（Benth.）Muell.-Arg. 的根、叶。

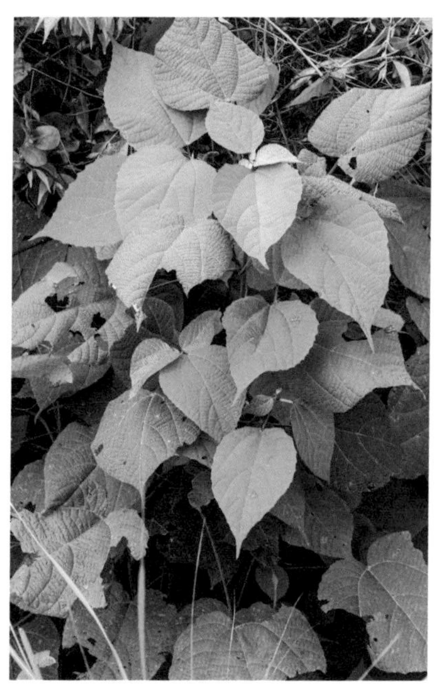

【植物形态】灌木或小乔木，幼枝被毛。叶互生；叶柄老时变为紫红色，越至上部越短；叶片卵圆形或阔三角状卵形或阔心形，长 6~15 cm，宽 4~12 cm，先端长渐尖，基部近平截或浅心形，边缘具不规则的细锯齿；腹面近无毛，背面被柔毛；基出脉 3 条，基部有红色腺体和 2 枚线状附属体。雄花序腋生，总状，苞片披针形，萼片 2~3，雄蕊 8；雌花序顶生，花密集，萼片 6~8，子房卵形，花柱 3。蒴果球形，被灰白色毛。

【分　　布】主产于华中地区、东南地区、华南地区。广西主要分布于梧州、桂平、防城港、宾阳、武鸣、凌云、平果。

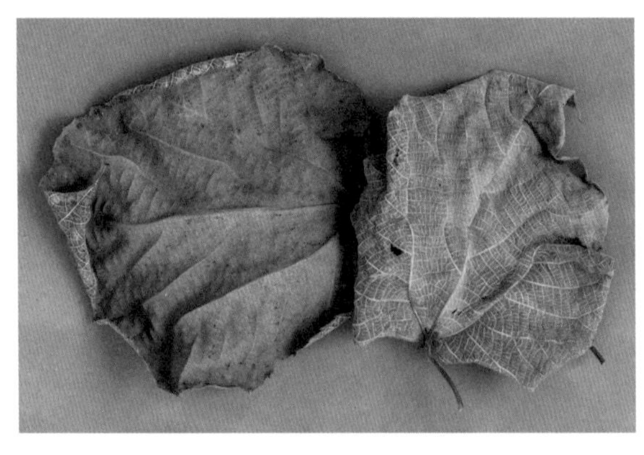

【采集加工】春夏季采叶，洗净，鲜用或晒干。全年均可采根，洗净，晒干。

【药材性状】干燥叶多卷缩，黄绿色，完整叶展开多圆心形，叶尖长渐尖，基部平截或浅心形，在叶柄相连处有红色腺体和 2 枚线状附属体；背面叶脉突起，网脉清晰；腹面叶无毛，背面沿叶脉被疏柔毛，边缘具不规则的细锯齿；叶柄多为红色。气微，味微苦。

【性　　味】甜，寒。

【功效主治】清热毒，除湿毒，通水道，止痒。用于肉扭（淋证），病淋勒（崩漏），隆白呆（带下），麦蛮（风疹），痂（癣），龋齿痛，褥疮，屙意咪（痢疾），热淋，石淋，能啥能累（湿疹）。

【用法用量】内服：煎汤，15~30 g。外用：鲜叶适量，捣烂敷患处或煎水洗患处。

【应用举例】

（1）治痢疾，尿路结石或炎症，血崩，白带：红背山麻杆根 30 g，水煎服。

（2）治湿疹，皮炎，风疹，疮疥，脚癣：红背山麻杆叶适量，水煎洗患处。

（3）治外伤出血：鲜红背山麻杆叶适量，捣烂敷患处。

红辣蓼

【壮　　名】Veqhoengz

【别　　名】蓼、虞蓼、泽蓼、辣蓼草、药蓼子、辣子草、水红花。

【来　　源】为蓼科植物水蓼 *Polygonum hydropiper* L. 的地上部分。

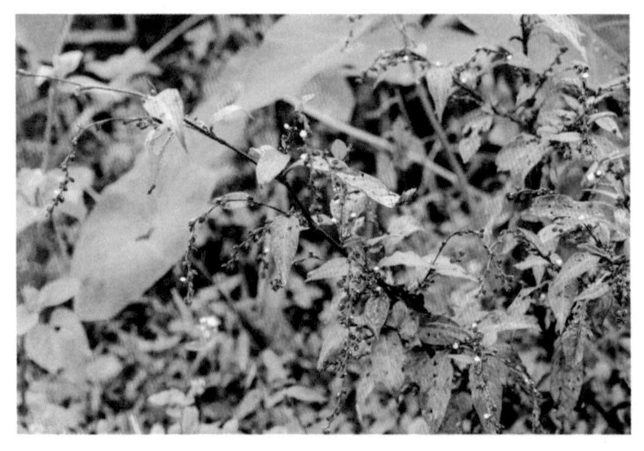

【植物形态】草本。茎基部节上有不定根。单叶互生；有短叶柄；托叶鞘筒形，褐色，膜质，疏生短伏毛，先端截形，具短缘毛；叶片披针形，长 4~8 cm，宽 0.8~2 cm，先端渐尖，基

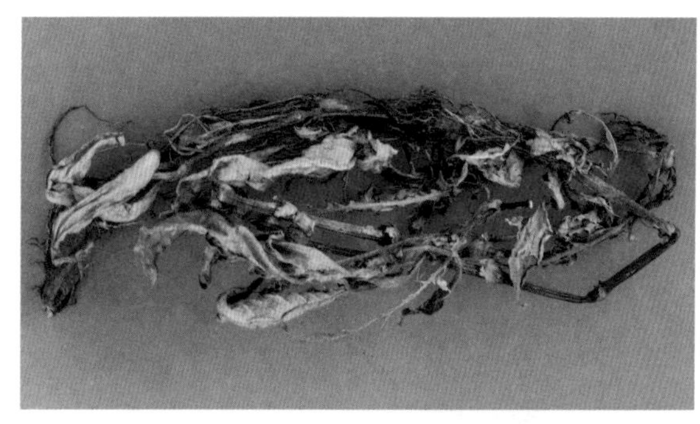

部楔形，两面有黑色腺点，具缘毛。总状花序穗状，顶生或腋生，细长，上部弯曲，下垂，苞片漏斗状，有褐色腺点；花被 4~5 深裂，裂片淡绿色或淡红色，密被褐色腺点；雄蕊 6，稀 8，较花被短。瘦果卵形，侧扁，暗褐色，具粗点。

【分　　布】主产于广东、贵州、四川、湖北、湖南。广西各地均有分布。

【采集加工】春夏季采收，洗净，鲜用或晒干。

【药材性状】茎圆柱形，有分枝，长 30~70 cm；灰绿色或棕红色，有细棱线，节膨大；质脆，易折断，断面浅黄色，中空。叶互生，有柄；叶片皱缩或破碎，完整者展平呈披针形或卵状披针形，长 5~10 cm，宽 0.7~1.5 cm，先端渐尖，基部楔形，全缘，腹面棕褐色，背面褐绿色，两面有棕黑色斑点及细小的腺点；托叶鞘筒状，长 0.8~1.1 cm，紫褐色，缘毛长 1~3 mm。总状穗状花序长 4~10 cm，花簇稀疏间断；花被淡绿色，5 裂，密被腺点。气微，味辣。

【性　　味】辣，热。

【功效主治】清热毒，除湿毒，调龙路、火路，利水道，散瘀止血。用于治疗屙意咪（痢疾），白冻（泄泻），发旺（风湿骨痛），林得叮相（跌打损伤），病淋勒（崩漏），呗叮（疔疮），呗奴（瘰疬），额哈（毒蛇咬伤），能晗能累（湿疹），皮肤瘙痒。

【用法用量】内服：煎汤，9~30 g。外用：适量，捣烂敷患处或煎水洗患处。

【应用举例】

（1）治痢疾：红辣蓼 24 g，水煎，糖调服。

（2）治小儿疳积：红辣蓼全草 15~18 g，麦芽 12 g。水煎，早晚饭前，分 2 次服，连服数日。

（3）治风湿疼痛：红辣蓼 15 g，威灵仙 9 g，桂枝 6 g，水煎服。

草鞋根

【壮　　名】Nyanetdeih

【别　　名】苦龙胆草、天芥菜、草鞋底、地胆头、披地挂、地批把、土蒲公英。

【来　　源】为菊科植物地胆草 *Elephantopus scaber* L. 的全草。

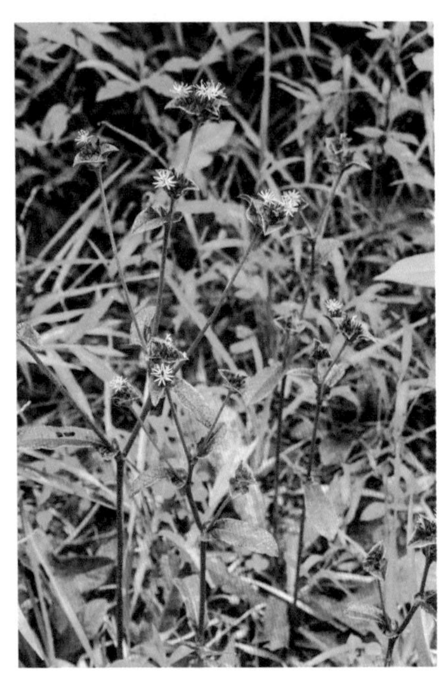

【植物形态】草本。根状茎平卧或斜升；茎二歧分枝，茎枝被白色粗硬毛。单叶，大都为基生；叶片匙形、长圆状匙形或长圆状披针形，长5~18 cm，宽达2~4 cm，先端钝圆，基部渐狭，边缘有圆齿状锯齿，两面被白色长粗毛；茎生叶少而小。多数头状花序密集成复头状花序，头状花序约有两性小花4个；总苞片8；花被常3，卵形至长圆状卵形，被叶状苞片所包围；花冠筒状，淡紫色，先端4裂，一边开裂。瘦果有棱，被白色柔毛，先端具长硬刺毛；冠毛1层，污白色。

【分　　布】主产于广东、福建、江西。广西主要分布于富川、蒙山、苍梧、藤县、平南、桂平、容县、南宁、武鸣、那坡、凤山、岑溪。

【采集加工】夏末采收，洗净，鲜用或晒干。

【药材性状】全草长15~40 cm。根状茎长2~5 cm，直径0.5~1 cm；具环节，密被紧贴的灰白色茸毛；质坚，不易折断，断面黄白色。根状茎下簇生多数皱缩须根，棕褐色，具不规则的纵皱纹。茎圆柱形，常二歧分枝，密被紧贴的灰白色粗毛。叶多基生，完整叶展平后呈匙形或倒披针形，长6~15 cm，宽1~5 cm，黄绿色至褐绿色，具较多腺点，先端钝或急尖，基部渐狭，边缘稍具钝齿，两面均被紧贴的灰白色粗毛，幼叶尤甚；叶柄短，稍呈鞘状，抱茎；茎生叶少而小。气微，味微苦。

【性　　味】苦、辣，寒。

【功效主治】清热毒，除湿毒，解瘴毒，利水道。用于治疗贫痧（感冒），货咽妈（咽痛），埃（咳嗽），鼻出血，能蚌（黄疸），屙意咪（痢疾），肉扭（淋证），脚气，佛浮（水肿），呗农（痈疮、痈肿），呗叮（疔疮），额哈（毒蛇咬伤），扁桃体炎，咽喉炎，眼结膜炎，月经不调，能晗能累（湿疹）。

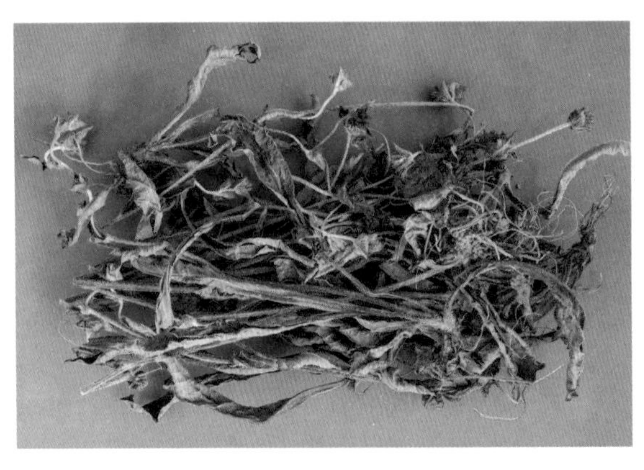

【用法用量】内服：煎汤，6~15 g（鲜品30~60 g），或捣汁。外用：适量，捣烂敷患处，或煎水熏洗患处。

【应用举例】

（1）治黄疸：草鞋根鲜品30 g，连根叶洗净，与肉同煮，食之，连服四五天。

（2）治痢疾：草鞋根 60 g，水煎服。

（3）治感冒发热：草鞋根、淡竹叶、山芝麻各 15 g，水煎服。

华山矾

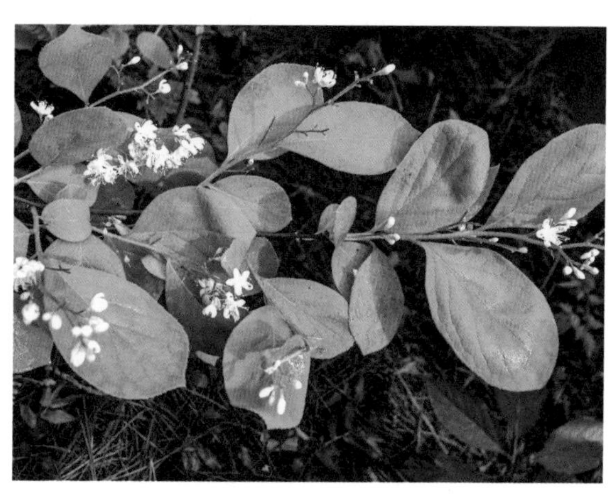

【壮　　名】Mbawxhoek

【别　　名】钉地黄、羊子屎、毛柴子、百政果、土常山、木地牛、白柴头、小药木。

【来　　源】为山矾科植物华山矾 *Symplocos chinensis*（Lour.）Druce 的叶。

【植物形态】灌木。枝、叶柄、叶背均被灰黄色皱曲柔毛。叶互生；叶片纸质，椭圆形或倒卵形，长 4~7 cm，宽 2~5 cm，先端急尖或短尖，有时圆，基部楔形或圆形，边缘有细尖锯齿，腹面有短柔毛；中脉在腹面凹下，侧脉每边 4~7 条。圆锥花序顶生或腋生，花序轴、苞片、花萼外面均密被灰黄色皱曲柔毛；苞片早落；花萼裂片长圆形，长于萼筒；花冠白色，芳香，5 深裂几达基部；雄蕊 50~60，花丝基部合生成 5 体雄蕊；花盘具 5 凸起的腺点，无毛；子房 2 室。核果卵状圆球形，歪斜，被紧贴的柔毛，成熟时蓝色，先端宿萼裂片向内伏。

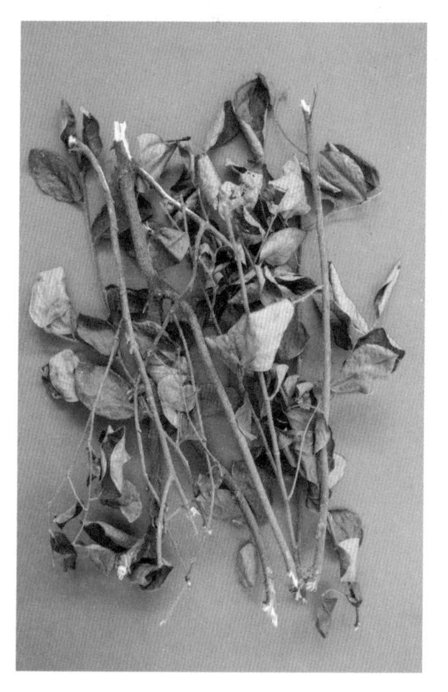

【分　　布】主产于浙江、福建、台湾、江西、湖南、广东、云南、贵州、四川。广西各地均有分布。

【采集加工】春夏季采叶，晒干。

【药材性状】叶片多皱缩、破碎，绿色或黄绿色，纸质，完整者展平呈椭圆形或倒卵形，先端急尖或短尖，基部楔形或圆形，边缘有细小锯齿，腹面有短柔毛；中脉在腹面凹下，侧脉每边 4~7 条。嫩枝、叶柄、叶背均被黄色皱曲柔毛。气微，味苦，有小毒。

【性　　味】苦，寒，有毒。

【功效主治】清热毒，调龙路、火路。用于治疗屙意咪（泻痢）、贫痧（感冒），发得（发热），瘴疟（疟疾），兵吟（筋病），狠尹（疖肿）。

【用法用量】内服：煎汤，12~30 g，大剂量 15~30 g。外用：适量，煎水洗患处；或鲜根皮捣烂敷患处。

【应用举例】

（1）治痢疾：鲜华山矾叶、鲜算盘子叶各 15 g，鲜枫树叶 9 g，捣汁服。红痢加白糖，白痢加红糖。

（2）治外伤出血：鲜华山矾叶适量，捣烂外敷患处；干华山矾叶研粉撒于患处。

（3）治筋骨痛：华山矾 30 g，每日 1 剂，水煎服。

黄花稔

【壮　　名】Vangzvahyinz

【别　　名】小本黄花草、拔毒散、脓见消、四米草、扫把麻、尖叶嗽血草、白索子。

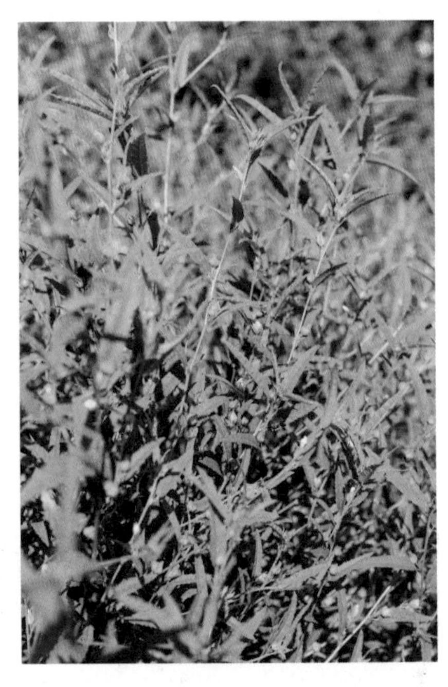

【来　　源】为锦葵科植物黄花稔 *Sida acuta* Burm F. 的全株。

【植物形态】直立半灌木状草本。茎多分枝，小枝被柔毛至近无毛。叶互生；托叶线形，与叶柄近等长，常宿存；叶片披针形，长 2~5 cm，宽 4~10 mm，先端短尖或渐尖，基部圆或钝，边缘具锯齿，两面均无毛或疏被星状柔毛，腹面偶被单毛。花单朵或成对生于叶腋，被柔毛，花梗中部具节；花萼浅杯状，无毛，下半部合生，裂片 5，尾状渐尖；花黄色；花瓣倒卵形，先端圆，基部狭，被纤毛；雄蕊柱疏被硬毛。蒴果近圆球形，果皮具网状皱纹，分果 4~9，但常为 5~6，先端具 2 短芒。

【分　　布】广西主要分布于合浦、钦州、防城港、百色。

【采集加工】全年均可采收，洗净，切段，晒干。

【药材性状】根圆柱形，直径 1.2~2 cm，多支根，黄棕色。茎多分枝，小枝被柔毛至近无毛。叶互生；具叶柄；叶片疏被柔毛，皱缩，叶片展平后披针形，先端短尖或渐尖，

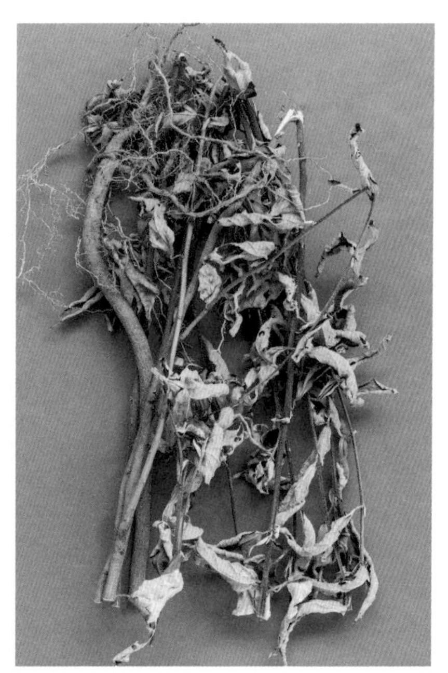

基部圆或钝，边缘具锯齿。花单朵或成对生于叶腋，被柔毛。蒴果近圆球形，果皮具网状皱纹。气微，味淡。

【性　　味】辣，寒。

【功效主治】清热毒，除湿毒，止痛。用于治疗贫痧（感冒），货咽妈（咽痛），屙意咪（痢疾），能蚌（黄疸），结石，呗农（痈疮、痈肿），呗叮（疔疮），狠尹（疖肿）。

【用法用量】内服：煎汤，15~30 g。外用：适量，捣烂敷患处，或研粉撒于患处。

【应用举例】

（1）治黄疸：黄花稔根 60 g，水煎服。

（2）治腰痛：黄花稔根 30 g，乌贼干 2 只，酌加酒、水各半炖服。

（3）治小儿热结肿毒：鲜黄花稔一握，调糯米饭捣烂，加热敷患处。

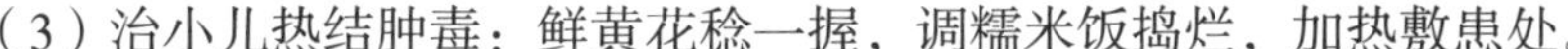

黄　荆

【壮　　名】Govuengzcingh

【别　　名】布荆子、五指柑、山黄荆、黄荆条、埔姜。

【来　　源】为马鞭草科植物黄荆 *Vitex negundo* L. 的果实。

【植物形态】直立灌木。小枝四棱柱形，与叶及花序同被灰白色短柔毛。掌状复叶，小叶 5，稀为 3，小叶片长圆状披针形至披针形，基部楔形，全缘或有少数粗锯齿，先端渐尖，腹面绿色，背面密生灰白色茸毛，中间小叶长 4~13 cm，宽 1~4 cm，两侧小叶渐小；若为 5 小叶时，中间 3 片小叶有柄，最外侧 2 枚无柄或近无柄；侧脉 9~20 对。聚伞花序排列成圆锥花序式，顶生；花萼钟状，先端 5 齿裂，外面被灰白色茸毛；花冠淡紫色，外有微柔毛，先端 5 裂，二唇形；

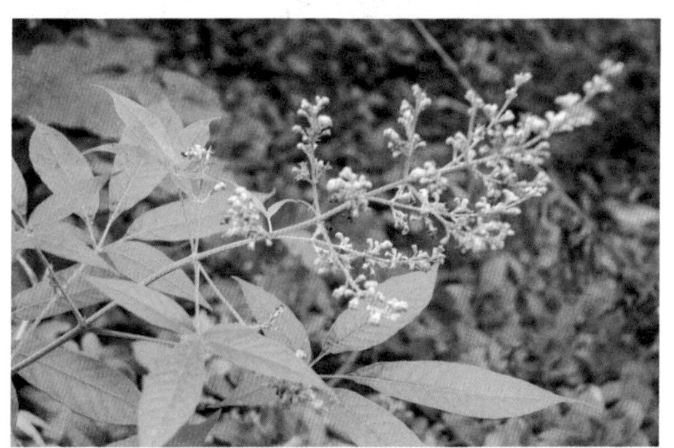

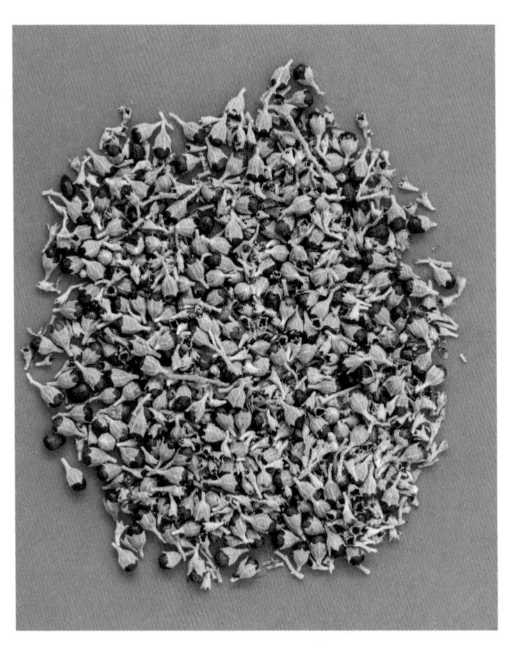

雄蕊伸于花冠筒外；子房近无毛。核果褐色，近球形，长等于或稍短于宿萼。

【分　　布】主产于江苏、浙江、湖南、四川。广西各地均有分布。

【采集加工】秋季果实成熟时采收，去杂质，晒干。

【药材性状】果实连同宿萼及短果梗呈倒卵状类圆形或近梨形，长 3~5.5 mm，直径 1.5~2 mm。宿萼灰褐色，密被棕黄色或灰白色茸毛，包被整个果实的 2/3 或更多，萼筒先端 5 齿裂，外面具 5~10 条脉纹。果实近球形，上端稍大略平圆，有花柱脱落的凹痕，基部稍狭尖，棕褐色；质坚硬，不易破碎，断面黄棕色，4 室，每室有黄白色或黄棕色种子 1 颗或不育。气香，味微苦、涩。

【性　　味】微苦、辣，热。

【功效主治】祛风毒，解瘴毒，通气道，利水道，调龙路。用于治疗贫痧（感冒），发旺（风湿骨痛），瘴疟（疟疾），心头痛（胃痛），佛浮（水肿），埃（咳嗽），病淋勒（崩漏），痂（癣），消化不良，食积泄泻。

【用法用量】内服：煎汤，15~60 g。外用：鲜品适量，捣烂敷患处。

【应用举例】

（1）治肝胃痛：黄荆子研末，和面粉作团食。

（2）治胃溃疡，慢性胃炎：黄荆 30 g，煎服或研末吞服。

（3）治膈食吞酸或便秘：黄荆 15 g，水煎或热水泡服，早晚各服 1 次。

火柴树

【壮　　名】Gohabfeiz

【别　　名】荚蒾、满山红、苍伴木、苦茶子、人丹子、晒谷子、土五味。

【来　　源】为忍冬科植物南方荚蒾 *Viburnum fordiae* Hance 的根。

【植物形态】灌木或小乔木。幼枝，芽、叶柄、花序、萼和花冠外面均被暗黄色或黄褐色的簇状毛。叶对生；叶片膜状坚纸质至膜质，宽卵形或菱状卵形，长 4~7 cm，宽

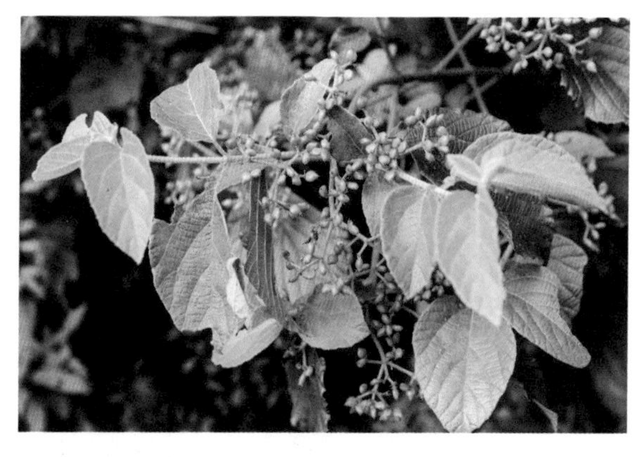

2.5~5 cm，先端尖至渐尖，基部钝或圆形，边缘基部以上疏生浅波状小尖齿，腹面绿色，有时沿脉散生有柄的红褐色小腺体，背面淡绿色，沿各级脉上具簇状茸毛，侧脉每边5~7条，伸达齿端，与中脉在叶腹面凹陷，在背面突起。复伞形式聚伞花序顶生或生于具1对叶的侧生小枝之顶；总梗第一级辐射枝5条；花着生于第三、第四级辐射枝上；花萼外被簇状毛，萼齿5，三角形；花冠白色，辐状，裂片卵形；雄蕊5，近等长或超出花冠。核果卵状球形，红色；核扁，有2条腹沟和1条背沟。

【分　　布】主产于安徽、浙江、江西、福建、台湾、湖南、广东、贵州、云南。广西各地均有分布。

【采集加工】全年均可采收，洗净，切碎，鲜用或晒干。

【药材性状】根皮松紧不等，灰黄色至灰黑色，有细的纵皱纹，有时具细根痕。质坚硬，不易折断，断面平坦，淡棕色至棕色；常斜切或纵切成块片。味苦、涩。

【性　　味】苦、涩。

【功效主治】祛风毒，清热毒，活血散瘀。用于治疗贫痧（感冒），发得（发热），发旺（风湿骨痛），林得叮相（跌打损伤），夺扼（骨折），能晗能累（湿疹），月经不调。

【用法用量】内服：水煎，15~30 g，或泡酒。外用：适量，捣烂敷患处，或煎水洗患处。

【应用举例】

（1）治小儿疳积：火柴树30 g，芡实15 g，水煎服。

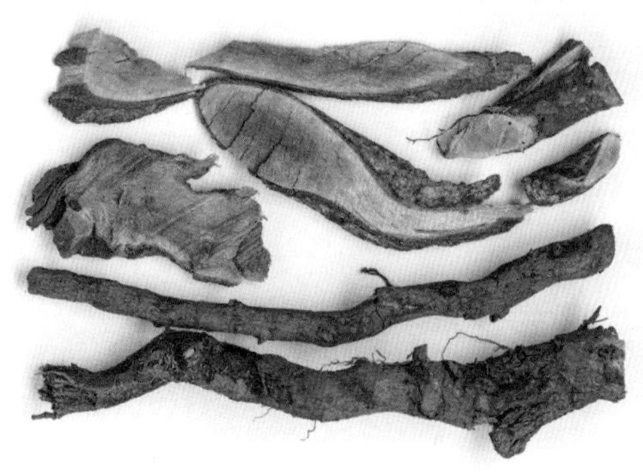

（2）治风火牙痛，疮疖肿毒：将火柴树燃烧后，靠近铁刀面，使冷凝成油液，涂患处。

（3）治湿疹：火柴树60 g，煎汤洗患处。

青葙子

【壮　　名】Nyadangjmaj

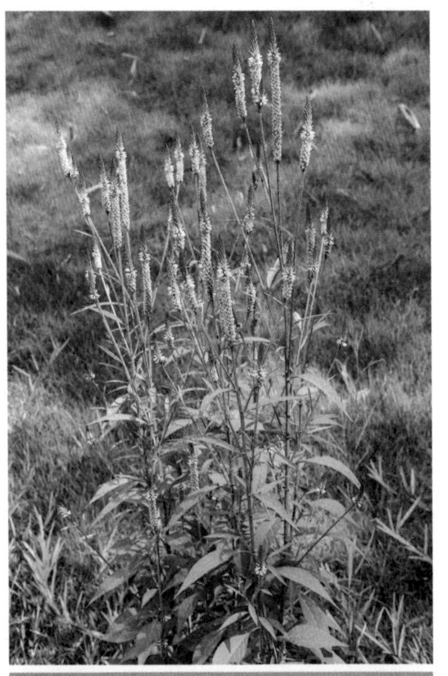

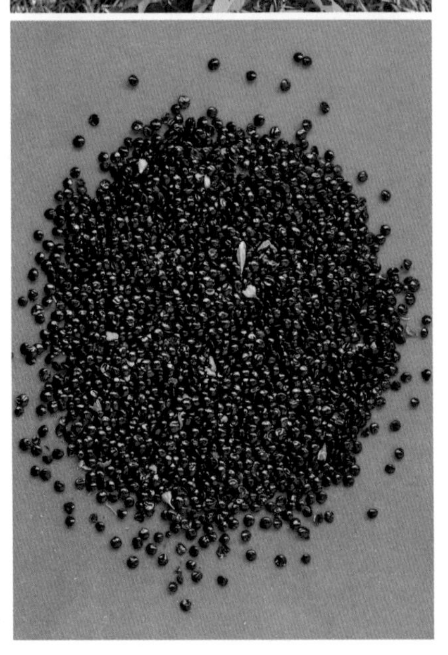

【别　　名】草决明、野鸡冠花子、狗尾巴子、牛尾巴花子。

【来　　源】为苋科植物青葙 *Celosia argentea* L. 的种子。

【植物形态】草本。茎绿色或红紫色，具条纹。单叶互生；叶片纸质，披针形或长圆披针形，长5~9 cm，宽1~3 cm，先端尖或长尖，基部渐狭且稍下延，全缘。穗状花序单生于茎顶，圆柱形或圆锥形；花着生甚密，初为淡红色，后变为银白色，苞片、小苞片和花被片均为干膜质，白色光亮；花被片5，白色或粉红色，披针形；雄蕊5，下部合生成杯状，花药紫色。胞果卵状椭圆形，盖裂，上部作帽状脱落，顶端有宿存花柱，包在宿存花被片内。

【分　　布】全国大部分地区均产。广西主要分布于那坡、马山、防城港、灵山、北流、平南、昭平、贺州、钟山、平乐、全州、龙胜。

【采集加工】7~9月种子成熟时，割取地上部分或摘取果穗，晒干，搓出种子，过筛或簸净果壳等杂质即可。

【药材性状】种子扁圆形，中央微隆起，直径1~1.8 mm；黑色或红黑色，光亮，于放大镜下观察可见网状纹理，侧边微凹处为种脐；易黏手，种皮薄而脆，胚乳类白色。无臭，味淡。

【性　　味】苦，寒。

【功效主治】清热毒，调谷道，通龙路。用于邦印（痛症），眼生翳膜，视物昏花，血压嗓（高血压），渗裂（血证），麦蛮（风疹），痂（癣），目赤肿痛，鼻出血，皮肤湿热瘙痒。

【用法用量】内服：煎汤，3~15 g。外用：适量，研末调敷患处；或捣汁灌鼻。

【应用举例】

（1）治肝阳亢盛型高血压：青葙子、决明子、野菊花各 10 g，夏枯草、大蓟各 15 g，水煎服。

（2）治夜盲，目翳：青葙子 15 g，乌枣 30 g，沸水冲炖，饭前服。

（3）治头昏痛伴有眼朦、眉棱骨痛：青葙子 9 g，平顶莲蓬 5 个，水煎服。

喜　树

【壮　　名】Meizraek

【别　　名】水桐树、天梓树、野芭蕉、旱莲木、水漠子、水栗子。

【来　　源】为珙桐科植物喜树 *Camptotheca acuminata* Decne. 的果实、根。

【植物形态】乔木。树皮灰色。叶互生；叶片纸质，长卵形，长 12~28 cm，宽 6~12 cm，先端渐尖，基部宽楔形，全缘或微呈波状，腹面亮绿色，背面淡绿色，疏生短柔毛，脉上较密。花单性同株，多数排成球形头状花序，雌花顶生，雄花腋生；苞片 3，两面被短柔毛；花萼 5 裂，边缘有纤毛；花瓣 5，淡绿色，外面密被短柔毛；花盘微裂；雄花有雄蕊 10，两轮，外轮较长；雌花子房下位，花柱 2~3 裂。瘦果窄长圆形，先端有宿存花柱，两侧有窄翅。

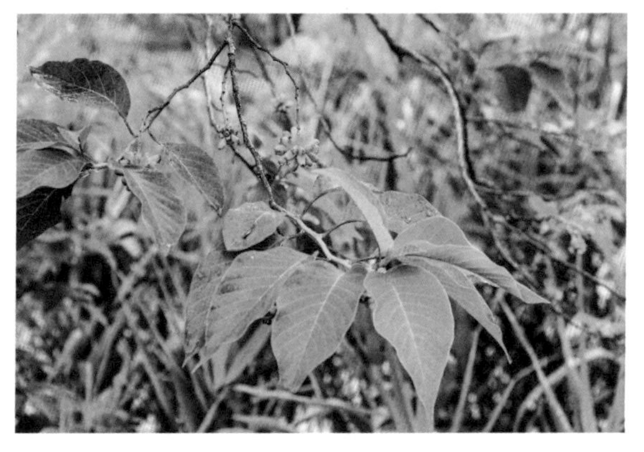

【分　　布】主产于江苏、浙江、福建、江西、湖北、湖南。广西主要分布于南宁、上林、马山、凌云、隆林、罗城、金秀、平乐、桂林。

【采集加工】10~11 月果实成熟时采收，晒干。根及根皮全年均可采收，但以秋季采剥为佳，除去外层粗皮，晒干或烘干。

【药材性状】果实披针形，长 2~2.5 cm，宽 5~7 mm，先端尖，有柱头残基；基部变狭，可见着生在花盘上的椭圆形凹点痕，两边有翅；棕色至棕黑色，微有光泽，有纵皱纹，有时可见数条角棱和黑色斑点；质韧，不易折断，断面纤维性，内有种子 1 粒，干缩成细条状。气微，味苦。

【性　　味】苦、辣，寒，有毒。

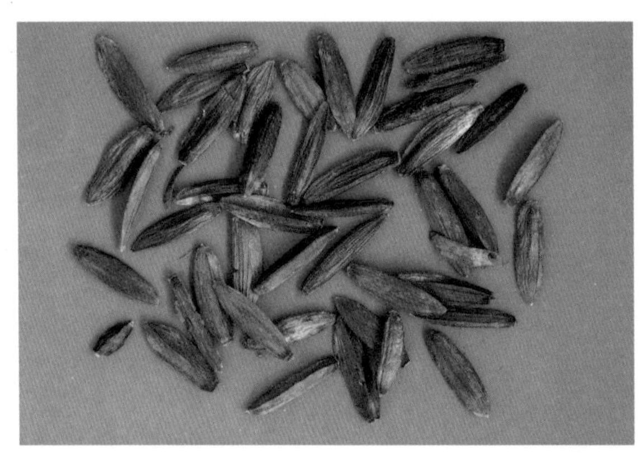

【功效主治】调谷道，清湿毒，解热毒，散结。用于治疗白血病，痂怀（牛皮癣），呗农（痈疮、痈肿），食道癌，贲门癌，胃癌，肠癌，肝癌。

【用法用量】内服：煎汤，喜树根皮 9~20 g，喜树果实 10~20 g；或研末吞服；或制成针剂、片剂。

【应用举例】

（1）治胃癌，直肠癌，肝癌，膀胱癌：喜树根皮研末，吞服，每次 3 g，每日 3 次；喜树果实研末，吞服，每次 6 g，每日 1 次。

（2）治白血病：喜树根 20 g，仙鹤草、鹿衔草、岩株、银花、凤尾草各 30 g，甘草 9 g，煎汁代茶饮。

（3）治牛皮癣：喜树根皮切碎，水煎浓缩，加羊毛脂、凡士林调成 10% 或 20% 油膏外搽；另取喜树根皮 60 g，水煎服，每日 1 剂。

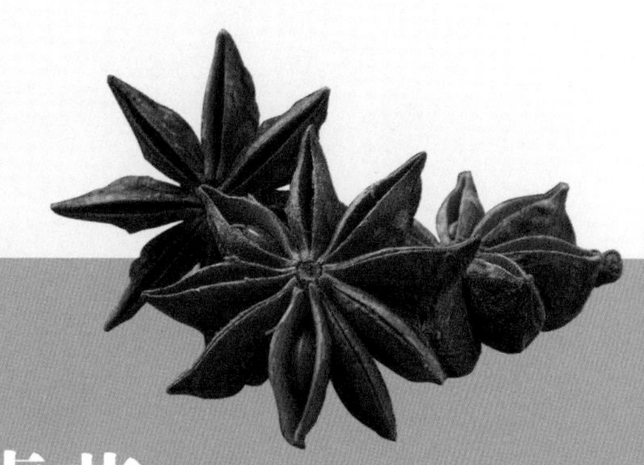

第三章　补虚药

黄　精

【壮　　名】Ginghsw

【别　　名】山姜、山捣白、大黄精。

【来　　源】为百合科植物多花黄精 *Polygonatum cyrtonema* Hua 的根状茎。

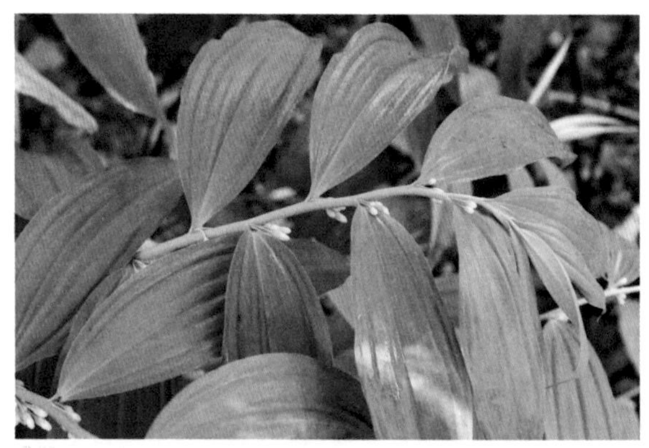

【植物形态】草本。根状茎肥厚，念珠状或结节状膨大。叶互生；叶片椭圆形、卵状披针形至矩圆状披针形，长 6~18 cm，宽 3~8 cm，先端尖至渐尖。通常 2~4 朵花组成短聚伞形花序，花序腋生；花被筒状，黄绿色，裂片 6；雄蕊 6，着生在花被筒中部或上部以上处，具乳头状突起至短绵毛，顶端稍膨大至具囊状突起；花柱为子房长的 2 倍以上。浆果球形，成熟时黑色。

【分　　布】主产于河北、内蒙古、陕西、辽宁、吉林、河南、山西。广西各地均有栽培。

【采集加工】夏秋季采收，洗净，切片，晒干。

【药材性状】根状茎肥厚，姜块状或念珠状，直径 2~4 cm 或以上；每一结节均有明显茎痕，圆盘状，稍凹陷，直径 5~8 mm；须根痕多，常突出，直径约 2 mm；黄白色至黄棕色，有明显环节及不规则纵皱；质实，较柔韧，不易折断，断面黄白色，平坦，颗粒状，有众多深色维管束小点。气微，味甜，有黏性。

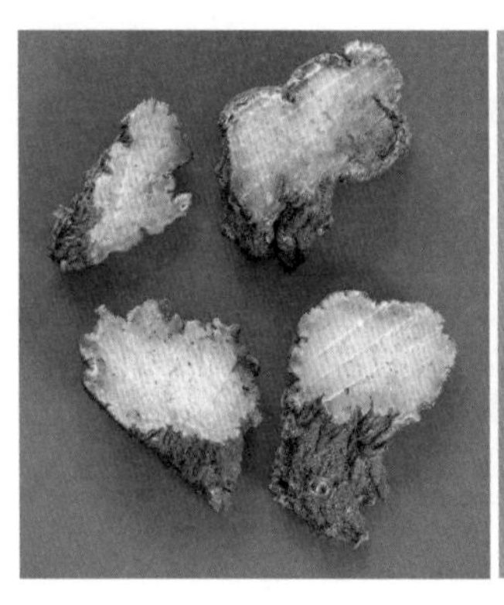

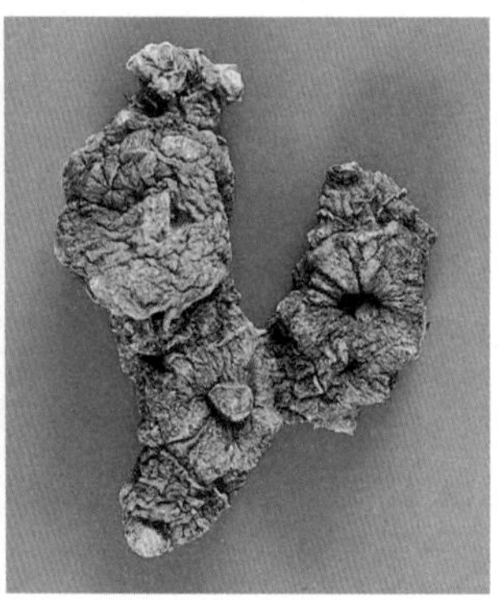

【性　　味】甜，平。

【功效主治】祛风毒，调谷道，补脾益气。用于治疗埃（咳嗽），脾虚乏力，食少口干，啊肉甜（消渴），缩印糯哨（肌体痿软），阳痿遗精，耳鸣目暗，须发早白，体虚羸瘦，痂（癣）。

【用法用量】内服：水煎，

10~30 g。

【应用举例】

（1）壮筋骨，益精髓，白发转黑：黄精、苍术各 2 kg，枸杞根、柏叶各 2.5 kg，天门冬 1.5 kg，煮汁 5 L，酒曲 500 g，糯米 5 kg，酿酒饮。

（2）补精气：枸杞、黄精等量，捣成块，捏作饼子，干复捣为末，炼如绿豆大蜜丸。每服 50 丸，空腹温水送服。

（3）治病后体虚，面黄肌瘦，疲乏无力：黄精 12 g，党参、当归、枸杞各 9 g，水煎服。

五指牛奶

【壮　　名】Goujgyahbizdoj

【别　　名】五指毛桃、土黄芪、土五加皮、五爪龙、母猪奶。

【来　　源】为桑科植物裂掌榕 *Ficus simphcissima* Lour. 的根。

【植物形态】灌木或落叶小乔木。全株被黄褐色贴伏短硬毛，有乳汁。叶互生；叶片纸质，多型，长椭圆状披针形或狭广卵形，长 8~25 cm，宽 4~10 cm，先端急尖或渐尖，基部圆形或心形，常具 3~5 深裂片，微波状锯齿或全缘，两面粗糙。隐头花序球形，顶部有苞片形成的脐状突起，基部苞片卵状披针形，被紧贴的柔毛；花序梗短或无；雄花、瘿花生于同一花序托内；雄花生于近顶部，花被片 4，线状披针形，雄蕊 1~2；瘿花花被片与雄花相似，花柱侧生；雌花生于另一花序托内，花被片 4。瘦果椭圆形。

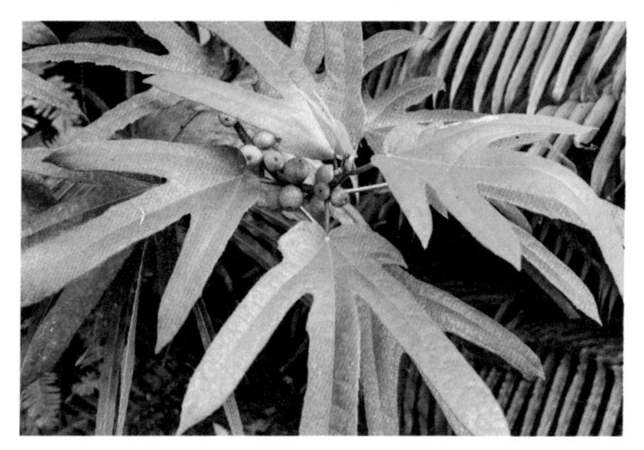

【分　　布】主产于福建、广东、海南、广西、贵州、云南等。广西主要分布于南宁、邕宁、武鸣、平南、藤县、龙州、桂平。

【采集加工】全年均可采收，鲜用或切段、切片，晒干。

【药材性状】根略呈圆柱形，有分支，长短不一；灰棕色或褐色，有纵皱纹，可见明显的横向皮孔及须根痕；部分栓皮脱落后露出黄色皮部；质坚硬，难折断，断面呈纤维性。饮片通常厚 1~1.5 cm，皮薄，木部呈黄白色，有众多同心环，可见放射状纹理，皮部与木部易分离。气微香，味甜。

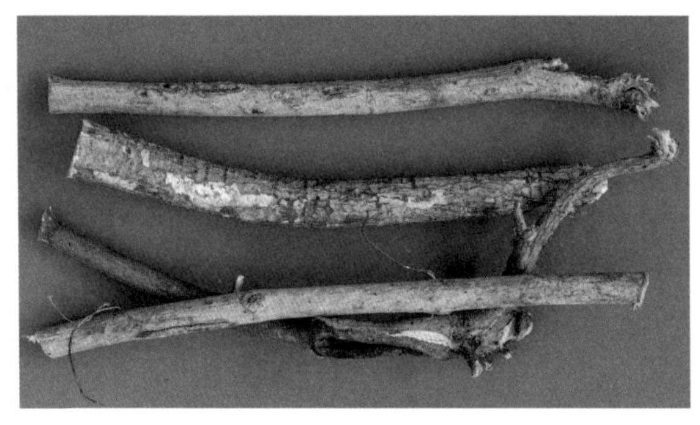

【性　　味】甜、微苦，热。

【功效主治】强筋骨，调火路，祛湿毒，散瘀消肿。用于治疗发旺（风湿骨痛），劳伤，佛浮（水肿），林得叮相（跌打损伤），京瑟（闭经），隆白呆（带下），乳少，食少无力，肺痨咳嗽，优平（自汗、盗汗），肝硬化腹水，肝炎。

【用法用量】内服：煎汤，15~30 g；或浸酒。外用：适量，水煎洗患处。

【应用举例】

（1）治劳力过度：五指牛奶 30 g，墨鱼 1 只，酌加黄酒 100 mL，煎服。

（2）治神经衰弱：五指牛奶、葫芦茶、含羞草各 50 g，浸酒 60 mL，浸泡 10 日后饮用，每次 20 mL，每日 3 次。

（3）治慢性气管炎：紫花杜鹃 150 g，毛冬青、五指牛奶各 100 g，水煎服，每日 1 剂。一般用药后第六日见效。

扶芳藤

【壮　　名】Gaeundaux

【别　　名】岩青杠、换骨筋、千斤藤、山百足、过墙风、爬行卫矛、小藤仲。

【来　　源】为卫矛科植物扶芳藤 *Euonymus fortunei*（Turcz.）Hand.-Mazz. 的带叶茎枝。

【植物形态】灌木，匍匐或攀援。茎枝常有多数细根及小瘤状突起。单叶对生；具短柄；叶片薄革质，椭圆形、椭圆状卵形至长椭圆状倒卵形，长 2.5~8 cm，宽 1~4 cm，先端尖或短尖，边缘具细齿，基部宽楔形。聚伞花序腋生，呈二歧分枝；萼片 4，花瓣 4，均绿白色，近圆形；雄蕊 4，着生于花盘边缘；子房与花盘相连。蒴果成熟时黄

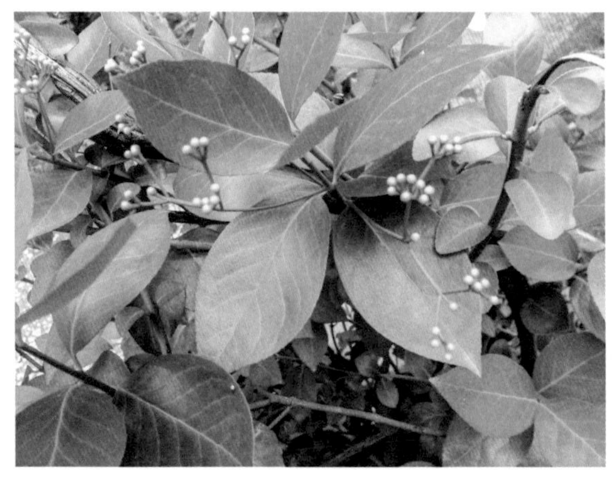

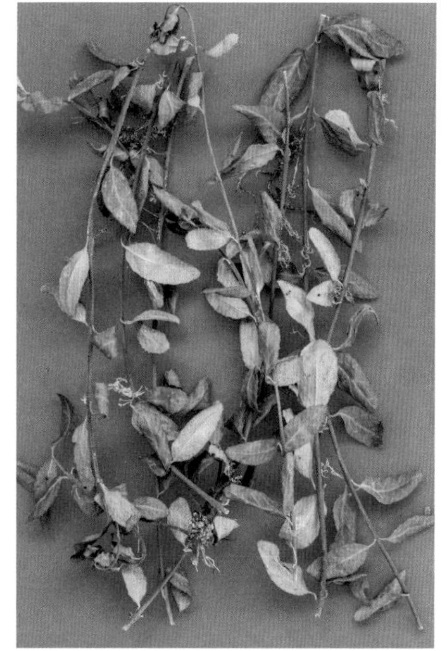

红色，近球形，稍有4凹线；种子具橙红色假种皮。

【分　　布】主产于山西、陕西、山东、江苏、浙江、江西、河南、湖北、广西、贵州、云南。广西主要分布于那坡、宁明、上林、罗城、永福、兴安、恭城。

【采集加工】茎枝全年均可采收，清除杂质，切碎，晒干。

【药材性状】茎枝呈圆柱形，灰绿色，多生细根，并具小瘤状突起；质脆易折，断面黄白色，中空。叶对生；叶片椭圆形，长2~8 cm，宽1~4 cm，先端尖或短锐尖，基部宽楔形，边缘有细锯齿，质较厚或稍带革质，腹面叶脉稍突起。气微弱，味辣。

【性　　味】苦、甜、微辣，热。

【功效主治】补虚，通火路，调龙路，祛湿毒。用于治疗腰肌劳损，发旺（风湿骨痛），陆裂（咳血），血崩，月经不调，夺扼（骨折），创伤出血，麻邦（偏瘫、半身不遂），勒爷狠风（小儿惊风），奔寸（子宫脱垂）。

【用法用量】内服：煎汤，15~30 g；或浸酒；或入丸、散。外用：适量，研粉调敷患处；或捣烂敷患处；或煎水熏洗患处。

【应用举例】

（1）治跌打损伤：扶芳藤60 g，泡酒服。

（2）治腰肌劳损，关节酸痛：扶芳藤30 g，大血藤12 g，梵天花根15 g，水煎，冲红糖、黄酒服。

（3）治两脚转筋，四肢无力：扶芳藤、席草根各30 g，大血藤15 g，煮鸡蛋吃。

骨碎补

【壮　　名】Hingbwn

【异　　名】猴姜、石毛姜、过山龙、石良姜、爬岩姜、石岩姜。

【来　　源】为槲蕨科植物槲蕨 *Drynaria fortunei*（Kunze）Smith 的根状茎。

【植物形态】根状茎横生，粗壮肉质，密被钻状披针形鳞片。叶二型；营养叶灰棕色，卵形，无柄，干膜质，长5~7 cm，宽约3.5 cm，基部心形，背面有疏短毛，边缘有粗浅

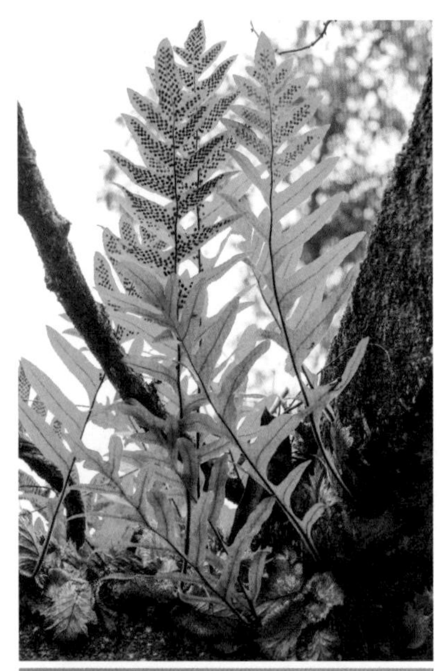

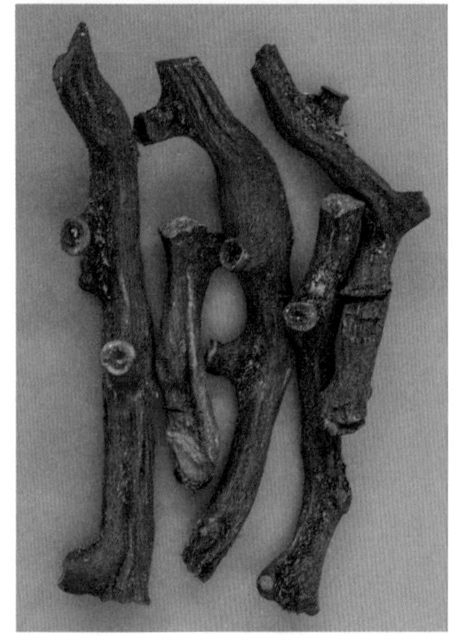

裂；孢子叶高大，纸质，绿色，无毛，长椭圆形，宽14~18 cm，向基部变狭而成波状，下延成有翅的短柄，中部以上深羽裂；边缘有不明显的疏钝齿。孢子囊群圆形，着生于内藏小脉的交叉点上，沿中脉两侧各排成2~3行；无囊群盖。

【分　　布】主产于湖南、浙江、广西、江西、福建、四川、贵州。广西主要分布于龙州、邕宁、来宾、贵港、桂平、平南、玉林、容县、藤县、梧州、贺州、富川、灌阳、全州、资源、龙胜、罗城、南丹、凤山。

【采集加工】将根状茎挖出，洗净，鲜用，或用火燎去鳞片或将小块的刨片、大块的刮去茸毛和外皮，洗净后蒸熟，再晒干后刨成薄片。

【药材性状】根状茎为不规则背腹扁平的条状、块状或片状，多弯曲，两侧常有缢缩和分枝，长3~20 cm，宽0.7~1.5 cm；密被棕色或红棕色细小鳞片，紧贴者呈膜质盾状，直伸者披针状，先端尖，边缘流苏状；鳞片脱落处显棕色，可见细小纵向纹理和沟脊，腹面有叶柄痕，背面有纵脊纹及细根痕。质坚硬，断面红棕色，有白色分体中柱，排成长扁圆形。气香，味微甜、涩。

【性　　味】苦，热。

【功效主治】补虚，调火路，通龙道，除湿毒。用于治疗核尹（腰痛），白冻（泄泻），发旺（风湿骨痛），惹茸惹怒（耳鸣耳聋），牙齿松动，林得叮相（跌打损伤），夺扼（骨折），足膝痿弱，牙痛，濑幽（遗尿）。

【用法用量】内服：煎汤，10~30 g；或入丸、散。外用：适量，捣烂敷或晒干研末敷患处；也可浸酒搽患处。

【应用举例】

（1）接骨续筋：骨碎补20 g，浸酒500 mL，分10次服，每日2次；或晒干研末敷患处。

（2）治肾虚腰痛，风湿性腰腿疼：骨碎补、桑寄生各15 g，秦艽、豨莶草各9 g，水煎服。

（3）治肾虚久泄：骨碎补、山药各15 g，补骨脂9 g，五味子6 g，水煎服。

紫　芝

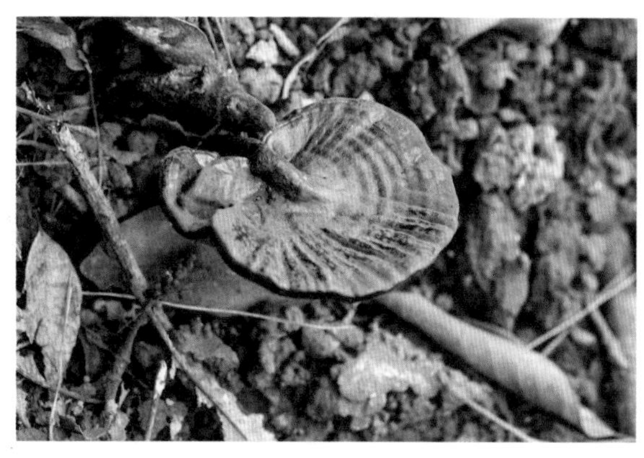

【壮　　名】Raetgyaemq

【别　　名】赤芝、丹芝、潮红灵芝、木灵芝。

【来　　源】为多孔菌科真菌紫芝 *Ganoderma sinense* Zhao Xu et Zhang 的子实体。

【植物形态】菌盖分枝状半圆形、肾形、不规则形；质硬；紫黑色，有光泽，具明显同心环沟，边缘钝圆，有时在菌盖边缘又生有小菌盖；断面黑褐色，菌盖下方有皮壳覆盖，有时脱落，可见菌管口。菌柄侧生，紫黑色有光泽。菌肉呈均匀的褐色、深褐色至栗褐色。孢子较大，顶端脐突形，内壁突出的小刺明显。

【分　　布】广西主要分布于那坡、西林、隆林、靖西、天峨等。

【采集加工】子实体开始释放孢子前可套袋收集孢子，待菌盖外缘不再生长，菌盖下面管孔开始向外喷射担孢子，表示已成熟，即可采收，从菌柄下端拧下整个子实体，晾干或低温烘干（温度不超过 55℃收藏，并要通风，防止霉变）。

【药材性状】菌盖与菌柄的皮壳呈紫黑色或褐黑色；菌肉与菌盖下面的菌管均呈锈褐色。

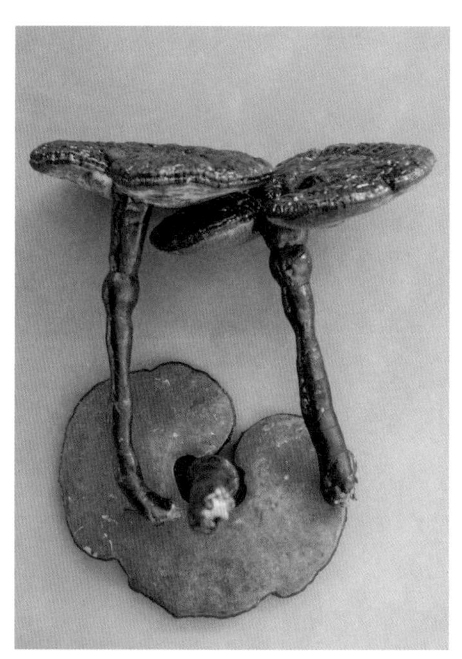

【性　　味】甜，平。

【功效主治】调气补虚，调龙路，通谷道。用于治疗嘘内（气虚），勒内（血虚），年闹诺（失眠），兰啼（眩晕），埃（咳嗽），墨病（气喘）。

【用法用量】内服：煎汤，5~15 g；研末，2~6 g；或浸酒。

【应用举例】

（1）治冠心病：紫芝切片 6 g，加水煎煮 2 小时服用，每日早晚各 1 次。

（2）治积年胃病：紫芝 15 g，切碎，用老酒浸泡服用。

（3）治心悸头晕，夜寐不宁：紫芝 5 g，水煎服，每日 2 次。

破故纸

【壮　　名】Bujguzswj

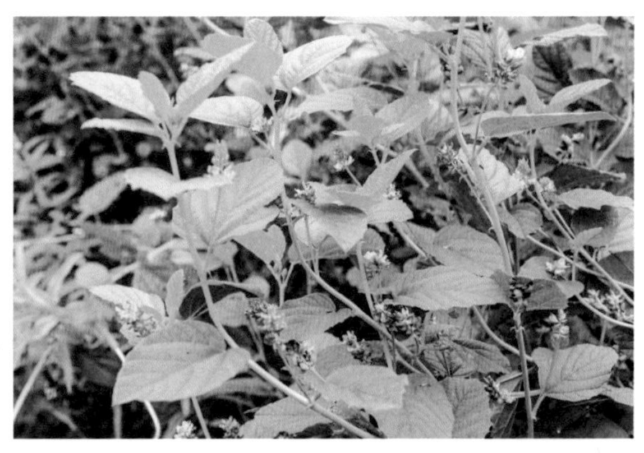

【别　　名】胡韭子、婆固脂、补骨脂、补骨鹅、黑固脂。

【来　　源】为豆科植物补骨脂 *Psoralea corylifolia* Linn 的果实。

【植物形态】草本。枝具纵棱；全株被白色柔毛和黑褐色腺点。单叶互生；叶柄被白色茸毛；托叶成对，三角形，膜质；叶片阔卵形，长 5~9 cm，宽 3~6 cm，先端钝圆，基部心形或圆形，边缘具粗锯齿，两面均具显著黑色腺点。花多数密集成穗状的总状花序，腋生；花萼钟状，基部连合成管状，先端 5 裂，被黑色腺毛；花冠蝶形，淡紫色或黄色，旗瓣倒阔卵形，翼瓣阔线形，龙骨瓣长圆形，先端钝；雄蕊 10，雌蕊 1，子房上位。荚果椭圆形，不开裂，成熟时果皮黑色，与种子粘贴。

【分　　布】主产于四川、河南、安徽、陕西、江西、云南、山西。广西各地均有栽培。

【采集加工】秋季采收，晒干。

【药材性状】果实扁圆状肾形；黑棕色或棕褐色，具微细网纹；质较硬脆，剖开后可见果皮与外种皮紧密贴生。种子凹侧的上端略下处可见点状种脐，另一端有合点，种脊不明显；外种皮较硬，内种皮膜质，灰白色；子叶 2 枚，肥厚，淡黄色至淡黄棕色，其内外表面常可见白色物质。宿萼基部连合，上端 5 裂，灰黄色，具茸毛，并密布褐色腺点。气芳香特异，味苦、微辣。

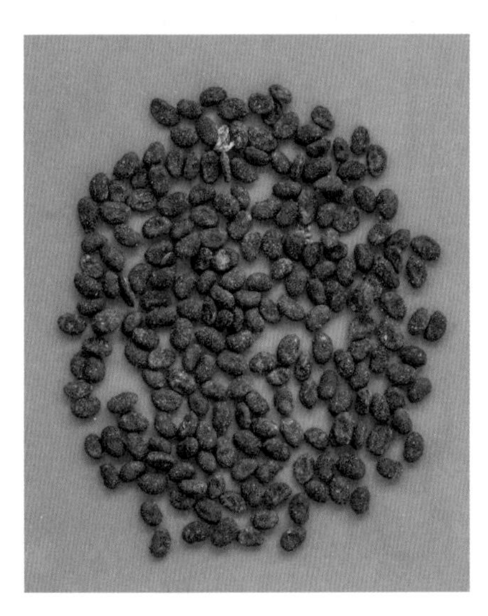

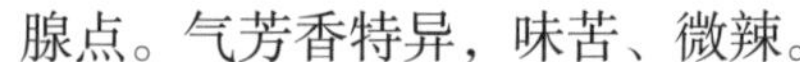

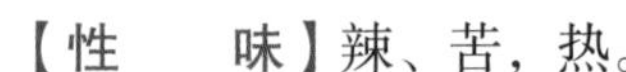

【性　　味】辣、苦、热。

【功效主治】补肾阳，通谷道，调水道，调龙路、火路。用于治疗核尹（腰痛），委约（阳痿），墨病（气喘），屙意咪（痢疾），滑精，肉赖（多尿症），濑幽（遗尿），痳能白（白癜风）。

【用法用量】内服：煎汤，3~15 g。外用：适量，浸酒涂患处。

【应用举例】

（1）治妇人血崩：破故纸（炒黄）、蒲黄（炒）、千年石灰、大黄各等分，研末，每服 9 g，空心，用热酒调服。

（2）治赤白带下：破故纸、石菖蒲等分，研末，共炒，每次服6 g，用石菖蒲浸酒调，温服。

千斤拔

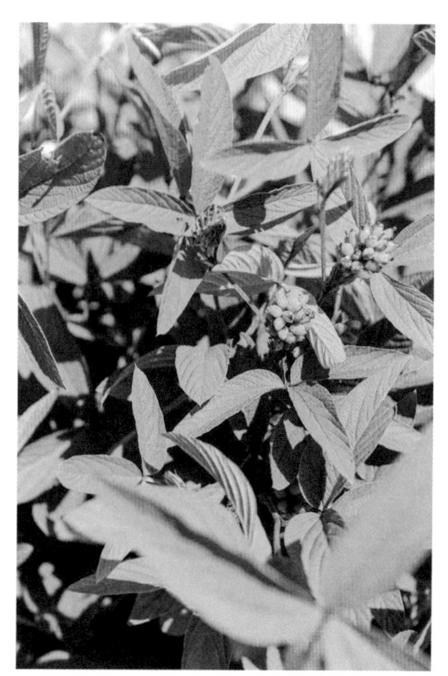

【壮　　名】Goragdingh

【别　　名】大猪尾、千斤力、千金红、红药头、白马屎。

【来　　源】为豆科植物千斤拔 *Femingia Philippinensis* Merr. et Rolfe 的根。

【植物形态】半灌木。嫩枝密生黄色短柔毛。三出复叶；顶生小叶宽披针形，长6~20 cm，宽2.5~9 cm，先端渐尖，具短尖，基部圆楔形，腹面几无毛，背面沿叶脉有黄色柔毛，基出脉3条；侧生小叶较小，偏斜，基出脉2条；叶柄有狭翅，被短柔毛。总状花序腋生，花多而密，花序轴及花梗均密生淡黄色短柔毛；花萼钟状，萼齿5，披针形，最下面1齿较长，外面有毛；花冠紫红色；雄蕊10，二体；子房有丝状毛。荚果椭圆形，褐色，具短柔毛。

【分　　布】广西各地均有分布。

【采集加工】全年均可采收，切段，晒干。

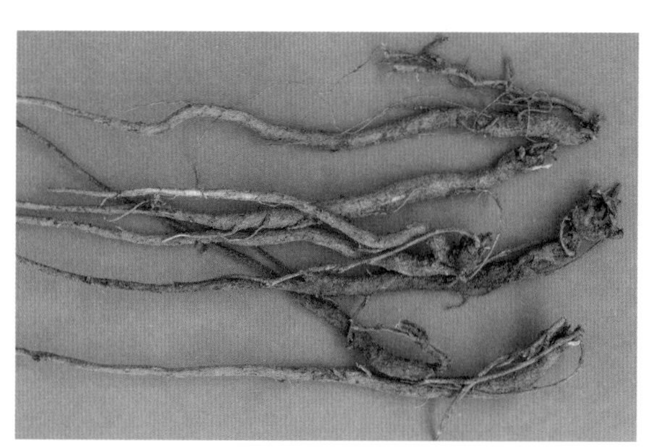

【药材性状】根长圆柱形，较粗壮，多有分支；深红棕色，有稍突起的横长皮孔及细皱纹，近顶部常成圆肩状，下半部间见须根痕；质坚韧，不易折断；断面皮部棕红色，木部宽广，有细微的放射状纹理。香气较浓厚，味微甜、涩。

【性　　味】甜、涩，平。

【功效主治】补虚，强筋骨，通龙路，祛风毒，除湿毒。用于治疗发旺（风湿骨痛），核尹（腰痛），缩印糯哨（肌体痿软），林得叮相（跌打损伤），货咽妈（咽痛）。

【用法用量】内服：煎汤，15~30 g。外用：适量，磨汁涂患处；或研末调敷患处。

【应用举例】

（1）治慢性肾炎：千斤拔 30 g，水煎服。

（2）治咳嗽：千斤拔鲜根 60 g，水煎服。

（3）治跌打损伤：千斤拔 30 g，酒、水各半煎服。

构树果

【壮　　名】Gosa

【别　　名】楮桃、角树子、野杨梅子、构泡、砂纸树、褚实子。

【来　　源】为桑科植物构树 *Broussonetia papyrifera*（L.）Vent. 的果实。

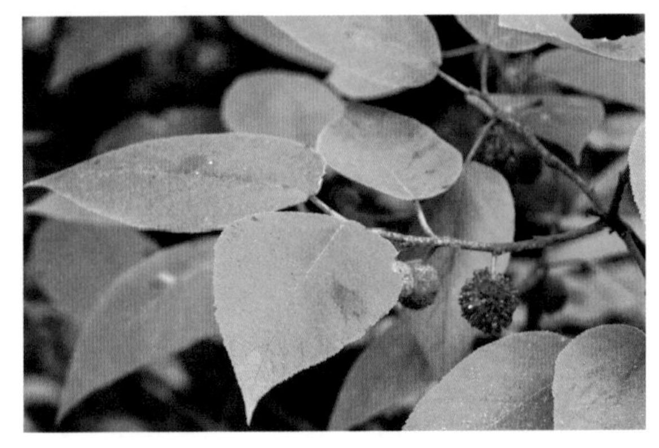

【植物形态】乔木。有乳汁。小枝密生茸毛。单叶互生；叶柄密被柔毛；叶片膜质或纸质，阔卵形至长圆状卵形，长 5.5~15 cm，宽 4~10 cm，不分裂或 3~5 裂，先端渐尖，基部圆形或浅心形，略偏斜，边缘有细锯齿或粗锯齿，腹面深绿色，被粗伏毛，背面灰绿色，密被柔毛。花单性，雌雄异株；雄花序为柔荑花序；雄花具短梗，有 2~3 小苞片，花被 4 裂，基部合生，雄蕊 4；雌花序为头状花序；雌花苞片棒状，被毛，花被筒状。聚花果肉质，球形，成熟时橙红色。

【分　　布】主产于湖南、湖北、山西、甘肃。广西主要分布于南宁、马山、隆林、乐业、南丹、都安、罗城、资源、桂平、北流。

【采集加工】移栽 4~5 年，9 月果实变红时采摘，除去灰白色膜状宿萼及杂质，晒干。

【药材性状】果实呈扁圆形或卵圆形，长 1.5~3 mm，直径约 1.5 mm，厚约 1 mm；红棕色，有网状皱纹或疣状突起，一侧有棱，一侧略平或有凹槽，有的具子房柄。果皮坚脆，易压碎，膜质种皮紧贴于果皮内面，胚乳类白色，富油性。气微，味淡。

【性　　味】甜，寒。

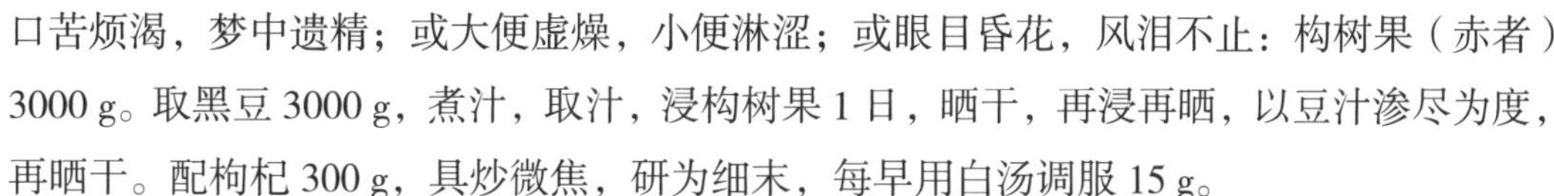

【功效主治】补血，补肾阳，明目，除湿毒，利水道。用于治疗缩印糯哨（肌体痿软），委约（阳痿），佛浮（水肿），兰喙（眩晕），肾阳虚，目昏，目翳，尿少。

【用法用量】内服：煎汤，6~15 g；或入丸、散。外用：适量，捣烂敷患处。

【应用举例】

（1）治脾、肾、肝三阴虚，吐血咳血，骨蒸夜汗，口苦烦渴，梦中遗精；或大便虚燥，小便淋涩；或眼目昏花，风泪不止：构树果（赤者）3000 g。取黑豆 3000 g，煮汁，取汁，浸构树果 1 日，晒干，再浸再晒，以豆汁渗尽为度，再晒干。配枸杞 300 g，具炒微焦，研为细末，每早用白汤调服 15 g。

（2）治耳鸣，眼雾：构树果、桑泡、插秧泡、大乌泡、三月泡各 15 g，泡酒服。

（3）治目昏：构树果、荆芥穗、地骨皮各等分，研为细末，炼如桐子大蜜丸。每服 20 丸，米汤送服。

桃金娘

【壮　　名】Maknim

【别　　名】岗稔、山稔、当梨根、山旦仔、稔子树、豆稔。

【来　　源】为桃金娘科植物桃金娘 *Rhodomyrtus tomentosa*（Ait.）Hassk. 的果实。

【植物形态】灌木。嫩枝有灰白色柔毛。叶对生；叶片革质，椭圆形或倒卵形，长 3~8 cm，宽 1~4 cm，先端圆或钝，基部阔楔形，腹面初时有毛，后变无毛，发亮，背面有灰色茸毛，全缘，离基 3 出脉，直达先端且相结合。花单生，有长梗；花萼筒倒卵形，有灰毛，裂片 5，近圆形，宿存；花瓣 5，紫红色，倒卵形；雄蕊红色，多数；子房下位，3 室，柱头扩大。浆果卵状壶形，成熟时紫黑色。

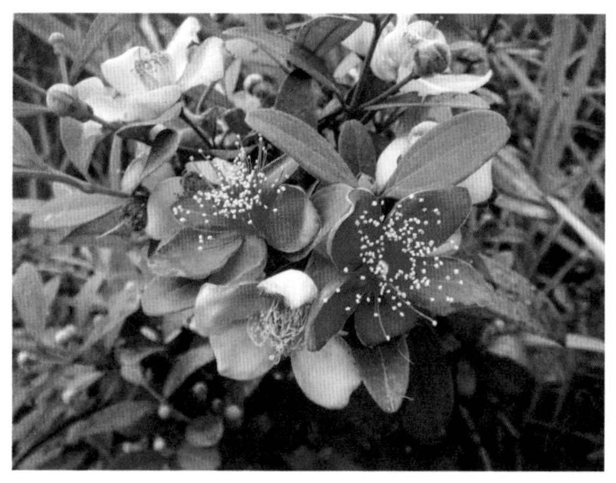

【分　　布】主产于台湾、福建、广东、广西、云南、贵州、湖南。广西主要分布于南宁、百色、河池、柳州等。

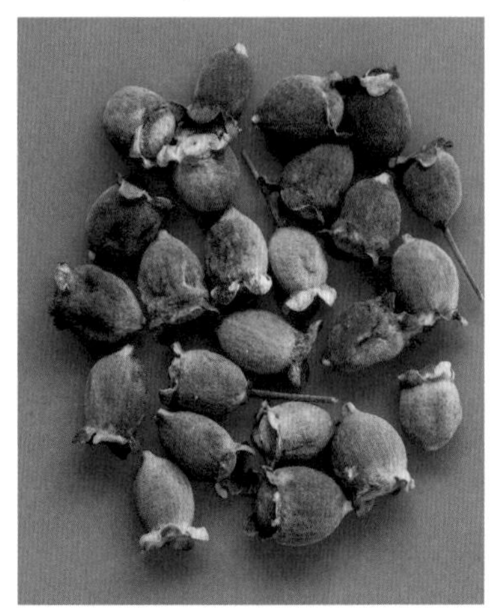

【采集加工】秋季果实成熟时采收，沸水烫，晒干。

【药材性状】果实长圆形，一端稍尖，直径约1 cm；土黄色或暗绿褐色；质较硬，顶端有宿存萼片5枚及花柱残迹；内有种子多数，黄白色，扁平。味淡、微甜，气微香。

【性　　味】甜、涩。

【功效主治】补血，调龙路，利水道，收敛止泻。用于勒内（血虚），渗裂（血证），陆裂（咳血），屙意勒（便血），病淋勒（崩漏），遗精，隆白呆（带下），渗裆相（烧烫伤），病后体虚，尊寸（脱肛），外伤。

【用法用量】内服：煎汤，6~15 g（鲜品15~30 g）；或浸酒。外用：适量，烧存性研末调敷患处。

【应用举例】

（1）治鼻出血：桃金娘15 g，塘角鱼2条，以清水1500 mL煎至750 mL，服之。

（2）治血虚：桃金娘1 kg，焙干，蒸晒3次，以酒1 kg浸7日后，每服30 g，每日3次。

（3）治胃溃疡，十二指肠溃疡：桃金娘60 g，石菖蒲9 g，水煎服。

土人参

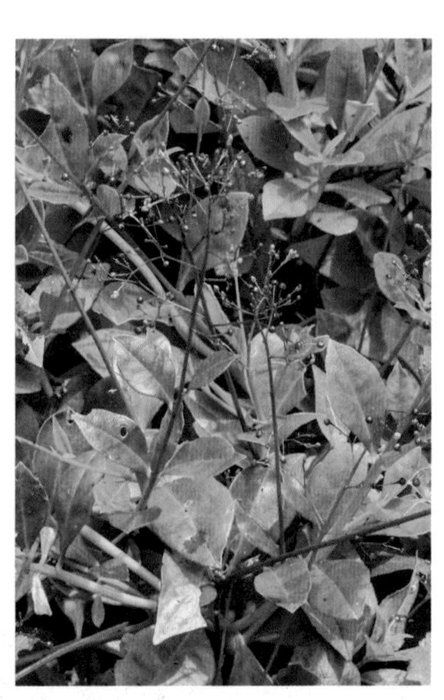

【壮　　名】Gocaenghnaengh

【别　　名】锥花土人参、土高丽参、假人参、飞来参、参草、土洋参。

【来　　源】为马齿苋科植物锥花土人参 *Talinum paniculatum*（Jacq.）Gaertn. 的根。

【植物形态】一年生肉质草本。主根粗壮有分支，外表棕褐色。茎直立，有分枝，圆柱形，基部稍木质化。叶互生；叶片倒卵形或倒卵状长圆形，长5~7 cm，宽2.5~3.5 cm，先端渐尖或钝圆，全缘，基部渐狭而成短柄。圆锥花序顶生或侧生，二歧状分枝，小枝或花梗基部均具苞片；花小，两性，淡紫红色；萼片2，早落；

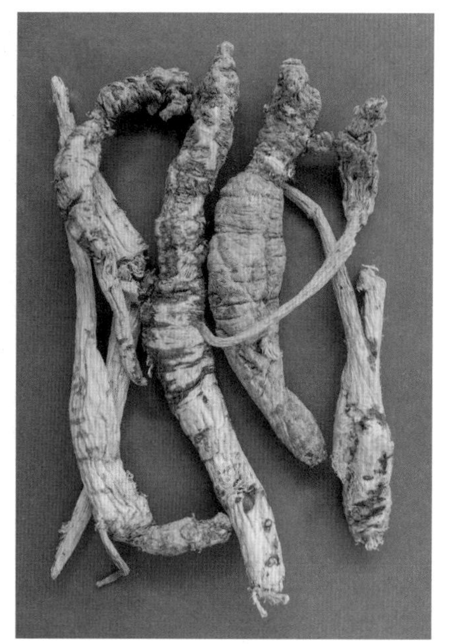

花瓣5，倒卵形或椭圆形；雄蕊10枚以上；子房球形，花柱线形，柱头3深裂，先端外展而微弯。蒴果近球形，成熟时灰褐色；种子多数，细小，扁球形，黑色有光泽，表面具细腺点。

【分　　布】我国大部分地区均产。广西主要分布于武鸣、马山、南丹、灌阳、贺州、博白。

【采集加工】全年均可采收，洗净，鲜用或晒干。

【药材性状】根圆锥形或长纺锤形，分支或不分支。顶端具木质茎残基；表面灰褐色，有纵皱纹及点状突起的须根痕；除去栓皮并经蒸煮后表面为灰黄色半透明状，有点状须根痕及纵皱纹，隐约可见内部纵走的维管束；质坚硬，难折断；未加工的断面平坦，已加工的断面呈角质状，中央常有大空腔。气微，味淡，微有黏滑感。

【性　　味】甜，平。

【功效主治】补虚，通气道、谷道，调气。用于治疗嘘内（气虚），白冻（泄泻），兰喯（眩晕），埃（咳嗽），优平（自汗、盗汗），月经不调，隆白呆（带下），食少，肺痨咳血，产妇乳汁不足。

【用法用量】内服：煎汤，30~60 g。外用：适量，捣烂敷患处。

【应用举例】

（1）治虚劳咳嗽：土人参、隔山撬、银花根、冰糖各30 g，炖鸡服。

（2）治盗汗、自汗：土人参60 g，猪肚1个，炖服。

（3）治月经不调：土人参、益母草各60 g，紫茉莉根30 g，水煎服。

菟丝子

【壮　　名】Faenzsenjfa

【别　　名】菟丝实、吐丝子、黄藤子、龙须子、萝丝子、黄网子、黄萝子。

【来　　源】为旋花科植物菟丝子 *Cuscuta chinensis* Lam. 的种子。

【植物形态】寄生草本。茎缠绕，黄色，其上随处可生出寄生根。叶稀小，叶片鳞片状，三角状卵形。花两性，多数簇生；苞片小，鳞片状；花萼杯状，中部以下连合，裂片5，

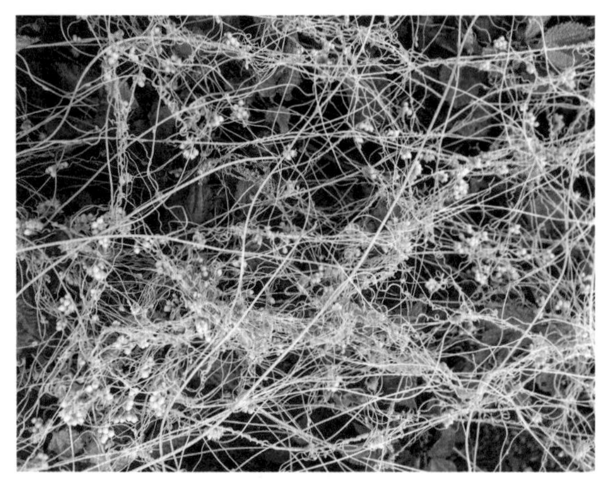

三角状，先端钝；花冠白色，壶形，5浅裂，裂片三角状卵形向外反折，花冠筒基部具鳞片5，长圆形，先端及边缘流苏状；雄蕊5，花丝短，花药露于花冠裂片之外；雌蕊2，心皮合生，子房近球形。蒴果近球形，稍扁，几乎被宿存花冠所包围，成熟时整齐地周裂。

【分　　布】主产于辽宁、吉林、河北、河南、山东、山西、江苏。广西大部分地区有分布。

【采集加工】当种子成熟时与寄主一起割下，晒干，打下种子，用细眼筛子将菟丝子筛出，去净壳渣或其他杂质即可。

【药材性状】种子类圆形或卵圆形，腹棱线明显，两侧常凹陷，长径1.4~1.6 mm，短径0.9~1.1 mm；灰棕色或黄棕色；种脐近圆形，位于种子顶端；种皮坚硬，不易破碎，除去种皮可见中央为卷旋3周的胚，胚乳膜质套状，位于胚周围。气微，味微苦、涩。

【性　　味】辣、甜，平。

【功效主治】调谷道、水道，清热除湿。用于治疗核尹（腰痛），委约（阳痿），不育；啊肉甜（消渴），肉扭（淋证），白冻（泄泻），吠柔（滑胎）。

【用法用量】内服：煎汤，6~15 g；或入丸、散。外用：适量，炒研调敷患处。

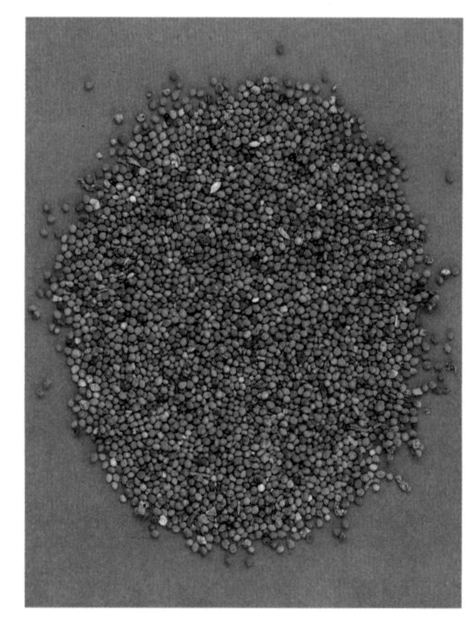

【应用举例】

（1）补肾气，壮阳道，助精神，轻腰脚：菟丝子500 g（淘净，酒煮，捣成饼，焙干），附子（制）120 g，共研末，酒糊丸，如绿豆大，每服50丸，酒送服。

（2）治腰痛：菟丝子（酒浸）、杜仲（去皮，炒断丝）等分，研细末，以山药糊丸，如绿豆大，每服50丸，盐酒或盐汤送服。

（3）治白癜风：菟丝子9 g，浸入95%乙醇溶液60 mL，2~3天后取汁涂患处，每日2~3次。

仙　茅

【壮　　名】Gohazsien

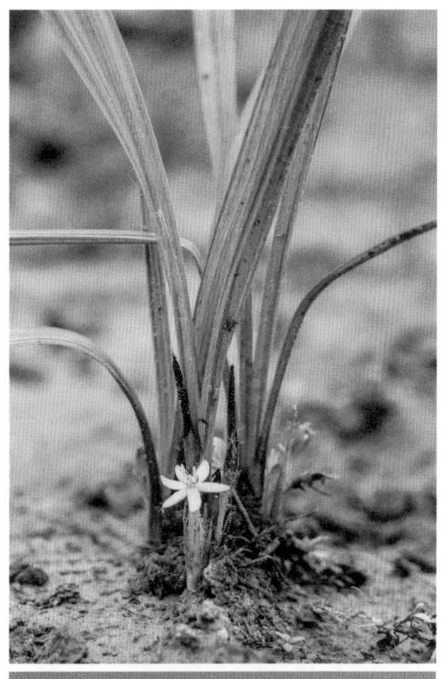

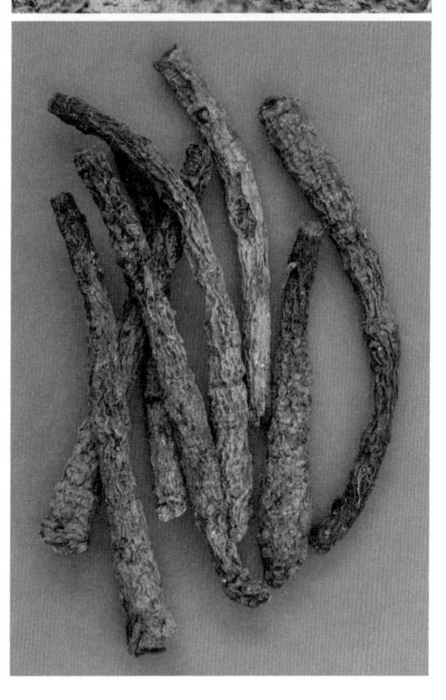

【别　　名】独茅根、茅爪子、小地棕根、地棕根、黄茅参、独脚黄茅、仙茅参。

【来　　源】为仙茅科植物仙茅 *Curculigo orchioides* Gaertn. 的根状茎。

【植物形态】草本。根状茎近圆柱状；须根常丛生，肉质，具环状横纹；地上茎不明显。叶基生；叶片线形，线状披针形或披针形，长 10~45 cm。宽 5~25 mm，先端长渐尖，基部下延成柄。花茎甚短，大部分隐藏于鞘状叶柄基部之内，亦被毛；苞片披针形，膜质，具缘毛；总状花序呈伞房状，通常具 4~6 朵花；花黄色，下部花筒线形，上部 6 裂，裂片披针形，外轮的背面有时散生长柔毛；雄蕊 6；柱头 3 裂，子房狭长，先端具长喙，被疏毛。浆果近纺锤状，先端有长喙。

【分　　布】主产于四川、广东、广西、云南、贵州。广西主要分布于永福、灌阳、贺州、藤县、平南、桂平、容县、玉林、博白、上思、南宁、上林、马山、龙州、隆安、乐业、南丹、罗城等。

【采集加工】移栽后生长 2 年，在 10 月倒苗后至春季未发芽前采收，采收时应把根状茎全部挖出，抖净泥土，除尽残叶及须根，晒干。

【药材性状】根状茎圆柱形，略弯曲，长 3~10 cm，直径 4~8 mm；黑褐色或棕褐色，粗糙，有纵沟及横皱纹与细孔状的粗根痕；质硬脆，易折断，断面稍平坦，略呈角质状，淡褐色或棕褐色，近中心处色较深，并有一深色环。气微香，味微苦、辣。

【性　　味】辣，热，有毒。

【功效主治】补肾阳，通龙路，祛风邪，调水道，除湿毒。用于治疗委约（阳痿），小便失禁；心头痛（胃痛），核尹（腰痛），兵吟（筋病），月经不调，林得叮相（跌打损伤），发旺（风湿骨痛），脘腹冷痛，腰膝酸痛，筋骨软弱，下肢拘挛，更年期综合征。

【用法用量】内服：煎汤，5~15 g；或入丸、散；或浸酒。外用：适量，捣烂敷患处。

【应用举例】

（1）治阳痿，耳鸣：仙茅、金樱子根及果实各 15 g，炖肉吃。

（2）治虚劳咳嗽：仙茅制成蜜丸，每丸 9 g（含仙茅生药 4~5 g），每次服 1~2 丸，每日 3 次。

（3）治痈疽火毒，漫肿无头，色青黑者：仙茅不拘多少（连根须）煎，酒送服；或以鲜品捣烂敷之。有脓者溃，无脓者消。

崖姜蕨

【壮　　名】Yazgyanghgez

【别　　名】胡猻姜、穿石剑、马骝姜、玉麒麟、大骨碎补。

【来　　源】为槲蕨科植物崖姜蕨 *Pseudodrynaria coronans*（Wall.）Ching 的根状茎。

【植物形态】根状茎粗壮，密被棕色长线形鳞片。叶一型，簇生成圆筒状的高丛；叶片长 80~140 cm，先端渐尖，中部以下渐狭，但近基部又渐变宽而呈心形，中部以上深羽裂，向下浅裂成波状，两面光滑无毛，全缘；叶脉网状，两面明显，网眼内有单一或分叉的小脉。孢子囊群着生于小脉交叉处，每对侧脉之间有 1 行，圆形或通常沿第三回小脉延长，成熟时呈断线形；无囊群盖。孢子椭球形，孢壁具小刺或小瘤块状纹。

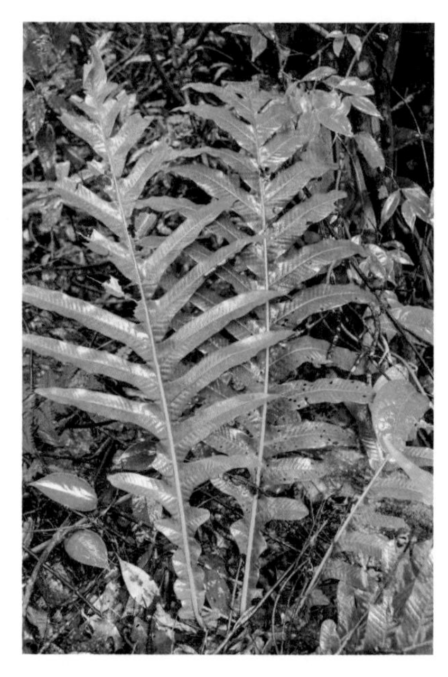

【分　　布】主产于广东、福建。广西主要分布于平南、北流、陆川等。

【采集加工】将根状茎挖出，洗净泥土，鲜用；或用火燎去鳞毛或将小块的刨片、大块的刮去茸毛和外皮，洗净后蒸熟，晒干后刨成薄片即可。

【药材性状】根状茎圆柱形，表面密被条状披针形而松软的鳞片，鳞片脱落处显紫褐色，有大小不等的纵向沟脊及细小纹理；断面褐色，点状分体中柱排成类圆形。气极微，味苦。

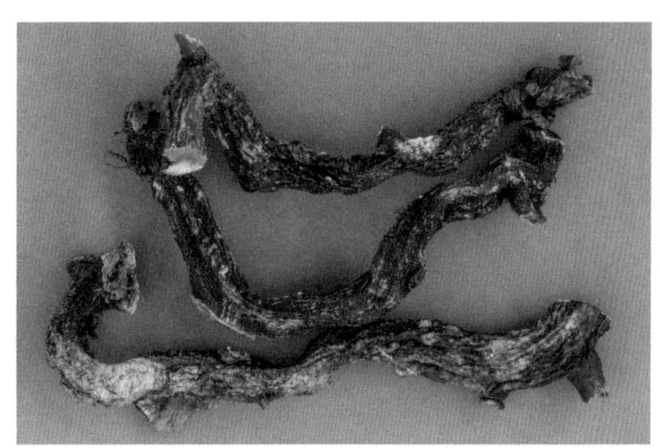

【性　　味】苦，热。

【功效主治】补肾，强筋骨，通龙路，止痛。用于治疗白冻（泄泻），核尹（腰痛），发旺（风湿骨痛），风火牙痛，足膝痿软，惹茸惹怒（耳鸣耳聋），濑幽（遗尿），夺扼（骨折），斑秃。

【用法用量】内服：煎汤，10~30 g；或入丸、散。外用：适量，捣烂敷患处，也可浸酒搽患处。

【应用举例】

（1）治肾虚腰痛，风湿性腰腿痛：崖姜蕨、桑寄生各 15 g，秦艽、豨莶草各 9 g，水煎服。

（2）治肾虚久泄：崖姜蕨、山药各 15 g，补骨脂 9 g，五味子 6 g，水煎服。

（3）治遗尿：崖姜蕨 500 g，食盐 50 g，水 2.5 L。先将水倒入容器中，再加入食盐搅匀，待融化后放入崖姜蕨，浸泡 12 小时后焙干，研末。每晚睡前用淡盐水冲服 0.3 g。

银　耳

【壮　　名】Roetngaenz

【别　　名】白木耳、白耳、五鼎芝。

【来　　源】为银耳科银耳 *Tremella fuciformis* Berk. 的子实体。

【植物形态】子实体纯白色，胶质，半透明，由多数宽而薄的瓣片组成，新鲜时软，干后收缩。担子近球形，纵分隔。孢子无色，光滑，近球形。

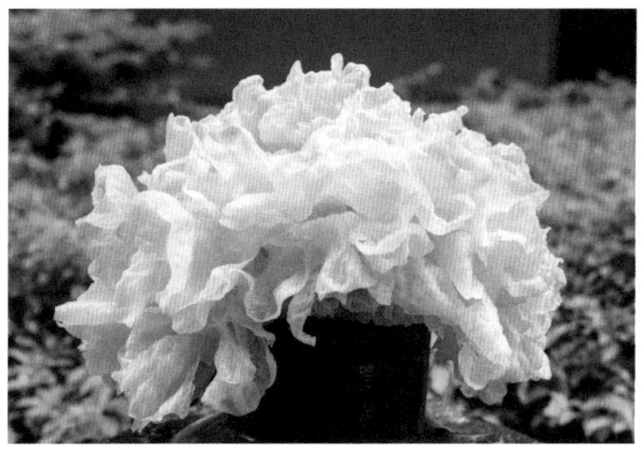

【分　　布】主产于四川、贵州、云南、福建、湖北、安徽、浙江、陕西、台湾。广西各地均有栽培。

【采集加工】全年均可采收，晒干。

【药材性状】子实体由数片至 10

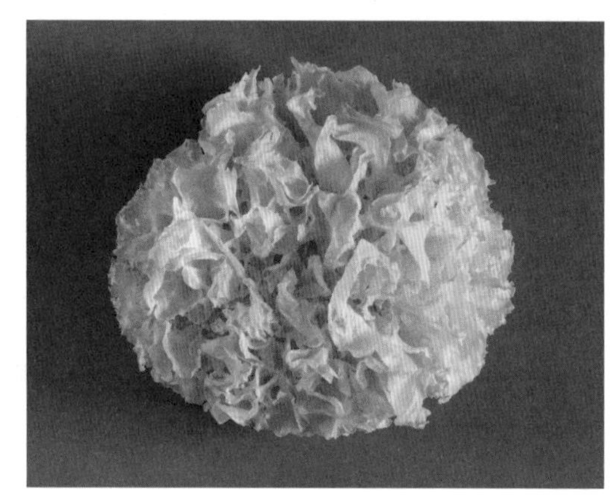

余片薄而多皱褶的瓣片组成，菊花形、牡丹花形或绣球形，直径 3~15 cm，白色或淡黄色，表面光滑，有光泽，基蒂黄褐色；角质，硬而脆；浸泡水中膨胀；有胶质。气微，味淡。

【性　　味】甜，平。

【功效主治】通气道，补虚，养阴润燥。用于治疗病后体虚，埃（咳嗽），病淋勒（崩漏），屙意囊（便秘），啊肉甜（消渴），血压嗓（高血压），嘘内（气虚）。

【用法用量】内服：煎汤，3~15 g；或炖冰糖、肉类服。

【应用举例】

（1）治热病伤津，口渴引饮：银耳、小环草各 10 g，芦根 15 g，水煎，滤去药渣，喝汤，吃银耳，每日 1 剂。

（2）用于癌症放疗、化疗期：银耳 12 g，绞股蓝 45 g，党参、黄芪各 30 g，共煎水，去药渣、取银耳，加薏苡仁、大米各 30 g，煮粥吃，每日 1 剂。放疗、化疗期间长期服食可防止白细胞下降。

（3）治原发性高血压病：银耳 10 g，米醋、水各 10 mL，鸡蛋 3 个（先煮熟去壳），共慢火炖汤，吃银耳和鸡蛋（每日 1 个），并喝汤。

枣

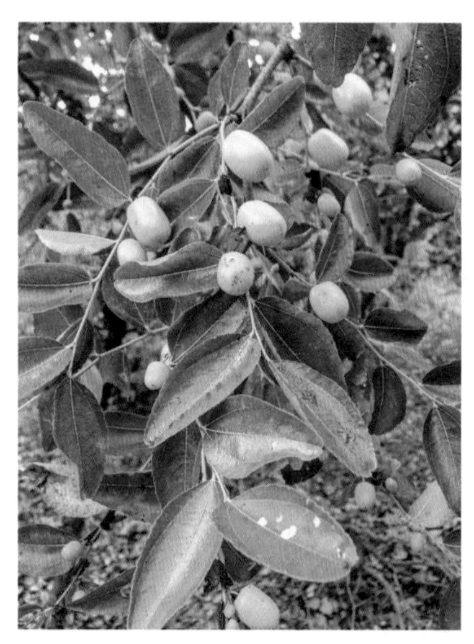

【壮　　名】Makhongzcauj

【别　　名】干枣、美枣、良枣、干赤枣、胶枣、南枣、半官枣、刺枣。

【来　　源】为鼠李科植物枣 *Ziziphus jujuba* Mill. 的果实。

【植物形态】灌木或小乔木。茎分长枝、短枝和新枝，紫红色或灰褐色。单叶互生；具 2 个托叶刺，长刺粗直，短刺下弯；叶片纸质，卵形、卵状椭圆形，长 3~7 cm，宽 2~4 cm，先端钝圆或圆形，具小尖头，基部稍偏斜而近圆形，边缘具细锯齿，腹面深绿色，

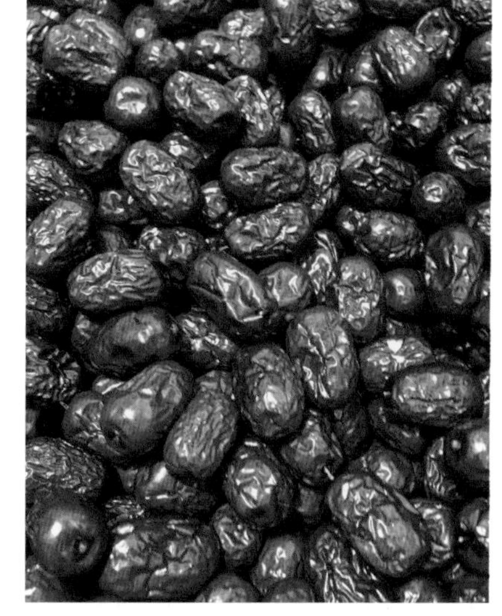

背面浅绿色，基生三出脉。花黄绿色，两性，生于叶腋组成聚伞花序；花萼5裂，裂片卵状三角形，花瓣5，倒卵圆形，基部有爪；雄蕊5，与花瓣对生，着生于花盘边缘；花盘厚，肉质，圆盘形，5裂；子房2室，与花盘合生。核果长圆形或长卵形，成熟时红色，后变红紫色；中果皮肉质，厚，味甜；核两端锐尖。

【分　　布】主产于河南、山东，河北、山西、四川、贵州亦产。广西各地均有栽培。

【采集加工】秋季果实成熟时采收，拣去杂质，晒干或烘干皮软，晒干。

【药材性状】果实椭球形或球形，长2~3.5 cm，直径1.5~2.5 cm；暗红色，略带光泽，有不规则皱纹。基部凹陷，有短果梗；外果皮薄，中果皮棕黄色或淡褐色，肉质，柔软，富糖分而油润；果核纺锤形，两端锐尖，质坚硬。气微香，味甜。

【性　　味】甜，热。

【功效主治】补气，补血，安神，调谷道。用于治疗嘘内（气虚），白冻（泄泻），年闹诺（失眠），优平（自汗、盗汗），食少，妇人脏躁。

【用法用量】内服：煎汤，6~15 g。

【应用举例】

（1）补气：枣10枚，蒸软去核，配人参3 g，布包，藏饭锅内蒸烂，捣匀为丸，如弹子大，每日七八丸。

（2）治非血小板减少性紫癜：枣，每次10枚，每日3次，至紫癜全部消退为止。

（3）治口干：枣肉15 g，甘草（炙）、杏仁、乌梅各30 g，捣烂，炼如枣核蜜丸。含服，以润止。

芝　麻

【壮　　名】lwgraz

【别　　名】胡麻、藤弘、狗虱、鸿藏、乌麻、油麻子、黑油麻、脂麻。

【来　　源】为胡麻科植物芝麻 *Sesamum indicum* L. 的种子。

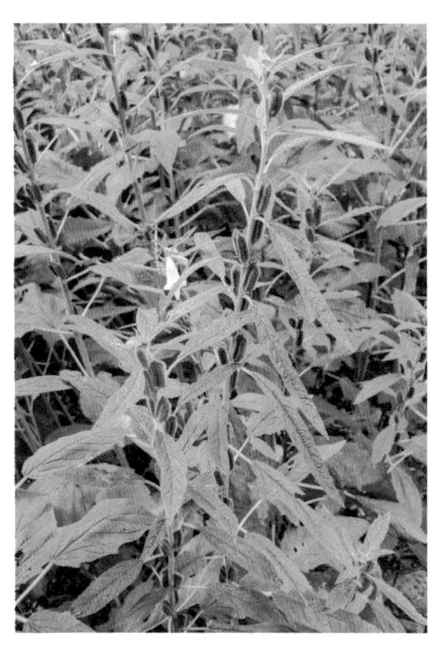

【植物形态】草本。茎四棱柱形，棱角突出，具短柔毛。叶对生，或茎上部叶互生；叶片卵形、长圆形或披针形，长5~15 cm，宽1~8 cm，先端急尖或渐尖，基部楔形，全缘、有锯齿或茎下部叶3浅裂。花单生，或2~3朵生于叶腋；花萼稍合生，绿色，5裂，裂片披针形，具柔毛；花冠筒状，唇形，白色，有紫色或黄色彩晕，裂片圆形，外侧被柔毛；雄蕊4，着生于花冠筒基部，花药黄色；雌蕊1，心皮2，子房圆锥形。蒴果椭圆形，多4棱或6、8棱，纵裂，初期绿色，成熟后黑褐色，具短柔毛。

【分　　布】主产于山东、河南、湖北、四川、安徽、江西、河北。广西各地均有栽培。

【采集加工】8~9月果实呈黄黑色时采收，割取全草，晒干，打下种子，除去杂质，再晒干。

【药材性状】种子扁卵形，一端稍圆，另端尖，长2~4 mm，宽1~2 mm，厚约1 mm；表面黑色，平滑或有网状皱纹，放大镜下可见细小疣状突起，边缘平滑或呈棱状，尖端有棕色点状种脐；种皮薄纸质；胚乳白色，肉质，包于胚外成一薄层；胚较发达，直立，子叶2枚，白色，富油性。气微弱，味淡，嚼之有清香味。

【性　　味】甜，平。

【功效主治】补血，补虚，调龙路火路，益精，通谷道。用于治疗头晕眼花，惹茸惹怒（耳鸣耳聋），须发早白，病后脱发，屙意囊（便秘），腰膝酸软，皮肤干燥，妇人乳少，呗农（痈疮、痈肿），能晗能累（湿疹），渗裆相（烧烫伤），仲嘿喯尹（痔疮）。

【用法用量】内服：水煎，10~30 g。外用：适量，煎水洗浴或捣烂敷患处。

【应用举例】

（1）治大小便不通：芝麻15 g，沸水冲服，或用50 g水煎空腹服。

（2）治干咳：芝麻100 g，冰糖30 g，共捣烂，沸水冲服15 g，早晚各1次。

（3）治须发早白，发枯脱落：芝麻、制首乌各等分，研细末，炼蜜丸，每丸重6 g，每次服1丸，每日3次，连服数月。

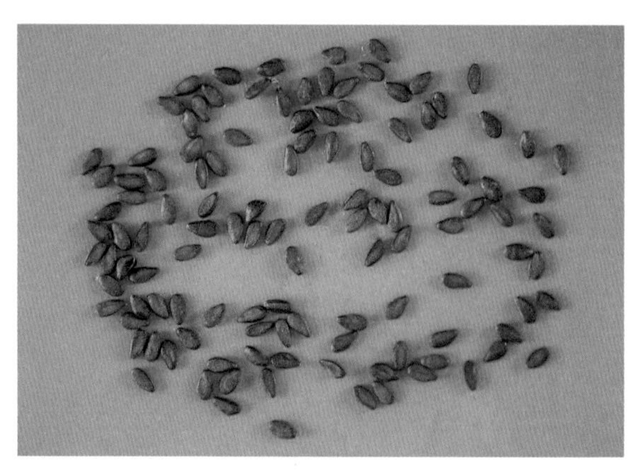

大叶千斤拔

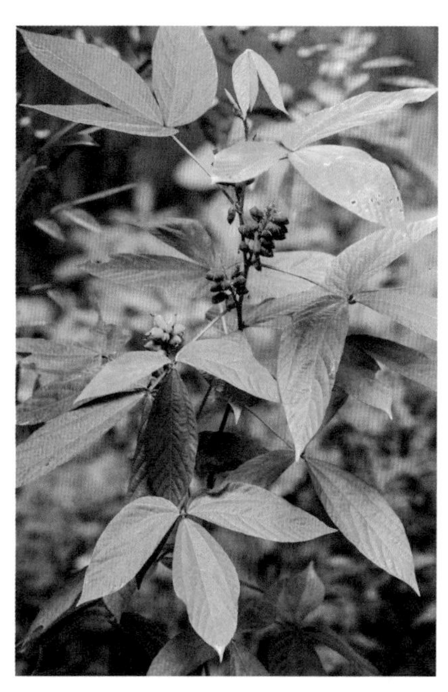

【壮　　名】Saebndengx

【别　　名】大猪尾、千斤力、千金红、红药头、白马屎。

【来　　源】为豆科植物大叶千斤拔 *Flemingia macrophylla*（Wall.）Merr. 的根。

【植物形态】半灌木。嫩枝密生黄色短柔毛。三出复叶；顶生小叶宽披针形，长 6~20 cm，宽 2.5~9 cm，先端渐尖，具短尖，基部圆楔形，腹面几无毛，背面沿叶脉有黄色柔毛，基出脉 3 条；侧生小叶较小，偏斜，基出脉 2 条；叶柄有狭翅，被短柔毛。总状花序腋生，花多而密，花序轴及花梗均密生淡黄色短柔毛；花萼钟状，萼齿 5，披针形，最下面 1 齿较长，外面有毛；花冠紫红色；雄蕊 10，二体；子房有丝状毛。荚果椭球形，褐色，有短柔毛。

【分　　布】主产于广东、海南、云南、四川、福建、台湾等。广西各地均有分布。

【采集加工】秋季采根，抖净泥土，晒干。

【药材性状】根较粗壮，多有分支；深红棕色，香气较浓厚，有稍突起的横长皮孔及细皱纹，近顶部常成圆肩状，下半部间见须根痕；质坚韧，不易折断；断面皮部棕红色，木部宽广，有细微的放射状纹理。香气较浓厚，味微甜、涩。

【性　　味】甜，平。

【功效主治】补虚，强筋骨，调龙路，祛风毒，除湿毒。用于治疗核尹（腰痛），麻邦（偏瘫），委约（阳痿），发旺（风湿骨痛），优平（自汗），腹胀，食少，气虚足肿。

【用法用量】内服：煎汤，15~30 g。外用：适量，磨汁涂或研末调敷患处。

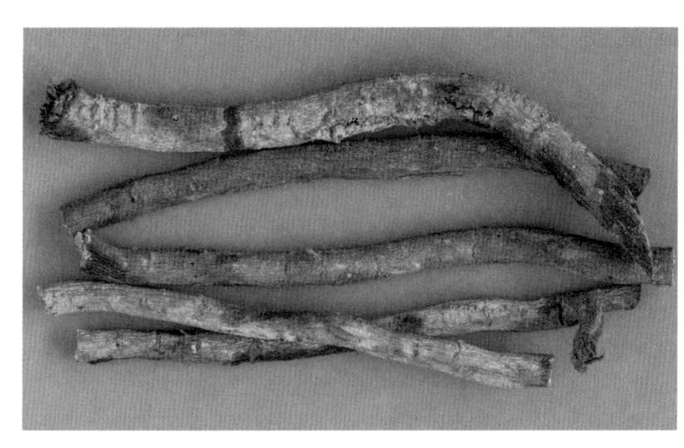

【应用举例】

（1）治慢性腰腿痛：大叶千斤拔、龙须藤 、杜仲各 15 g，水煎服。

（2）治阳痿：大叶千斤拔 15 g，浸酒服。

（3）治外伤出血：大叶千斤拔适量，研末撒于患处。

韭 菜

【壮　　名】Cocnggep

【别　　名】草钟乳、起阳草、懒人菜、长生韭、壮阳草、扁菜。

【来　　源】本品为石蒜科植物韭 *Alliumtuberostm* Rottl. ex Spreng. 的全草。

【植物形态】多年生草本，高 20~45 cm；具特殊强烈气味。根状茎横卧，鳞茎狭圆锥形，簇生，外皮网状纤维质，黄褐色。叶基生；叶片条形，扁平，长 15~30 cm，宽 1.5~7 mm。总苞 2 裂，比花序短，宿存；伞形花序簇生状或球状，多花；花梗长为花被的 2~4 倍；具苞片；花白色或微带红色；花被片 6，狭卵形至长圆状披针形，长 4.5~7 mm；花丝基部合生并与花被贴生，长为花被片的 4/5，狭三角状锥形；子房外壁具细疣状突起。蒴果具倒心形的果瓣。

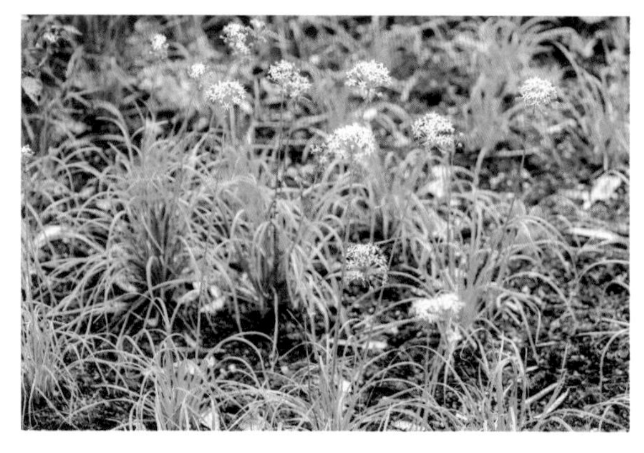

【分　　布】全国各地广泛栽培。

【采集加工】除去杂质，鲜用或晒干。

【药材性状】鲜品具特殊香气，鳞茎簇生，近圆柱状。叶基生；叶片狭长而尖，呈条形，扁平，实心，长 20~45 cm，宽 1.8~9 mm，两面及边缘平滑。花葶圆柱状，常具 2 纵棱，高 25~50 cm，下部被叶鞘；伞形花序半球状或近球状，花白色；花被片常具绿色或黄绿色的中脉。干品长 20~40 cm，暗黄色至黄褐色；根状茎短小，倾斜横生；鳞茎簇生，近圆柱状，破裂后成纤维状。叶皱缩卷曲，展平后呈扁平条形，宽 1.5~8 mm，先端渐尖，两面灰黄色至黄褐色。花葶圆柱状，略比叶片长，常具 2 纵棱。气浓香，味辛淡。

【性　　味】味辣、甜，温。

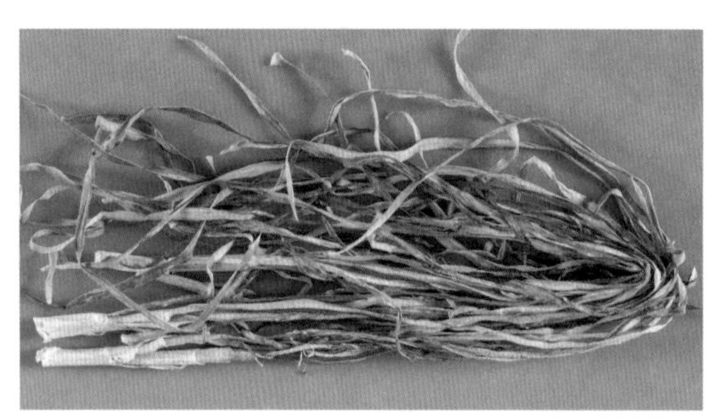

【功能与主治】祛寒毒，补肾虚，调谷道，调龙路。用于治疗委约（阳痿），遗精，东郎（食滞），优平（汗症），乒白呆（月经过多），林得叮相（跌打损伤），邦印（痛症），渗裂（血证）。

【用法与用量】内服：15~30 g（鲜品 60~120 g），水煎服；或捣汁饮、煮粥、炒熟、做羹。外用：适量。

【应用举例】

（1）治阳虚肾冷，阳痿；或腰膝冷痛，遗精梦泄：韭菜白 24 g，胡桃肉（去皮）6 g，同芝麻油炒熟，每日服食，连服 1 个月。

（2）治胸痹，心中急痛如锥刺，不得俯仰，自汗出，或痛彻背上，不治或至死：生韭菜或韭菜根 2500 g 捣汁，灌少许，即吐胸中恶血。

（3）治成人盗汗，肿或淋巴结核：韭菜同蚬肉（猪肝或羊肝亦可）一起煮食喝汤。

绞股蓝

【壮　　名】Go’gyauhgulanz

【别　　名】七叶胆、小苦药、公罗锅底、落花生、落地生、遍地生根。

【来　　源】为葫芦科植物绞股蓝 *Gymostemma pentaphyllum*（Thunb.）Makino 的地上部分。

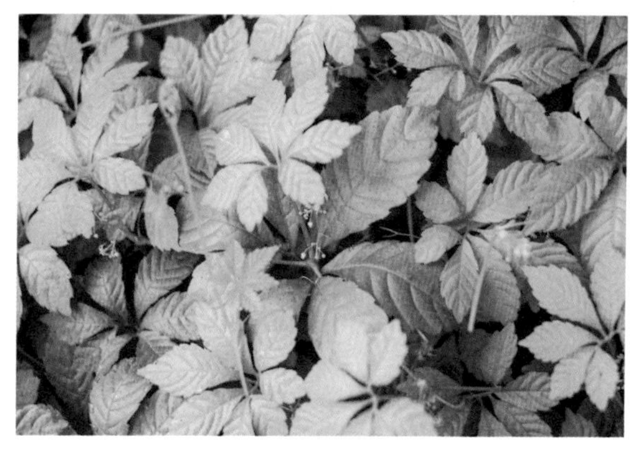

【植物形态】攀援草本。茎细弱，多分枝，具纵棱和沟槽。叶互生；卷须纤细，2 歧；叶片膜质或纸质，鸟足状，小叶常 5~7 枚，卵状长椭圆形或卵状披针形，先端急尖或短渐尖，基部渐狭，边缘具波状齿或圆齿状牙齿，两面均被短硬毛。雌雄异株；雄花为圆锥花序，花序多分枝；花萼筒极短，5 裂，裂片三角形；花冠淡绿色，5 深裂，裂片卵状披针形；雄蕊 5，花丝联合花柱；雌花为圆锥花序，较雄花小，花萼、花冠均似雄花；子房球形，具短小退化雄蕊 5。果实球形，成熟后黑色。

【分　　布】主产于陕西、甘肃、长江以南等。广西主要分布于灵山、龙州、靖西、那坡、隆林、凌云、河池、柳江、金秀、临桂、灵川、龙胜。

【采集加工】夏秋季可采收，洗净，晒干。

【药材性状】茎纤细，灰棕色或暗棕色，表面具纵沟纹，被稀疏茸毛。展开后，叶为复叶，小叶膜质，叶柄被糙毛；侧生小叶卵状长椭圆形或长圆状披针形，中央 1 枚较大，长 4~12 cm，宽 1~3.5 cm，先端渐尖，基部楔形，两面被粗毛，叶缘有锯齿，齿尖具芒。

果实，圆球形。味苦，具草腥气。

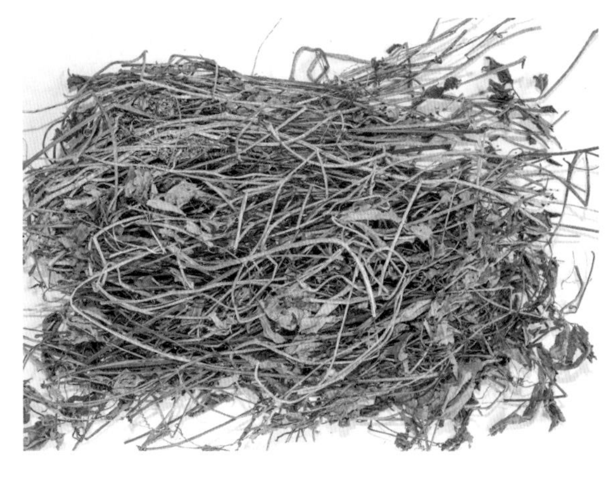

【性　　味】苦、微甜，寒。

【功效主治】调龙路、火路，清热毒，补虚。用于治疗埃（咳嗽），嘘内（气虚），勒内（血虚），兰喯（眩晕），病毒性肝炎，胴因鹿西（急性胃肠炎），白冻（泄泻），体虚乏力，虚劳，高血脂，慢性气管炎。

【应用举例】

（1）治劳伤虚损，遗精：绞股蓝 15~30 g，水煎服，每日 1 剂。

（2）治气喘：绞股蓝 30 g，松茸 20 g，紫菀、丹参各 15 g，百部、海浮石各 10 g，葶苈子 8 g，共研末，分次沸水冲服。

（3）治慢性支气管炎：绞股蓝晒干研末，吞服，每次 3~6 g，每日 3 次。

鳖　甲

【壮　　名】Gyapfw

【别　　名】团鱼、神守、甲鱼、圆鱼、脚鱼。

【来　　源】为鳖科动物中华鳖 *Trionyx sinensis*（Wiegmann）的背甲。

【动物形态】体呈椭球形或近卵形。头尖，吻长，吻突呈短管状；鼻孔位于吻突前端，上下颌缘覆有角质硬鞘，无齿，眼小；头、颈可完全缩入甲内。背腹甲均无角质板而被有革质软皮，边缘具柔软的较厚结缔组织。背面皮肤有突起小疣，背部中央稍凸起。椎板 8 对，肋板 8 对，无臀板，边缘无缘板相连。背部骨片没有完全骨质化。肋骨与肋板愈合，其末端突出于肋板外侧。四肢较扁平，前肢 5 指；内侧 3 指有外露的爪；外侧 2 指的爪全被皮肤包裹而不外露，后肢指、趾间具蹼而发达。雄性体较扁而尾较长，末端露

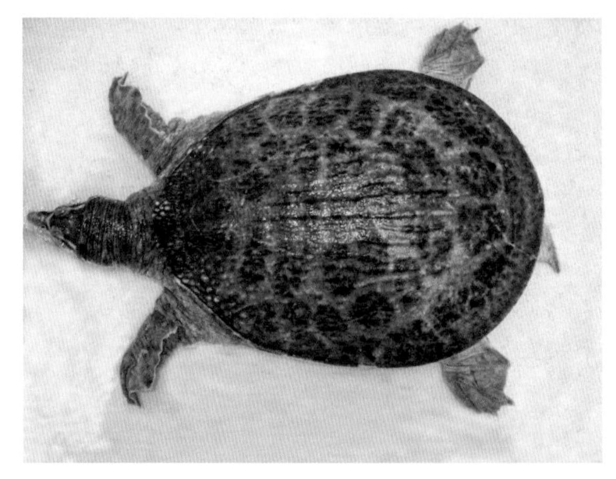

出于裙边。泄殖肛孔纵裂。

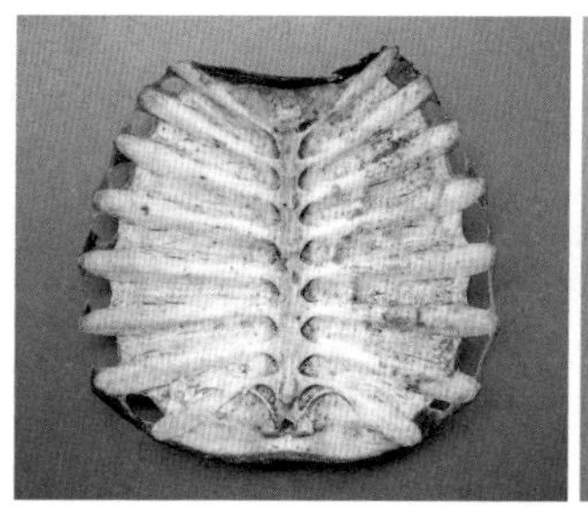

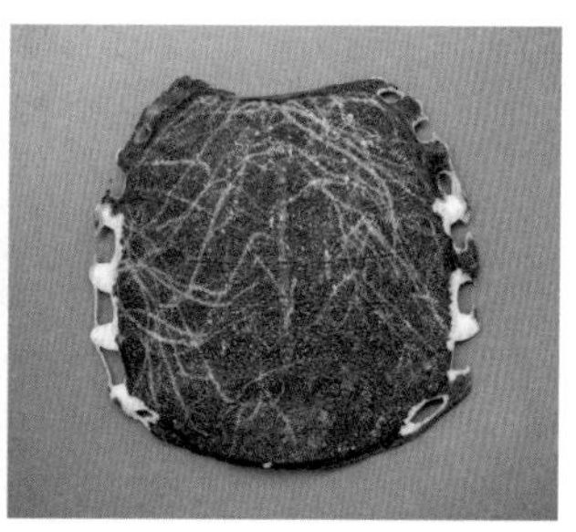

【分　　布】广西各地均有养殖。

【采集加工】全年均可捕捉，杀死后，置沸水中烫至甲上的硬皮能剥落，取出，剥取背甲，除去残肉，晒干。

【药材性状】椭球形或卵形，背部隆起，长 10~15 cm，宽 9~14 cm，外表面黑褐色或墨绿色，略有光泽，具细网状皱纹及灰黄色或灰白色斑点，中间有 1 条纵棱，两侧各有左右对称的横凹纹 8 条，外皮脱落后，可见锯齿状嵌接缝；内表面类白色，中部有突起的椎骨，颈骨向内卷曲，两侧各有肋骨 8 条，伸出边缘；质坚硬。气微腥，味淡。

【性　　味】甜、咸，平。

【功效主治】补阴益气。用于治疗阴虚内热，体质虚弱，子宫肌瘤，京瑟（闭经），病淋勒（崩漏）。

【用法用量】内服：15~30 g（鲜品 150~250 g），炖服。

【应用举例】

（1）治男女骨蒸劳瘦：鳖甲 1 枚，以醋炙黄，入胡黄连 6 g，研末，加青蒿煎汤服。

（2）治心腹症瘕血积：鳖甲 30 g（汤泡洗净，米醋浸一夜、火上炙干，再淬再炙，以甲酥为度，研极细末），琥珀 3 g（研极细末），大黄 15 g（酒拌炒），共研细末，每早服 6 g，白汤调服。

（3）治产后早起中风冷，泻痢及带下：如手掌大小的鳖甲，当归、黄连、干姜各 60 g，黄柏长 35 cm、宽 10 cm，上五味细切，以水 7 L 煮取 3 L，去渣，分 3 次服，每日 3 次。

大地棕根

【壮　　名】Gocoengzlanz

【别　　名】竹灵芝、撑船草、独脚莲、大白及松兰、野棕。

【来　　源】为仙茅科植物大叶仙茅 *Curculigo capitulata*（Lour.）O. Kuntze 的根状茎。

【植物形态】草本。根状茎粗厚，具细长的走茎。叶基生，通常 4~7 片；叶柄腹面有槽，侧背面均被短柔毛；叶片长圆状披针形或近长圆形，长 40~90 cm，宽 5~14 cm，纸质，

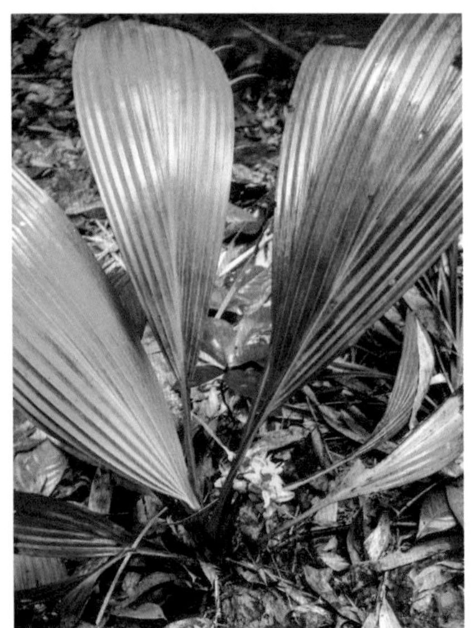

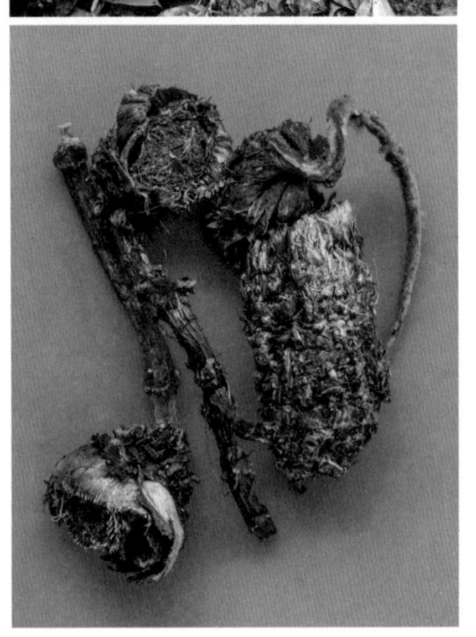

全缘，先端长渐尖，具折扇状脉。花葶从叶腋发出，常短于叶，密被褐色长柔毛；总状花序缩短成头状，球形或近卵形，俯垂；苞片卵状披针形至披针形，被毛；花黄色；花被裂片6，卵状长圆形，先端钝；雄蕊6；花柱比雄蕊长，子房椭球形或近球形，被毛。浆果近球形，白色。

【分　　布】主产于华南地区、西南地区及福建、江西、台湾、西藏。广西主要分布于那坡、隆安、上林、武鸣、龙州、防城港、桂平、金秀、三江。

【采集加工】夏秋季采挖，去叶，洗净，切片，晒干。

【药材性状】根状茎粗厚，块状，黑褐色，粗糙，留有叶基及多数须根痕。具细长的走茎，走茎节间较长，黑色，皱缩，节处多有须根；走茎质脆，易折断，断面黑色。气微，味微苦。

【性　　味】辣、苦，热。

【功效主治】补肾填精，通龙路，祛风邪，调水道，除湿毒，活血。用于治疗埃（咳嗽），墨病（气喘），委约（阳痿），隆白呆（带下），缩印糯哨（肌体痿软），发旺（风湿骨痛），宫冷不孕，月经不调，病淋勒（崩漏），林得叮相（跌打损伤），遗精。

【用法用量】内服：煎汤，6~12 g；或入丸、散。外用：适量，研末调敷患处。

【应用举例】

（1）治肾虚阳痿，遗精：大地棕根、覆盆子、莲米各15 g，金樱子、芡实各12 g，水煎服。

（2）治腰膝痿软，四肢无力：大地棕根18 g，杜仲15 g，菟丝子、石斛各12 g，粉子头9 g，水煎服。

（3）治体虚白带：大地棕根、百合、三白草根各15 g，白果、金樱根各12 g，炖鸡服。

杜 仲

【壮　　名】Goducung

【别　　名】思仙、石思仙、扯丝皮、丝连皮、玉丝皮。

【来　　源】为杜仲科植物杜仲 *Eucommia ulmoides* Oliv. 的树皮。

【植物形态】乔木。树皮灰褐色，粗糙，折断拉开有多数细丝；幼枝被黄褐色毛，后变无毛，老枝有皮孔。单叶互生；叶柄腹面有槽，被散生长毛；叶片椭圆形、卵形或长圆形，长 6~15 cm，宽 3.5~6.5 cm，先端渐尖，基部圆形或阔楔形，边缘有锯齿。花单性，雌雄异株；雄花无花被，雄蕊无毛；雌花单生，子房 1 室，先端 2 裂，子房柄极短。翅果扁平，长椭圆形，先端 2 裂，基部楔形，周围具薄翅；坚果位于中央，与果梗相接处有关节。

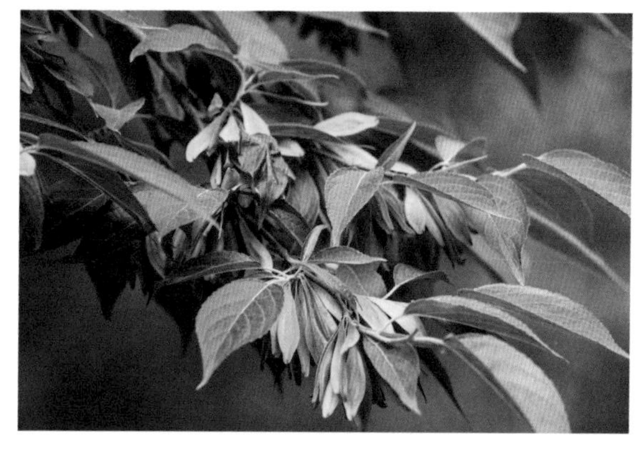

【分　　布】主产于贵州、陕西、湖北、四川、河南等。广西多为栽培。

【采集加工】从树皮周围锯开，再用大钩刀划成纵线将树皮剥下。以内皮相对层叠放在已垫好稻草的平地上，周围上下均用稻草盖好，压紧，不宜有缝，使之发汗。经 6~7 日，见内皮黑绿色或黑褐色时取出晒干，再将表面粗皮刮去即可。

【药材性状】树皮呈扁平的板块状、卷筒状或两边稍向内卷的块片，大小不一；外表面淡灰棕色或灰褐色，平坦或粗糙，有明显的纵皱纹或不规则的纵裂槽纹，未刮去粗皮者有斜方形、横裂皮孔，有时可见淡灰色地衣斑；内面暗紫褐色或红褐色，光滑；质脆，易折断，断面粗糙，有细密银白色并富弹性的橡胶丝相连。气微，味稍苦，嚼之有胶状残余物。

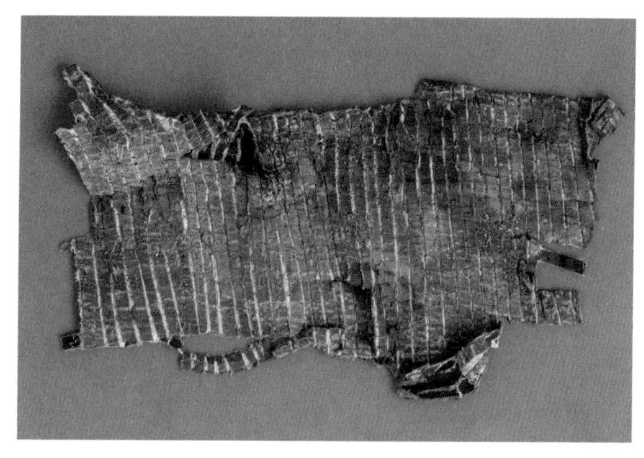

【性　　味】甜，热。

【功效主治】调龙路、火路，祛湿毒，利水道。用于治疗核尹（腰痛），委约（阳痿），尿频，小便余沥，发旺（风湿骨痛），吠偻（胎漏），胎动不安，习惯性流产，血压嗓（高血压），腰膝酸痛。

【用法用量】内服：煎汤，6~15 g；或浸酒；或入丸、散。

【应用举例】

（1）治腰痛：杜仲 500 g，五味子 250 g。分 14 剂，每夜取 1 剂，以水 500 mL，浸 6 小时，煎取 1/3，滤取汁，以羊肾三四枚，切片加入，再煮沸，空腹服。

（2）治中风筋脉挛急，腰膝无力：杜仲（去粗皮，炙，锉）45 g，芎䓖 30 g，附子（炮裂，去皮、脐）15 g，锉碎，每服 15 g，水 550 mL，入生姜 2 片，拍碎，煎至 300 mL，去渣，空腹温服。

（3）治高血压：杜仲、夏枯草各 15 g，红牛膝 9 g，水芹菜 90 g，鱼鳅串 30 g，煨水服，每日 3 次。

蛤 蚧

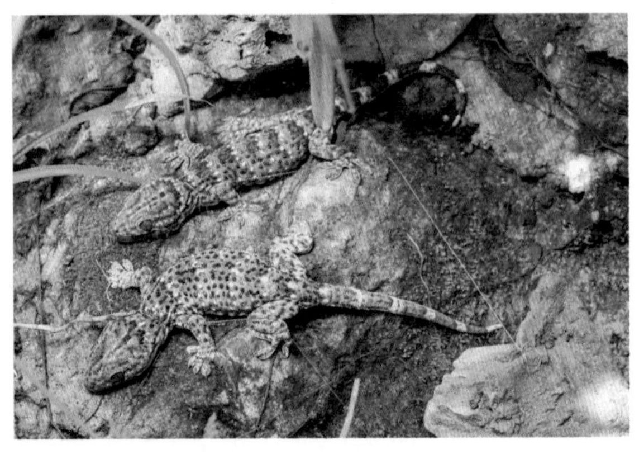

【壮　　名】Aekex

【别　　名】蛤解、蛤蟹、仙蟾、蛤蛇、大壁虎。

【来　　源】为壁虎科动物蛤蚧 *Gekko gecko* Linnaeus 除去内脏的全体。

【动物形态】全长 30 cm 左右，体长与尾长相等或尾略长。头宽大，略呈三角形，吻端圆凸；耳孔椭圆形，约为眼径之半；上唇鳞 12~14，第一枚入鼻孔；眼大，突出；口中有许多小齿。通身被覆细小粒鳞，其间杂以较大疣鳞，缀成纵行；腹面鳞片较大，四肢指、趾膨大，成扁平状，其下方具单列皮肤褶襞，除第一指趾外，均具小爪，指间足趾间仅具蹼迹。雄性有肛前窝 20 余个，尾基部较粗，肛后囊孔明显。躯干及四肢背面砖灰色，密布橘黄色及蓝灰色斑点；尾部有深浅相间的环纹，腹面白色而有粉红色斑。

【分　　布】广西主要分布于德保、靖西、龙州、大新、宁明。

【药材性状】呈扁片状。头略呈扁三角状，两眼多凹隐成窟窿，口内有细齿，生于颚的边缘。吻部半圆形，吻鳞不切鼻孔，与鼻鳞相连，上鼻鳞左右各 1 片，上唇鳞 12~14 对，下唇鳞（包括颏鳞）21 片。腹背部呈椭圆形，腹薄；背部呈灰黑色或银灰色，有黄白色或灰绿色斑点散在或密集成不显著的斑纹，脊椎骨及两侧肋骨突起。四足均具

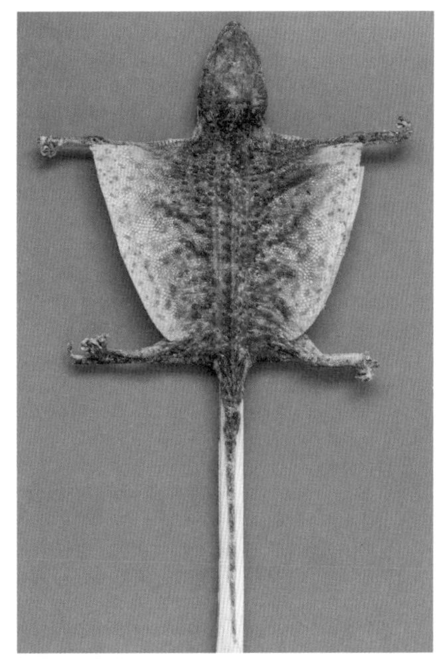

5趾；趾间仅具蹼迹，足趾底有吸盘。尾细而坚实，微现骨节，有6~7个明显的银灰色环带。

【性　　味】咸，平。

【功效主治】调气道，通龙路，补肺止咳。用于治疗埃（咳嗽），陆裂（咳血），委约（阳痿），啊肉甜（消渴）。

【用法用量】内服：煎汤，3~6 g；或入丸、散。

【应用举例】

（1）治肺嗽，面浮，四肢浮：蛤蚧2只（头尾全，用酒和蜜涂炙熟），人参15 g，研末，熔蜡20 g，滤去渣，和药末，作6个饼子，空腹，糯米粥送服，每次1饼，趁热，细细呷之。

（2）治咳嗽面浮，老人肺虚咳喘：蛤蚧2只（头尾全），涂以蜜、酒，放火上烤脆，研细末，加等量红参，共研匀，炼如黄豆大蜜丸，每服3 g，每日2次。

（3）治久咳肺痨：蛤蚧焙干10 g，党参、山药、麦冬、百合各30 g，共研末，制蜜丸，每服3 g，每日2次，温水送服。

枸骨叶

【壮　　名】Gooenmeuz

【别　　名】猫儿刺、枸骨刺、八角茶、老鼠刺、十大功劳叶、老虎刺、狗古芳。

【来　　源】为冬青科植物枸骨 *Ilex cornuta* Lindl. ex Paxt. 的叶。

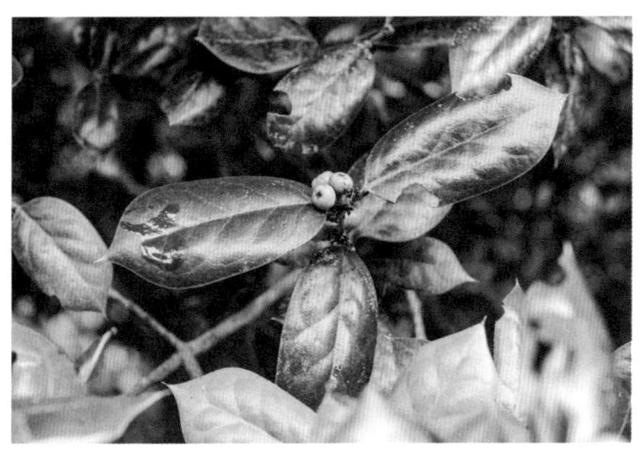

【植物形态】小乔木或灌木。树皮灰白色，平滑。叶片硬革质，长椭圆状四方形，长4~8 cm，宽2~4 cm，先端具有3枚坚硬刺齿，中央刺齿反曲，基部平截，两侧各有1~2枚刺齿，先端短尖，基部圆形，腹面深绿色，有光泽，背面黄绿色，两面无毛。雌雄异株或偶

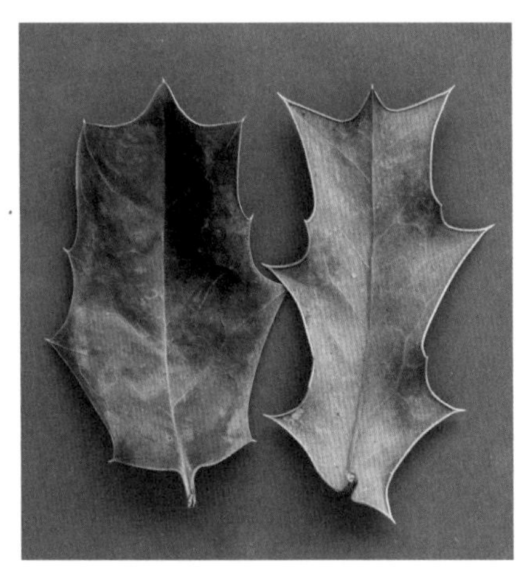

为杂性花，簇生于叶腋；花黄绿色，4数；花萼杯状，细小；花瓣向外展开，倒卵形至长圆形，基部合生；雄蕊4枚；子房4室，花柱极短。核果浆果状，球形，成熟时鲜红色；分核4，骨质。

【分　　布】主产于江苏、河南、浙江、安徽、四川、陕西。广西主要分布于桂林、柳州。

【采集加工】采摘叶子后，除尽细枝，晒干。

【药材性状】叶类长方形或长椭圆状方形，偶有长卵圆形，长3~8 cm，宽1~3 cm，先端有3枚较大的硬刺齿，顶端1枚常反曲，基部平截或宽楔形，两侧有时各有刺齿1~3枚（长卵圆形叶常无刺齿），边缘稍反卷，腹面黄绿色或绿褐色，有光泽，背面灰黄色或灰绿色；叶脉羽状；叶柄较短。革质，硬而厚。气微，味微苦。

【性　　味】苦，寒。

【功效主治】补肝肾，调龙路，祛湿毒。用于治疗比耐来（咳痰），勒内（血虚），嘘内（气虚），发旺（风湿骨痛），林得叮相（跌打损伤），阴虚劳热，埃勒（咯血），头晕目眩，腰膝酸软，嗙能白（白癜风）。

【用法用量】内服：煎汤，15~30 g；或浸酒或熬膏。外用：适量，捣汁或煎膏涂敷患处。

【应用举例】

（1）治肝肾阴虚，头晕，耳鸣，腰膝酸痛：枸骨叶、枸杞、女贞子、旱莲草各9~15 g，水煎服。

（2）治腰肌劳损、腰骶疼痛：枸骨叶、桑寄生各15 g，猪腰子1对，炖水去药渣，兑适量黄酒，食肉喝汤。

（3）治风湿性关节炎：鲜枸骨嫩枝叶120 g，捣烂，加白酒360 g，浸1日。每晚睡前温服15~30 g。

枸杞

【壮　　名】Gaeugij

【别　　名】杞、枸忌、苦杞、枸棘、地仙。

【来　　源】为茄科植物枸杞 *Lycium chinense* Mill 的果实。

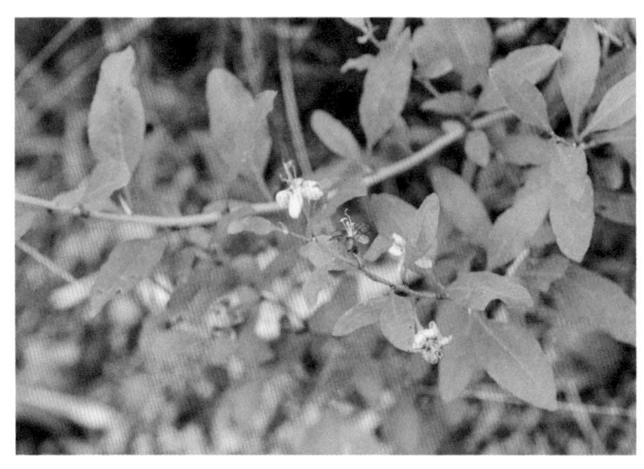

【植物形态】小灌木；蔓生。茎干外皮灰色，叶腋具短棘。叶片卵形、卵状菱形、长椭圆形或卵状披针形，长2~6 cm，宽0.5~2.5 cm，先端尖或钝，基部狭楔形，全缘，两面均无毛。花紫色，边缘具密缘毛；花萼钟状，3~5裂；花冠筒部和裂片等长，筒之下部急缩，然后向上扩大成漏斗状，筒部和裂片均较宽；雄蕊5，着生花冠内，稍短于花冠，花丝通常伸出。浆果卵形或椭球形。

【分　　布】主产于宁夏、内蒙古、新疆、甘肃、陕西。广西各地均有栽培。

【采集加工】夏秋季果实变红色时采收，晾至皮皱后，再晒至外皮干硬、果肉柔软，除去果梗。

【药材性状】果实呈类纺锤形或椭球形，长6~20 mm，直径3~10 mm；红色或暗红色，顶端有小凸起状的花柱痕，基部有白色的果梗痕，果皮柔韧，皱缩；果肉肉质，柔润；种子20~50粒，类肾形，扁而翘，浅黄色或黄棕色。气微，味甜。

【性　　味】甜，平。

【功效主治】祛风毒，滋肾润肺，补肝明目。用于治疗兵吟（筋病），核尹（腰痛）勒内（血虚），嘘内（气虚），兰喯（眩晕），埃（咳嗽），啊肉甜（消渴），遗精，肝肾亏虚，头晕目眩，目视不清，腰膝酸软，委约（阳痿）。

【用法用量】内服：煎汤，5~15 g；或入丸、散、膏、酒剂。

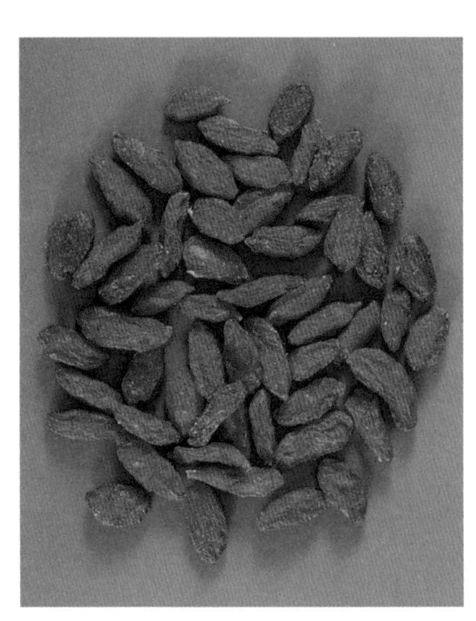

【应用举例】

（1）治劳伤虚损：枸杞150 g，干地黄（切）、天门冬各50 g，晒干，研末，蜜和作丸，大如弹丸，每日服2丸。

（2）补虚，长肌肉，益颜色，肥健人：枸杞100 g，清酒1000 mL，捣碎，添酒浸7日，滤去渣，饮之。

（3）治肾虚腰痛：枸杞、地骨皮各500 g，川萆薢、川杜仲各300 g，晒干，微炒，用3 kg酒浸泡，煮1日，滤渣，早晚随量饮之。

龟板

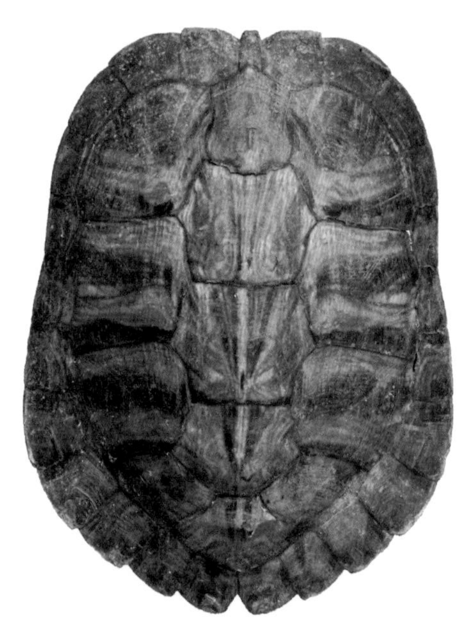

【壮　　名】Bajbyaj

【别　　名】龟、水龟、龟甲、龟壳、龟筒、龟底甲、龟腹甲、乌龟壳。

【来　　源】为龟科动物乌龟 *Chinernys reevesii*（Gray）的甲壳。

【动物形态】体呈扁椭球形，背腹均有硬甲。头顶前端光滑，后部被细粒状小鳞；吻端尖圆，颌无齿而具角质硬喙；眼略突出；耳鼓膜明显；颈部细长；周围均被细鳞，颈能伸缩。背脊中央及其两侧有 3 条较显著的纵棱。背甲棕褐色或黑色，腹甲与背甲几乎等长，腹甲淡黄色。背腹甲在体两侧由甲桥相连，形成体腔。四肢较扁平，前肢具 5 指及爪，后肢具趾，除第五趾无爪外余皆有爪；指或趾间具蹼，尾中等长度，较细。

【分　　布】广西各地均有分布，以博白、邕宁、玉林等地较多。

【采集加工】全年均可捕捉。活龟宰杀，除去筋骨，净龟甲洗净晒干，称“血板”，煮后晒干，称“烫板”。

【药材性状】本品背甲及腹甲由甲桥相连，背甲呈长椭圆形拱状。前部略窄于后部。外表面棕褐色或黑色，前端有颈角板 1 块，脊背中央有推角板 5 块，两侧各有对称的肋角板 4 块，边缘每侧具缘角板 11 块，尾部具臀角板 2 块。腹甲呈板片状，近长方椭圆形，长 14~20 cm，宽 7~10 cm，厚约 5 mm。外表面黄棕色至棕色，有时具紫棕色放射状纹理。全体由 12 块角板对称连合而成；内表面黄白色，有的略带血迹或残肉，去净可见骨板 9 块，呈锯齿状嵌接。前端钝圆或截形，后端具三角形缺刻；两侧均有呈翼状向斜上方弯曲的甲桥，有的已除去。质坚硬，可白骨板缝处断裂。气微腥，味微咸。

【性　　味】咸、甜，寒。

【功效主治】滋阴，补虚强骨，通龙路。用于治疗优平（自汗、盗汗），兰喯（眩晕），缩印糯哨（肌体痿软），健忘。

【用法用量】内服：水煎，9~30 g。

【应用举例】

（1）治乳癌：龟板数枚，炙黄，研细末，以黑枣肉捣和为丸，每次 9 g，以金橘叶煎汤送服。

（2）治月经过多：龟板 30 g（先煎），党参 15 g，枸杞、阿胶（烊化）、百草霜、生地、黄芪各 9 g，鹿角霜 6 g（冲服），脐带 1 条，水煎服，每日 1 剂。

（3）治白血病：龟甲、生牡蛎、太子参、生山药、地骨皮各 30 g，鳖甲、青黛各 62 g，生地 32 g，金银花、当归、炮山甲各 15 g，鸡内金 13 g，赤芍、丹皮各 12 g，广木香 9 g，甘草 3 g，水煎服，每日 1 剂。

桂　圆

【壮　　名】Nohmaknganx

【别　　名】比目、亚荔枝、圆眼、蜜脾、元眼肉。

【来　　源】为无患子科植物龙眼 *Dimocarpus longan* Lour. 的假种皮。

【植物形态】乔木。小枝被微柔毛，散生苍白色皮孔。偶数羽状复叶互生，具小叶 4~5 对；叶片薄革质，长圆状椭圆形至长圆状披针形，两侧常不对称，长 6~15 cm，宽 2.5~5 cm，先端渐尖，有时稍钝头，腹面深绿色，有光泽，背面粉绿色，两面均无毛。花序密被星状毛；花梗短；萼片 5，近革质，三角状卵形，两面均被黄褐色茸毛和成束的星状毛；萼片，花瓣 5，乳白色，披针形，与萼片近等长；雄蕊 8。果近球形，核果状，不开裂，外面稍粗糙，或少有微凸的小瘤体，常黄褐色或有时灰黄色；种子茶褐色，光亮，全部被肉质的假种皮包裹。

【分　　布】主产于福建、广西、云南、广东。广西东部、南部、中部等地均有栽培。

【采集加工】应在充分成熟后采收果实，晴天摊于晒席上，晒至半干后再用烘焙炉烘干，到七八成干时剥取假种皮，继续晒干或烘干，干燥适度为宜；或将果实水煮 10 分钟，

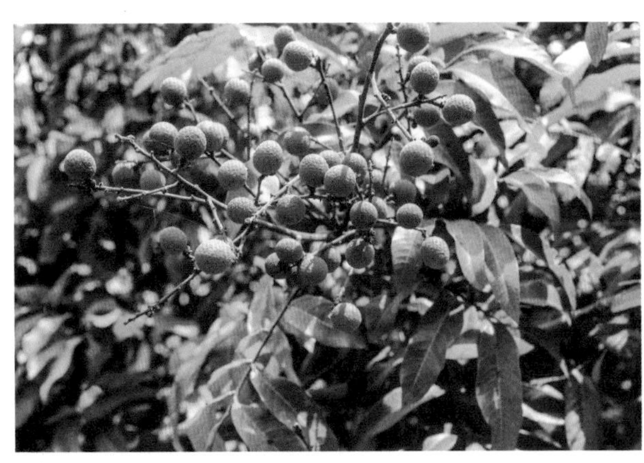

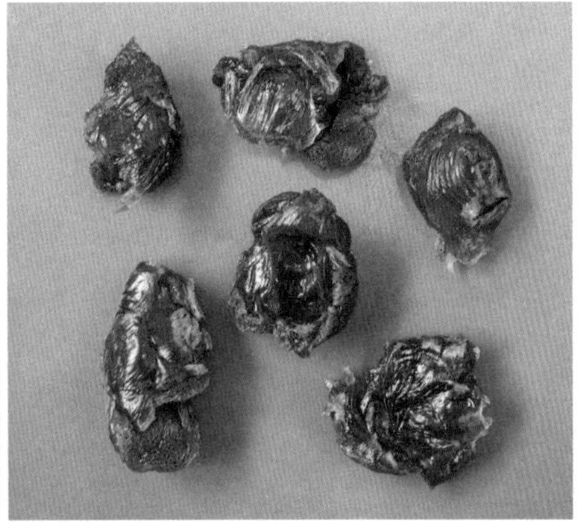

捞出摊放，使水分散失，再火烤一昼夜，剥取假种皮，晒干。

【药材性状】龙眼肉为不规则块片，常黏结成团，长 1~3.5 cm，厚约 1 mm，黄棕色至棕色，半透明；外表面皱缩不平；内表面光亮，有纵细皱纹；质柔润，有黏性。气微香，味甚甜。

【性　　味】甜，热。

【功效主治】补益心脾，调火路，安心神。用于治疗兰哶（眩晕），年闹诺（失眠），勒内（血虚），病淋勒（崩漏），月经不调，健忘。

【用法用量】内服：煎汤，10~30 g，大剂量 30~60 g；或熬膏；或浸酒；或入丸、散。

【应用举例】

（1）治思虑过度，劳伤心脾，健忘怔忡：桂圆、白术、去木茯苓、去芦黄芪、炒去壳酸枣仁各 30 g，人参、木香各 15 g，炙甘草 7.5 g，切细，每服 12 g，加水 750 mL，生姜 5 片，枣 2 枚，煎至 500 mL，去渣，温水送服。

（2）大补气血：以剥好桂圆，盛瓷碗内，每日 30 g，入白糖 3 g，易上火者再加西洋参片 3 g，碗口罩以丝绵一层，日日于饭锅上蒸之，蒸至多次。凡衰羸老弱，别无痰火便滑之病者，沸水冲泡，每次服一匙。

（3）治脾虚泄泻：桂圆 14 粒，生姜 3 片，煎汤服。

旱莲草

【壮　　名】Haekmaegcauj

【别　　名】黑墨草、墨旱莲、旱莲子、白旱莲、旱莲蓬、墨斗草、莲草。

【来　　源】为菊科植物鳢肠 *Eclipta prostrata*（L.）Linn. 的全草。

【植物形态】草本。全株被白色粗毛，折断后流出蓝黑色汁液。茎直立或基部倾伏，绿色或红褐色，着地生根。叶对生；叶片线状椭圆形至披针形，长 3~10 cm，宽 0.5~2.5 cm，全缘或稍有细齿，两面均被白色粗毛。头状花序腋生或顶生；总苞钟状，总苞片 5~6，花序托扁平，着生少数舌状花及多数筒状花；舌状花雌性，花冠白色；筒状花两性，

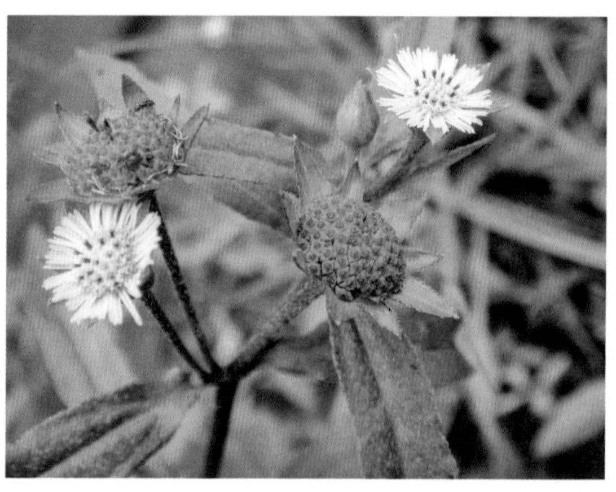

黄绿色，全发育。瘦果黄黑色，无冠毛。

【分　　布】全国大部分地区均产，主产于江苏、浙江、江西、湖北等。广西各地均有分布。

【采集加工】采收全株后去根，除净泥沙，晒干或阴干即可。

【药材性状】全体被白色粗毛。根须状。茎圆柱形，多分枝；灰绿色或稍带紫色，有纵棱；质脆，易折断，断面黄白色，中央为白色疏松的髓部，有时中空。叶对生；叶片多卷缩或破碎，墨绿色，完整者展平呈披针形，长 3~10 cm，宽 0.5~2.5 cm，全缘或稍有细锯齿，近无柄。头状花序单生于枝端，花序梗细长；总苞片黄绿色或棕褐色；花冠多脱落。瘦果扁椭球形，棕色，表面有小瘤状突起。气微香，味淡、微咸涩。

【性　　味】甜、酸，寒。

【功效主治】调龙路，滋补肝肾。用于治疗牙齿松动，须发早白，兰喯（眩晕），惹茸（耳鸣），腰膝酸软，阴虚血热，渗裂（血证），肉裂（尿血），血痢，病淋勒（崩漏），外伤出血，肝肾不足。

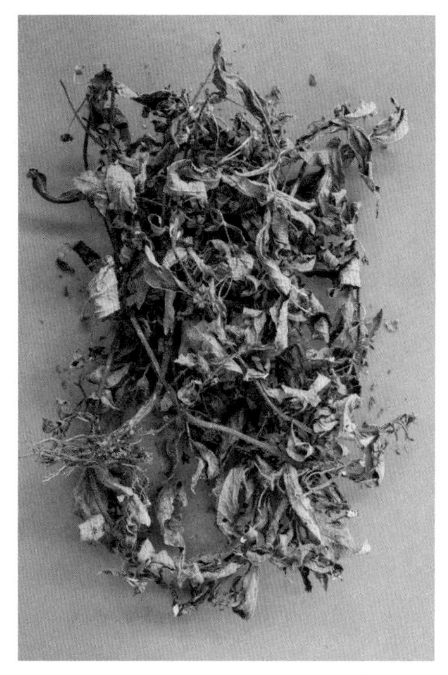

【用法用量】内服：煎汤，10~30 g。外用：鲜品适量。

【应用举例】

（1）治咳嗽咯血：鲜旱莲草 60 g，捣汁，沸水冲服。

（2）补腰膝，壮筋骨，强肾阴，乌髭发：冬青子（女贞果实）阴干，蜜、酒拌蒸，过一夜，粗袋搓去皮，晒干为末，瓦瓶收贮；旱莲草适量，捣汁熬膏，和前药为丸，临卧酒服。

（3）治血痢：旱莲草、铁苋菜各 15 g，水煎服。

核　桃

【壮　　名】Haekdouz

【别　　名】虾蟆、胡桃穰、胡桃肉、核桃仁。

【来　　源】为胡桃科植物胡桃 *Juglans regia* Linn. 的种仁。

【植物形态】乔木。小枝被短腺毛，具明显的叶痕和皮孔。羽状复叶互生；小叶

5~9 枚，椭圆状卵形至长椭圆形，长 6~15 cm，宽 3~6 cm，先端钝圆或锐尖，基部偏斜，全缘，脉腋内有一簇短柔毛。花单性，雌雄同株；雄柔荑花序腋生，雄花有苞片 1，小苞片 2，花被片 1~4，均被腺毛，雄蕊 6~30；雌花序穗状，雌花 1~3 朵，总苞片 3，贴生于子房，花被 4 裂，子房下位，心皮 2，柱头 2 裂，羽毛状，鲜红色。果实近球形，核果状，外果皮绿色，表面有斑点，中果皮肉质，内果皮骨质，表面凹凸不平，有 2 条纵棱，先端具短尖头，内果皮壁内具空隙而有皱褶，隔膜较薄。

【分　　布】全国大部分地区均产。广西主要分布于隆林、田林、乐业、凌云、那坡等。

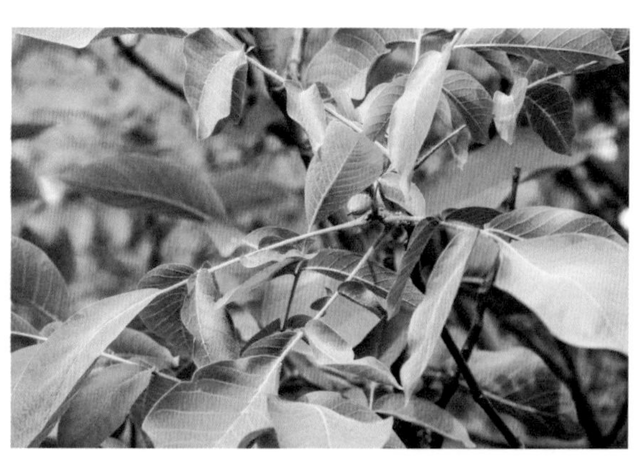

【采集加工】9~10 月采集果实，除去肉质外果皮、中果皮，晒干，敲去内果皮，取出种子。

【药材性状】种子完整者类球形，由 2 片脑状的子叶组成，直径 1~3 cm，一端可见三角状突起的胚根。通常两瓣裂或破碎成不规则块状。种皮菲薄，淡棕色至深棕色，有深色纵脉纹。子叶黄白色，碎断后内部黄白色或乳白色，富油性。气微香，味甜，种皮微涩。

【性　　味】甜，平。

【功效主治】补巧坞，调火路，通谷道、气道。用于治疗体虚智弱，埃（咳嗽），墨病（哮喘），屙意囊（便秘），遗精，早泄，核尹（腰痛），腰痛腿弱，尿频，濑幽（遗尿），久咳喘促，石淋，呗奴（瘰疬），呗农（痈疮、痈肿）。

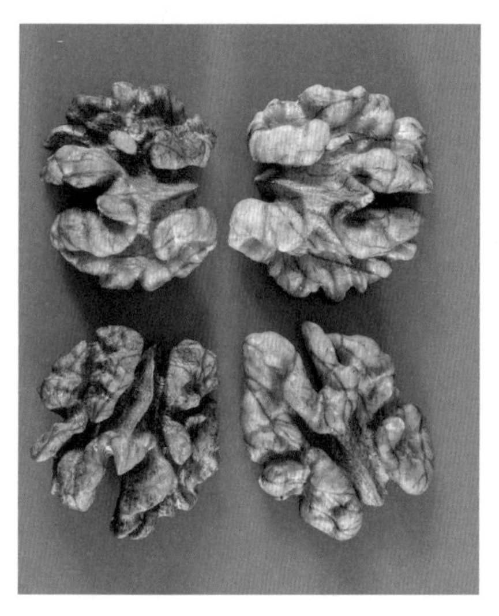

【用法用量】内服：煎汤，6~9 g。

【应用举例】

（1）治肾虚耳鸣，遗精：核桃 3 个，五味子 7 粒，蜂蜜适量，于睡前嚼服。

（2）治急心气痛：核桃 1 个，枣 1 枚。去核桃夹，纸裹煨熟，以生姜汤一盅，细嚼送服。

（3）治久嗽不止：核桃 50 个（煮熟，去皮），人参 150 g，杏仁 350 个（麸炒，汤浸去皮），研匀，炼如梧桐子大蜜丸。空腹细嚼 1 丸，人参汤送服，临卧再服。

猴头菇

【壮　　名】Raethozduzlingz

【别　　名】猬菌、刺猬菌、小刺猴头、猴菇。

【来　　源】为齿菌科真菌猴头菌 *Hericium erinaceus*（Bull：Fr.）Pers 的子实体。

【植物形态】子实体单生，椭球形至球形，常纵向伸长，两侧收缩，团块状。悬于树干上，少数座生，长径 5~20 cm，最初肉质，后变硬。新鲜时白色，有时带浅玫瑰色。菌刺长 2~6 cm，粗 1~2 mm，针形，末端渐尖，直或稍弯曲，下垂，单生于子实体表面中部，下部、上部的刺退化或发育不充分。菌丝薄壁，具隔膜，有时具锁状联合；菌丝直径 10~20 μm；囊状体内有颗粒状物。

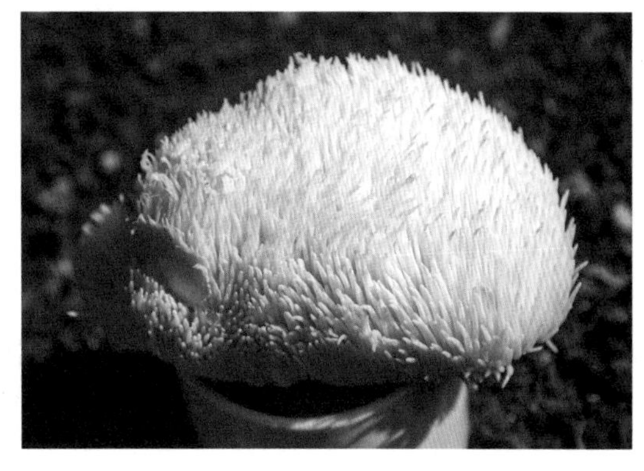

【分　　布】主产于东北地区、华东地区、华北地区、西南地区及甘肃、上海、浙江、河南、广西、西藏。广西多为栽培。

【采集加工】子实体采收后及时去掉有苦味的菌柄，晒干或烘干。或用于发酵，发酵完成后将发酵液过滤，得菌丝体及滤液，将菌丝体烘干，滤液浓缩，加入辅料制片。

【药材性状】猴头菌子实体卵形或块状，直径 5~20 cm，基部狭窄或有短柄，表面浅黄色或浅褐色，除基部外，均生有下垂软刺；刺长 1~3 cm，末端渐尖。气微，味微苦。

【性　　味】甜，平。

【功效主治】调气补虚，通谷道。用于治疗东郎（食滞），嘘内（气虚），勒内（血虚），体虚乏力，消化不良，年闹诺（失眠）。

【用法用量】内服：煎汤，20~60 g（鲜品 60~100 g）；或与鸡共煮食。

【应用举例】

（1）治消化不良：猴头菇 60 g，水浸软后切成薄片，水煎服，黄酒为引，每日 2 次。

（2）治神经衰弱，身体瘦弱：猴头菇 60 g，切片后与鸡或鸡汤共同煮食，每日

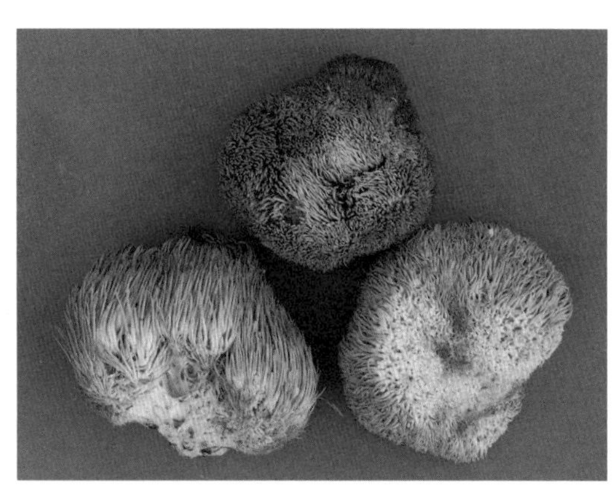

1~2次。

（3）治胃溃疡：猴头菇30 g，水煮食，每日2次。

黄花倒水莲

【壮　　名】Swnjggaeujhen

【别　　名】黄花远志、黄花鸡骨、金不换、土黄芪、黄杨参、树人参。

【来　　源】为远志科植物黄花倒水莲 *Polygala arillata* Buch.–Ham. 的根。

【植物形态】灌木或小乔木。茎直立，小枝有时具纵棱，密被短柔毛。单叶互生；叶片纸质，椭圆形或长圆状椭圆形至长圆状披针形，长6.5~14 cm，宽2~2.5 cm，先端渐尖，基部楔形或钝圆，全缘，具缘毛。花两性，总状花序单一，与叶对生，下垂，具纵棱及槽，密被短柔毛；苞片1，被短柔毛；萼片5，外面2枚小，中间1枚深兜状，里面2枚大，呈小卵形，花瓣状；花瓣3，肥厚，黄色，侧生花瓣下部与龙骨瓣合生，龙骨瓣盔形，具条裂鸡冠状附属物；雄蕊8，下部合生成鞘，与花瓣贴生；子房球形，具缘毛，基部具1肉质花盘，花柱先端喇叭状2裂，柱头藏于下裂片内。蒴果阔肾形至略心形，浆果状。

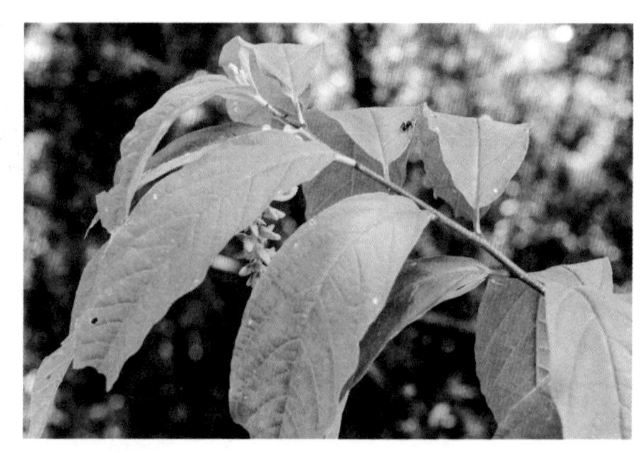

【分　　布】主产于陕西、江西、湖北、四川、云南。广西主要分布于上林、武鸣、天等、靖西、那坡、隆林、天峨、罗城、金秀、龙胜等。

【采集加工】全年均可采挖，洗净，晒干。

【药材性状】本品多切成不规则的块片或长短不一的段；淡黄褐色至棕褐色，有明显皱纹和沟纹；质坚韧。断面木部淡黄色，有数个环纹。气微，味淡、微麻。

【性　　味】甜，热。

【功效主治】调气道、水道、谷道，除湿毒，活血。用于治疗埃（咳嗽），比耐来（咳痰），发旺（风湿骨痛），肉扭（淋证），佛浮（水肿），慢性肝炎，肺痨，产呱耐（产后虚弱），东郎（食滞），嘀疳（疳积），月经不调，林得叮相（跌打损伤）。

【用法用量】内服：煎汤，10~25 g（鲜品加倍）。

【应用举例】

（1）治慢性支气管炎：黄花倒水莲、青叶胆、臭灵丹各 10 g，水煎服。

（2）治乳汁缺乏：鲜黄花倒水莲 30 g，水煎，每日 3 次，分 2 日服完。

（3）治营养不良，水肿：黄花倒水莲 15 g，水煎服或炖肉服。

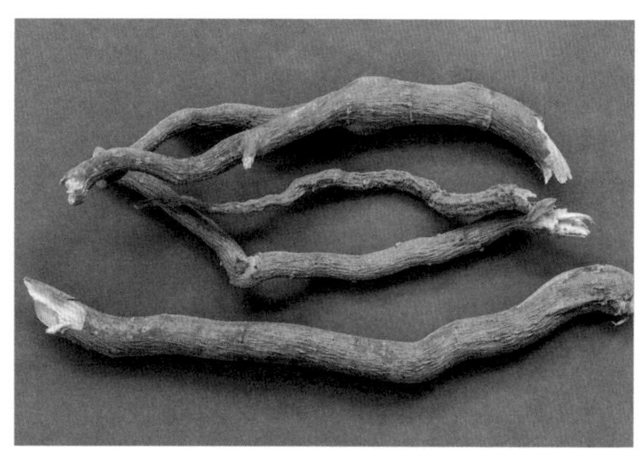

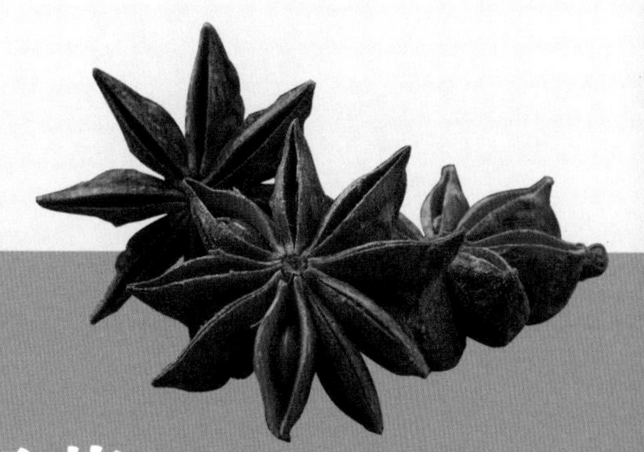

第四章　治湿药

薏苡仁

【壮　　名】Haeuxroeg

【别　　名】薏仁、苡仁、珠珠米、水玉米、益米、米仁、薏米、起实。

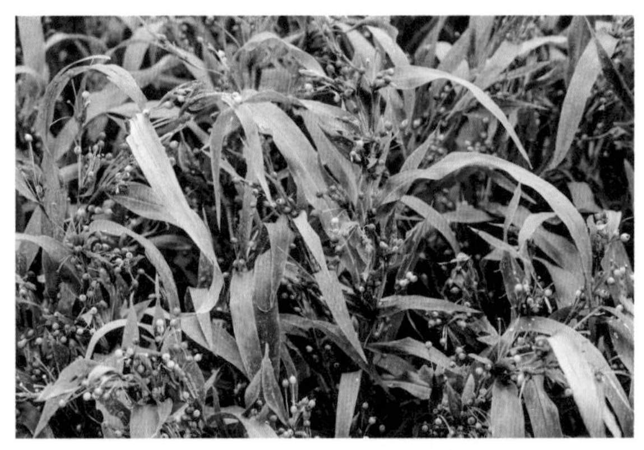

【来　　源】为禾本科植物薏苡 *Coix lacryma-jobi* L. 的种仁。

【植物形态】草本。须根较粗；秆直立。叶片线状披针形，长可达 30 cm，宽 1.5~3 cm，中脉粗厚；叶鞘光滑，叶舌质硬。总状花序腋生成束；雌小穗位于花序之下部，外面包以骨质念珠状的总苞。能育小穗第一颖下部膜质，上部厚纸质，先端钝，第二颖舟形，被包于第一颖中；第二外稃短于第一外稃，内稃与外稃相似而较小；雄蕊 3，退化；雌蕊具长花柱；有柄小穗与无柄小穗相似，不育小穗退化成筒状的颖；雄小穗常 2~3 枚生于第一节，无柄小穗第一颖扁平，两侧内折成脊而具不等宽之翼，第二颖舟形，内稃与外稃皆为薄膜质。颖果外包坚硬的总苞，卵形或卵状球形。

【分　　布】主产于福建、江苏、河北、辽宁等。广西各地均有分布。

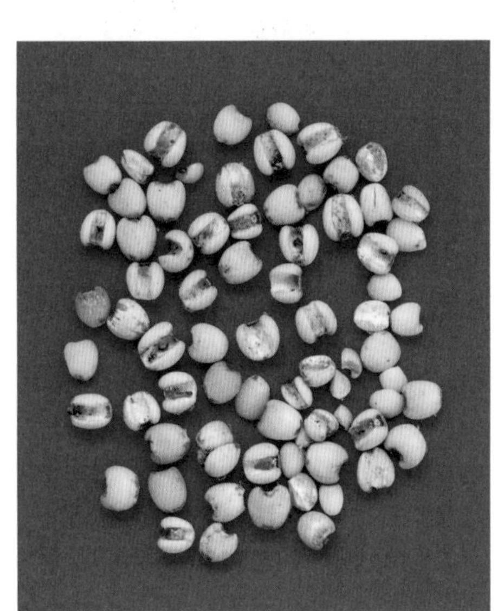

【采集加工】9~10 月茎叶枯黄，果实褐色，约 85% 成熟时，割下植株，集中立放 3~4 日后脱粒，除去茎叶、杂物，晒干或烤干，用脱壳机脱去总苞和种皮，即得薏苡仁。

【药材性状】种仁宽卵形或长椭球形，长 4~8 mm，宽 3~6 mm；乳白色，光滑，偶有残存的黄褐色种皮；一端钝圆，另一端较宽而微凹，有 1 淡棕色点状种脐；背面圆凸，腹面有 1 条较宽而深的纵沟；质坚实，断面白色，粉质。气微，味微甜。

【性　　味】苦、甜，寒。

【功效主治】祛湿毒，解热毒，通龙路，调

水路，杀虫。用于治疗肉扭（淋证），肉裂（尿血），能蚌（黄疸），佛浮（水肿），隆白呆（带下），痂（癣），发旺（风湿骨痛），胴西咪暖（肠道寄生虫病），白冻（泄泻），麻抹（肢体麻木、感觉异常），钵脓（肺痈）。

【用法用量】内服：煎汤，15~30 g，大剂量可用 30~60 g。外用：适量，煎水洗。

【应用举例】

（1）治淋浊，崩带：薏苡仁 30 g，水煎服。

（2）治风湿性关节炎：薏苡仁 30 g，水煎服，每日 2 次，或代茶频服。

走马胎

【壮　　名】Gofunghlwed

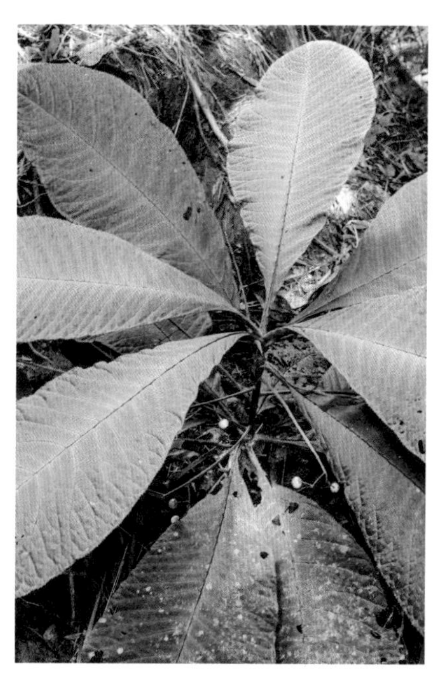

【别　　名】大发药、走马风、山鼠、血枫、九丝马、马胎、山猪药。

【来　　源】为紫金牛科植物走马胎 *Arclisia gigantifolia* Stapf 的根。

【植物形态】大灌木。具粗厚的匍匐根状茎；茎粗壮，通常无分枝，幼嫩部分被微柔毛。叶通常簇生于茎顶端；叶柄具波状狭翅；叶片膜质，椭圆形至倒卵状披针形，长 25~48 cm，宽 9~17 cm，先端钝急尖或近渐尖，基部楔形，下延至叶柄，边缘具密啮蚀状细齿，齿具小尖头，背面叶脉上被细微柔毛，具疏腺点。由多个亚伞形花序组成大型总状圆锥花序；每亚伞形花序有花 9~15 朵；萼片狭三角状卵形或披针形，被疏微柔毛，具腺点；花瓣白色或粉红色，卵形，具疏腺点；雄蕊长为花瓣的 2/3；雌蕊与花瓣几等长，子房被微柔毛。果球形，红色，具纵棱，多少具腺点。

【分　　布】广西主要分布于上思、上林、天等、那坡、凌云、隆林、罗城、金秀。

【采集加工】秋季采挖，洗净，鲜用，或切片晒干。

【药材性状】根不规则圆柱形，略呈串珠状膨大，长短不一，直径 2.5~4 cm；灰褐色或带暗紫色，具纵沟纹，习称“蛤蟆皮皱纹”；皮部易剥落，厚约 2 mm；质坚硬，不易折断；断面皮部淡红色，有紫红色小点，木部黄白色，可见细密放射状“菊花纹”。

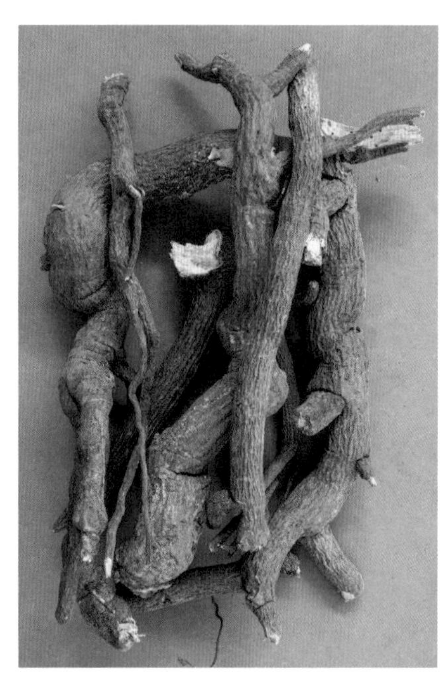

商品常切成斜片，厚约2 mm。气微，味淡，略辣。

【性　　味】苦、辣，热。

【功效主治】除湿毒，清热毒。用于治疗发旺（风湿骨痛），产后血瘀，呗农（痈疮、痈肿），林得叮相（跌打损伤）。

【用法用量】内服：煎汤，9~15 g（鲜品30~60 g）；或浸酒。外用：适量，研末调敷患处。

【应用举例】

（1）治风湿关节炎：走马胎、金缕半枫荷、五加皮各15 g，酒、水各半煎服。

（2）治关节痛：走马胎、土牛膝根、五加皮各15 g，酒、水各半煎服。

（3）治跌打损伤，风湿骨痛：五指牛奶、土牛膝各120 g，大罗伞、小罗伞各90 g，鲜走马胎60 g，浸酒1500 mL，3天后可用，每日早晚各服60 g，兼用药酒搽患处。

溪黄草

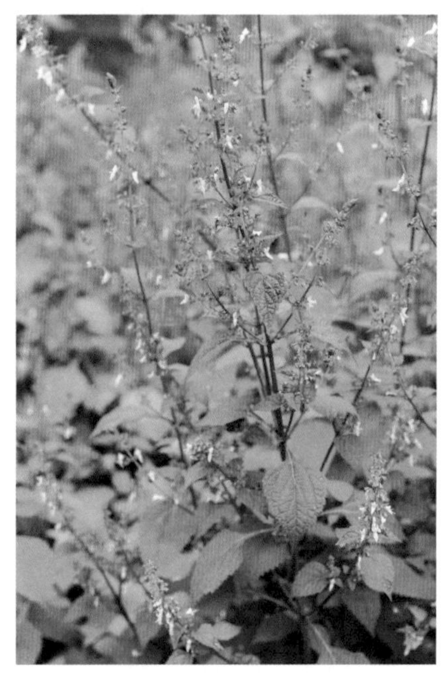

【壮　　名】Goloedcaemj

【别　　名】熊胆草、四方蒿、溪沟草、山羊面、土黄连、香茶菜、山熊胆、黄汁草。

【来　　源】为唇形科植物溪黄草 *Rabdosia serra*（Maxim）Hara 的全草。

【植物形态】多年生草本。根状茎呈疙瘩状，向下密生须根。茎四棱柱形，带紫色，密被微柔毛，茎上部多分枝。叶对生；叶片卵圆形或卵状被针形，先端近渐尖，基部楔形，边缘具粗大内弯的锯齿，两面脉上被微柔毛和淡黄色腺点。聚伞花序组成疏松的圆锥花序，密被灰色柔毛；苞片及小苞片卵形至条形；花萼钟状，外被柔毛及腺点，萼齿5，长三角形，近等大，与花萼筒近等长，结果时花萼增大，

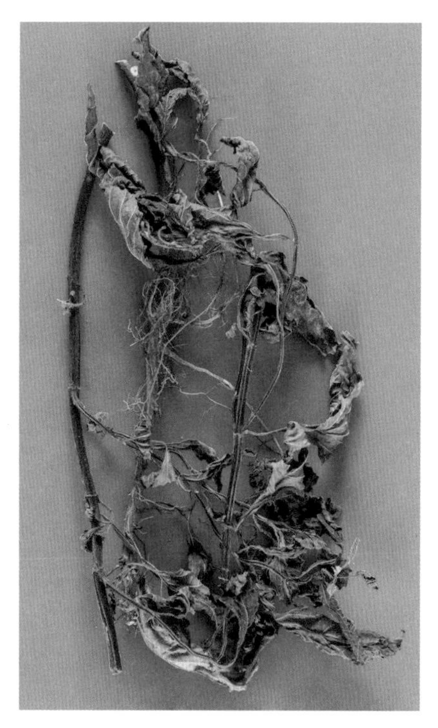

呈宽钟形；花冠紫色，外被短柔毛，花冠筒基部上方浅囊状，上唇4等裂，下唇舟形；雄蕊4，内藏；花柱先端2浅裂。小坚果阔倒卵形，先端具腺点及柔毛。

【分　　布】主产于东北地区、华东地区、山西、河南、陕西、甘肃、四川、贵州。广西主要分布于那坡、灵山、岑溪、钟山、富川等。

【采集加工】全年均可采收，洗净，切段，晒干。

【药材性状】茎枝方柱形，密被倒向微柔毛。叶对生，常破碎，完整叶多皱缩，展平后呈卵形或卵状披针形，长4~12 cm，两面沿脉被微柔毛；叶柄长1~1.5 cm。聚伞花序具梗，由5至多数花组成顶生圆锥花序；苞片及小苞片狭卵形至条形，密被柔毛；花萼钟状，长约1.5 mm，外面密被灰白色柔毛并夹有腺点，萼齿三角形，近等大，与萼筒等长；花冠紫色，长约5.5 mm，花冠筒近基部处浅囊状，上唇4等裂，下唇舟形；雄蕊及花柱不伸出花冠。

【性　　味】苦，寒。

【功效主治】清热毒，祛湿毒，散瘀止痛。用于治疗能蚌（黄疸），急性胆囊炎，屙意咪（痢疾），肉卡（癃闭），林得叮相（跌打损伤），狠尹（疖肿），呗农（痈疮、痈肿）。

【用法用量】内服：煎汤，15~30 g。外用：适量，捣烂敷患处；或研末搽患处。

【应用举例】

（1）治急性黄疸型肝炎：溪黄草、酢浆草、铁线草各适量，水煎服。

（2）治急性胆囊炎且有黄疸者：溪黄草、田基黄、茵陈蒿、鸡骨草、车前草各20 g，水煎服。

（3）治痢疾，肠炎：鲜溪黄草叶，洗净，捣汁内服，每日1次，每次5 mL，儿童3 mL。

黄 兰

【壮　　名】Lanzhenj

【别　　名】黄缅桂、大黄桂、黄桷兰。

【来　　源】为木兰科植物黄兰 *Michelia champaca* L. 的根。

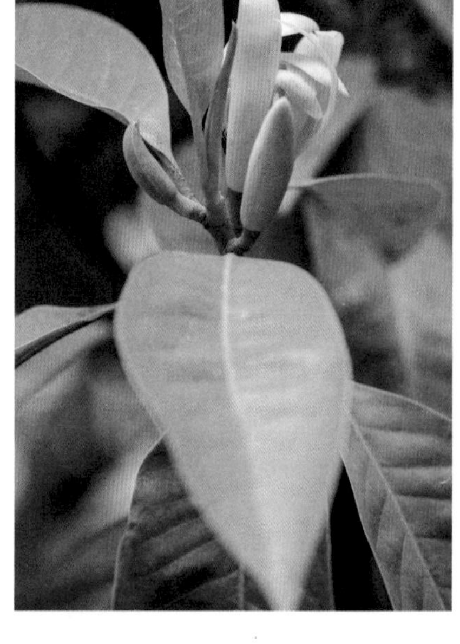

【植物形态】常绿乔木。幼枝、嫩叶和叶柄均被淡黄色平伏的柔毛。叶互生；托叶痕达叶柄中部以上；叶片薄革质，披针状卵形或披针状长椭圆形，长 10~20 cm，宽 4~9 cm，先端长渐尖或近尾状渐尖，基部宽楔形或楔形，两面绿色。花单生于叶腋，橙黄色；花梗短而有灰色茸毛，花被 15~20，披针形；雄蕊多数；雌蕊心皮多数，分离，密被银灰色微毛。蓇葖果倒卵状长圆形，具疣状突起；种子 2~4，有红色假种皮。

【分　　布】主产于云南南部及西藏等。长江以南各地有栽培，广西各地均有栽培。

【采集加工】全年均可采挖，洗净，切片，晒干。

【药材性状】根圆柱形，少有分支，上粗下细，直径 0.8~2.5 cm；灰黄色至灰褐色，具粗糙的皱纹、沟纹及稀疏的细小疙瘩状支根痕；皮孔圆而呈疙瘩状；质轻而硬，不易折断；断面皮部暗棕色，木部灰黄色。味苦。

【性　　味】苦，寒。

【功效主治】祛湿毒，调火路。用于治疗发旺（风湿骨痛），货咽妈（咽痛）。

【用法用量】内服：煎汤，6~15 g；或浸酒。

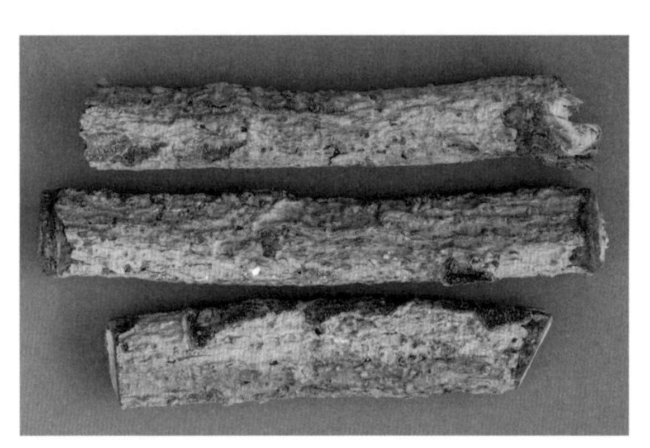

【应用举例】

（1）治风湿骨痛：黄兰根 15 g，浸酒服。

（2）治骨刺卡喉：黄兰根切成薄片，每次含 1~2 片，徐徐咽下药液。

翠云草

【壮　　名】Go'gveihgih

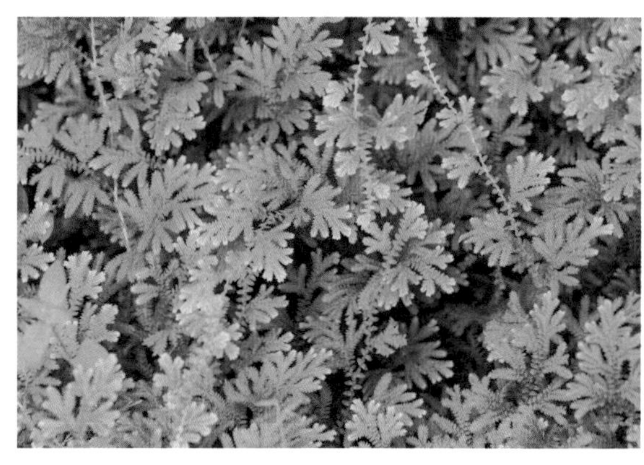

【别　　名】金鸡独立草、翠翔草、龙须、拦路枝、白鸡爪、细风藤、生址拢。

【来　　源】为卷柏科植物翠云草 *Selaginella uncinata*（Desv.）Spring 的全草。

【植物形态】草本。主茎伏地蔓生，有细纵沟，分枝处常生不定根。叶二型，在枝两侧及中间各 2 行；侧叶卵形，长 2~2.5 mm，宽 1~1.2 mm，基部斜心形，先端尖，边缘全缘或有小齿；中叶质薄，斜卵状披针形，长 1.5~1.8 mm，宽 0.6~0.8 mm，基部斜心形，淡绿色，先端渐尖，边缘全缘或有小齿；嫩叶腹面呈翠绿色。孢子囊穗四棱柱形，单生于小枝顶端；孢子叶卵圆状三角形，先端长渐尖，龙骨状，4 列覆瓦状排列；孢子囊圆肾形，大孢子囊极少，生在囊穗基部，小孢子囊生在囊穗基部以上。

【分　　布】全国均产。广西主要分布于龙州、凤山、南丹、柳江、金秀、藤县、贺州、钟山。

【采集加工】全年均可采收，除去泥沙杂质，切段，晒干。

【药材性状】主茎长 30~60 cm，具细纵沟；黄绿色，可见须根；侧枝疏生并多次分叉，分枝处常生不定根。叶二型，在枝两侧及中间各 2 行；侧叶卵形，中叶质薄，斜卵状披针形。气微，味微苦。

【性　　味】微苦，寒。

【功效主治】清热毒，除湿毒，通龙路，利水道，止血止咳。用于治疗能蚌（黄疸），陆裂（咳血），屙意咪（痢疾），佛浮（水肿），发旺（风湿骨痛），货咽妈（咽痛），肉扭（淋证），渗裆相（烧烫伤），屙意勒（便血），外伤出血，痔漏，额哈（毒蛇咬伤）。

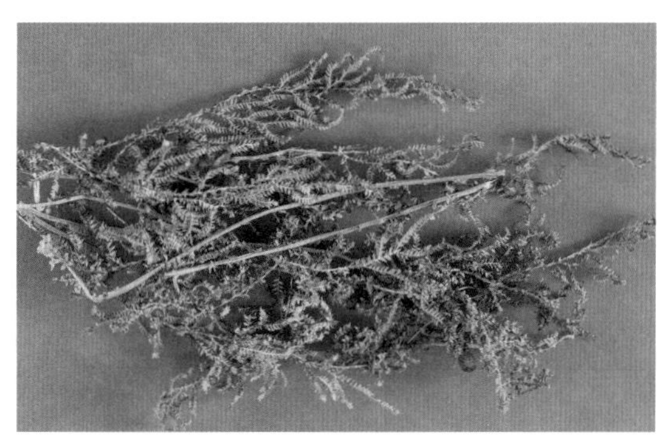

【用法用量】内服：煎汤，15~30 g。外用：适量，煎水洗患处；或鲜品捣烂敷患处。

【应用举例】

（1）治急慢性肝炎：翠云草 30 g，加水适量，煎至 300 mL，每服 150 mL，每日 2 次。

（2）治肠炎，痢疾：翠云草、马齿苋各 30 g，水煎服。

（3）治黄疸：鲜翠云草 60 g，酌加水煎服，每日 2 次。

鬼画符

【壮　　名】Meizbijnding

【别　　名】黑面叶、庙公仔、鸡肾叶、乌漆臼、山桂花、青凡木。

【来　　源】为大戟科植物黑面神 *Breynia fruticosa*（L.）Hank，f. 的嫩枝叶。

【植物形态】灌木，全株无毛。树皮灰褐色，枝上部常呈压扁状，紫红色，表面有细小皮孔，小枝灰绿色。单叶互生；托叶三角状披针形；叶片革质，菱状卵形、卵形或阔卵形，长 3~7 cm，宽 1.8~3.5 cm，两端钝或急尖，背面粉绿色，具细点。花单性，雌雄同株；雄花位于茎下部叶腋内，与雌花生于同一叶腋内，或分别生于不同小枝上；雄花花萼钟状，6 浅裂，果时增大约 1 倍，上部辐射张开呈盘状，雄蕊 3，紧包于花萼内，无退化雌蕊；雌花位于小枝上部，雌花花萼陀螺状或半圆状，6 细齿裂。蒴果球形。

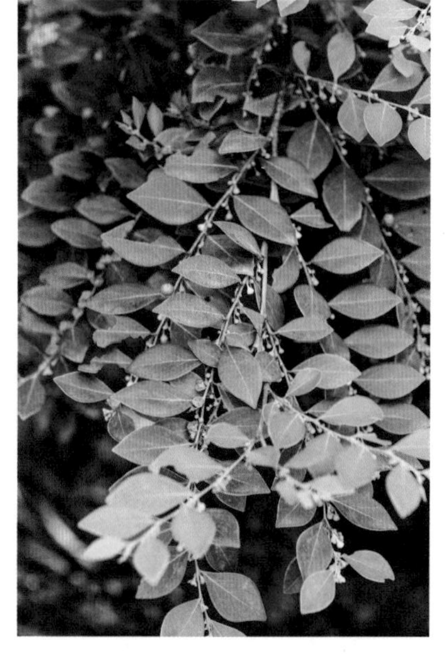

【分　　布】主产于浙江、福建、广东、贵州、云南。广西各地均有分布。

【采集加工】全年均可采收，晒干或鲜用。

【药材性状】枝常呈紫红色，小枝灰绿色，无毛。叶互生，单叶，具短柄；叶片革质，卵形或宽卵形，长 3~6 cm，宽 2~3.5 cm，光端钝或急尖，全缘，腹面有虫蚀斑纹，背面灰白色，具细点；托叶三角状披针形。枝、叶干后变为黑色。气微，味淡、微涩。

【性　　味】苦，寒，有毒。

【功效主治】清湿毒，解热毒，调谷道。用于治疗白冻（泄泻），能晗能累（湿疹），缠腰火丹，皮炎，呗叮（疔疮），发旺（风湿骨痛），产后乳汁不通，阴痒。

【用法用量】内服：煎汤，15~30 g；或捣汁。外用：适量，捣烂敷患处；或煎水

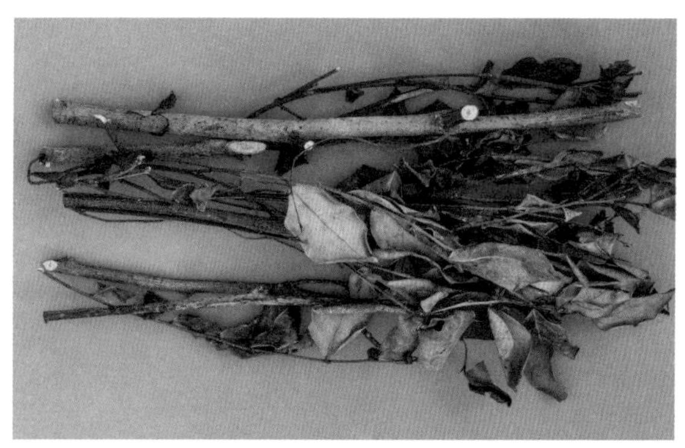

洗患处；或研末撒患处。

【应用举例】

（1）治疔疮：鬼画符适量，捣烂敷患处。

（2）治疮疖，蜘蛛咬伤，刀伤出血：鬼画符适量，捣烂敷患处。

（3）治湿疹，过敏性皮炎，皮肤瘙痒：鬼画符适量，煎水洗患处；或鲜叶捣汁涂患处。

灰毛浆果楝

【壮　　名】 Cazlazok

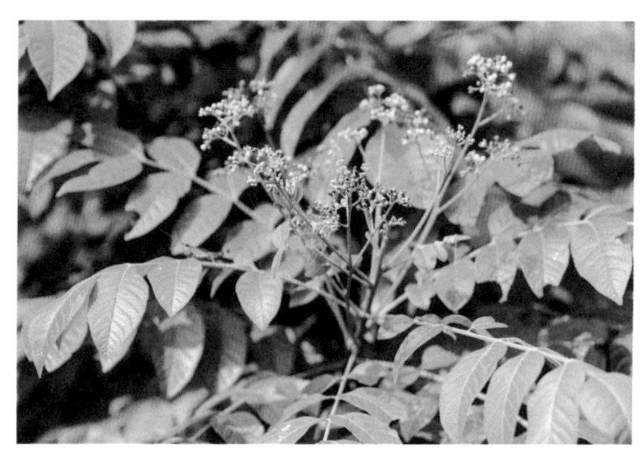

【别　　名】 大苦木、假吴萸、鱼胆木、串黄皮、假茶辣、鱼苦胆、山黄皮。

【来　　源】 为楝科植物灰毛浆果楝 *Cipadessa cinerascens*（Pellegr.）Hand.-Mazz. 的叶。

【植物形态】 灌木或小乔木。小枝被茸毛。奇数羽状复叶互生；小叶 9~11，对生或近对生；叶片纸质，卵形至卵状长圆形，长 5~10 cm，宽 3~5 cm，先端渐尖或急尖，基部偏斜，全缘或有齿，两面被紧贴的灰黄色柔毛，背面尤密。花两性；圆锥花序腋生；花萼 5 裂，外面被柔毛；花瓣 5，白色至淡黄色，狭长圆形，先端略尖，外面被紧贴的疏柔毛；雄蕊 10，花丝合生成短筒；子房球形，无毛。核果球形，略带肉质，熟时深红色至紫黑色，干后具 5 棱。

【分　　布】 主产于广西、四川、贵州、云南等。广西各地均有分布。

【采集加工】 全年均可采收，洗净，鲜用或晒干。

【药材性状】 干燥叶长 20~30 cm，绿色，叶轴及叶柄密被淡黄色柔毛，具小叶 9~11，对生；叶片纸质常皱缩或破碎，完整者展平呈卵形至卵状长圆形，长 5~11 cm，宽 3~5 cm，先端渐尖或突尖，基部圆形或楔形，边缘中部以上具锯齿，两面被紧贴柔毛；具小叶柄。气微，味苦。

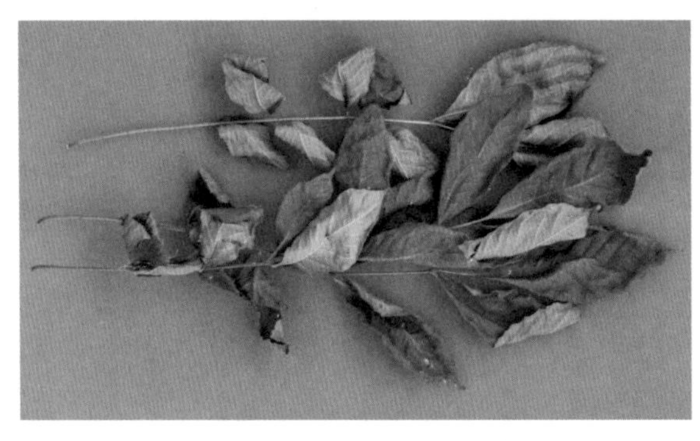

【性　　味】辣、苦，热。

【功效主治】调谷道，除湿。用于治疗贫痧（感冒），瘴疟（疟疾），屙意咪（痢疾），心头痛（胃痛），发旺（风湿骨痛），林得叮相（跌打损伤），渗裆相（烧烫伤），渗裂（血证），脘腹绞痛，皮炎。

【用法用量】内服：煎汤，9~15 g（鲜品 30 g）。外用：适量，煎水洗患处；或捣烂敷患处。

【应用举例】

（1）治疟疾：灰毛浆果楝 15 g，水煎服。

（2）治外伤出血：鲜灰毛浆果楝适量，捣烂敷患处。

（3）治小儿皮炎，皮肤瘙痒：灰毛浆果楝、桃叶各适量，煎水洗患处。

虎杖

【壮　　名】Godiengangh

【别　　名】大虫杖、苦杖、酸杖、斑杖、苦杖根、蛇总管、大力王、土大黄。

【来　　源】为蓼科植物虎杖 *Polygonum cuspidatum* Sieb. et Zucc. 的根状茎。

【植物形态】灌木状草本。根状茎横卧地下，木质，黄褐色，节明显。茎无毛，中空，散生紫红色斑点。叶互生；托叶鞘膜质，褐色，早落；叶片宽卵形或卵状椭圆形，长 6~12 cm，宽 5~9 cm，先端急尖，基部圆形或楔形，全缘，无毛。花单性，雌雄异株，腋生的圆锥花序；中部有关节，上部有翅；花被 5 深裂，裂片 2 轮，外轮 3 片在果时增大，背部生翅；雄花雄蕊 8；雌花花柱 3，柱头头状。瘦果椭球形，具 3 棱，黑褐色。

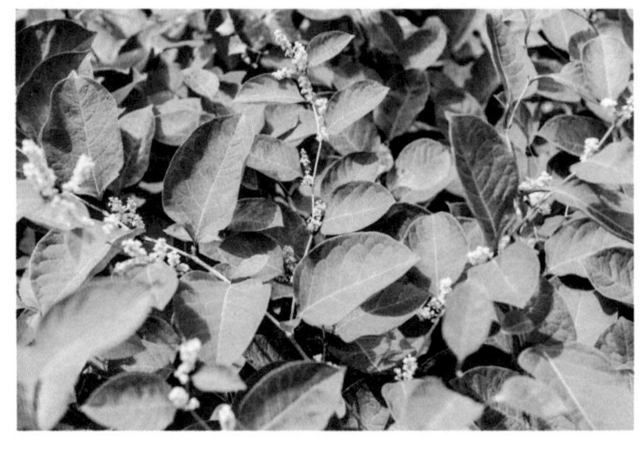

【分　　布】主产于江苏、安徽、浙江、广东、四川、贵州、云南。广西主要分布于罗城、资源、富川、钟山、昭平、岑溪、博白等。

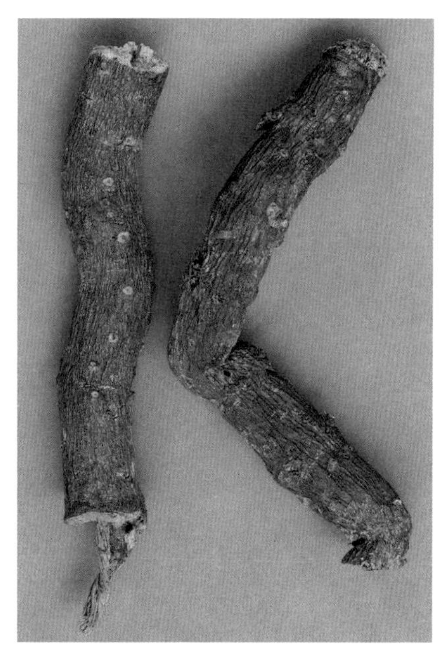

【采集加工】全年均可采挖，洗净，切片，晒干。

【药材性状】根状茎圆柱形，有分枝，长短不一，有的可长达 30 cm，直径 0.5~2.5 cm，节部略膨大；棕褐色至灰棕色，有明显的纵皱纹、须根和点状须根痕，分枝顶端及节上有芽痕及鞘状鳞片，节间长 2~3 cm；质坚硬，不易折断；断面棕黄色，纤维性，皮部与木部易分离，皮部较薄，木部占大部分，呈放射状，中央有髓或呈空洞状，断面具横隔。气微，味微苦、涩。

【性　　味】苦，寒。

【功效主治】解热毒，除湿毒，通气道、谷道。用于治疗能蚌（黄疸），肝硬化，白冻（泄泻），隆白呆（带下），胰腺炎，肺结核，痛风，埃（咳嗽），渗裆相（烧烫伤），肉扭（淋证），京瑟（闭经），京尹（痛经），产后恶露不下，额哈（毒蛇咬伤）。

【用法用量】内服：煎汤，9~30 g。外用：适量，制成煎液敷患处；或油膏涂患处。

【应用举例】

（1）治湿热黄疸：虎杖、金钱草、板蓝根各 30 g，水煎服。

（2）治胆囊结石：虎杖 30 g，水煎服；如兼黄疸可配合连钱草等水煎服。

（3）治急性黄疸型传染性肝炎：虎杖 30 g，鸡眼草 60 g，水煎服，每日 1 剂。

藿　香

【壮　　名】Go'nyaqrah

【别　　名】土藿香、青茎薄荷、排香草、大叶薄荷、绿荷荷、川藿香、苏藿香。

【来　　源】为唇形科植物藿香 *Agastache rugosa*（Fisch. et Mey.）O. Kuntze 的地上部分。

【植物形态】草本。茎四棱柱形，略带红色。叶对生；叶片椭圆状卵形或卵形，长 2~8 cm，宽 1~5 cm，先端锐尖或短渐尖，基部圆形，边缘具不整齐的钝锯齿。花序聚成顶生的总状花序；苞片大，条形或披针形；花萼 5 裂，裂片三角形，具纵脉及腺点；花冠唇形，紫色或白色，上唇四方形或卵形，先端微凹，下唇 3 裂，两侧裂片短，中夹

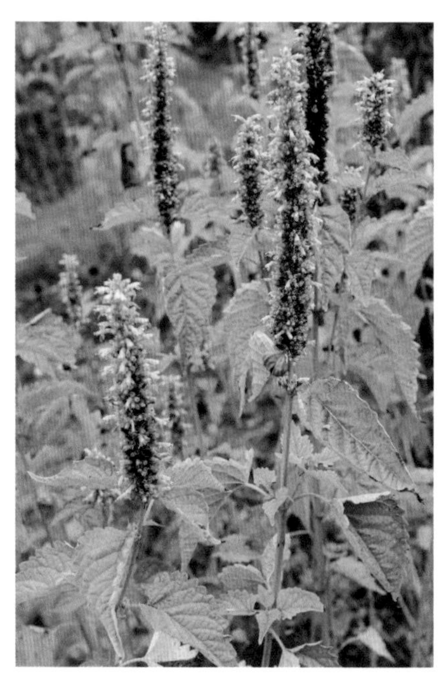

裂片扇形，边缘有波状细齿；雄蕊4，二强，伸出花冠筒外；子房4深裂，花柱着生于子房底部中央，伸出花外，柱头2裂。小坚果倒卵状三棱形。

【分　　布】主产于四川、江苏、浙江、湖南等。广西主要分布于桂平、天等、马山、凌云、隆林、罗城、融水。

【采集加工】第一次收割在6~7月，当花序抽出而未开花时，选择晴天齐地割取全草，摊晒至日落后，收回堆叠过夜，次日再晒。第二次在10月收割，迅速晾干、晒干或烤干。

【药材性状】茎方柱形，多分枝，四角有棱脊，四面平坦或凹入成宽沟状；暗绿色，具纵皱纹；节明显，常有叶柄脱落的疤痕；老茎坚硬、质脆，易折断，断面白色，髓部中空。叶对生；深绿色，多皱缩或破碎，完整者展平呈卵形，长2~8 cm，宽1~6 cm，先端尖或短渐尖，基部圆形，边缘有钝锯齿。茎顶端有时有穗状轮伞花序，呈土棕色。气芳香，味淡而微凉。

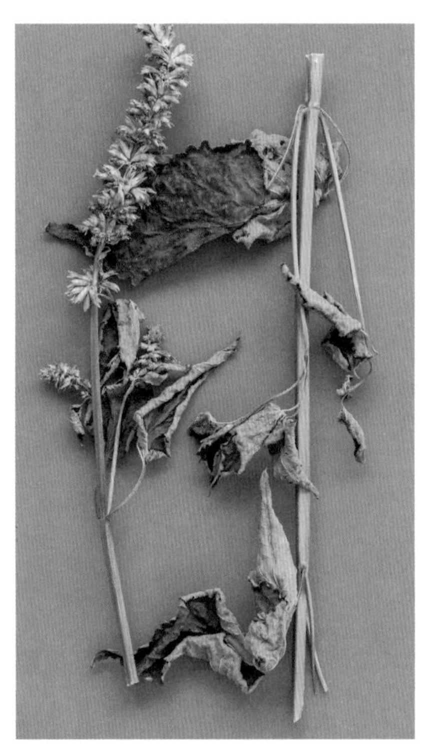

【性　　味】辣，微热。

【功效主治】调谷道，除湿毒。用于治疗贫痧（感冒），寒热头痛；胸脘痞闷；白冻（泄泻），鹿（呕吐），妊娠呕吐；鼻渊；痂（癣）。

【用法用量】内服：煎汤，5~15 g；或入丸、散。外用：适量，煎水含漱；或烧存性研末调敷患处。

【应用举例】

（1）治暑月吐泻：藿香8 g，滑石（炒）60 g，丁香1.5 g，研末，每服6 g，淅米泔调服。

（2）治霍乱吐泻：藿香叶、陈皮（去白）等分，每服15 g，水500 mL煎至350 mL，温服，不拘时候。

（3）治湿疹，皮肤瘙痒：藿香适量，水煎洗患处。

九节龙

【壮　　名】Goujhohlungz

【别　　名】红刺毛藤、小青叶、五兄弟、五托莲、毛青杠、斩龙剑、毛不出林、矮茶子。

【来　　源】为紫金牛科植物九节龙 *Ardisia pusilla* A. DC. 的全株。

【植物形态】半灌木。根状茎蔓生，具匍匐茎，幼时密被长柔毛。叶对生或近轮生；叶柄被毛；叶片坚纸质，椭圆形或倒卵形，长 2.5~6 cm，宽 1.5~3.5 cm，先端急尖或钝，基部广楔形或近圆形，边缘具锯齿和细齿，具疏腺点，腹面被糙伏毛，毛基部常隆起，背面被柔毛及长柔毛，尤以中脉为多，边缘脉不明显。伞形花序，单一，侧生，被长硬毛、柔毛或长柔毛；萼片披针状钻形，与花瓣近等长，具腺点；花瓣白色或带微红色，广卵形，具腺点；雄蕊与花瓣近等长。果球形，成熟时红色，具腺点。

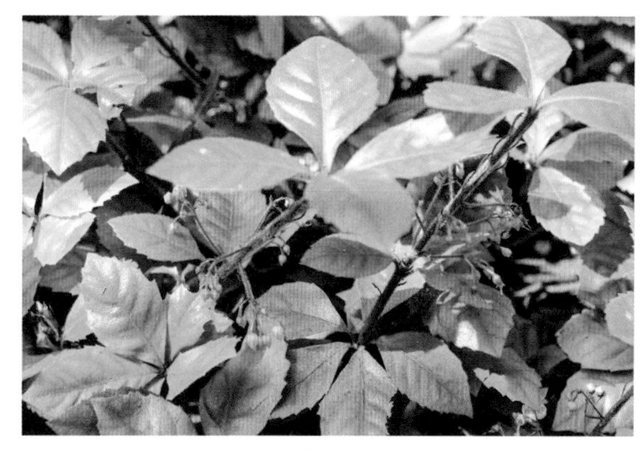

【分　　布】主产于江西、福建、台湾、湖南、广东、广西、四川、贵州。广西主要分布于马山、罗城、平乐、贺州、苍梧、平南、桂平。

【采集加工】全年均可采收，洗净，鲜用或晒干。

【药材性状】根状茎近圆柱形，长 10~20 cm，直径 2~3 mm，；浅褐色或浅棕褐色，有棕色卷曲茸毛。茎质脆，易折断，断面类白色或浅棕色。叶片近菱形，腹面被棕色倒伏粗毛，背面被柔毛，中脉处尤多，边缘具粗锯齿。有时可见腋生的伞形花序。气弱，味苦、涩。

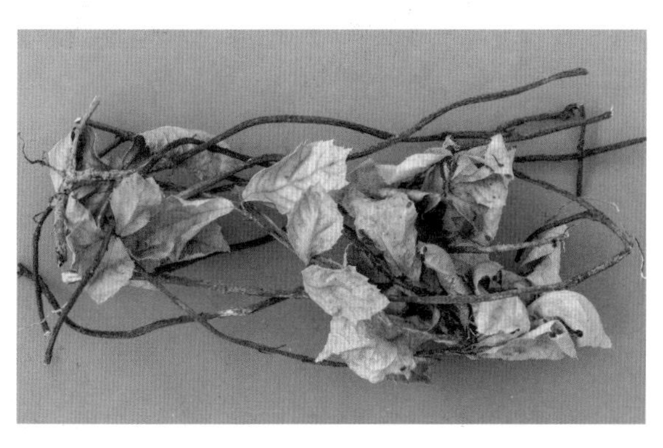

【性　　味】苦、辣，平。

【功效主治】调谷道，清热毒，除湿毒。用于治疗发旺（风湿骨痛），能蚌（黄疸），屙意咪（痢疾），京尹（痛经），林得叮相（跌打损伤），呗农（痈疮、痈肿），额哈（毒蛇咬伤），血痢，腊胴尹（腹痛）。

【用法用量】内服：煎汤，3~9 g；

或浸酒。

【应用举例】

（1）治跌打腰痛，筋骨疼痛：九节龙茎适量，研末，以酒吞服，每次 9 g。

（2）治跌打旧伤发痛：九节龙茎 30 g，小血藤 6 g，浸酒 250 ml，每次服药酒 30 ml。

（3）治肾虚腰痛：九节龙 9 g，炖鸡服。

千年健

【壮　　名】Cenhnenzgen

【别　　名】一包针、千颗针、丝棱线。

【来　　源】为天南星科植物千年健 *Homalomena occulta*（Lour.）Schott 的根状茎。

【植物形态】草本。常具直立的地上茎。鳞叶线状披针形，向上渐狭锐尖，叶柄下部具鞘；叶片膜质至纸质，箭状心形至心形，长 15~25 cm，先端骤狭渐尖，侧脉平行向上斜升。花序生于鳞叶叶腋，花序梗短于叶柄；佛焰苞绿白色，长圆形至椭圆形，盛花时上部略展开成短舟状；雌花序长 1~1.5 cm，宽 4~5 mm；雄花序长 2~3 cm；子房长圆形，基部一侧具假雄蕊 1，子房 3 室。浆果。

【分　　布】主产于广东、海南、广西、云南等。广西主要分布于百色、龙州。

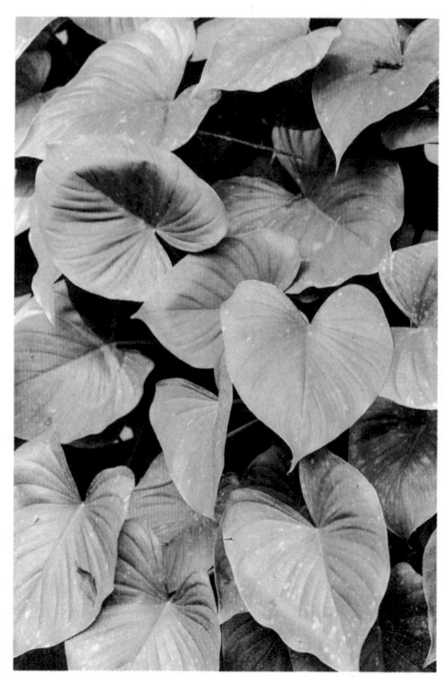

【采集加工】采挖带根全草，除去地上部分，洗净泥土，折成 10~20 cm 的小段，晒干或刮去外皮后晒干。

【药材性状】根状茎圆柱形，或略扁稍弯曲，长 15~40 cm，直径 0.8~2 cm；红棕色或黄棕色，粗糙，具多数扭曲的纵沟纹及黄白色的纤维束；质脆，易折断；断面红棕色，树脂样，有很多纤维束外露及具光泽的油点。气芳香，味辣、微苦。

【性　　味】苦、辣，热。

【功效主治】祛湿毒，通谷道，壮筋骨，止痛。用于治疗发旺（风湿骨痛），兵吟（筋病），心头痛（胃痛），呗农（痈疮、痈肿），肌节酸痛，筋骨痿软。

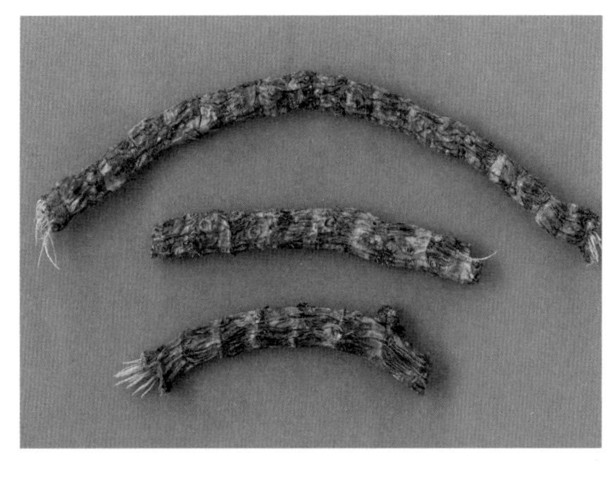

【用法用量】内服：煎汤，9~15 g；或浸酒。外用：适量，研末，调敷患处。

【应用举例】

（1）治风湿骨痛：千年健 60 g，南蛇藤根、凌霄藤各 300 g，石南藤 150 g，八角枫根 90 g。浸米酒 5 kg，两周后去渣，澄清，每次服 15 g，每日 2 次。

（2）治风寒筋骨疼痛，拘挛麻木：千年健、钻地风各 30 g，老鹳草 90 g，共研细粉，每服 3 g。

（3）治体弱老人寒湿膝痛、腰痛：桑枝 15 g，熟地 12 g，千年健、川牛膝、海风藤、宣木瓜、杜仲、当归各 9 g，秦艽、桂枝、虎骨胶（溶化）各 6 g，水煎服。

土荆芥

【壮　　名】Caebceuj

【别　　名】鹅脚草、红泽兰、天仙草、臭草、钩虫草、鸭脚草、臭蒿。

【来　　源】为藜科植物土荆芥 *Chenopodium ambrosioides* L. 的全株。

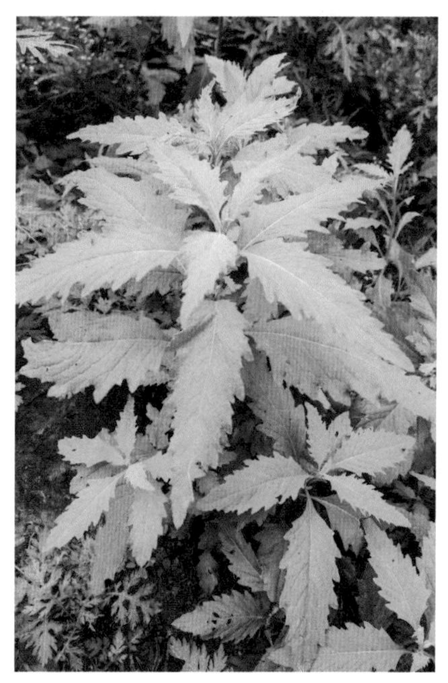

【植物形态】草本，有强烈气味。茎有棱。单叶互生，具短柄；叶片披针形至长圆状披针形，长 3~16 cm，宽达 5 cm，先端短尖或钝，茎下部的叶片边缘有不规则钝齿或呈波浪形，茎上部的叶片较小，线形或线状披针形，全缘，腹面绿色，背面有腺点，揉之有特殊香气。穗状花序腋生；花小，绿色，两性或雌性，簇生于上部叶腋；花被 5 裂，结果时常闭合；雄蕊 5；花柱不明显，柱头通常 3，伸出花被外。胞果扁球形，完全包于花被内。

【分　　布】主产于华东地区、中南地区、西南地区等。广西各地均有分布。

【采集加工】8 月下旬至 9 月下旬采收全草，

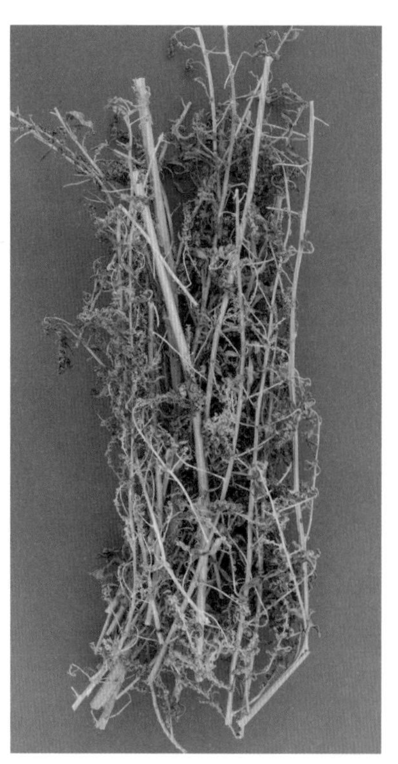

摊放在通风处，或捆束悬挂阴干，避免日晒及雨淋。

【药材性状】全草黄绿色，茎上有柔毛。叶皱缩破碎，叶缘常具稀疏不整齐的钝锯齿，腹面光滑，背面可见散生油点，叶脉有毛。花着生于叶腋。胞果扁球形，外被一薄层囊状而具腺毛的宿萼；种子黑色或暗红色，表面平滑，直径约 0.7 mm。具强烈而特殊的香气，味辣而微苦。

【性　　味】辣、苦，热，有大毒。

【功效主治】除湿消肿。用于治疗钩虫病，蛔虫病，蛲虫病，头虱，能啥能累（湿疹），痂（癣），发旺（风湿骨痛），京瑟（闭经），京尹（痛经），货咽妈（咽痛），额哈（毒蛇咬伤），林得叮相（跌打损伤）。

【用法用量】内服：煎汤，3~9 g（鲜品 15~24 g）；或入丸、散。或提取土荆芥油，成人常用量 0.8~1.2 mL，最大量 1.5 mL，儿童每岁 0.05 mL。外用：适量，煎水洗患处；或捣烂敷患处。

【应用举例】

（1）治钩虫病，蛔虫病，绦虫病：土荆芥 6 g，水煎服。

（2）治创伤出血：土荆芥干叶，研末，敷患处；土荆芥、旱莲草、铺地黍各等量，晒干研末，撒敷患处。

（3）治口腔炎，口舌生疮或咽痛：土荆芥、忍冬各 9 g，大青叶 15 g，水煎服。

娃儿藤

【壮　　名】Gosamcibloegdang

【别　　名】老君须、三十六荡、鸡骨香、土细辛、藤叶细辛、哮喘草、白龙须、藤霸王。

【来　　源】为萝藦科植物卵叶娃儿藤 *Tylophora ovata*（Lindl.）Hook.et Steud. 的全株。

【植物形态】攀援灌木。茎上部缠绕；全株被锈黄色柔毛；须根淡黄白色，有香味。单叶对生；叶片卵形，长 2.5~6 cm，宽 2~5.5 cm，先端急尖，具小尖头，基部浅心形，全缘，两面密被短柔毛；中脉两面突起，侧脉 4~5 对。聚伞花序伞房状，腋生，通常不规则二

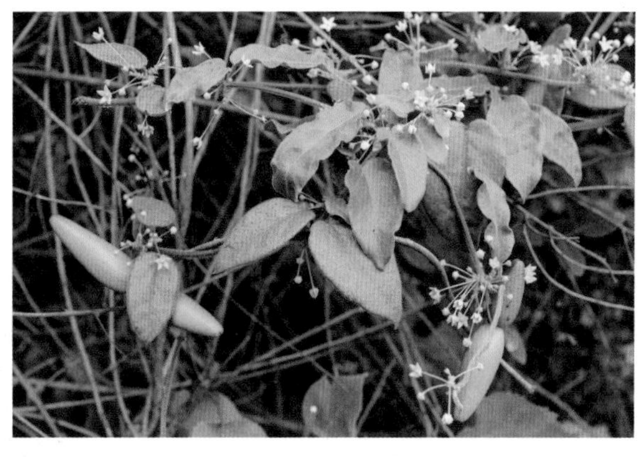

歧，着花多朵；花萼5裂，淡黄绿色，有缘，裂片卵形，内面基部无腺体；花冠5深裂，辐状，淡黄色或黄绿色，裂片长圆状披针形，平展，两面被柔毛；副花冠裂片卵形，贴生于合蕊冠上，背部隆肿；雄蕊5，花丝连成筒状，包围雌蕊，紫色，花药2室，先端有圆形薄膜片；花粉块每室1个，圆球形，平展；子房无毛，由2枚离生心皮组成，花柱短，连合，柱头五角状。蓇葖果双生，圆柱状披针形。种子卵形，先端截形，具白色绢质种毛。

【分　　布】主产于云南、广西、广东、台湾等。广西主要分布于贺州、昭平、藤县、平南、桂平、陆川、博白、上思、武鸣等。

【采集加工】全年均可采，洗净，晒干备用。

【药材性状】根状茎粗短，呈结节状，上端有茎残基，下端丛生多数细根；根细长，略弯，长10~15 cm，直径1~1.5 mm；淡黄色至黄棕色，具细纵皱纹；体轻，质脆，易折断，粉质，断面皮部灰白色，木部淡黄色。置紫外光灯下观察，显淡黄色荧光。气微香，味辣，麻舌。茎类圆柱形，细长，稍扭曲，直径1~2 mm，表面黄绿色至淡棕色，被柔毛，具细纵纹；质脆，易折断，断面不平，中空。叶对生，多皱缩破碎，完整者展平呈卵形或长卵形，长2.5~4 cm，宽1.5~2.5 cm，先端急尖，基部近心形，全缘，略反卷，腹面暗绿色，背面黄绿色至灰黄色，两面被柔毛；叶柄短，长约5 mm。

【性　　味】辣，热，有毒。

【功效主治】祛风毒，除湿毒，通气道，散瘀止痛，解蛇毒。用于治疗发旺(风湿骨痛)，林得叮相（跌打损伤），埃（咳嗽），墨病（气喘），额哈（毒蛇咬伤），咳喘痰多。

【用法用量】内服：煎汤，6~15 g。外用：鲜根适量，捣烂敷患处。

【应用举例】

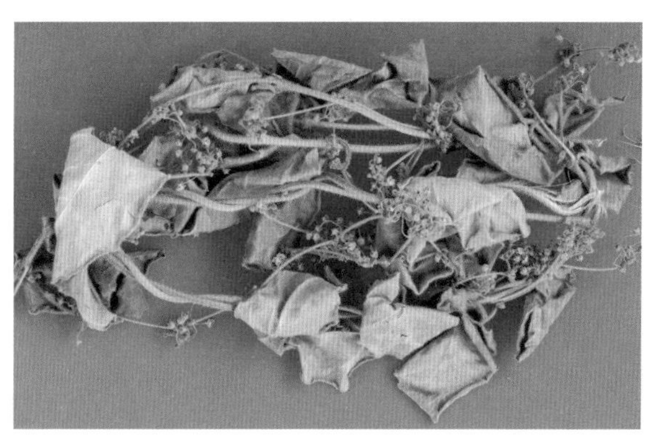

（1）治风湿腰痛：娃儿藤9 g，牛尾菜3 g，水煎服。

（2）治疮疡溃烂：娃儿藤适量，煎水洗患处。

（3）治竹叶青蛇、眼镜蛇咬伤：娃儿藤适量，捣烂，加适量酒调匀，由上而下涂伤口周围。

五爪风

【壮　　名】Dumhvaiz

【别　　名】小猛虎、鸡足刺、越南山泡、假五加皮、猫枚筋、五叶泡。

【来　　源】为蔷薇科植物越南悬钩子 *Rubus cochinchinensis* Tratt 的根。

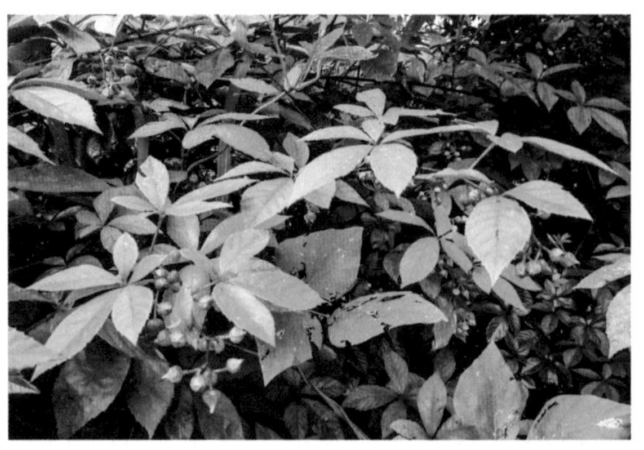

【植物形态】攀援灌木。茎、叶柄、花序和叶片背面中脉均具小钩状皮刺，小枝幼时有黄色绵毛，后脱落。掌状复叶；小叶 5，纸质，长椭圆形或倒卵形，长 5~9 cm，宽 2~3.5 cm，先端短渐尖，基部楔形，边缘有尖锯齿，背面密生茸毛。圆锥花序顶生，其下有少数腋生总状花序，密生黄色茸毛；苞片掌状浅裂，早落；萼筒内面密生灰色茸毛。聚合果球形，成熟时黑色。

【分　　布】主产于广东、海南、广西。广西主要分布于南宁、武鸣、马山。

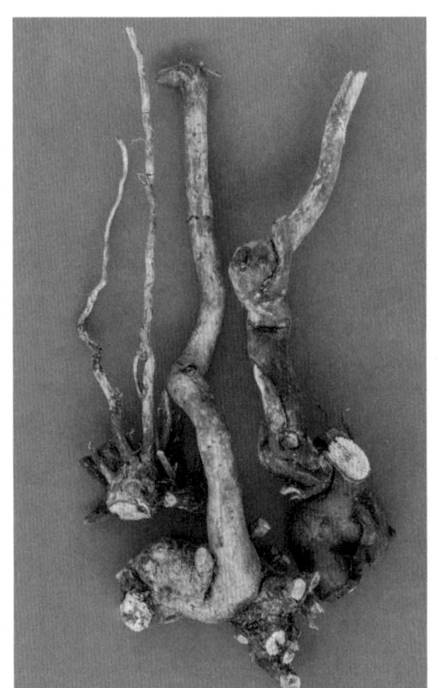

【采集加工】全年可挖，除去杂质、须根，切片，晒干。

【药材性状】根圆柱形，根颈处呈膨大的头状，略有弯曲；褐红色，具细纵纹及侧根生长处的凹槽；质硬，易折断；断面呈放射状，灰黄色。

【性　　味】苦、辣，热。

【功效主治】除湿毒，止痛。用于治疗发旺（风湿骨痛），林得叮相（跌打损伤），腰腿痛。

【用法用量】内服：煎汤，10~15 g。外用：适量，捣烂敷患处。

【应用举例】

（1）治痢疾，跌打肿痛，风湿骨痛：五爪风 15 g，水煎服；外伤出血时用叶研粉撒患处。

（2）治跌打肿痛：五爪风适量，捣烂敷患处。

扁豆

【壮　　名】Vaduhbenj

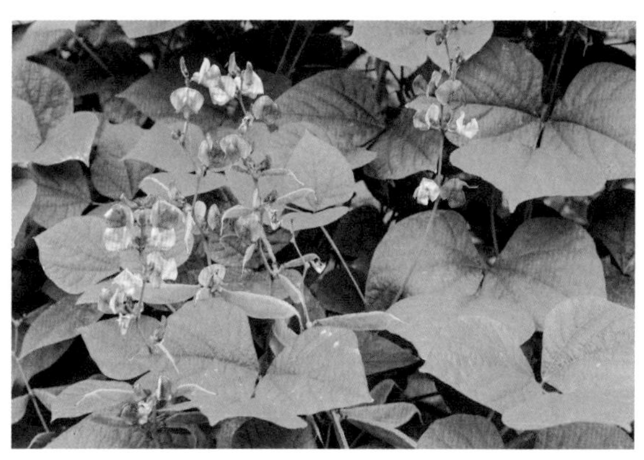

【别　　名】藊豆、白藊豆、南扁豆、沿篱豆、蛾眉豆、羊眼豆、凉衍豆、白藊豆子。

【来　　源】为豆科植物扁豆 *Dolichos lablab* Linn. 的种子。

【植物形态】草质藤本。茎常淡紫色或淡绿色。三出复叶；托叶披针形或三角状卵形，被白色柔毛；顶生小叶宽三角状卵形，长 5~10 cm，宽约与长相等，全缘，两面均被短柔毛，基出 3 主脉；侧生小叶斜卵形，两边不均等。总状花序腋生；花萼宽钟状，先端 5 齿，上部 2 齿几乎完全合生，边缘密被白色柔毛；花冠蝶形，白色或淡紫色；雄蕊 10，二体；子房线形，有绢毛，基部有腺体，花柱近先端有白色髯毛，柱头头状。荚果扁平状镰形或倒卵状长椭圆形，顶上具一向下弯曲的喙。种子扁椭球形，白色、红褐色或近黑色。

【分　　布】主产于安徽、陕西、湖南、河南、浙江、山西。广西各地均有栽培。

【采集加工】采收成熟荚果，晒干，剥出或敲出种子，晒干。

【药材性状】种子扁椭球形或扁卵形，长 0.8~1.3 cm，宽 6~9 mm，厚约 7 mm；淡黄白色或淡黄色，平滑，稍有光泽，有的可见棕褐色斑点，一侧边缘有隆起的白色半月形种阜，长 7~10 mm，剥去后可见凹陷的种脐，连接种阜的一端有珠孔，另一端有种脊。质坚硬；种皮薄而脆；子叶 2 片，肥厚，黄白色。气微，味淡，嚼之有豆腥气。

【性　　味】甜，平。

【功效主治】除湿毒，调谷道，通水道。用于治疗白冻（泄泻），鹿（呕吐），啊肉甜（消渴），隆白呆（带下），喯疳（疳积），脾虚生湿，食少便溏，烦渴胸闷。

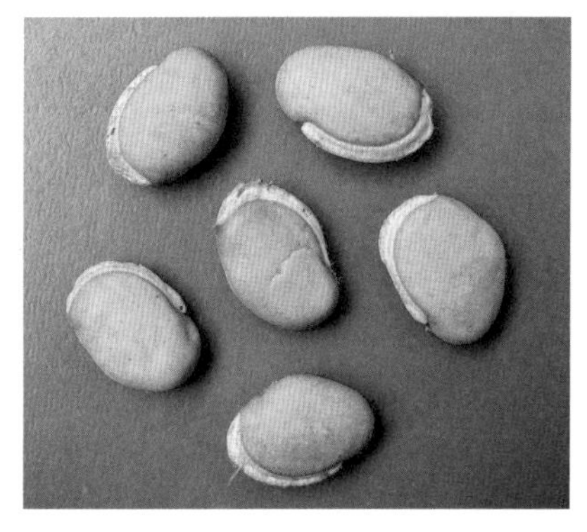

【用法用量】内服：煎汤，6~9 g；或入丸、散。

【应用举例】

（1）治脾胃虚弱，饮食不进而呕吐泄泻：扁豆 750 g（姜汁浸，去皮，微炒），人参（去芦头）、白茯苓、白术、甘草（炒）、山药各 1000 g，莲子肉（去皮）、桔梗（炒至深黄色）、薏苡仁、缩砂仁各 500 g，研为细末，每次 6 g。

（2）治慢性肾炎，贫血：扁豆 30 g，大枣 20 枚，水煎服。

（3）治伏暑引饮，口燥咽干，或吐或泻：扁豆（微炒）、厚朴（去皮，姜汁炙）香薷各 6 g，水一盏，入酒少许，煎七分，沉冷，不拘时服。

岩黄连

【壮　　名】Ngumxlienz

【别　　名】岩胡、岩连、菊花黄连、土黄连。

【来　　源】为罂粟科植物岩黄连 *Corydalis saxicola* Bunting. 的根。

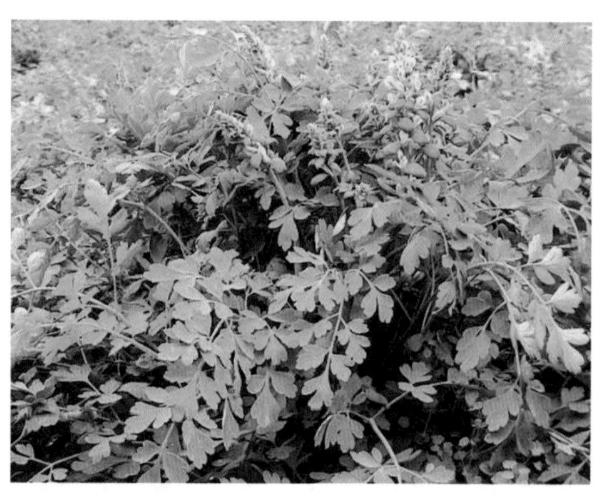

【植物形态】草木，高 15~40 cm。主根发达。茎丛生，软弱。叶具长柄；叶片轮廓三角状卵形，二回羽状全裂，一回裂片 5 枚，具短柄，二回裂片常 3 枚，菱形或卵形，长 2~5 cm，宽 1~3 cm，先端尖，边缘具粗齿。总状花序顶生或与叶对生，长 7~14 cm；苞片椭圆形至披针形；花梗与苞片等长或略短；花冠筒微向下弯；柱头 2 裂。蒴果圆柱状，略弯曲；种子多数，球形，种阜杯状，包住种子一半。

【分　　布】主产于四川、甘肃、湖北、广西、贵州、云南等。广西主要分布于靖西、那坡、德保、西林、隆林、巴马、凤山等。

【采集加工】秋冬季采收，洗净，晒干。

【药材性状】根类圆柱形或圆锥形，稍扭曲，下部有分支，直径 0.5~2 cm；淡黄色至棕黄色，具纵裂纹或纵沟，栓皮发达易剥落；质松，断面不整齐，似朽木状，皮部与木部界限不明显。完整叶二回羽状分裂，一回裂片 5 枚，奇数对生，末回裂片菱形或卵形。气微，味苦、涩。

【性　　味】苦，寒。

【功效主治】除湿毒，清热毒，调龙路、火路。用于治疗肝炎，贝傍寒（鹅口疮），火眼（急性结膜炎），屙意咪（痢疾），白冻（泄泻），仲嘿奴（肛瘘），口舌糜烂，目翳，喔细（腹泻），腊胴尹（腹痛），仲嘿啼尹勒（痔疮出血）。

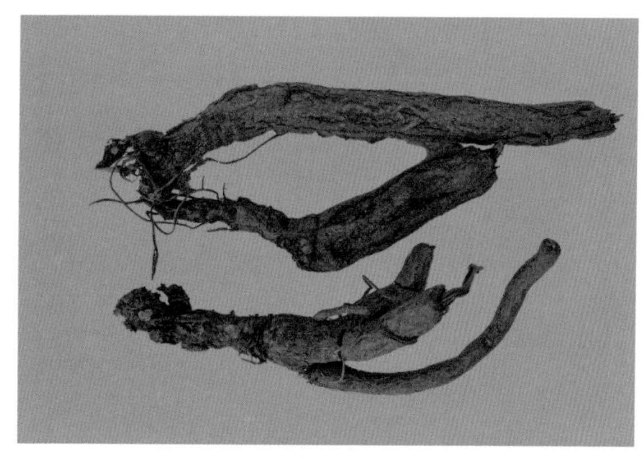

【用法用量】内服：煎汤，3~15 g。外用：适量，研末撒患处。

【应用举例】

（1）治肝癌：岩黄连 10 g，水煎服。

（2）治火眼，翳子：岩黄连、龙胆草各 5 g，上梅片 1 g，研末，装瓷杯内蒸透，用灯草蘸药点入眼内。

（3）治痔疮出血，红痢：岩黄连 15 g，蒸酒 100 mL 服。

羊角拗

【壮　　名】Rumsaejgoenq

【别　　名】羊角纽、羊角藕、大羊角扭蕴、菱角扭、打破碗花、鲤鱼橄榄、金龙角。

【来　　源】为夹竹桃科植物羊角拗 *Strophanthus divaricatus*（Lour.）Hook. Et Arn. 的茎叶。

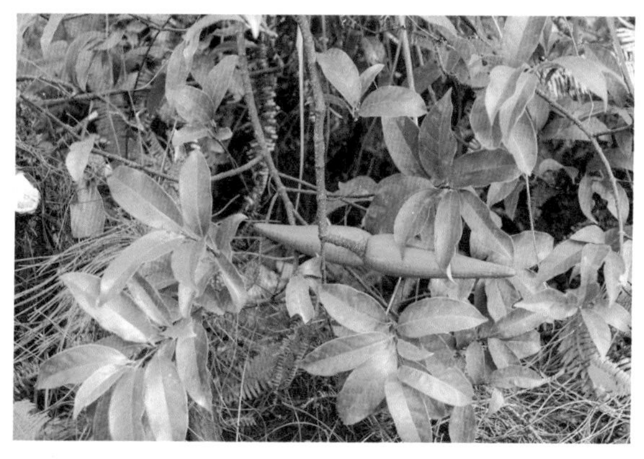

【植物形态】灌木或藤本。茎秃净，有乳汁；小枝通常棕褐色，密被灰白色皮孔。叶对生，具短柄；叶片厚纸质，椭圆形或长圆形，长 4~10 cm，宽 2~4 cm，先端短渐尖或急尖，基部楔形，全缘，侧脉于叶缘前网结。苞片和小苞片线状被针形；萼片 5，披针形，先端长渐尖，绿色或黄绿色，内面基部有腺体；花冠黄色，漏斗形，花冠筒淡黄色，上部 5 裂，裂片基部卵状披针形，先端线形长尾状，裂片内面具由 10 枚舌状鳞片组成的副花冠；雄蕊 5，内藏，花药箭形，基部具耳，各药相连于柱头；子房由 2 枚离生心皮组成，半下位，花柱圆柱状，柱头棍棒状，先端浅裂。蓇葖果木质，双出扩展，极厚。

【分　　布】主产于广东、广西、海南、福建。广西主要分布于南宁、梧州、玉林等。

【采集加工】全年均可采收，切段，晒干。

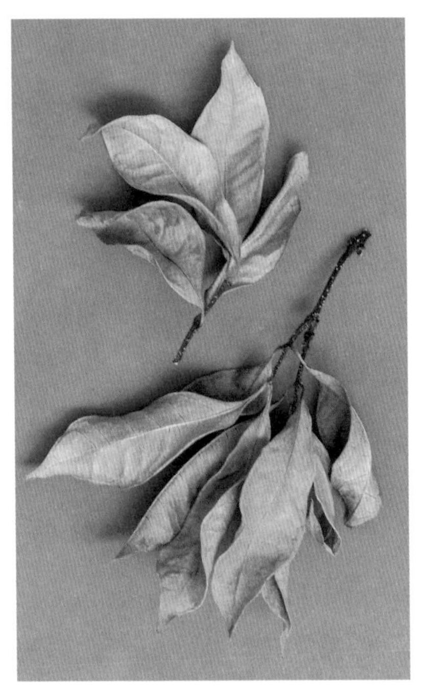

【药材性状】茎枝圆柱形，略弯曲，多成 30~60 cm 的长段；棕褐色，具明显的纵沟及纵皱纹；粗枝皮孔灰白色，横向凸起。嫩枝密布灰白色小圆点皮孔；质硬脆；断面黄绿色，木质，中央可见髓部。叶对生，皱缩，平展呈椭圆状长圆形，长 3~8 cm，宽 2.5~3.5 cm，全缘，背面中脉突起。气微，味苦，有大毒。

【性　　味】苦，性寒，大毒。

【功效主治】祛风毒，除湿毒，通火路，杀虫。用于治疗发旺（风湿骨痛），勒爷顽瓦（小儿麻痹后遗症），林得叮相（跌打损伤），呗农（痈疮、痈肿），痂怀（牛皮癣）。

【用法用量】外用：适量，煎水洗；或捣烂敷患处；或研末调敷患处。

【应用举例】

（1）治风湿肿痛，小儿麻痹后遗症，疥癣：羊角拗叶适量，煎汤温洗。

（2）治乳痈初期：羊角拗鲜叶、红糖同捣烂，烤热敷患处。

（3）治骨折：羊角拗根、辣椒根、柳树根各等量，研末，韭菜头捣水拌匀，温敷于损伤或骨折处（要先复位，夹板固定）。

扶桑花

【壮　　名】Cuhginj

【别　　名】吊丝红花、土红花、吊钟花、大红花、紫花兰、状元红。

【来　　源】为锦葵科植物朱槿 *HiBiscus rosa-sinensis* L. 的花。

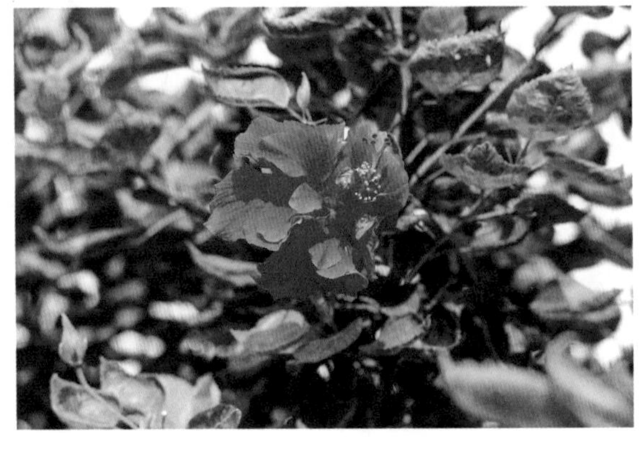

【植物形态】灌木。小枝疏被星状柔毛。叶互生；叶柄被长柔毛；托叶线形，被毛；叶片阔卵形或狭卵形，长 4~9 cm，宽 2~5 cm，先端渐尖，基部圆形或楔形，边缘具粗齿或缺刻，两面除背面沿脉上有少许疏毛外均无毛。花单生于上部叶腋，常下垂；花梗疏被星状柔毛或近平滑无毛，近端有节；小苞片 6~7，线形，疏被星状柔毛，基部合生；花萼钟形，被星状柔毛，裂片 5，卵形至披针形；花冠漏斗形，玫瑰红色或淡红色、淡黄色等，花瓣倒卵形，先端圆，外面疏被柔毛；雄蕊柱平滑无毛，有缘。

【分　　布】主产于福建、台湾、广东、广西、四川、云南。广西各地均有栽培。

【采集加工】花半开时采摘，晒干。

【药材性状】皱缩成长条状，长 5.5~7cm；小苞片 6~7 枚，线形分离，比花萼短；花萼棕黄色，长约 2.5 cm，有星状毛，5 裂，裂片披针形或尖三角形；花瓣 5，紫色或淡棕红色，有的为重瓣，顶端圆或具粗圆齿，但不分裂；雄蕊管长，突出于花冠之外，上部有多数具花药的花丝；子房 5 棱，被毛；花柱 5，体轻。气清香，味淡。

【性　　味】甜、涩，平。

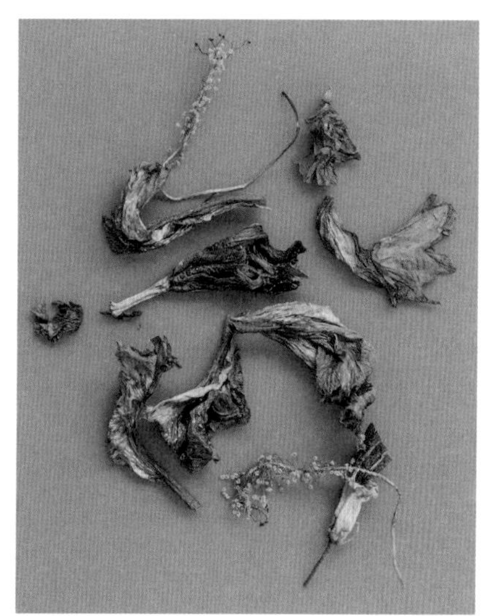

【功效主治】解热毒，祛湿毒，调龙路，利水道。用于月经不调，病淋勒（崩漏），隆白呆（带下），呗农（痈疮、痈肿），肉扭（淋证），火眼（急性结膜炎），楞屙勒（鼻出血），屙意咪（痢疾），赤白浊。

【用法用量】内服：煎汤，15~30 g。

【应用举例】

（1）治痈疽，腮肿：扶桑花、白芙蓉叶、牛蒡叶各适量，白蜜研膏敷之。

（2）治腮腺炎：鲜扶桑花、木芙蓉鲜叶各适量，捣烂敷患处；另用鲜扶桑花 30 g，水煎服。

（3）治乳腺炎：鲜扶桑花适量，捣烂，加冬蜜少许敷患处。

栀　子

【壮　　名】Faenzgaehhenj

【别　　名】黄栀子、木丹、鲜支、卮子、越桃、支子、山栀子。

【来　　源】为茜草科植物栀子 *Gardenia jasminoides* Ellis 的果实。

【植物形态】灌木。小枝幼时被毛，后近无毛。单叶对生，稀三叶轮生；叶柄短；

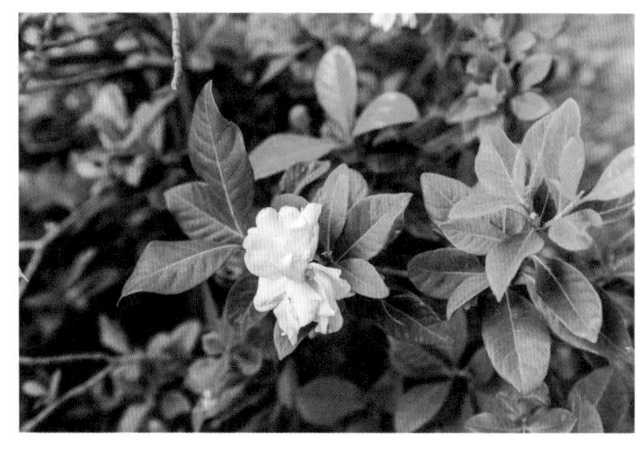

托叶2，生于叶柄内侧；叶片革质，椭圆形、阔倒披针形或倒卵形，长6~14 cm，宽2~7 cm，先端急尖，基部楔形，全缘，腹面光泽，仅背面脉腋内簇生短毛。花大，极芳香；萼筒稍长；花冠高脚碟状，白色，后变乳黄色，基部合生成筒，上部6~7裂，旋转排列，先端圆；雄蕊与花冠裂片同数，着生于花冠喉部，花丝极短，花药线形；雌蕊1，子房下位，1室。果实深黄色，倒卵形、椭球形或长椭球形，具5~9条翅状纵棱，先端具条状宿萼。

【分　　布】主产于中南地区、西南地区、安徽、浙江、江西、福建、台湾。广西各地均有分布。

【采集加工】采下果实后，晒至足干或及时烘干，但此法很难保持内部的颜色。另法可将果实放入沸水中烫一下，或放入蒸笼内蒸约半小时，取出沥净水后暴晒数日，再放置通风阴凉处晾1~2日，再晒至足干即为成品。

【药材性状】果实倒卵形、椭球形或长椭球形，长1.4~3.5 cm，直径0.8~1.8 cm；表面红棕色或红黄色，微有光泽，具翅状纵棱6~8条，每二翅棱间有纵脉1条，先端具暗黄绿色残存萼，具6~8条长形裂片；果皮薄而脆，内表面鲜黄色或红黄色，有光泽，具隆起的假隔膜2~3条；断面鲜黄色；种子多数，扁椭球形或扁矩球形，聚成球状团块，棕红色。气微，味微酸苦。

【性　　味】苦，寒。

【功效主治】清热毒，祛湿毒，调龙路，利水道。用于治疗能蚌（黄疸），屙意咪（痢疾），胆囊炎，贫疹（感冒），发得（发热），渗裂（血证），肉扭（淋证），佛浮（水肿），北嘻（乳痈），风火牙痛，呗农（痈疮、痈肿），林得叮相（跌打损伤），热病心烦，肝火目赤，巧尹（头痛），血痢，尿血，口舌生疮。

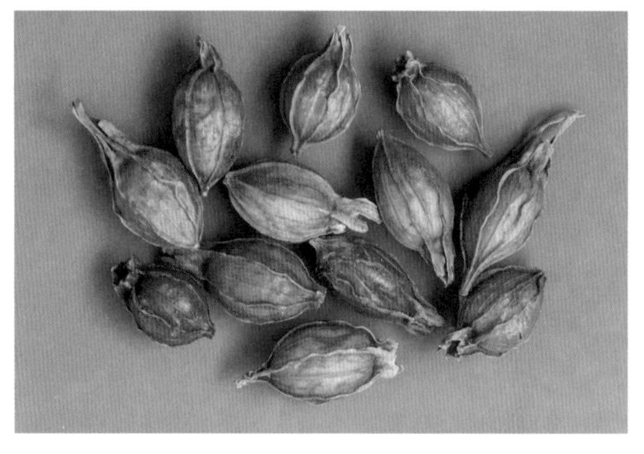

【用法用量】内服：煎汤，15~30 g。外用：适量，捣烂敷患处。

【应用举例】

（1）治黄疸：田基黄、无娘藤各30 g，栀子、鸡骨草各20 g，水煎服。

（2）治血淋涩痛：生栀子末、滑石各等量，葱汤送服。

（3）治小便不通：栀子 27 枚，盐少许，独头蒜 1 枚，捣烂，摊纸花上贴脐，或涂阴囊处，良久即通。

肿节风

【壮　　名】Galoemq

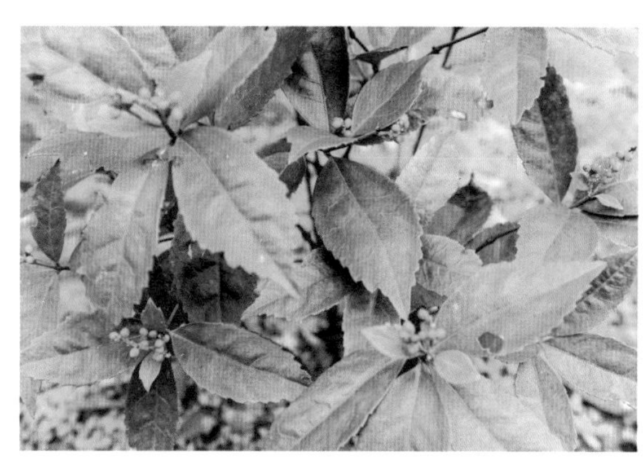

【别　　名】九节风、接骨丹、接骨草、接骨金粟兰、接骨莲、竹节茶。

【来　　源】为金粟兰科植物草珊瑚 *Sarcandra glabra*（Thunb.）Nakai 的全株。

【植物形态】半灌木。茎绿色，数枝丛生，节部明显膨大。叶柄基部合生成鞘状；托叶钻形；叶片革质，椭圆形、卵形至卵状披针形，长 6~17 cm，宽 2~6 cm，先端渐尖，基部楔形，边缘具粗锐锯齿，齿尖有 1 腺体，两面无毛。穗状花序顶生，苞片三角形；花黄绿色；雄蕊，肉质；雌蕊 1；子房球形或卵形，无花柱，柱头近头状。核果球形，成熟时亮红色。

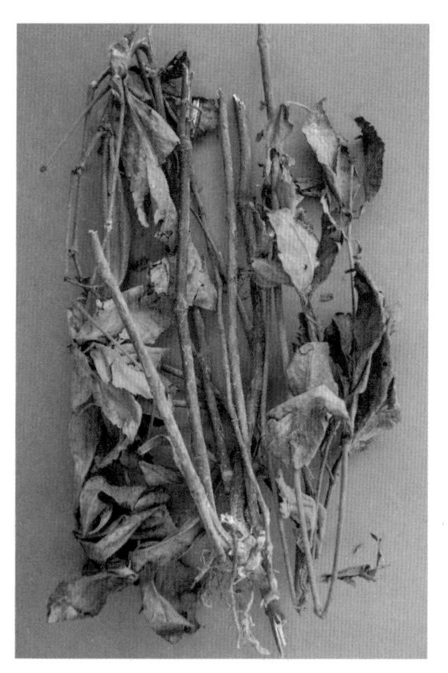

【分　　布】主产于江西、浙江、广西。广西各地均有分布。

【采集加工】全年均可采收，洗净，切段，晒干。

【药材性状】全株长 40~150 cm。主根粗短，直径 1~2 cm；支根甚多，长而坚韧。茎圆柱形，直径约 0.5 cm，多分枝，节部膨大；深绿色或棕褐色，具细纵皱纹，粗茎有稀疏分布的皮孔；质脆，易折断；断面淡棕色，边缘纤维状，中央具棕色疏松的髓或中空。叶对生；叶柄长 0.5~1 cm，较硬，基部合生抱茎；叶片薄革质，卵状披针形或长椭圆形，表面光滑，腹棕色或灰绿色，背面色较淡，边缘具粗锯齿，齿尖有黑褐色腺体，叶脉在两面均隆起。枝端常有棕色的穗状花序，多分枝。气微香，味微辣。

【性　　味】苦、辣，平。

【功效主治】除湿毒，清热毒，调火路，通龙路，祛风毒，止痛。用于治疗发旺（风湿骨痛），林得叮相（跌打损伤），夺扼（骨折），核尹（腰痛），埃（咳嗽），急性阑尾炎，东郎（食滞），胰腺炎，能蚌（黄疸），渗裆相（烧烫伤），心头痛（胃痛），肢体麻木，京尹（痛经），产后瘀滞腹痛，肺炎，胴因鹿西（急性胃肠炎），菌痢，胆囊炎，口腔炎。

【用法用量】内服：煎汤，9~30 g。外用：适量，研末调茶油涂抹患处，或鲜品捣烂敷患处。

【应用举例】

（1）风湿痹痛：肿节风 12 g，威灵仙 6 g，杜鹃花根 3 g，水、酒各半煎服；亦可浸白酒。

（2）治风湿关节痛：肿节风根、钩藤根、野鸦椿根各 30 g，煎汤取汁，酌情加入黄酒，同猪脚 1 只炖服。

（3）治劳伤腰痛：肿节风、四块瓦、退血草各 15 g，煨酒服。

樟　树

【壮　　名】Gaucah

【别　　名】香通、土沉香、香樟、山沉香、樟木。

【来　　源】为樟科植物樟 *Cinnamomum camphora*（L.）Presl 的根。

【植物形态】大乔木。树皮灰黄褐色，纵裂。枝、叶及木材均有樟脑气味；枝无毛。叶互生；叶片薄革质，卵形或卵状椭圆形，长 6~12 cm，宽 2.5~5.5 cm，先端急尖，基部宽楔形或近圆形，全缘，有时边缘微波状，腹面绿色，有光泽，背面灰绿色，微被白粉；离基三出脉，侧脉及支脉的脉腋在叶背面有明显腺窝，腹面明显隆起，窝内常被柔毛。圆锥花序腋生；花两性；花被绿白色或黄绿色，花被筒倒锥形，花被裂片椭圆形，内面密被短柔毛；能育雄蕊 9；退化雄蕊 3，箭头形，位于最内轮；子房球形。果实近球形或卵球形，成熟时紫黑色。

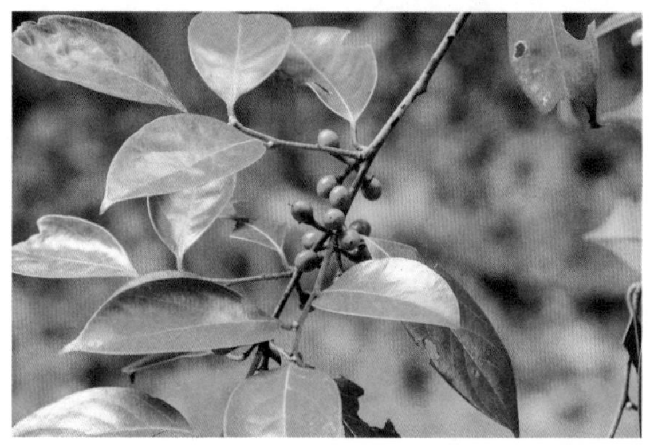

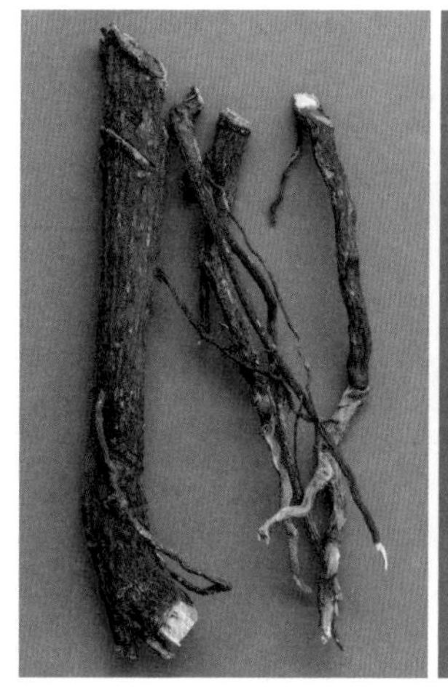
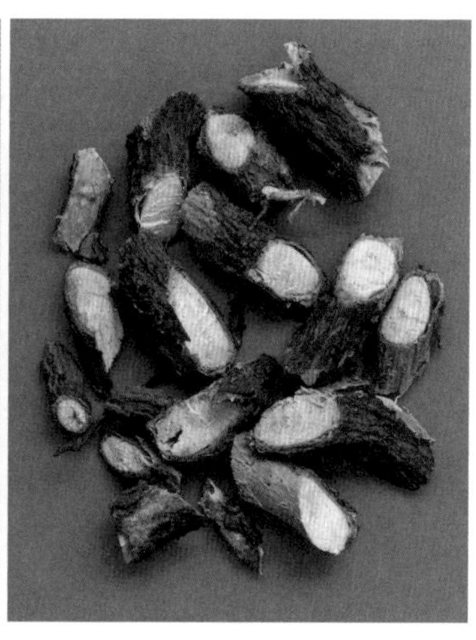

【分　　布】主产于台湾、江西、福建、广西、湖南、湖北、四川、云南。广西各地均有分布。

【采集加工】春秋季采挖，洗净，切片，晒干。不宜火烘，以免香气挥发。

【药材性状】本品为横切或斜切的圆片，直径 4~10 cm，厚 2~5 mm，或为不规则条块状；赤棕色或暗棕色，有栓皮或部分脱落；横断面黄白色或黄棕色，有年轮；质坚而重。有樟脑气，味辣而清凉。

【性　　味】辣，热。

【功效主治】除湿毒，调谷道，通龙路。用于治疗贫痧（感冒），心头痛（胃痛），白冻（泄泻），发旺（风湿骨痛），脚气，林得叮相（跌打损伤），痂（癣），麦蛮（风疹）。

【用法用量】内服：煎汤，9~20 g；研末，3~6 g；或浸酒饮。外用：适量，煎水洗患处。

【应用举例】

（1）治胃寒腹痛：樟树、茴香根、青藤香各 9 g，水煎服。

（2）治风湿疼痛：樟树适量，煎水洗患处。

（3）治绞肠痧：樟树、陈皮、东壁土各等量，水煎去渣，内服。

茵陈蒿

【壮　　名】Heiqvaiz

【别　　名】滨蒿、茵陈、绵茵陈、绒蒿、臭篙、婆婆蒿、西茵陈。

【来　　源】为菊科植物茵陈蒿 *Artemisia capillaris* Thunb. 的地上部分。

【植物形态】草本。幼嫩枝被灰白色柔毛，老枝近无毛。叶密集，茎下部叶有长柄，叶片长圆形，长 1.5~5 cm，二回至三回羽状全裂，最终裂片披针形或线形，先端尖，常被绢毛；茎中部叶二回羽状全裂，基部抱茎，裂片线形或毛管状；茎上部叶无柄，3 裂或不裂，裂片短，毛管状。头状花序极多数；总苞卵形或近球形，总苞片 3~5 层，每层

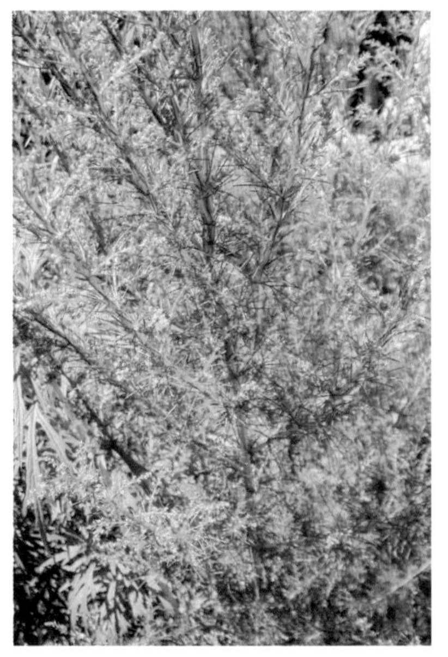

3 片，覆瓦状排列，外层者短小，内层者较大，边缘宽膜质；花杂性，均为筒状花；外层为雌花，能育，内层为两性花 3~9，先端稍膨大，5 裂，裂片三角形，下部收缩，倒卵状，子房退化，不育。瘦果稍大，长圆形或倒卵形，具纵条纹。

【分　　布】主产于山东、江苏、浙江、福建。广西主要分布于防城港。

【采集加工】栽后第二年春季即可采收嫩梢，习称绵茵陈，夏割的地上部分称“茵陈蒿”。

【药材性状】茎呈圆柱形，多分枝；淡紫色或紫色，被短柔毛；断面类白色。叶多脱落；下部叶二回至三回羽状深裂，裂片条形，两面被白色柔毛；茎生叶一回至二回羽状全裂，基部抱茎，裂片细丝状。头状花序卵形，有短梗；总苞片多，3~4 层，外层雌花常 6~10，内层两性花常 3~9。瘦果长圆形，黄棕色。气芳香，味微苦。

【性　　味】苦、辣，寒。

【功效主治】清湿热毒，通谷道。用于治疗能蚌（黄疸），肉扭（淋证），能晗能累（湿疹），湿疮瘙痒。

【用法用量】内服：煎汤，10~15 g；或入丸、散。外用：适量，煎水洗。

【应用举例】

（1）治发黄，脉沉细迟，肢体逆冷，腰以上自汗：茵陈蒿 60 g，栀子 1 个，分作 8 片，干姜（炮制）、炙甘草各 30 g，研为粗末，水煎，分 4 次服。

（2）治患者身如金色，不多语言，四肢无力，好眠卧，口吐黏液：茵陈蒿、白藓皮各 30 g，加水 200 mL 煎至 120 mL，去渣，饭前温服，每日 3 次。

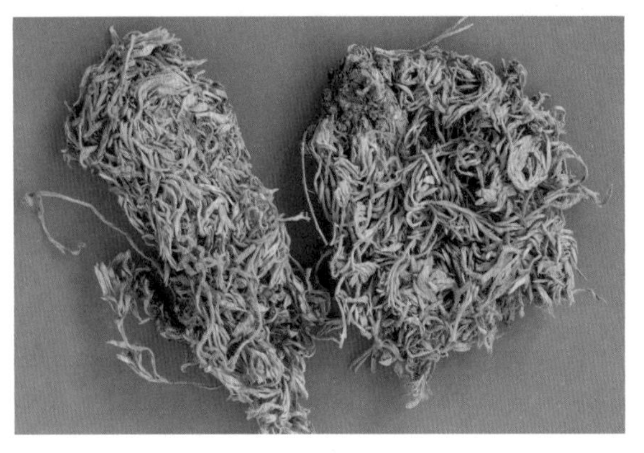

（3）治风瘙瘾疹，偏身皆痒，搔之成疮：茵陈蒿（生用）、苦参各 150 g，研细末，加水 10 L，煮至 2 L，趁温热，棉布蘸取涂抹患处，连用 5~7 日。

鸦胆子

【壮　　名】Gorenh'iq

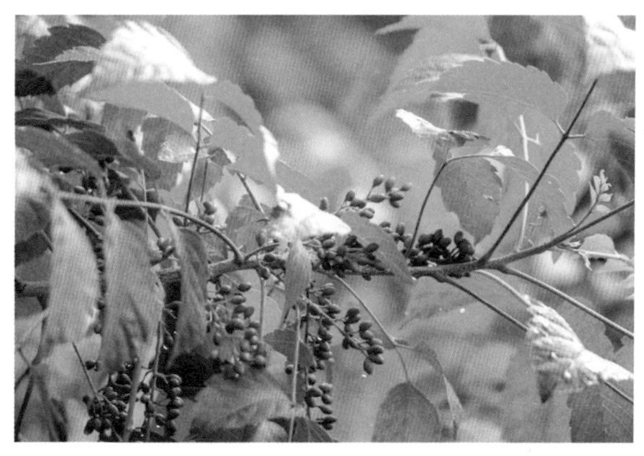

【别　　名】老鸦胆、鸦胆、苦榛子、苦参子、鸦蛋子、鸭蛋子、鸭胆子、解苦楝。

【来　　源】为苦木科植物鸦胆子 *Brucea javanica*（L.）Merr. 的果实。

【植物形态】灌木。全株均被黄色柔毛。小枝具黄白色皮孔。奇数羽状复叶；小叶常 7，卵状披针形，长 4~11 cm，宽 2~4.5 cm，先端渐尖，基部宽楔形，偏斜，边缘具三角形粗锯齿，腹面疏被、背面密被伏柔毛。聚伞状圆锥花序腋生，狭长；雄花序长于叶，萼片 4，卵形，边缘疏生腺体，花瓣 4，长圆状披针形，外面有硬毛，边缘有腺体，雄蕊 4，具不发育的花药；雌花序短于叶，萼片、花瓣同雄花，但稍大，花盘杯状，4 浅裂，心皮通常 4，子房卵形，花柱反折，紧贴子房。核果椭球形，成熟时紫红色至黑色。

【分　　布】主产于广东、广西。广西主要分布于北流、陆川、博白、灵山。

【采集加工】秋冬季果实成熟，果皮变黑色时分批采收，洗净，晒干。

【药材性状】核果卵形或椭球形，略扁，长 0.6~1 cm，直径 4~7 mm；黑色，有隆起网状皱纹，顶端有鸟嘴状短尖的花柱残基，腹背两侧有较明显的棱线，基部钝圆，有凹点状果梗痕，果肉易剥落；果核坚硬，剖开后内面灰棕色平滑；种子 1，卵形。气微特异，味极苦。

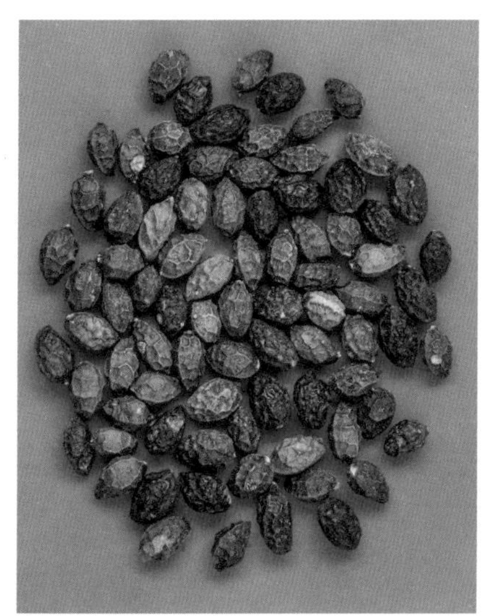

【性　　味】苦，寒，小毒。

【功效主治】清湿毒，解热毒。用于治疗瘴疟（疟疾），屙意咪（痢疾），仲嘿喯尹（痔疮），呗农（痈疮、痈肿），阴痒，隆白呆（带下），货咽妈（咽痛），鸡眼，热毒血痢，冷痢，休息痢。

【用法用量】内服：煎汤，多去壳取仁，用胶囊或桂圆肉包裹吞服，治疟疾每次 10~15 粒，治痢疾每次 10~30 粒。外用：适量，捣烂敷患处；或制成鸦胆子油涂敷患处；或煎水洗患处。

【应用举例】

（1）治疣：鸦胆子适量，去皮，取白仁之成实者，捣末，以烧酒和涂少许。

（2）治脚鸡眼：鸦胆子 20 枚，砸开取仁，用针尖戳住，放灯头以上稍烤，烤至黄色，再放置于一小块胶布上，用刀将该药按成片，粘于患处，每日换 1 次。

（3）治慢性鼻炎：鸦胆子油适量，涂于鼻下，鼻腔黏膜前后端和游离缘，每隔 2~4 日涂抹 1 次。

土茯苓

【壮　　名】Gaeulanghauh

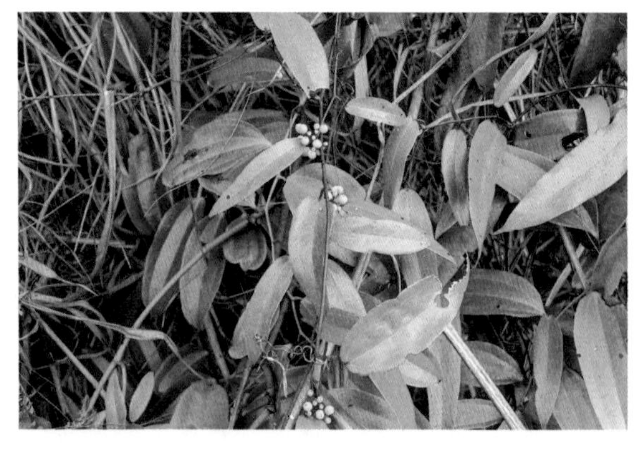

【别　　名】禹余粮、刺猪笿、冷饭头、土荟、尖光头、山奇良。

【来　　源】为百合科植物土茯苓 *Smilax glabra* Roxb. 的根状茎。

【植物形态】攀援灌木。茎光滑，无刺；根状茎粗厚，块状。叶互生；叶柄具狭鞘，卷须 2 条；叶片薄，革质，狭椭圆状披针形至狭卵状披针形，长 6~12 cm，宽 1~4 cm，先端渐尖，基部圆形或钝。伞形花序生于叶腋；在花序梗与叶柄之间有 1 芽；花序托膨大，花绿白色，六棱状球形；雄花外花被片近扁圆形，兜状，背面中央具纵槽，内花被片近圆形，边缘有不规则的齿，雄蕊靠合，与内花被片近等长，花丝极短；雌花外形与雄花相似，但内花被片边缘无齿，具 3 枚退化雄蕊。浆果成熟时黑色，具粉霜。

【分　　布】主产于广东、湖南、湖北、浙江、四川、安徽。广西主要分布于田林、都安、南宁、防城港、博白、陆川、北流等。

【采集加工】全年均可采挖，洗净，除去须根，切片，晒干。

【药材性状】根状茎近圆柱形或不规则条块状，有结节状隆起，具短分枝；长 5~22 cm，直径 2~5 cm；黄棕色，凹凸不平，突起尖端有坚硬的须根残基，分枝顶端有圆形芽痕，外表时有不规则裂纹，并有残留鳞叶；质坚硬，难折断；断面类白色至淡红棕色，粉性，中间微见维管束点，并可见沙砾样小亮点（水煮后依然存在）。气微，味淡、涩。

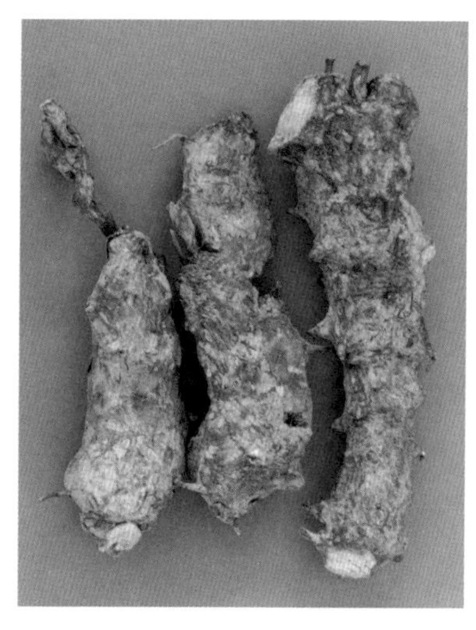

【性　　味】甜、淡，平。

【功效主治】祛风毒，除湿毒，通火路、龙路。用于治疗发旺（风湿骨痛），兵吟（筋病），佛浮（水肿），肉扭（淋证），呗奴（瘰疬），兵花留（梅毒），白冻（泄泻），筋骨挛痛，脚气，呗农（痈疮、痈肿），痂（癣），笨埃（瘿瘤，甲状腺肿大），汞中毒。

【用法用量】内服：煎汤，15~30 g。

【应用举例】

（1）治梅毒，筋骨挛痛：土茯苓 15 g，薏苡仁、银花、防风、木瓜、木通、白藓皮各 6 g，皂荚子 5 g，水煎服。

（2）治湿热毒邪：鲜土茯苓 60 g，虎杖、夏枯草、萆薢、萹蓄、滑石各 30 g，苦参 20 g，栀子、元胡各 15 g，甘草 10 g，水煎服，分 2 次服，每日 1 剂。

（3）治漆过敏：土茯苓、苍耳子各 15 g，水煎，泡六一散 30 g 服。

头花蓼

【壮　　名】Rumdaengngonz

【别　　名】石荞草、雷公须、水绣球、草石椒、满地红、绣球草、小红蓼、小红藤。

【来　　源】为蓼科植物头花蓼 *Polygonum capitatum* Buch.-Ham. ex D. Don 的全草。

【植物形态】多年生草本。枝由根状茎丛出，匍匐或斜升，分枝紫红色，节上有柔毛或近于无毛。单叶互生；叶柄短或近无柄，柄基耳状抱茎；托叶膜质，鞘状，被长柔毛；叶片卵形或椭圆形，长 1.5~3 cm，宽 1~2 cm，先端急尖，基部楔形，全缘，有缘毛，边缘叶脉常带红色。花序头状，单生或 2 个着生于枝的顶端，花序梗具腺毛；花小；花被淡红色，5 深裂，裂片椭圆形，先端略钝；雄蕊 8，基部有黄绿色腺体；子房上位，花柱上部 3 深裂，柱头球形。瘦果卵形，具 3 棱，包于宿存花被内，成熟时黑色，有光泽。

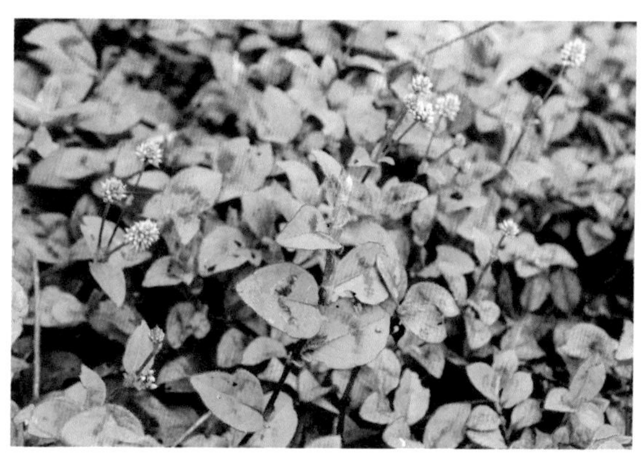

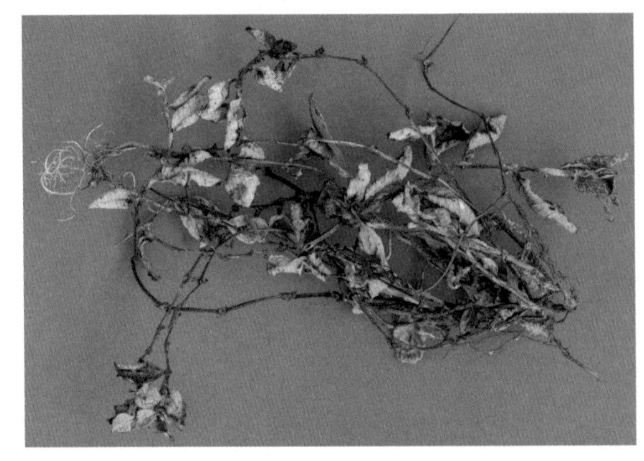

【分　　布】主产于广西、云南、贵州、四川。广西主要分布于隆林、田林、凌云、南丹、都安、金秀、恭城等。

【采集加工】全年均可采收，鲜用或晒干。

【药材性状】茎圆柱形，红褐色，节处略膨大并有柔毛，断面中空。叶互生，多皱缩，展平后呈椭圆形，长1.5~3 cm，宽1~2 cm，先端钝尖，基部楔形，全缘，具红色缘毛，腹面绿色，常有人字形红晕，背面绿色带紫红色，两面均被褐色疏柔毛；叶柄短或近无柄；托叶鞘筒状，膜质，基部有草质耳状片。花序头状，顶生或腋生；花被5裂；雄蕊8。瘦果卵形，具3棱，黑色。气微，味微苦、涩。

【性　　味】苦、辣，凉。

【功效主治】祛风毒，除湿毒，利水道。用于治疗屙意咪（痢疾），肉扭（淋证），发旺（风湿骨痛），能晗能累（湿疹），呗农显（黄水疮），林得叮相（跌打损伤），肾盂肾炎，膀胱炎，尿路结石，航靠谋（腮腺炎），呗农（痈疮、痈肿）。

【用法用量】内服：水煎，15~30 g。外用：适量，捣烂敷患处；或煎水洗患处。

【应用举例】

（1）治痢疾：鲜头花蓼60 g，水煎，每日分2次服。

（2）治血尿，膀胱炎：鲜头花蓼30 g，水煎服；若血止仍尿痛则加蛇粉0. 5 g，水煎服。

（3）治肾盂肾炎，尿道结石，跌打损伤：头花蓼30 g，水煎服。

田基黄

【壮　　名】Rumdenzgugvangz

【别　　名】地耳草、雀舌草、蛇嗜口、合掌草、跌水草、七寸金。

【来　　源】为金丝桃科植物地耳草 *Hypericum japonicum* Thunb. ex Murray 的全草。

【植物形态】草本。茎丛生，有4棱，基部近节处生细根。单叶对生；无柄；叶片卵形或广卵形，长3~15 mm，宽1.5~8 mm，先端钝，基部抱茎，全缘，腹面有微细透明油点。聚伞花序顶生而成叉状分歧；花小；萼片5，披针形或椭圆形，先端急尖，上

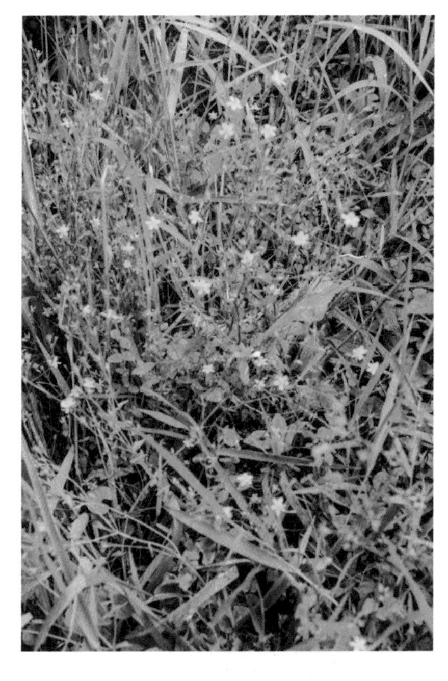

部有腺点；花瓣 5，黄色，卵状长椭圆形，约与萼片等长；雄蕊 5~30，基部连合成 3 束；花柱 3，丝状。蒴果椭球形，成熟时开裂为 3 果瓣，外围近等长的宿萼。

【分　　布】主产于江西、福建、湖南、广东、广西、四川、贵州。广西各地均有分布。

【采集加工】春夏季开花时采收全草，鲜用或晒干。

【药材性状】全草长 10~40 cm。根须状，黄褐色。茎单一或基部分枝，光滑，具 4 棱；黄绿色或黄棕色；质脆，易折断，断面中空。叶对生，无柄；卵形或卵圆形，全缘，具细小透明腺点，基出脉 3~5 条。聚伞花序顶生，花小，橙黄色。无臭，味微苦。

【性　　味】甜、苦，寒。

【功效主治】祛湿毒，清热毒，调火路，调谷道。用于治疗能蚌（黄疸），白冻（泄泻），屙意咪（痢疾），喯疳（疳积），肠、肺呗农（痈疮、痈肿），贝傍寒（鹅口疮），兵霜火豪（白喉），目赤肿痛，额哈（毒蛇咬伤），林得叮相（跌打损伤）。

【用法用量】内服：煎汤，15~30 g（鲜品 30~60 g），大剂量可至 90~120 g；或捣汁。外用：适量，捣烂敷患处；或煎水洗患处。

【应用举例】

（1）治急性黄疸型肝炎：田基黄、金钱草、蒲公英、板蓝根各 30 g，水煎服。

（2）治急性结膜炎：田基黄 30 g，煎水熏洗患眼，每日 3 次。

（3）治肝炎：鲜田基黄、凤尾草各 30 g，枣 6 枚，水煎服，每日 2 次。

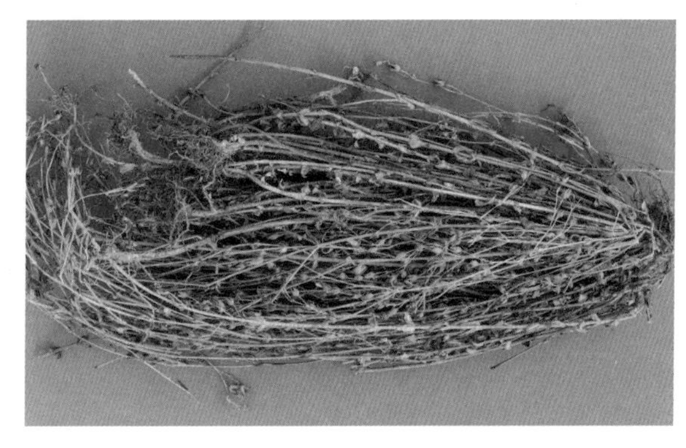

树 蕨

【壮　　名】Gofeihdenhgizlauz

【别　　名】飞天蠄蟧、大贯众。

【来　　源】为桫椤科植物桫椤 *Alsophila spinulosa*（Wall.ex Hook.）Tryon 的茎。

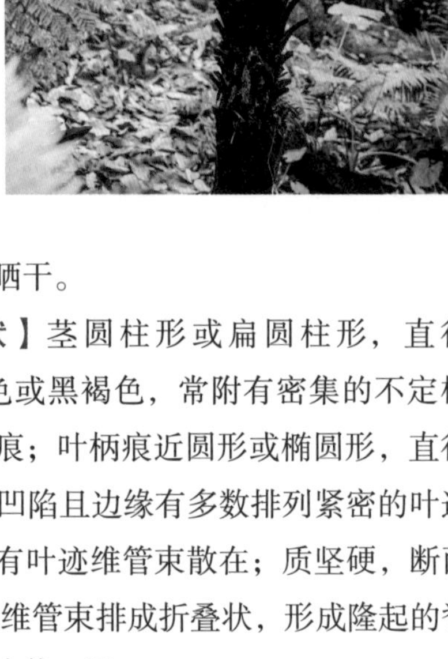

【植物形态】树状蕨类。茎深褐色或浅黑色，外皮坚硬，有老叶脱落后留下的痕迹；叶顶生其上呈树冠状。叶柄粗壮，禾秆色至棕色，连同叶轴下密生短刺；叶片大，纸质，椭圆形，长 1.3~3 m，宽 60~70 cm，三回羽状分裂；一回羽片 12~16 对，互生，有柄，狭椭圆形，中部的长 30~36 cm，宽 14~16 cm；二回羽片 16~18 对，互生，近无柄，线状披针形，长 7~10 cm，宽 1~1.4 cm；末回裂片 15~20 对，互生，披针形，长 5~7 mm，宽 2~3 mm，边缘有钝齿，背面有小鳞片；叶脉羽状，侧脉分叉。孢子囊群圆球形，生于侧脉分叉处凸起的囊托上；囊群盖圆球形，膜质，顶端开裂。

【分　　布】主产于福建、台湾、广东、广西、贵州、四川等。广西主要分布于临桂、桂平。

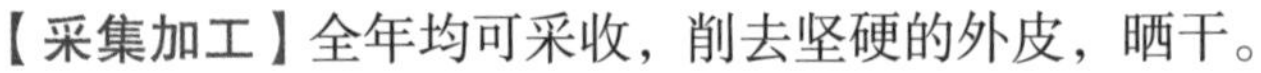

【采集加工】全年均可采收，削去坚硬的外皮，晒干。

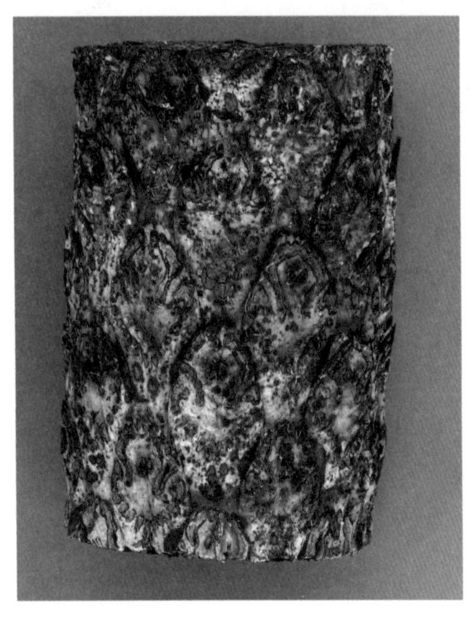

【药材性状】茎圆柱形或扁圆柱形，直径 6~12 cm；棕褐色或黑褐色，常附有密集的不定根断痕和大型叶柄痕；叶柄痕近圆形或椭圆形，直径约 4 cm，下方有凹陷且边缘有多数排列紧密的叶迹维管束，中间亦有叶迹维管束散在；质坚硬，断面常中空；周围的维管束排成折叠状，形成隆起的脊和纵沟。气微，味苦、涩。

【性　　味】苦、涩，平，有小毒。

【功效主治】清热毒，除湿毒，祛风毒。用于治疗贫痧（感冒），渗裂（血证），风火牙痛，核尹（腰痛），发旺（风湿骨痛），风湿痹痛，肾虚腰痛，林得叮相（跌打损伤），埃（咳嗽），墨病（气喘），痂（癣），蛔虫病，蛲虫病。

【用法用量】内服：煎汤，15~30 g；或炖肉。外用：适量，煎水洗患处；或取鲜汁搽患处。

【应用举例】

（1）治哮喘咳嗽：树蕨 30 g，陈皮 15 g，猪肉适量，煎汤服。

（2）治癣：树蕨适量，捣汁搽患处。

（3）治肾虚腰痛：树蕨、杜仲藤、续断、红牛膝、五指牛奶、淫羊藿、巴戟各 15 g，煎服及外洗患处。

鸡骨草

【壮　　名】Gogukgaeq

【别　　名】黄头草、大黄草、红母鸡草、猪腰草、小叶龙鳞草、黄食草。

【来　　源】为豆科植物广东相思子 *Abrus cantoniensis* Hance 的全株。

【植物形态】攀援灌木。小枝及叶柄被粗毛。茎细，深红紫色，幼嫩部分密被黄褐色毛。偶数羽状复叶；小叶 7~12 对，倒卵形或长圆形，长 5~12 mm，宽 3~5 mm，先端截形而有小芒尖，基部浅心形，腹面疏生粗毛，背面被紧贴的粗毛，小脉两面均突起；托叶成对着生。总状花序短，腋生；花萼钟状；花冠突出，淡红色；雄蕊 9，合生成管状，与旗瓣紧贴，上部分离；子房近无柄。

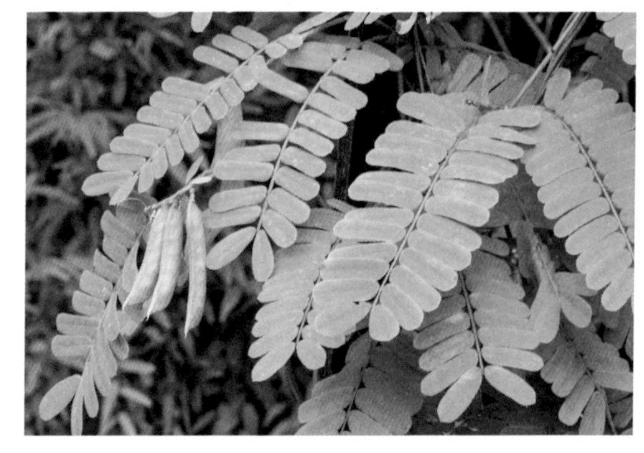

【分　　布】广西主要分布于邕宁、武鸣、南宁、钟山、横县、藤县、北流、博白、容县、桂平、平南、岑溪、苍梧。

【采集加工】全年均可采挖，一般于 11~12 月或清明后连根挖出，除去泥沙及荚果（种子有毒），去净根部泥土，将茎藤扎成束，晒至八成干，发汗再晒干即成。

【药材性状】本品多缠绕成束。根圆柱形或圆锥形，有分支，长短粗细不等，直径 3~15 mm；灰棕色，有细纵纹；质硬。根状茎短，结节状。茎丛生，长藤状，长可达 1 m，直径 1.5~2.5 mm；灰褐色，小枝棕红色，疏被茸毛；偶数羽状复叶，小叶长圆形，长 8~12 mm，背面被伏毛。气微，味微苦。

【性　　味】甜、微苦，微寒。

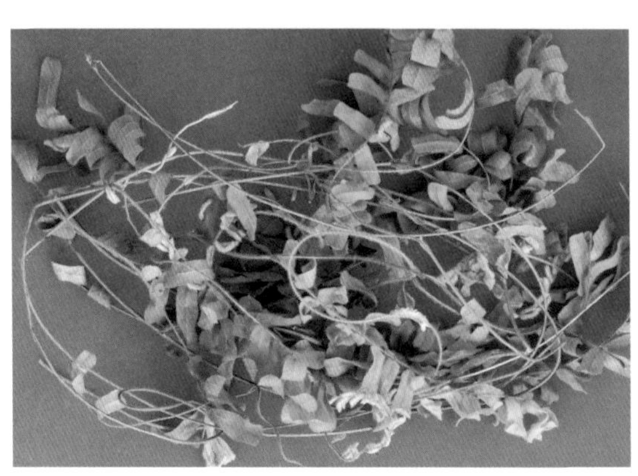

【功效主治】清热毒，除湿毒，通谷道，消肿痛。用于治疗急性肝炎，慢性肝炎，能蚌（黄疸），心头痛（胃痛），北嘻（乳痈），狠尹（疖肿），渗裆相（烧烫伤），勒爷啖疳（小儿疳积）。

【用法用量】内服：煎汤，15~30 g。

【应用举例】

（1）治外感风热：鸡骨草 60 g，水煎，每日分 2 次服。

（2）治慢性肝炎：鸡骨草、茵陈蒿各 30 g，柴胡 20 g，白芍、香附、枳壳、郁金、丹参、虎杖各 12 g，黄芪、党参、茯苓各 10 g，煎水饮。

（3）治肝炎：田基黄、半枝莲、绞股蓝各 20 g，鸡骨草 15 g，水煎服，每日 3 次。

木棉花

【壮　　名】Vagominz

【别　　名】斑枝花、琼花。

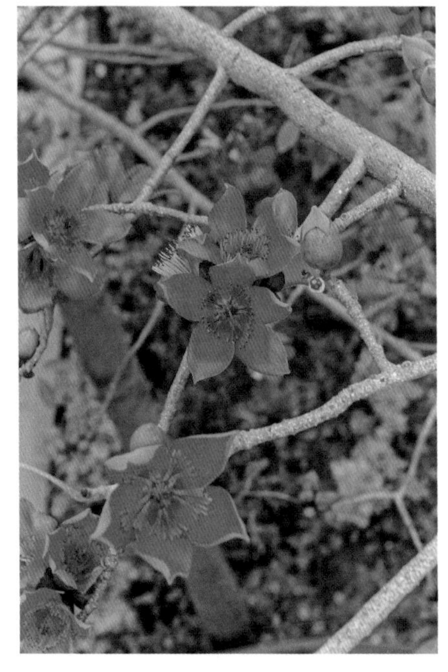

【来　　源】为木棉科植物木棉 *Bombax ceiba* Linn. 的干燥花。

【植物形态】落叶大乔木，高可达 25 m。树皮深灰色，树干常有圆锥状的粗刺，分枝平展。掌状复叶；总叶柄长 10~20 cm；小叶 5~7，长圆形至长圆状披针形，长 10~16 cm，宽 3.5~5.5 cm；小叶柄长 1.5~4 cm。花生于近枝顶叶腋，先于叶开放，红色或橙红色，直径约 10 cm；花萼杯状，顶部 3~5 浅裂；花瓣肉质，倒卵状长圆形，长 8~10 cm，两面被星状柔毛；雄蕊多数，下部合生成短管，排成 3 轮，内轮部分花丝上部分二叉，中间 10 枚雄蕊较短，不分叉，最外轮集生成 5 束，花药 1 室，肾形，盾状着生；花柱长于雄蕊，子房

5 室。蒴果长椭球形，木质，长 10~15 cm，被灰白色长柔毛和星状毛，室背 5 瓣开裂，内有丝状绵毛；种子多数倒卵形，黑色，藏于绵毛内。

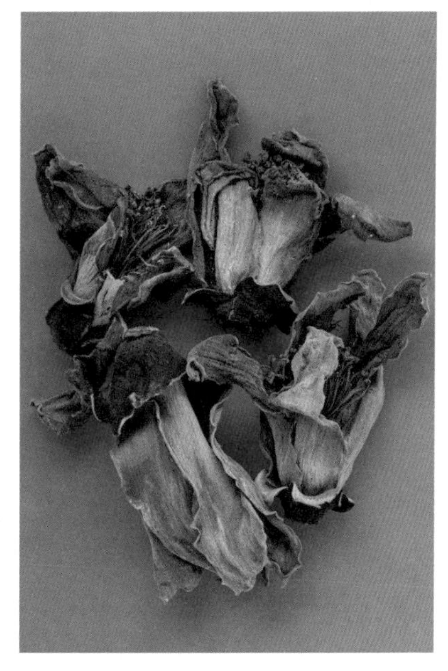

【分　　布】主产于云南、广东。广西各地均有分布。

【采集加工】在春季花盛开时采收，除去杂质，晒干。

【药材性状】花常皱缩成团；花萼杯状，厚革质，长 2~4 cm，直径 1.5~3 cm，顶端 3 裂或 5 裂，裂片钝圆形，反曲，外表面棕褐色，具纵皱纹，内表面被棕黄色短茸毛；花瓣 5 片，椭圆状倒卵形或披针状椭圆形，长 3~8 cm，宽 1.5~3.5 cm，外表面浅棕黄色或浅棕褐色，密被星状毛，内表面紫棕色，有疏毛；雄蕊多数，基部合生呈筒状，最外轮集生成 5 束，柱头 5 裂。气微，味淡、微甜、涩。

【性　　味】甜、淡，微寒。

【功效主治】调谷道，清热毒，除湿毒。用于治疗白冻（泄泻），屙意咪（痢疾），仲嘿喯尹（痔疮），约京乱（月经不调）。

【用法与用量】内服：6~9 g。

【应用举例】

（1）治湿热腹泻，痢疾：木棉花 15 g，凤尾草 30 g，水煎服。

（2）治细菌性痢疾，急慢性胃肠炎：鲜木棉花 60 g，水煎，冲冬蜜服。

（3）治暑天汗出烦热：木棉花适量，开水泡服。

马连鞍

【壮　　名】Gaeumbe

【别　　名】古羊藤、鱼藤、南苦参、红马连鞍、藤苦参。

【来　　源】为萝藦科植物马连鞍 *Streptocaulon griffithii* Hook. f. 的根。

【植物形态】木质藤本。茎褐色，具乳汁，有皮孔，老枝被毛渐脱落；枝条、叶、花梗、果实均密被棕黄色茸毛。叶对生；叶片厚纸质，倒卵形至阔椭圆形，长 7~15 cm，宽 3~7 cm，中部以上较宽，先端急尖或钝，基部浅心形。聚伞花序腋生；花序梗和花梗有

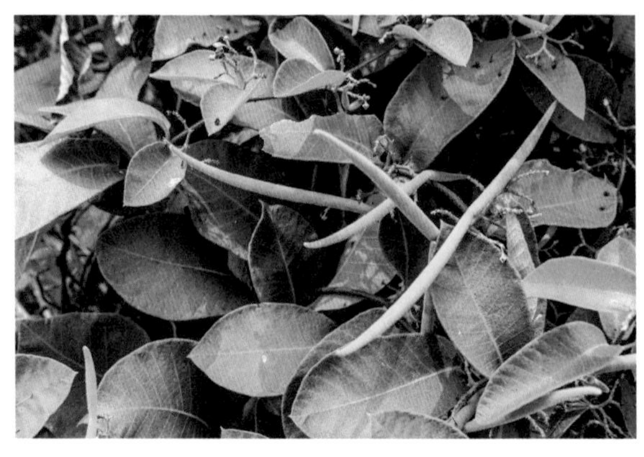

许多苞片和小苞片；花萼外面密被茸毛；花冠外面黄绿色，内面黄红色，辐射状，花冠裂片向右覆盖；副花冠裂片丝状；花粉器内藏有许多四合花粉；子房被柔毛，由2枚离生心皮组成。蓇葖果叉生，张开成直线，圆柱状；种子先端具白色或淡黄色绢质种毛。

【分　　布】广西主要分布于南部及西部等。

【采集加工】全年均可采收，洗净，切片，晒干。

【药材性状】根长圆柱形，略弯，上部稍粗，下部渐细，商品多已切成扁椭圆形片状，直径0.5~2 cm，厚2~5 mm，较细的根切成长短不一的段；棕色至暗棕色，具小瘤状凸起和不规则的纵皱纹；质硬，不易折断；断面不平整，皮部类白色，稍带粉性，可与木部剥离，木部微黄色，具放射状纹理，导管显著，小孔状。气微，味苦。

【性　　味】苦，寒。

【功效主治】祛湿热，散淤止痛。用于治疗贫痧（感冒），发得（发热），屙意咪（痢疾），心头痛（胃痛），林得叮相（跌打损伤），额哈（毒蛇咬伤）。

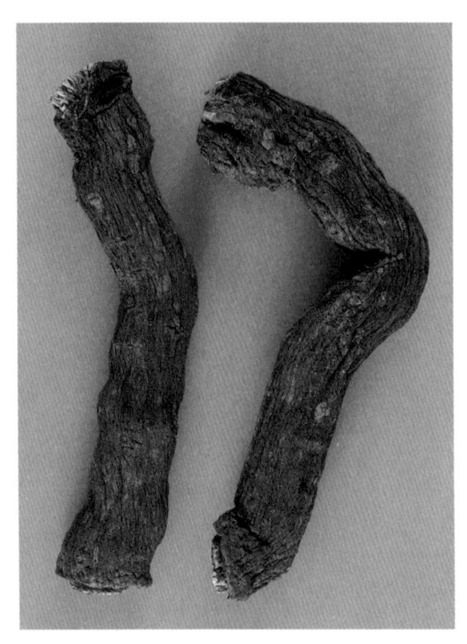

【用法用量】内服：煎汤，3~6 g；或研末，1.5~3 g。外用：鲜品适量，捣烂敷患处。

【应用举例】

（1）治急慢性肠炎，心胃气痛，外感寒热：马连鞍适量，晒干研末，每服3 g，温水送服，每日2次。

（2）治红白痢疾：鲜马连鞍30 g，煎汤冲蜜糖15 g，每日分2次服。

（3）治溃疡病：马连鞍、山暗册各等量，晒干研末，内服，每次1 g，每日3~4次，1个月为1疗程。

雷公根

【壮　　名】Byaeknok

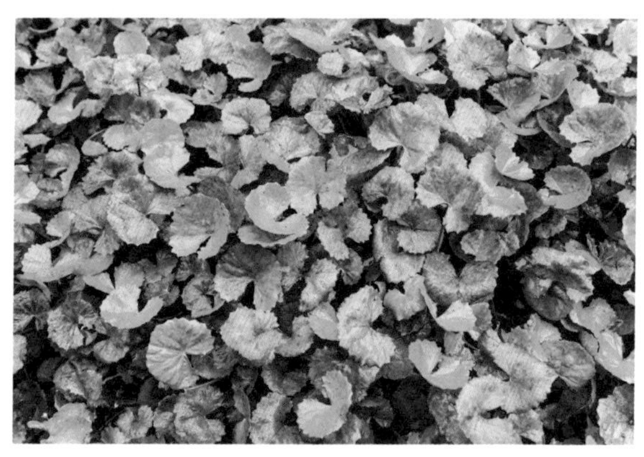

【别　　名】崩大碗、地钱草、地细辛、大马蹄草、草如意。

【来　　源】为伞形科植物积雪草 *Centella asiatica*（L.）Urban 的全草。

【植物形态】草本。茎匍匐，细长，节上生根，无毛或稍有毛。单叶互生；叶柄长 2~15 cm，基部鞘状；叶片肾形或近圆形，长 1~3 cm，宽 1.5~5 cm，基部阔心形，边缘有钝锯齿，两面无毛或在背面脉上疏生柔毛。伞形花序有花 3~6，聚集成头状；苞片 2~3，卵形，膜质；花瓣卵形，紫红色或乳白色。果实圆球形，基部心形或平截，每侧有纵棱数条，棱间有明显的小横脉，网状，平滑或稍有毛。

【分　　布】主产于江苏、浙江、湖南、福建、广东、四川。广西各地均有分布。

【采集加工】夏季采收全草，鲜用或晒干。

【药材性状】本品多皱缩成团，根圆柱形，长 3~4.5 cm，直径 1~1.5 mm；淡黄色或灰黄色，具皱纹。茎细长，弯曲，淡黄色，在节处有明显的细根残迹或残留的细根，也多皱缩破碎，灰绿色。完整的叶圆形或肾形，直径 2~6 cm，边缘有钝齿，背面有细毛；叶柄长，常扭曲，基部具膜质叶鞘。气特异，味淡、微辣。

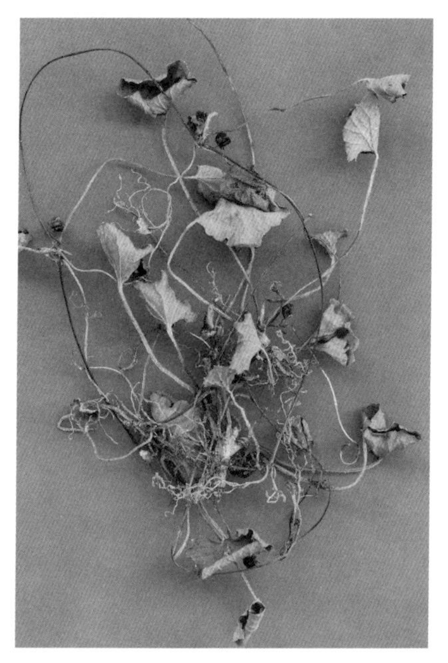

【性　　味】苦、辣，寒。

【功效主治】解热毒，除湿毒，调气道、水道、谷道。用于治疗发得（发热），埃（咳嗽），货咽妈（咽痛），屙意咪（痢疾），能蚌（黄疸），佛浮（水肿），肉扭（淋证），肉裂（尿血），渗裂（血证），京尹（痛经），病淋勒（崩漏），丹毒，呗奴（瘰疬），呗叮（疔疮），蛇串疮（带状疱疹），林得叮相（跌打损伤），额哈（毒蛇咬伤），肠炎，疔疮肿毒，外伤出血。

【用法用量】内服：煎汤，9~15 g（鲜品 30~100 g）；或捣汁。外用：适量，捣烂敷患处；或绞汁涂患处。

【应用举例】

（1）治湿热黄疸：鲜雷公根、冰糖各 30 g，水煎服。

（2）治中暑腹泻：雷公根鲜叶适量，搓成小团，嚼细，温水送服一二团。

（3）治感冒头痛：雷公根 30 g，生姜 9 g，捣烂敷额上。

白鱼眼

【壮　　名】Maezmakdengh

【别　　名】鱼眼木、鹊饭树。

【来　　源】为大戟科植物白饭树 *Fluggea virosa*（Willd.）Baill. 的全株。

【植物形态】灌木，全株无毛。茎皮红褐色，嫩枝有棱。单叶互生；叶片近革质，长圆状倒卵形至椭圆形，先端钝圆，有小尖头，基部稍狭或楔形，长 1~5 cm，宽 1~3.5 cm，边缘全缘，腹面绿色，背面苍白色。花小，淡黄色，单性异株，腋生；雄花多数，簇生，萼片 5，近花瓣状，雄蕊 3~5，与花盘的腺体互生；退化雄蕊大；雌花萼片与雄花萼片等大；花盘杯状，有齿缺。蒴果浆果状，球形，具肉质的外果皮，成熟时白色。

【分　　布】主产于台湾、湖北、广东、云南。广西各地均有分布。

【采集加工】随时可采，洗净，鲜用或晒干。

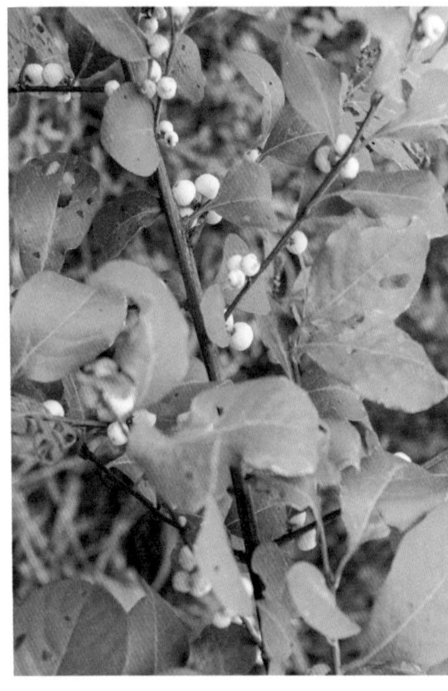

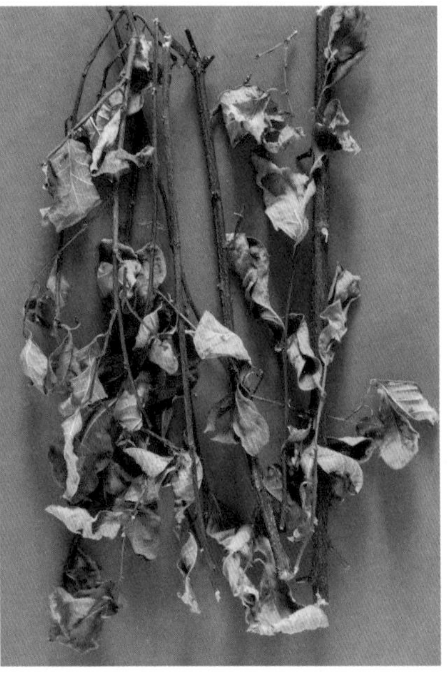

【药材性状】根细长圆柱形，略弯曲，有分支，长短不一，直径 3~8 cm；黄白色，具细纵纹及不规则裂隙；断面皮部窄，易脱落，木部占大部，淡黄色。干燥茎棕黄色，具纵棱；断面皮部窄，木部占大部，黄白色。叶片皱缩，近革质，长圆状倒卵形至椭圆形，长 1~5 cm，宽 1~3.5 cm，先端钝圆而有极小的凸尖，基部楔形，边缘全缘，腹面绿色，下面苍白色；叶柄长 3~6 mm。

【性　　味】苦，寒。

【功效主治】祛湿毒，清热毒，调水道，化瘀止痛。用于治疗邦印（痛症），隆白呆（带下），能晗能累（湿疹），林得叮相（跌打损伤）。

【用法用量】内服：煎汤，15~30 g；或入酒剂。外用：适量，煎水洗患处。

【应用举例】

（1）治白带，小儿水痘：白鱼眼根 30 g，水煎服。

（2）治跌打风湿：白鱼眼根 30 g，浸酒内服。

大风艾

【壮　　名】Ngaihsaej

【别　　名】艾纳香、大骨风、牛耳艾、冰片艾、山大艾。

【来　　源】为菊科植物大风艾 *Blumea balsamifera*（L.）DC. 的地上部分。

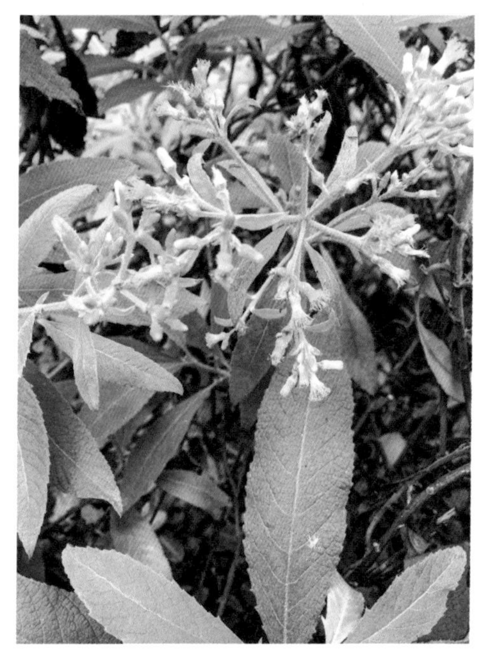

【植物形态】草本或半灌木。茎灰褐色，具纵条棱，被黄褐色密柔毛。茎下部叶宽椭圆形或长圆形披针形，长 22~25 cm，宽 8~10 cm，先端短尖或锐，基部渐狭，具柄，柄两侧有 3~5 对狭线形的附属物，边缘有细锯齿，腹面被柔毛，背面被淡褐色或黄白色密绢状绵毛；茎上部叶长圆状披针形或卵状披针形，全缘或具细锯齿及羽状齿裂。头状花序排成开展具叶的大圆锥花序；花序梗被黄色密柔毛；总苞钟形，总苞片 6 层，外层长圆形，背面被密柔毛，中层线形，内层比外层长 4 倍；花黄色；雄花多数，花冠檐部 2~4 齿裂；两性花花冠檐

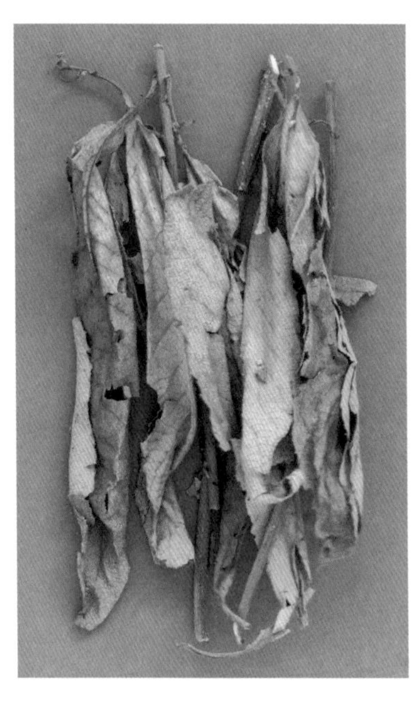

部5齿裂，被短柔毛。瘦果圆柱形，具棱5条，被密柔毛；冠毛红褐色，糙毛状。

【分　　布】主产于广东、贵州、云南、台湾、福建。广西主要分布于龙州、那坡、百色、田林、凌云、天峨。

【采集加工】12月采收，先把落叶集中，再割取带叶的地上部分，鲜用或晒干，或运到加工厂用蒸馏法蒸得艾粉。

【药材性状】茎圆柱形，大小不等；灰褐色或棕褐色，具纵条棱，节间明显，分枝，密生黄褐色柔毛；木部松软，黄白色，中央有白色的髓。干燥叶略皱缩或破碎，边缘具细锯齿，腹面灰绿色或黄绿色，略粗糙，被短毛，背面密被白色长茸毛，嫩叶两面均密被银白色茸毛，背面突出较明显；叶柄两侧有2~4对狭线形的小裂片，密被短毛；质脆，易碎。气清凉，香，味辣。

【性　　味】辣、苦，热。

【功效主治】清热毒，除湿毒，调谷道。用于治疗贫痧（感冒），巧尹（头痛），发旺（风湿骨痛），白冻（泄泻），寸白虫病，额哈（毒蛇咬伤），林得叮相（跌打损伤），痂（癣）。

【用法用量】内服：煎汤，10~15 g（鲜品加倍）。外用：适量，煎水洗患处；或捣烂敷患处。

【应用举例】

（1）治肿胀，风湿关节炎：大风艾、蓖麻叶、石菖蒲各15 g，煮水洗。

（2）治跌打损伤，疮疖痈肿，皮肤瘙痒：大风艾鲜叶适量，捣烂敷患处；或煎水洗患处。

（3）治脓疱疮：白藓皮、银花叶各15 g，大风艾、苦参、地胆草、荆芥各10 g，栀子7 g，青橘叶5 g，煎水，待温洗患处，每日1剂。

狗肝菜

【壮　　名】Gobahcim

【别　　名】猪肝菜、羊肝菜、土羚羊、假米针、紫燕草、假红蓝。

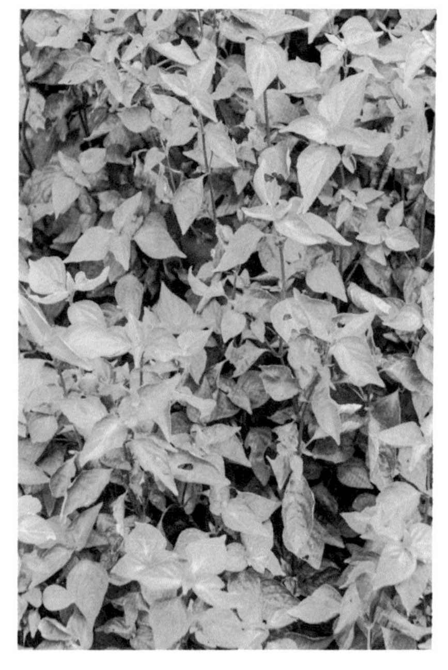

【来　　源】为爵床科植物狗肝菜 *Dicliptera chinensis*（L.）Nees 的全草。

【植物形态】草本。茎节常膨大呈膝状，被疏毛。叶对生；叶片纸质，卵状椭圆形，长 2.5~6 cm，宽 1.5~3.5 cm，先端短渐尖，基部阔楔形，稍下延。聚伞花序；总苞片阔倒卵形或近圆形，大小不等，被柔毛；小苞片线状披针形；花萼 5 裂，钻形；花冠淡紫红色，被柔毛，二唇形，上唇阔卵状，近圆形，全缘，有紫红色斑点，下唇长圆形，3 浅裂；雄蕊 2，着生于花冠喉部；子房 2 室。蒴果，被柔毛。

【分　　布】广西主要分布于河池、凤山、百色、马山、南宁、龙州、凭祥、陆川、北流、容县、平南、岑溪、贺州、昭平、柳州。

【采集加工】夏秋季采收，洗净，鲜用或晒干。

【药材性状】根须状，淡黄色。茎多分枝，折曲状，具棱；茎节膨大呈膝状。叶对生；叶片暗绿色或灰绿色，多皱缩，完整者展平呈卵形或卵状披针形，纸质，长 2~7 cm，宽 1~4 cm，先端急尖或渐尖，基部楔形，下延，全缘；叶柄长，腹面有短柔毛。有时带花，由数个头状花序组成的聚伞花序生于叶腋；叶状苞片一大一小，倒卵状椭圆形；花冠二唇形。蒴果卵形。气微，味淡、微甜。

【性　　味】甜、苦，寒。

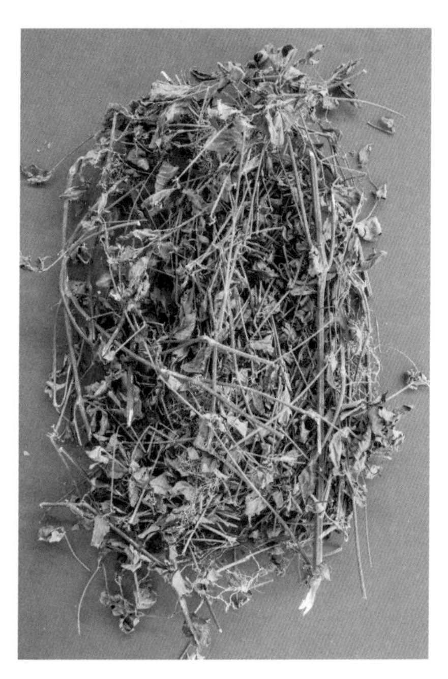

【功效主治】清湿热毒，调气道、水道，通龙路。用于治疗贫痧（感冒），发得（发热），鹿勒（吐血），渗裂（血证），屙意勒（便血），肉裂（尿血），病淋勒（崩漏）；埃（咳嗽），货咽妈（咽痛），勒爷狠风（小儿惊风），肉扭（淋证），隆白呆（带下），蛇串疮（带状疱疹），呗农（痈疮、痈肿），呗叮（疔疮），额哈（毒蛇咬伤）。

【用法用量】内服：煎汤，30~90 g；或鲜品捣汁。外用：适量，鲜品捣烂敷患处；或煎汤洗患处。

【应用举例】

（1）治感冒高热：狗肝菜、蟛蜞菊、甘蔗头各等量，共 250 g，石膏 30 g，糙米一撮，水数碗煎至二三碗，分 3 次服，服时加适量黄糖；如体弱，除去药渣，再加乌豆同煮服。

（2）治便血，赤痢：猪肝菜 30 g，水煎，加红糖服；加红猪母菜 60 g，水煎冲蜜服。

（3）治尿血：狗肝菜 90~120 g，马齿苋 90~120 g，水 500~1000 mL，煎 2 小时，加适量食盐，服之。

红鱼眼

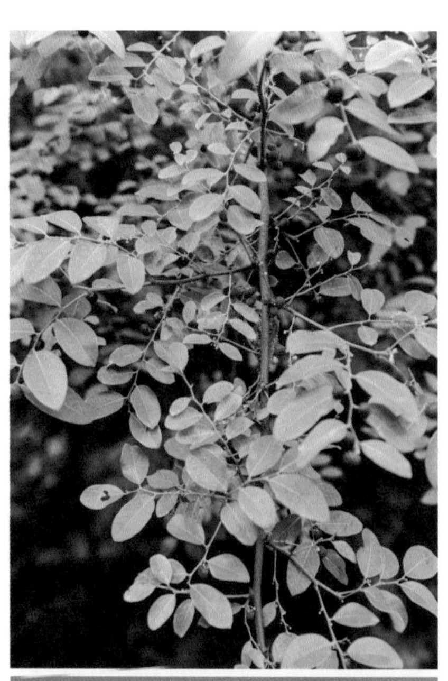

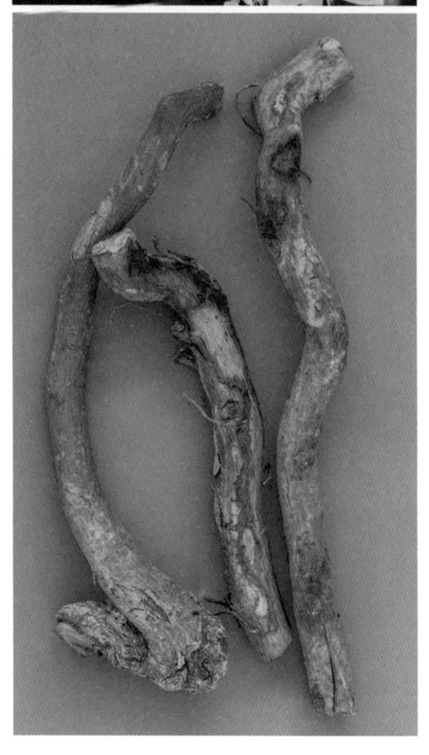

【壮　　名】Meizding

【别　　名】烂头钵、龙眼睛、白仔。

【来　　源】为大戟科植物红鱼眼 *Phyllanthus reticulatus* Poir. 的根。

【植物形态】灌木。枝柔弱，秃净或稍被毛。叶互生；托叶褐红色，后期变厚，略呈刺状；叶片纸质，形状和大小差异很大，常卵形或椭圆状长圆形，长 1.5~5 cm，宽 0.7~3 cm，先端钝或短尖，基部钝，浑圆或心脏形，全缘，背面粉绿色。花单性同株，单生或数朵雄花和 1 朵雌花同生于叶腋内。雄花萼片 5~6，雄蕊 5，其中 3 枚较长，花丝合生，花盘腺体 5，鳞片状；雌花萼片同雄花；花盘腺体 5~6；子房 4~12 室，花柱与之同数。果扁球形，肉质，平滑，红色；有宿萼。

【分　　布】主产于台湾、广东、海南、贵州、云南。广西主要分布于南宁、邕宁、武鸣、龙州。

【采集加工】全年均可采收，洗净，切段，晒干。

【药材性状】根椭圆柱形，直径 2~4 cm，商品切片厚约 5 mm，少分支，外皮浅褐色至棕褐色，有不规则的块状及纵纹；质硬，易折断，断面木部灰褐色。气微，味淡、涩。

【性　　味】涩，平，有小毒。

【功效主治】祛风毒，除湿毒，散瘀消肿，调龙路、火路，止痛。用于治疗发旺（风湿骨痛），林得叮相（跌打损伤），屙意咪（痢疾）。

【用法用量】内服：煎汤，9~15 g；或浸酒服。外用：鲜品适量，捣烂敷患处。

【应用举例】

（1）治风湿性关节炎：土杜仲 600 g，红鱼眼、九层风各 150 g，三叶青藤、大风艾各 100 g，两面针 30 g，捣碎，置容器中，加入白酒 5 L，密封 10 日后去渣取滤液，每次饮 30 mL，每天 3 次。

（2）治关节疼痛不利：红鱼眼、九层风各 300 g，三叶青藤、九层各 200 g，浸酒，密封，每次饮 25 mL，每天 3 次。

（3）治风湿骨痛：红鱼眼全株 9~15 g，浸酒服。

火炭母

【壮　　名】Gaeumei

【别　　名】火炭毛、乌炭子、运药、地肤蝶、火炭星、火炭藤、野辣蓼。

【来　　源】为蓼科植物火炭母 *Polygonum chinense* L. 的地上部分。

【植物形态】草本。茎无毛。叶互生；叶柄基部两侧常各有一耳垂形的小裂片，常早落；托叶鞘通常膜质，斜截形；叶片卵形或长圆状卵形，长 5~10 cm，宽 3~6 cm，先端渐尖，基部截形，全缘，两面均无毛，背面有时沿脉有毛，有褐色小点。头状花序排成伞房花序或圆锥花序；花序轴密生腺毛；苞片膜质，卵形，无毛；花白色或淡红色；花被 5 裂，裂片果时增大；雄蕊 8；花柱 3。瘦果卵形，具 3 棱，黑色，光亮。

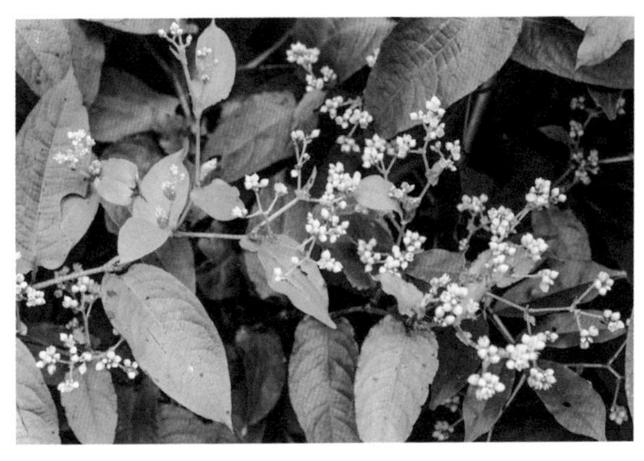

【分　　布】主产于福建、广东、贵州、四川、云南、江西、浙江。广西各地均有分布。

【采集加工】春夏季采收，洗净，鲜用或晒干。

【药材性状】茎扁圆柱形，有分枝，长 30~100 cm，节稍膨大，下部节上有须根；表面淡绿色或紫褐色，无毛，有细棱；质脆，易折断，断面灰黄色，多中空。叶互生；叶片多卷缩、破碎，展平后呈卵状长圆形，长 5~10 cm，宽 2~4.5 cm，先端短尖，基部截形或稍圆，全缘，腹面暗绿色，背面色较浅，两面近无毛；托叶鞘筒状，膜质，先端偏斜。气微，味酸、微涩。

【性　　味】酸、涩，寒。

【功效主治】清热毒，除湿毒，凉血止痛。用于治疗屙意咪（痢疾），白冻（泄泻），能蚌（黄疸），货咽妈（咽痛），歇含（霉菌性阴道炎），北嘻（乳痈），呗农（痈疮、痈肿），能晗能累（湿疹），额哈（毒蛇咬伤），唪唉百银（百日咳），林得叮相（跌打损伤）。

【用法用量】内服：煎汤，15~30 g。外用：适量，捣烂敷患处；或煎水洗患处。

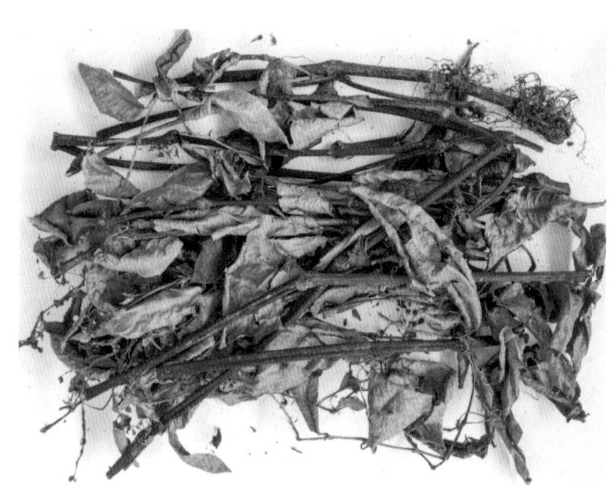

【应用举例】

（1）治红痢，白痢：火炭母草、海金沙各适量，捣烂取汁，冲沸水，加糖少许服。

（2）治痢疾，肠炎，消化不良：火炭母、小凤尾、布渣叶各 18 g，水煎服。

（3）治急慢性菌痢：火炭母、野牡丹各 30 g，水煎，每日 1 剂，分 3 次服。治慢性菌痢，可以同样剂量做保留灌肠，每日 2 次，7~10 日为一疗程。

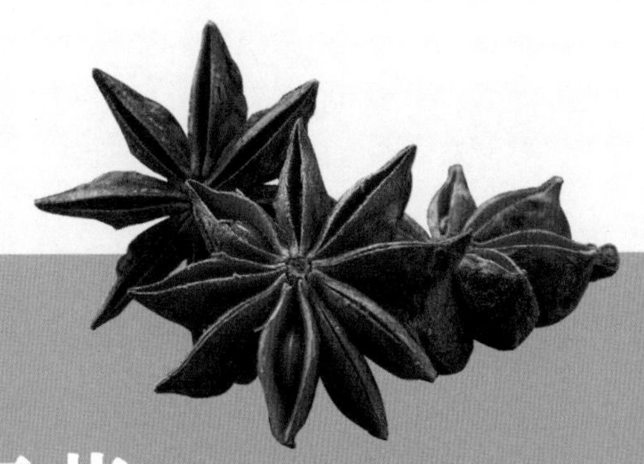

第五章　调气药

小茴香

【壮　　名】Byaekhom

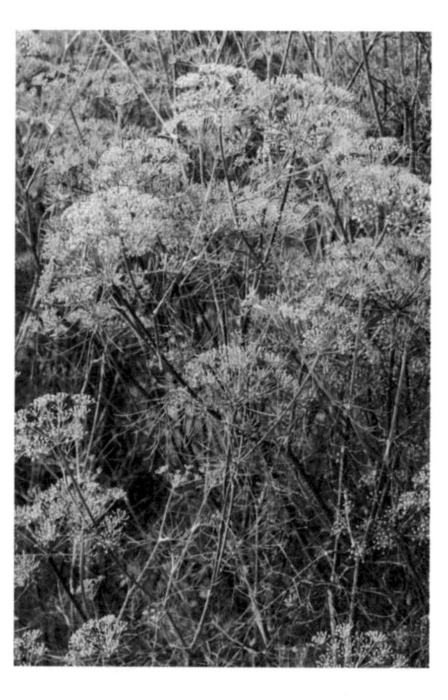

【别　　名】大茴香、野茴香、谷茴香、土茴香。

【来　　源】为伞形科植物茴香 *Foeniculum vulgare* Mill. 的果实。

【植物形态】草本；具强烈香气。茎灰绿色或苍白色，表面具细纵沟纹。茎生叶互生；茎下部叶的叶柄长，中部或上部茎生叶的叶柄部分或全部成鞘状，叶鞘边缘膜质；叶片阔三角形，长约 30 cm，宽约 40 cm，四回至五回羽状全裂，末回裂片丝状。复伞形花序；无总苞和小总苞；伞辐 6~30，小伞形花序有花 14~30 朵；花小，无萼齿；花瓣黄色、淡黄色，倒卵形或近倒卵形，中部以上向内卷曲，先端微凹；雄蕊 5，花丝略长于花瓣；子房下位，2 室，花柱基圆锥形，花柱极短。双悬果长圆柱形，主棱 5 条，尖锐。

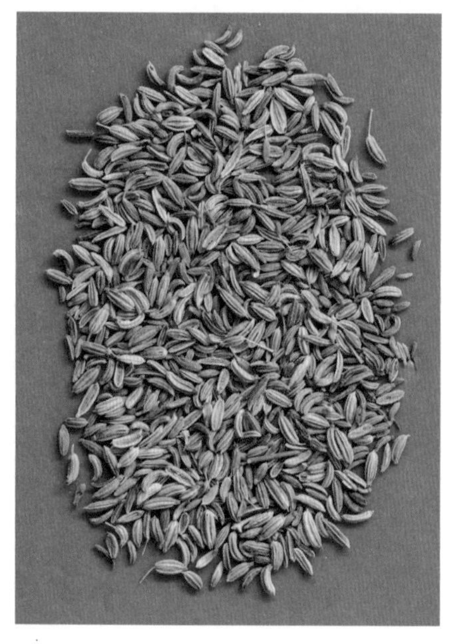

【分　　布】主产于内蒙古、山西、黑龙江。广西各地均有栽培。

【采集加工】8~10 月果实呈黄绿色，并有淡黑色纵线时，选晴天割取地上部分，脱粒，扬净；亦可采摘成熟果实，晒干。

【药材性状】果实细圆柱形，两端略尖，有时略弯曲，长 4~8 mm，直径 1.5~2.5 mm；黄绿色至棕色，光滑无毛，顶端有圆锥形黄棕色的花柱基，有时基部有小果梗；分果长椭球形，背面隆起；具 5 条纵直棱线，接合面平坦，中央色较深，有纵沟纹；横切面近五角形，背面的四边约等长。气特异而芳香，味微甜而辣。

【性　　味】辣，热。

【功效主治】调气道，调谷道，除湿毒。用于治疗心头痛（胃痛），胁肋胀满，鹿（呕吐），兵嘿细勒（疝气），京尹（痛经）等。

【用法用量】内服：煎汤，4~12 g；或入丸、散。

【应用举例】

（1）治小儿气胀，霍乱呃逆，腹冷食不下及胁痛：小茴香适量，研末，糊丸如黄豆大，每服 30 丸，青皮汤送服。

（2）治小肠气痛，不省人事：小茴香（盐炒）、枳壳（麸炒）各 30 g，没药 15 g，研末，每服 3 g，热酒调服。

（3）治寒疝疼痛：川楝子 120 g，木香 9 g，小茴香 6 g，吴茱萸 3 g，水煎服。

香　茅

【壮　　名】Gocazhaz

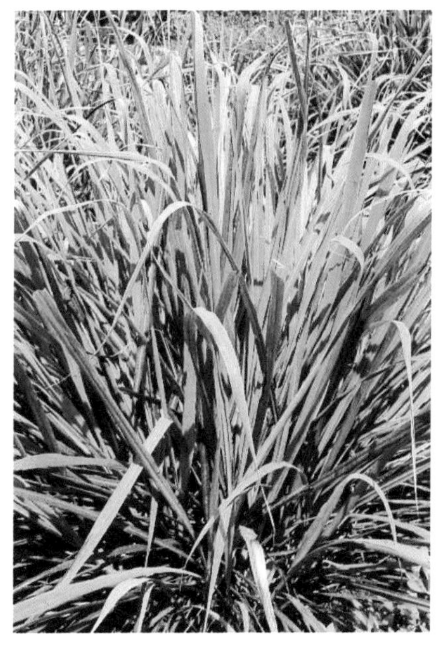

【别　　名】茅香、香麻、大风茅、柠檬茅、茅草茶、姜巴茅、香巴茅。

【来　　源】为禾本科植物香茅 *Cymbopogon citratus*（DC.）Stapf 的全草。

【植物形态】草本；具柠檬香味。秆粗壮。叶片长约 1 m，宽约 15 mm，两面均呈灰白色而粗糙。佛焰苞披针形，狭窄，红色或淡黄褐色；圆锥花序线形至长圆形，疏散，具三回分枝，基部间断，其分枝细弱而下倾或稍弯曲以至弓形弯曲，一回分枝具 5~7 节，二回或三回分枝具 2~3 节而单纯；总状花序孪生，具 4 节；无柄小穗两性，线形或披针状线形，无芒，锐尖；第一颖先端具 2 微齿，脊上具狭翼，背面微凹而在下部凹陷；脊间无脉，第二外稃先端浅裂，具短尖头，无芒；有柄小穗暗紫色。

【分　　布】主产于福建、广东、广西、浙江、四川、云南。广西各地均有栽培。

【采集加工】全年均可采收，鲜用或晒干。

【药材性状】全草可长达 2 m。秆粗壮，节处常被蜡粉。叶片条形，宽约 15 mm，长可达 1 m，基部抱茎，两面粗糙，均呈灰白色；叶鞘光滑；叶舌厚，鳞片状。全体具柠檬香气。

【性　　味】辣、甜，热。

【功效主治】调气道、谷道，止痛，祛风邪，除湿毒。用于治疗贫痧（感冒），发旺（风湿骨痛），心头痛（胃痛），白冻（泄泻），林得叮相（跌打损伤），脘腹冷痛。

【用法用量】内服：煎汤，15~30 g。外用：适量，水煎洗患处；或研末敷患处。

【应用举例】

（1）治风寒湿全身疼痛：香茅 500 g，煎水洗澡。

（2）治骨节疼痛：香茅、石错（即辣子膏药）、土荆芥各 30 g，捣烂加酒少许，炒热包痛处。

（3）治心气痛，胃痛，肺病：香茅 30 g，水煎服。

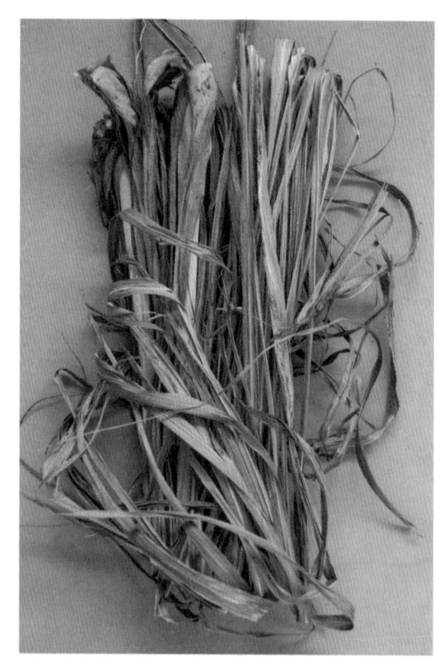

斑鸠菊

【壮　　名】Gogaeufatsa

【别　　名】过山龙、夜牵牛、虎三头、大木菊、软骨川山、藤牛七、蔓斑鸡菊。

【来　　源】为菊科植物毒根斑鸠菊 *Vernonia cumingiana* Benth. 的藤茎和根。

【植物形态】攀援藤本。根粗壮。枝圆柱形，密被黄褐色柔毛；茎基部木质，具纵细沟纹。叶互生；叶柄密被锈色或灰褐色短茸毛和腺体；叶片卵形，椭圆状披针形至卵状披针形，长 5~21 cm，宽 3~8 cm，先端渐尖，有锐尖头，基部楔形、近圆形或稍心形，全缘，腹面无毛或沿中脉有疏柔毛，背面密被茸毛；侧脉 4~7 对，网脉明显。头状花序较大，2~7 个排成腋生或顶生圆锥状；总苞片 5 层，绿色，卵形或长圆形，先端钝至渐尖，外面具黄褐色茸毛，外层短，内层长圆形；花序托平坦，被锈

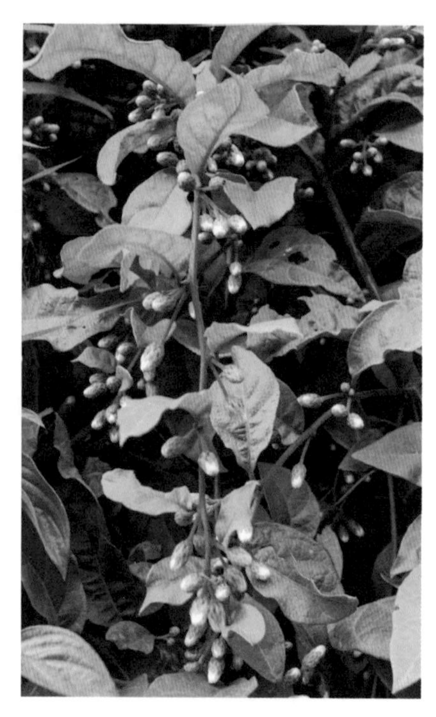

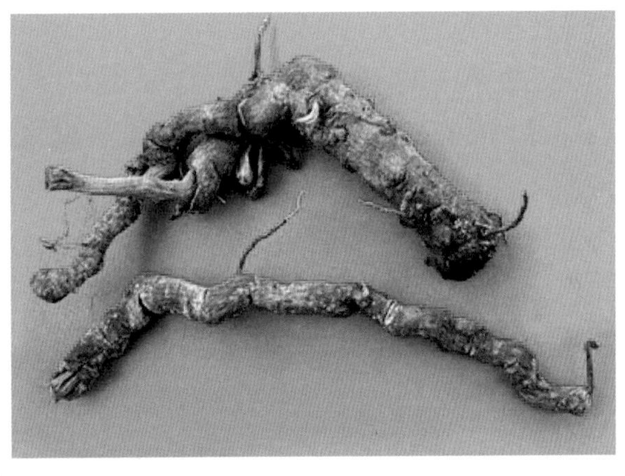

色短柔毛，具窝孔；花冠淡红或淡红紫色，管状，具腺。瘦果圆柱形，具10条纵肋，被微毛；冠毛红褐色。

【分　　布】主产于福建、台湾、四川、贵州、云南。广西主要分布于南宁、武鸣、龙州、靖西、都安、宜山、罗城、来宾、柳江。

【采集加工】夏秋季采收，洗净，切段，晒干。

【药材性状】根圆柱形，长40~110 cm，直径0.3~2 cm；棕黄色，具细皱纹及稀疏的细根痕；质坚韧，不易折断。茎表面灰褐色，直径0.4~（2）8 cm，具较多的皮孔和纵沟；断面皮部棕褐色，木部灰白色，具明显放射状纹理，中央具较大白色的髓部；质坚韧，不易折断。气微，味苦、辣，有大毒。

【性　　味】苦、辣，热，有毒。

【功效主治】调气道，清湿热毒，舒筋活络，止痛。用于治疗贫痧（感冒），瘴疟（疟疾），货咽妈（咽痛），核尹（腰痛），发旺（风湿骨痛），林得叮相（跌打损伤），牙痛，风火赤眼。

【用法用量】内服：煎汤，30~60 g。外用：鲜品适量，捣烂敷患处；或煎水洗患处或含漱。

【应用举例】

（1）治疟疾：斑鸠菊60 g，水煎服。

（2）治牙痛：斑鸠菊根，切片浸盐水内，每次含1片。

（3）治跌打损伤：斑鸠菊根适量，捣烂敷患处。

艳山姜

【壮　　名】Faezdaeng

【别　　名】玉桃、草扣、大良姜、大草蔻、假砂仁、四川土砂仁。

【来　　源】为姜科植物艳山姜 *Alpinia zerumbet*（Pers.）Burtt. et Smith 的果实。

【植物形态】草本。叶互生；叶片大，披针形，长30~60 cm，两面均无毛。圆锥花序呈总状花序式，下垂；花序轴紫红色，被茸毛，分支极短，每一分支上有花1~2朵；

小苞片椭圆形，白色，先端粉红色，蕾时包裹花；小花梗极短；花萼近钟形，白色，先端粉红色，一侧开裂，先端 2 齿裂；花冠筒较花萼为短，裂片长圆形，后方的 1 枚较大，乳白色，先端粉红色；侧生退化雄蕊钻状；唇瓣匙状宽卵形，先端皱波状，黄色而有紫红色纹理；雄蕊长约 2.5 cm；子房被金黄色粗毛。蒴果卵球形，被稀疏的粗毛，具明显的纵向条纹，成熟时朱红色，先端常冠以宿萼。

【分　　布】主产于福建、广东、广西、贵州。广西主要分布于那坡、天峨、都安、南宁、博白、岑溪。

【采集加工】果实将熟时采收，烘干。

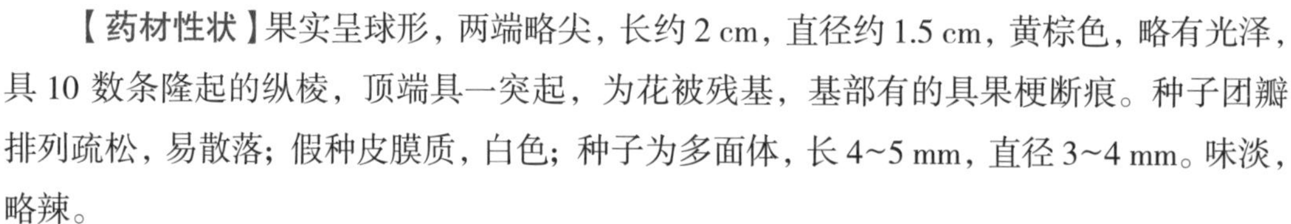

【药材性状】果实呈球形，两端略尖，长约 2 cm，直径约 1.5 cm，黄棕色，略有光泽，具 10 数条隆起的纵棱，顶端具一突起，为花被残基，基部有的具果梗断痕。种子团瓣排列疏松，易散落；假种皮膜质，白色；种子为多面体，长 4~5 mm，直径 3~4 mm。味淡，略辣。

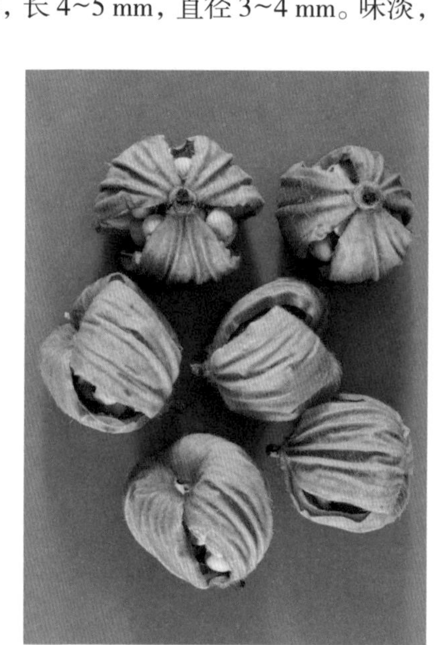

【性　　味】辣、涩，热。

【功效主治】调气道、谷道，除湿毒。用于治疗心腹冷痛，胸腹胀满，东郎（食滞），鹿（呕吐），白冻（泄泻），瘴疟（疟疾）。

【用法用量】内服：煎汤，3~9 g。外用：适量，捣烂敷患处。

【应用举例】

（1）治胃痛：艳山姜、五灵脂各 6 g，共研末，每次 3 g，温水送服。

（2）治疽：艳山姜 60 g，生姜 2 片，江南香 0.3 g，捣烂敷患处。

黄　皮

【壮　　名】Golwgmoed

【别　　名】黄皮子、黄弹子、黄弹、金弹子。

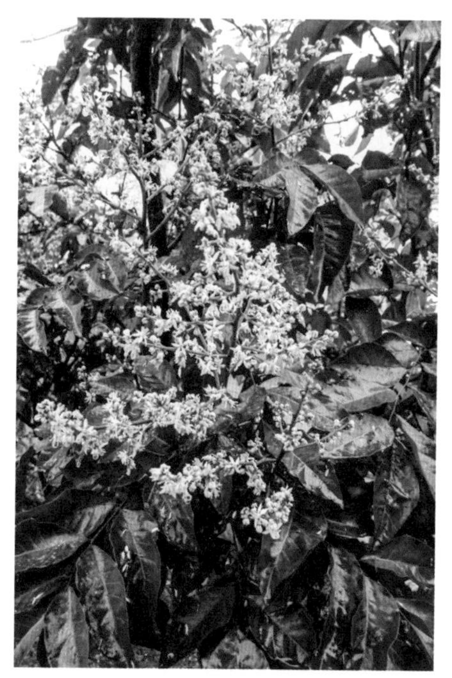

【来　　源】为芸香科植物黄皮 *Clausena lansium*（Lour.）Skeels 的果实。

【植物形态】灌木或小乔木。幼枝、花序轴、叶轴、叶柄及嫩叶下面脉上均被集生成簇的丛状短毛及长毛；有香味。奇数羽状复叶互生；小叶片 5~13，顶端 1 枚最大，向下逐渐变小，卵形或椭圆状披针形，长 6~13 cm，宽 2.5~6 cm，先端锐尖或短渐尖，基部宽楔形，不对称，边缘浅波状或具浅钝齿。聚伞状圆锥花序顶生或腋生；萼片 5，广卵形；花瓣 5，白色，匙形，开放时反展；雄蕊 10，长短互间；子房上位，密被毛。浆果球形、扁球形，淡黄色至暗黄色，密被毛。

【分　　布】广西各地均有栽培。

【采集加工】7~9 月果实成熟时采摘，鲜用，直接晒干或用食盐腌制后晒干。

【药材性状】果实呈类圆形，直径 0.8~（2）3 cm；黄褐色或深绿色，具皱纹；果肉较薄。种子扁卵球形，长 1.1~1.4 cm，宽 8~9 mm，厚 3~4 mm，棕色或棕黄色，具不规则皱纹。气微，味辣、略苦。

【性　　味】辣、苦，平。

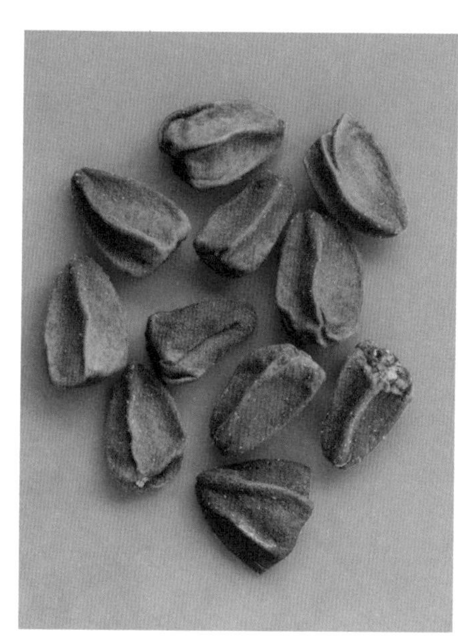

【功效主治】调气道、谷道、水道，清湿热毒。用于治疗发得（发热），流行性脑脊髓膜炎，比耐来（咳痰），瘴疟（疟疾），心头痛（胃痛），发旺（风湿骨痛），佛浮（水肿），肉扭（淋证），痂（癣），额哈（毒蛇咬伤）。

【用法用量】内服：煎汤，15~30 g（鲜品 30~60 g）。外用：适量，煎水洗患处；或捣烂敷患处。

【应用举例】

（1）治痰咳哮喘：黄皮适量，食盐腌制，用时取 25 g，水炖服。

（2）治食积胀满：黄皮适量，食盐腌制，用时取 50 g，水炖服。

（3）治流感，感冒，疟疾：黄皮 30 g，水煎服。

黄 杞

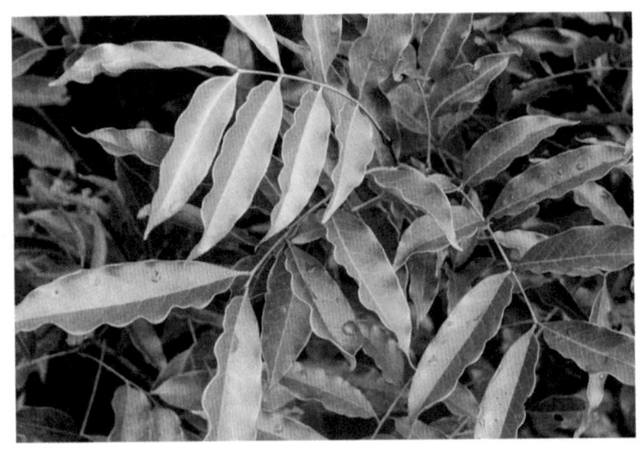

【壮　　名】Vuengzgae

【别　　名】土厚朴、假玉桂。

【来　　源】为胡桃科植物黄杞 *Engelhardtia roxburghiana* Wall. 的树皮。

【植物形态】乔木。树皮褐色，深纵裂；全株被橙黄色盾状腺体。偶数羽状复叶小叶 3~5 对；叶片革质，长椭圆状披针形至长椭圆形，长 6~14 cm，宽 2~5 cm，先端渐尖或短渐尖，基部偏斜，全缘，两面光泽。花单性，雌雄同株，稀异株；雌花序 1 条及雄花序数条长而俯垂，形成一顶生的圆锥花序束；顶端为雌花序，下方为雄花序，或雌雄花序分开；雌花及雄花的苞片均 3 裂，花被片 4；雄花雄蕊几无花丝；雌花有花梗，花被片贴生于子房，无花柱，柱头 4 裂。果实球形或扁球形，坚果状，密生黄褐色腺体；苞片托于果实基部，形成膜质状果翅。

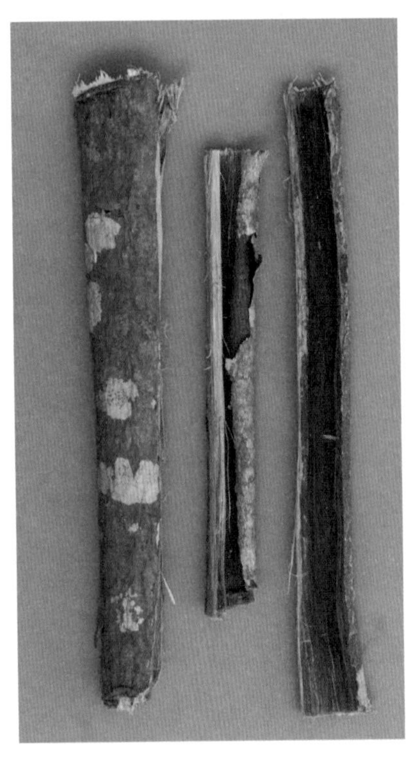

【分　　布】广西各地均有分布。

【采集加工】夏秋季剥取树皮，洗净，鲜用或晒干。

【药材性状】树皮呈单卷筒状或双卷筒状，长短不一，厚 3~4 mm；外表面灰棕色或灰褐色，粗糙，皮孔椭圆形；内表面紫褐色，平滑，有纵浅纹；质坚硬而脆，易折断；断面不平整，略呈层片状。气微，味微苦、涩。

【性　　味】苦、辣，平。

【功效主治】祛湿毒，通谷道。用于治疗脾胃湿滞，脘腹胀闷，白冻（泄泻）。

【用法用量】内服：煎汤，6~15 g。

【应用举例】

（1）治脾胃湿滞，胸腹胀闷，湿热泄泻：黄杞 6 g，水煎服。

（2）治疝气腹痛，感冒发热：黄杞 15 g，水煎服。

假蒌

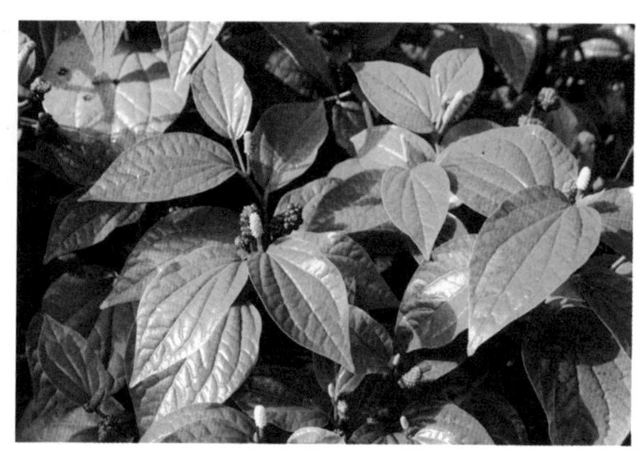

【壮　　名】Gogaqlaeuj

【别　　名】假蒟、臭蒌、山蒌、大柄蒌、马蹄蒌、蛤蒌叶。

【来　　源】为胡椒科植物假蒌 *Piper sarmentosum* Roxb. 的茎、叶。

【植物形态】草本，揉之有香气。茎节膨大，常生不定根。叶互生；叶片近膜质，有细腺点，茎下部的叶阔卵形或近圆形，长 7~14 cm，宽 6~13 cm，先端短尖，基部浅心形，叶脉 7 条；茎上部的叶小，卵形至卵状披针形。穗状花序；花单性，雌雄异株，无花被；雄花苞片扁圆形，雄蕊 2；雌花苞片稍大，柱头 3~5 裂。浆果近球形，具角棱，下部嵌生于花序轴中。

【分　　布】广西主要分布于防城、凌云、岑溪、博白等。

【采集加工】春夏季采收，洗净，鲜用或晒干。

【药材性状】茎枝圆柱形，稍弯曲，表面有细纵棱，节上有不定根。叶多皱缩，展平后阔卵形或近圆形，长 6~14 cm，宽 5~13 cm，先端短尖，基部浅心形，腹面棕绿色，背面灰绿色，有细腺点；叶脉于叶背明显突出，7 条，脉上有极细的粉状短柔毛，最上 1 对叶脉离基从中脉发出；叶柄长 2~5 cm，叶鞘长度约为叶柄的一半。有时可见于叶对生的穗状花序。气香，味辣。

【性　　味】苦，热。

【功效主治】通水道、谷道，祛寒毒，散瘀止痛。用于治疗墨病（气喘），发旺（风湿骨痛），东郎（食滞），白冻（泄泻），屙意咪（痢疾），产后脚肿，林得叮相（跌打损伤）。

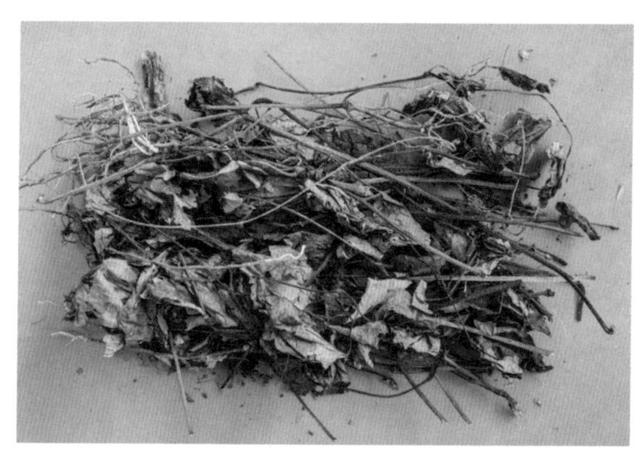

【用法用量】内服：煎汤，15~30 g。外用：适量，捣烂敷患处。

【应用举例】

（1）治气滞腹痛：鲜假蒌叶 15 g，水煎服。

（2）治外伤出血：假蒌叶适量，

捣烂敷患处；或用干假蒌叶研粉，撒患处。

（3）治跌打肿痛：假蒌叶适量，捣烂，酒炒，敷患处。

莱菔子

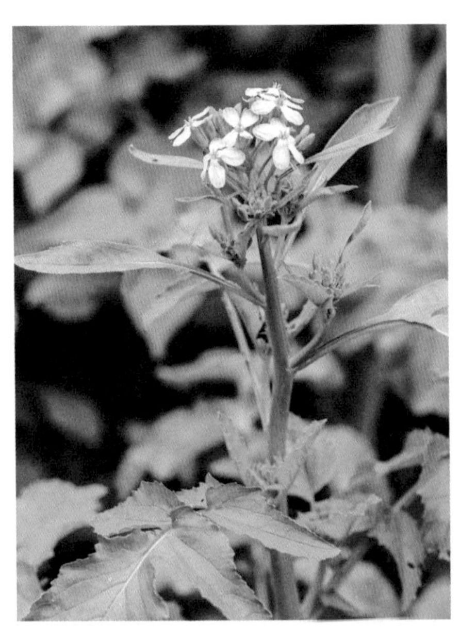

【壮　　名】Lauxbaeg

【别　　名】萝卜子、芦菔子。

【来　　源】为十字花科植物莱菔 *Raphanus staivus* L. 的种子。

【植物形态】草本。直根肉质，长圆形、球形或圆锥形，绿色、白色或红色。茎稍具粉霜。基生叶和茎下部叶大头羽状半裂；顶裂片卵形，长 8~30 cm，宽 3~5 cm，侧裂片长圆形，有钝齿，疏生粗毛；茎上部有叶长圆形，有锯齿或近全缘。总状花序；萼片长圆形；花瓣 4，白色、紫色或粉红色，卵形，具紫色纹，下部具爪；雄蕊 6，4 长 2 短；雌蕊 1，子房钻状。角果圆柱形，先端有喙，在种子间处缢缩，形成海绵质横隔。

【分　　布】广西各地均有栽培。

【采集加工】4~5 月果实变黄色成熟时，割取全株，晒干，打下种子，除去杂质即可。

【药材性状】种子类球形或椭球形，略扁，长 2~4 mm，宽 2~3 mm；种皮薄，红棕色、黄棕色或深灰棕色，放大镜下观察有细密网纹；种子一侧现数条纵沟，一端有黑色种脐；子叶 2 片，乳黄色，肥厚，纵褶。气微，味略辣。

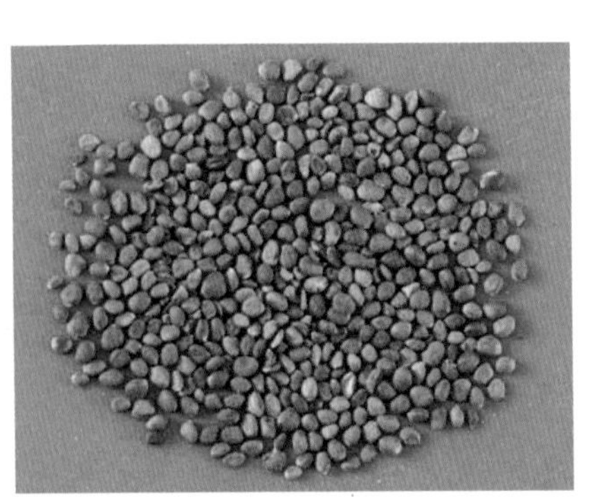

【性　　味】辣、甜，平。

【功效主治】调气道、谷道。用于治疗东郎（食滞），脘腹胀满，白冻（泄泻），屙意咪（痢疾），埃（咳嗽），墨病（气喘）。

【用法用量】内服：煎汤，5~15 g；或入丸、散，宜炒用。外用：适量，研末调敷患处。

【应用举例】

（1）治咳嗽，多痰喘促，唾脓血：莱菔子

15 g，研末，水煎服。

（2）治百日咳：莱菔子 15 g，焙燥，研细末，白砂糖水送服少许，一日数回。

（3）治老年咳嗽，气逆痰痞：莱菔子、紫苏子、白芥子各 15 g，洗净，微炒，捣碎，用绢布小袋盛之，煮作汤饮；或代茶水啜用，不宜煎熬太过。

砂　仁

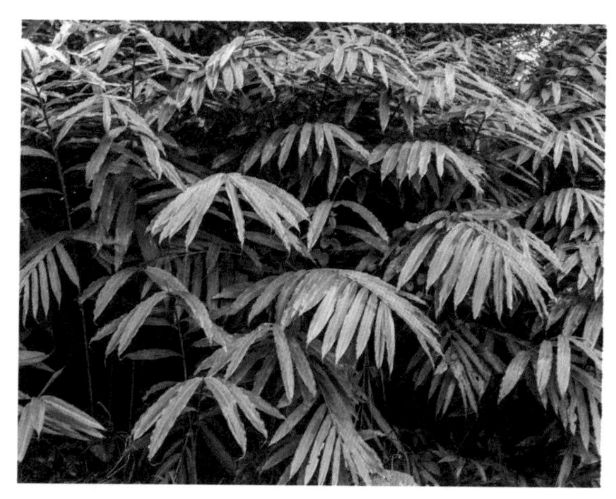

【壮　　名】Gosahyinz

【别　　名】阳春砂、春砂仁、蜜砂仁、缩砂蜜。

【来　　源】为姜科植物阳春砂 *Amomum villosum* Lour. 的果实或种子。

【植物形态】草本。根状茎圆柱形，节上具鞘状膜质鳞片；芽鲜红色；茎圆柱形。叶无柄或近无柄；叶舌半圆形；叶 2 列；叶片狭长椭圆形或披针形，长 15~40 cm，宽 2~5 cm，先端尾尖，基部渐狭或近圆形，花葶从根状茎上抽出；鳞片膜质，椭圆形，先端钝圆，基部常连合成管状；穗状花序椭球形，总苞片膜质，长椭圆形；苞片管状，白色，膜质，先端 2 裂；花萼管状，白色，先端具 3 浅齿；花冠筒细长，白色；唇瓣圆匙形，白色、淡黄色或黄绿色，间有红色斑点，先端 2 浅裂，反卷；侧生退化雄蕊 2；雄蕊 1，先端裂片半圆形；子房被白色柔毛。蒴果椭球形，具软刺，棕红色。

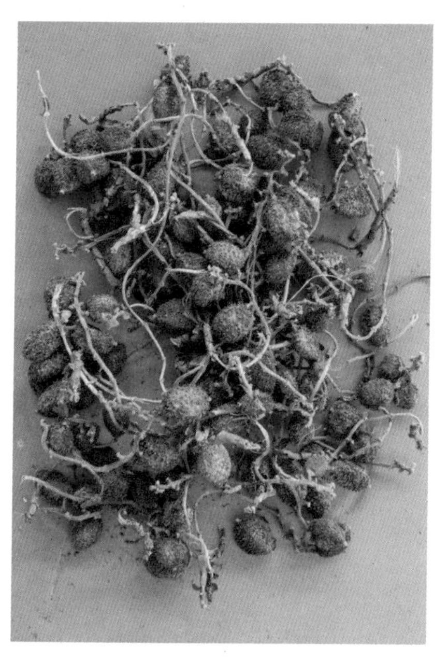

【分　　布】主产于广东、广西等。广西主要分布于那坡、靖西、德保、隆安、武鸣、邕宁、龙州、凭祥、宁明、防城。

【采集加工】种植后 2~3 年开花结果。7 月底至 8 月初果实由鲜红色转为紫红色，种子呈黑褐色，破碎后有浓烈辛辣味即可采收。用剪刀剪断果序，晒干，也可用火焙法焙干。

【药材性状】果实椭球形、卵球形或卵形，具不明显的 3 钝棱，长 1.2~2.5 cm，直径 0.8~1.8 cm，红棕色或褐棕色，密被弯曲的刺状突起，纵走棱线状的维管束隐约可见，先端具突起的花被残基，基部具果梗痕或果梗；果皮较薄，易纵向开裂，内表面淡棕色，可见明显纵行的维管束及菲薄的隔膜；中轴胎座，3 室，每室含种子 6~20 颗；种子集结成团。味辛辣、微苦，性凉。

【性　　味】辣，热。

【功效主治】调谷道，除湿毒。用于治疗脘腹胀痛，东郎（食滞），胎动不安。

【用法用量】内服：煎汤，2~6 g。

【应用举例】

（1）破滞气，消宿食，开胃进食：白术（米泔浸，炒）60 g，枳实（麸炒）30 g，砂仁、木香各 15 g，研末，荷叶裹，烧饭为丸，黄豆大。每服 50 丸，白术汤送服。

（2）治胸膈噎闷，心腹冷痛：砂仁 30 g，高良姜、天南星（汤洗 7 次，焙干）各 120 g，研细末，生姜汁煮面糊为丸，如黄豆大。每服 50~70 丸，生姜汤送服。

（3）治妊娠胃虚气逆，呕吐不食：砂仁不拘多少，研细末，每服 6 g，入生姜汁少许，沸汤点服。

陈　皮

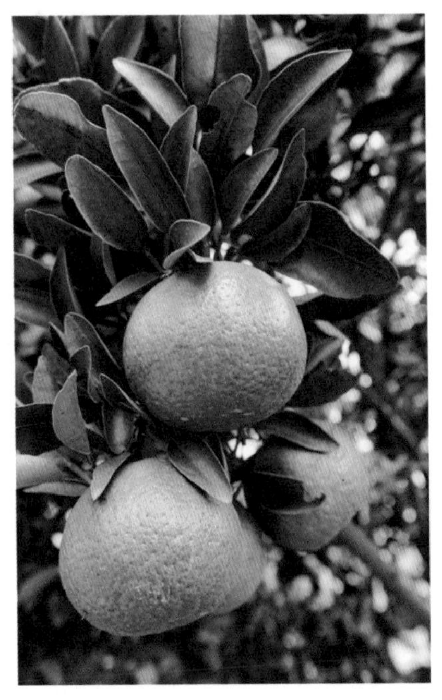

【壮　　名】Naenggam

【别　　名】黄橘皮、橘子皮、柑皮、桔皮。

【来　　源】为芸香科植物橘 *Citrus reticulata* Blanco 的果皮。

【植物形态】小乔木或灌木。茎多有刺。叶互生；叶柄有窄翼，顶端有关节；叶片披针形或椭圆形，长 4~11 cm，宽 1.5~4 cm，先端渐尖微凹，基部楔形，全缘或为波状，具不明显的钝锯齿，有半透明油点。花单生或数朵丛生于枝端或叶腋；花萼杯状，5 裂；花瓣 5，白色或带淡红色，开时向上反卷；雄蕊 15~30，长短不一，花丝常 3~5 个连合成组；雌蕊 1，子房球形。果实近球形或扁球形；果皮薄而宽，容易剥离，囊瓣柔软多汁；种子卵球形，白色。

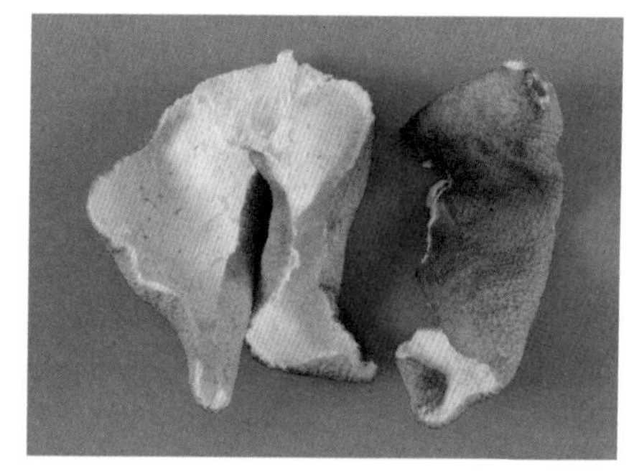

【分　　布】主产于四川、浙江、福建、江西、湖南、广东等地。广西各地均有栽培。

【采集加工】用小刀将橘子皮划成3~4开，以不破坏橘瓣为度，然后剥下，阴干或晒干即可。

【药材性状】果实常剥成数瓣，基部相连，有的呈不规则片状，厚1~4 mm；外表面橙红色或红棕色，有细皱纹及下凹的点状油室；内表面浅黄白色，粗糙，富黄白色或黄棕色筋络状维管束；质稍硬而脆。气香，味辣、苦。

【性　　味】辣、苦，热。

【功效主治】调气道、谷道，清湿热毒，化痰开胃。用于治疗比耐来（咳痰），心头痛（胃痛），东郎（食滞），鹿（呕吐），屙意囊（便秘），肉扭（淋证），北嘻（乳痈），气滞湿阻，胸膈满闷，腊胴尹（腹痛），肺气阻滞，埃（咳嗽）。

【用法用量】内服：煎汤，9~15 g；或入丸、散。

【应用举例】

（1）治感冒咳嗽：榕树叶30 g，陈皮、枇杷叶（去毛）各20 g，水煎，分2次服，每日1剂。

（2）治干呕呃逆，手足厥冷：陈皮120 g，生姜250 g，水煎服，每日3次。

（3）治产后大小便不通：陈皮、苏叶、枳壳（麸炒）、木通各等量，锉散，每服12 g，水煎温服。

乌药

【壮　　名】Fwnzcenzdongz

【别　　名】天台乌药、矮樟、矮樟根、土木香、鸡骨香、白叶柴。

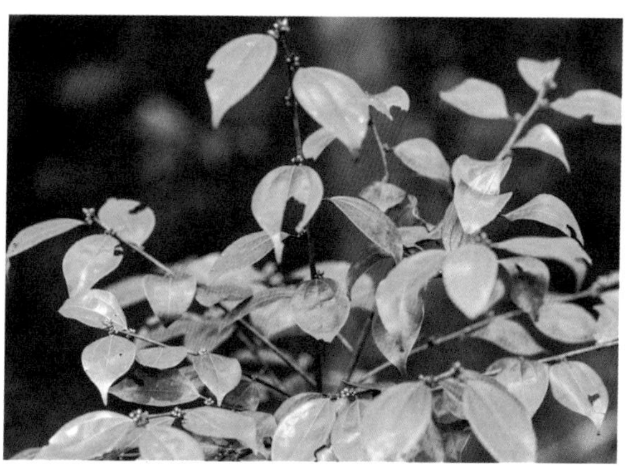

【来　　源】为樟科植物乌药 *Lindera aggrigata*（Sims）Kosterm. 的根。

【植物形态】灌木。根木质，膨大粗壮，略成念珠状。树皮灰绿色。幼枝密生锈色毛，老时几无毛。叶互生；叶柄有毛；叶片革质，椭圆形或卵形，

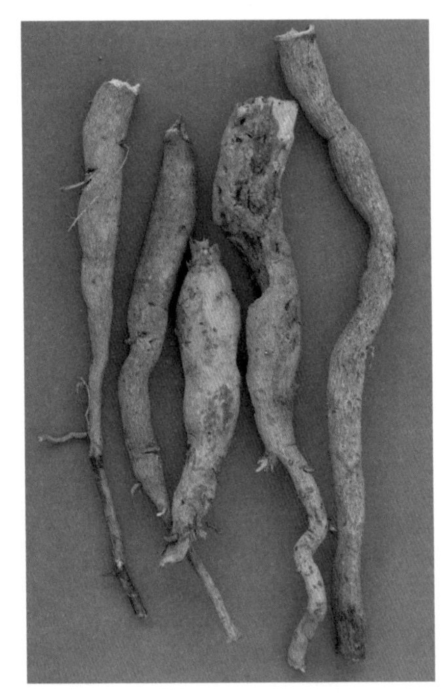

长 3~7.5 cm，宽 1.5~4 cm，先端长渐尖或短尾状，基部圆形或广楔形，全缘，腹面有光泽，仅中脉有毛，背面生灰白色柔毛；三出脉，中脉直达叶尖。花单性异株；伞形花序腋生；花被片 6，黄绿色；雄花有雄蕊 9，3 轮，花药 2 室，内向瓣裂；雌花有退化雄蕊，子房上位，球形，1 室。核果椭球形或球形，成熟时紫黑色。

【分　　布】主产于浙江、安徽、江西、陕西等。广西主要分布于邕宁、博白、陆川、玉林、梧州等。

【采集加工】全年均可采收，选取纺锤形根，洗净，切片，晒干。

【药材性状】根纺锤形或圆柱形，略弯曲，有的中部收缩呈念珠状，习称“乌药珠”，长 5~15 cm，直径 1~3 cm；黄棕色或灰棕色，有细纵皱纹及稀疏的细根痕；质极坚硬，不易折断，断面黄白色。气芳香，有清凉感，味微苦、辣。

【性　　味】辣，热。

【功效主治】通气道、谷道，驱寒毒。用于治疗东郎（食滞），墨病（气喘），濑幽（遗尿），兵嘿细勒（疝气），京尹（痛经）。

【用法用量】内服：煎汤，5~10 g；或入丸、散。外用：适量，研末调敷患处。

【应用举例】

（1）治产后腹痛：乌药、杜当归各 10 g，研末，酒送服。

（2）治心腹气痛：乌药水磨浓汁 100 mL，橘皮 1 片，紫苏 1 叶，煎服。

（3）治产后逆气，食滞胀痛：乌药、泽泻、香附各 6 g，陈皮、藿香、枳壳各 5 g，厚朴、木香各 3 g，水煎服。

香　附

【壮　　名】Gocidmou

【别　　名】莎随、莎、回头青、野韭菜、隔夜抽、地构草。

【来　　源】为莎草科植物莎草 *Cyperus rotundus* Linn. 的根状茎。

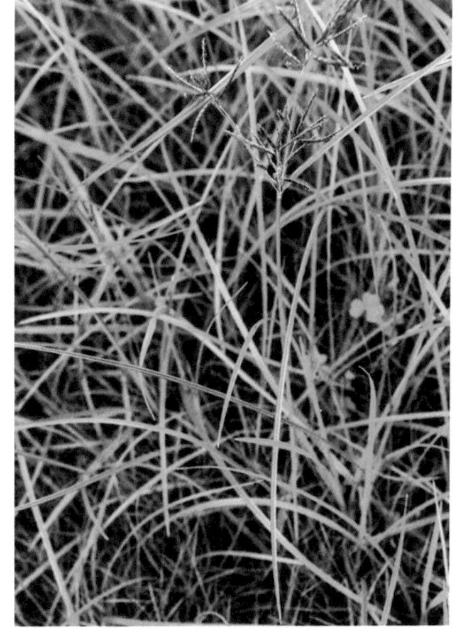

【植物形态】草本。根状茎匍匐延长，部分膨大呈纺锤形，有时数个相连。茎三棱柱形；叶丛生于茎基部，叶鞘闭合包于茎上；叶片线形，长20~60 cm，宽2~5 mm，先端尖，全缘，具平行脉，主脉于背面隆起。花序复穗状，3~6个在茎顶排成伞状，每个花序具3~10个小穗，线形；基部有叶片状的总苞；每颖着生1花，颖2列，紧密排列，卵形至长圆形，膜质，两侧紫红色，有数脉；雄蕊3；柱头3。小坚果长圆状倒卵形或三棱柱形。

【分　　布】全国大部分地区均产。广西各地均有分布。

【采集加工】挖出后，用火燎去须根，置沸水中略煮或蒸透，取出晒干，称“毛香附”。将毛香附晒至七八成干，用石碾碾轧，碾至毛须去掉后，除去杂质，晒干即为“香附米”。

【药材性状】根状茎为纺锤形，有的略弯曲，长2~3 cm，直径0.5~1 cm；棕褐色或黑褐色，有纵皱纹，并有6~10个隆起的环节，节上有棕色的毛须及残留的根痕，去掉须毛者较光滑，环节不明显；质坚硬；经蒸煮，断面黄棕色或红棕色，角质样；生晒，色白而显粉性，内皮层环纹明显，中部色泽较深，可见散在的点状维管束。气香，味微苦。

【性　　味】辣、微苦、微甜，平。

【功效主治】调气道、谷道，通龙路，止痛。用于治疗胸痛，消化不良，月经不调，京瑟（闭经），京尹（痛经），林得叮相（跌打损伤），北嘻（乳痈）。

【用法用量】内服：煎汤，6~9 g。

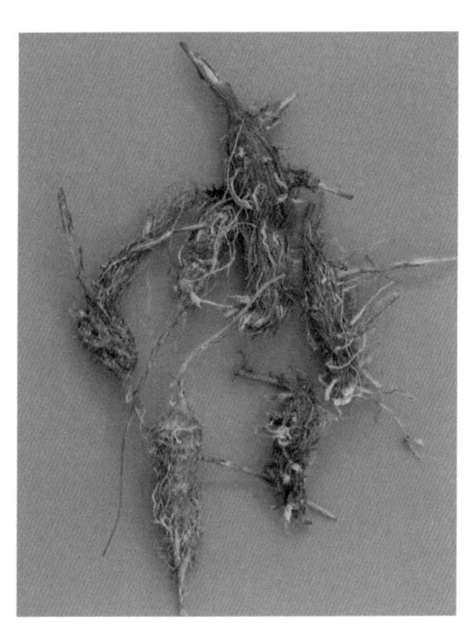

【应用举例】

（1）治气疾，心腹胀满，胸膈噎塞，噫气吞酸，胃中痰逆呕吐及宿酒不解，不思饮食：香附（炒，去毛）960 g，缩砂仁240 g，甘草120 g，研细末，每服3 g，用盐汤送服。

（2）治心气痛、腹痛、少腹痛、血气痛不可忍者：香附60 g，蕲艾叶15 g，与醋汤同煮熟，去艾，炒为末，米醋糊丸为绿豆大。每服50丸，白汤送服。

（3）解诸郁：香附、苍术、抚芎、神曲、栀子等量，研末，水糊丸如绿豆大。每服100丸。

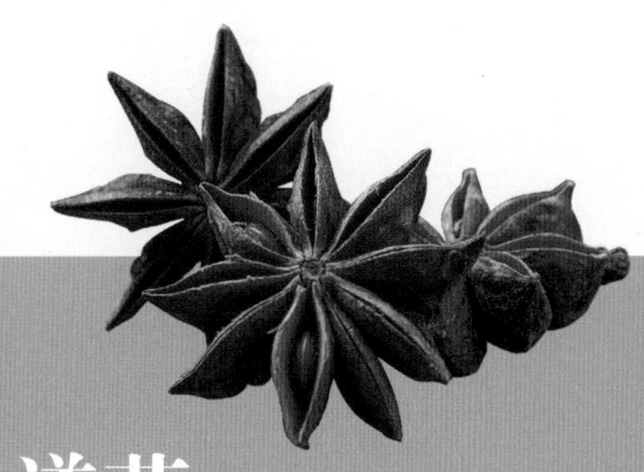

第六章　通谷道药

对叶榕

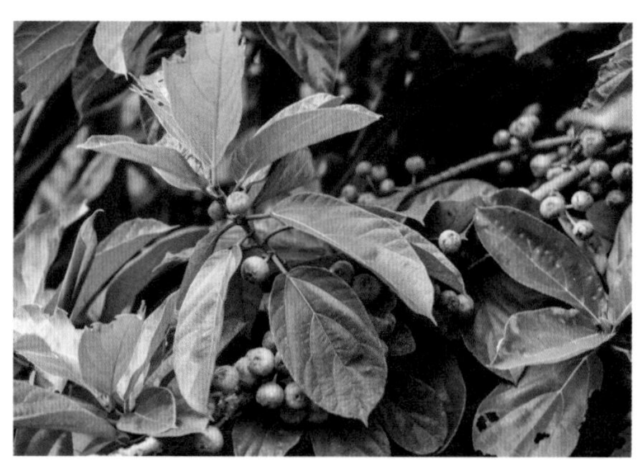

【壮　　名】Meizdw

【别　　名】乳汁麻木、牛奶稔、猪母茶、猪奶树、牛乳药、大牛奶、稔水冬瓜。

【来　　源】为桑科植物对叶榕 *Ficus hispida* L. 的根。

【植物形态】灌木或小乔木。全株具乳汁；幼枝被刚毛。单叶对生；叶柄被短粗毛；托叶 2，阔披针形，在无叶和生榕果枝上，常 4 枚合生成环状，早落；叶片革质或纸质，卵状长椭圆形或倒卵状长圆形，长 6~20 cm，宽 4~12 cm，先端短尖或尾尖，基部圆形或楔形，全缘或有不规则细锯齿，两面被短刚毛，背面较密。隐头花序；花序托成对着生于叶腋或簇生于树干上和无叶的枝上，倒卵形或近梨形，成熟后黄色，具梗，密生短硬毛，顶端略有脐状突起，中部以下常散生数枚苞片，基生苞片 3；雄花、瘿花多数着生于花序托内壁的顶部，花被片 3，雄蕊 1；瘿花无明显花被，花柱近顶生；雌花无花被，花柱侧生，被毛。瘦果卵形。

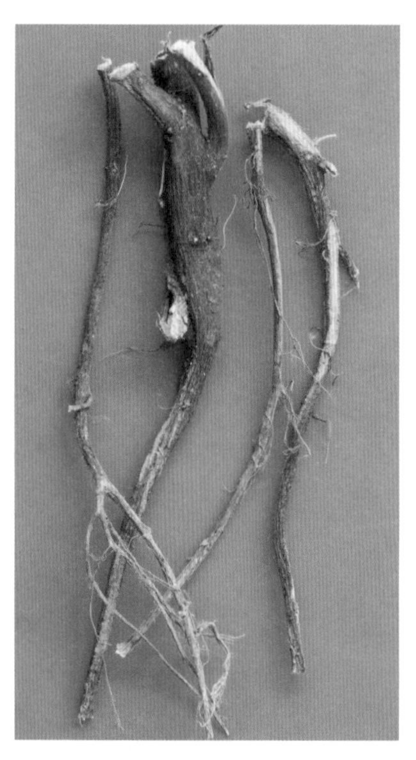

【分　　布】主产于华南地区和贵州、云南。广西各地均有分布。

【采集加工】全年均可采收，鲜用或晒干。

【药材性状】根类圆柱形，稍弯曲，有小分支，直径 1~10 cm；灰褐色，具纵皱纹及横向皮孔；质硬；断面皮部厚 1~2 mm，浅棕褐色，显纤维性，木部断面浅黄棕色，具细的环纹。气微，味淡、微涩。

【性　　味】甜，平。

【功效主治】通谷道、气道，调水道，通龙路，祛风毒，清热毒。用于治疗东郎（食滞），屙意咪（痢疾），鹿（呕吐），白冻（泄泻），林得叮相（跌打损伤），发旺（风湿骨痛），隆白呆（带下），贫痧（感冒），发得（发热），火眼（急性结膜炎），支气管炎，乳汁不下。

【用法用量】内服：煎汤，25~50 g。外用：适量，捣烂外敷；或煎水洗患处。

【应用举例】

（1）治劳倦乏力：对叶榕 30~50 g，墨鱼干（不去骨）1 个，水煎至墨鱼熟，再加黄酒酌量调服。

（2）治腋疮：对叶榕适量，捣烂敷患处。

佛手柑

【壮　　名】Yiengyenz

【别　　名】九爪木、五指柑。

【来　　源】为芸香科植物佛手柑 *Citrus medica* L. var. *sarcodactylis* （Noot.）Swingle 的果实。

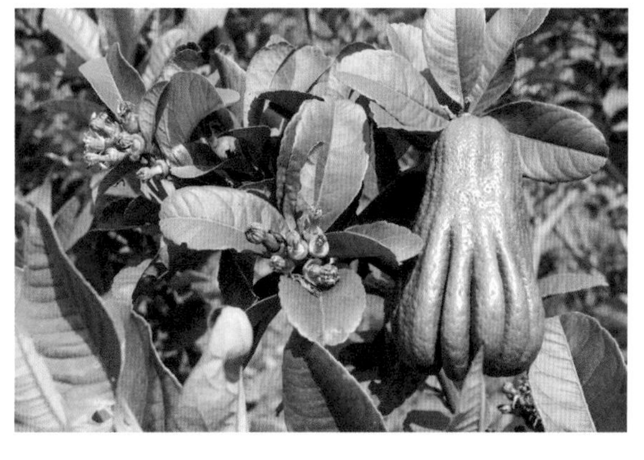

【植物形态】小乔木或灌木。枝有短硬棘刺，带紫红色。叶互生；具短柄，无叶翼或略有痕迹，与叶片间无明显关节；叶片长圆形或倒卵状长圆形，长 8~15 cm，宽 3.5~6.5 cm，先端钝或有时凹缺，基部宽楔形，边缘有锯齿，具半透明的油腺点。总状花序，3~10 朵花生于叶腋；两性花或因雌蕊退化成雄花；花萼浅杯状，上端 5 浅裂；花瓣 5，内面白色，外面淡紫色；雄蕊 30~60；雌蕊 1，子房 10~13 室，花柱肥大。果实长球形，先端分裂如拳或张开如指；果皮粗糙或平滑，成熟时柠檬黄色，瓤囊小，气芳香。

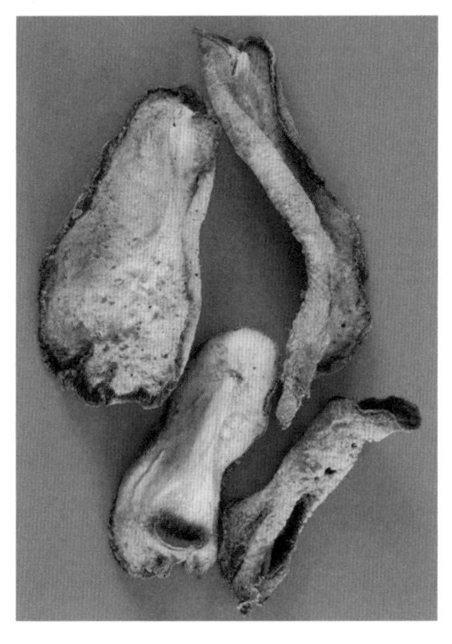

【分　　布】主产于浙江、江西、福建、广东、广西、四川、云南。广西各地均有栽培。

【采集加工】采摘果实后，置席上翻晒，日光不可太烈，晒干即可。

【药材性状】本品为圆形或长圆形切片，直径 3~10 cm，厚 2~5 mm；横切面边缘略呈波状，外果皮黄绿色或浅橙黄色，散有凹陷的油点；中果皮厚 1.5~3.5 cm，黄白色，较粗糙，有不规则的网状突起（维管束）；瓤囊 11~16 瓣，有时可见棕红色皱缩的汁胞残留；种子 1~2 颗；中轴明显，宽至 1.2 cm；质柔韧。气清香，味微甜而苦辣。

【性　　味】辣、苦，热。

【功效主治】通谷道，除湿。用于治疗胁痛，胸闷，东郎（食滞），埃（咳嗽），恶心，心头痛（胃痛）、腊胴尹（腹痛），胀痛，嗳气，比耐来（咳痰）。

【用法用量】内服：煎汤，10~30 g；或泡茶饮。

【应用举例】

（1）治鼓胀发肿：佛手柑（去瓤）30 g，人中白 90 g，研末，空腹白汤送服。

（2）治食欲不振：佛手柑、枳壳、生姜各 3 g，黄连 0.9 g，水煎服，每日 1 剂。

（3）治肝胃气痛：鲜佛手柑 12~15 g，沸水冲泡，代茶饮；或佛手、延胡索各 6 g，水煎服。

皂　荚

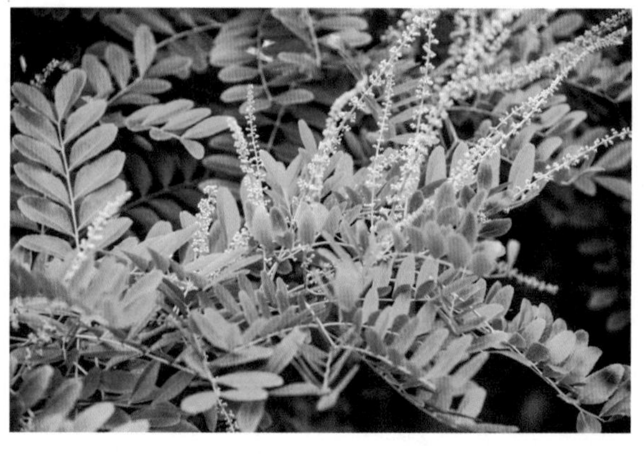

【壮　　名】Yiengyenz

【别　　名】长皂夹、皂角、大皂夹、大皂角。

【来　　源】为豆科植物皂荚 *Gleditsia sinensis* Lam. 的果实。

【植物形态】乔木。枝刺粗壮，通常分枝，圆柱形；小枝无毛。一回偶数羽状复叶，长 12~18 cm；小叶长卵形、长椭圆形至卵状披针形，长 3~8 cm，宽 1.5~3.5 cm，先端钝或渐尖，基部斜圆形或斜楔形，边缘有细锯齿。花杂性，排成腋生的总状花序；花萼钟状，有 4 枚披针形裂片；花瓣 4，白色；雄蕊 6~8；子房条形，沿缝线有毛。荚果条形，微厚，黑棕色，被白色粉霜。

【分　　布】全国大部分地区均产。广西主要分布于阳朔。

【采集加工】采摘果实，晒干。

【药材性状】果实扁长的剑鞘状而略弯曲，长 15~20 cm，宽 2~3.5 cm，厚 0.8~1.5 cm；

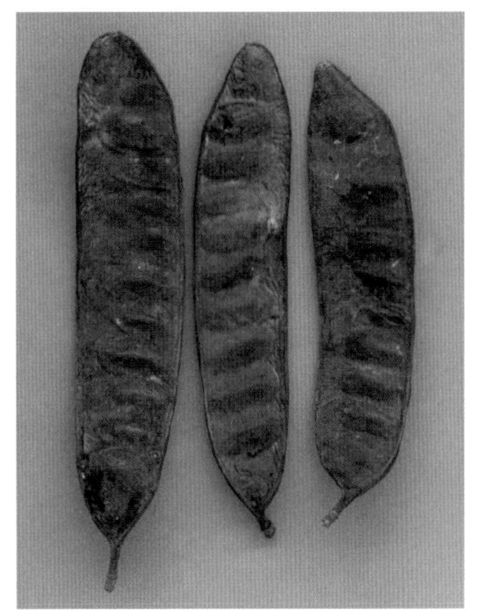

深紫棕色至黑棕色，被灰色粉霜；种子所在处隆起，基部渐狭而略弯，有短果梗或果梗痕；两侧有明显的纵棱线，摇之有响声；质硬，剖开后，果皮断面黄色，纤维性；种子多数，扁椭球形，黄棕色，光滑。气特异，有强烈刺激性，粉末嗅之有催嚏性，味辣。

【性　　味】辣，热，有毒。

【功效主治】通谷道，祛风毒，清热毒。用于治疗屙意囊（便秘），屙意勒（便血），屙意咪（痢疾），墨病（气喘），比耐来（咳痰），呗奴（瘰疬），兵嘿细勒（疝气），呗（无名肿毒），痂（癣），麻邦（中风）。

【用法用量】内服：煎汤，3~12 g，或入丸、散。外用：适量，研末调敷患处。

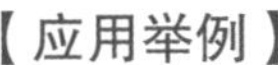

【应用举例】

（1）治大肠风秘：皂荚子 300 粒，剖作两片，慢火炒燥，入酥一枣大，再炒燥，又入酥至焦黑为度，为末，蜜丸蚕豆大，每服 30 丸，煎蒺藜、酸枣仁汤，空腹下，良久未利，再服，渐加至 100 丸，以通为度。

（2）治里急后重：枳壳、皂荚子等量，炒令干燥为末，米饮为丸，如蚕豆大。每服 30 丸，空腹米汤送服。

（3）治下痢不止：皂荚子瓦焙为末，米糊丸如蚕豆大，每服四五十丸，陈茶送服。

草豆蔻

【壮　　名】Gaujdougou

【别　　名】豆蔻、漏蔻、豆蔻子、草蔻、偶子、草蔻仁。

【来　　源】为姜科植物大草蔻 *Alpinia katsumadai* Hayata 的种子团。

【植物形态】草本。叶片狭椭圆形或线状披针形，长 50~65 cm，宽 6~9 cm，先端渐尖，基部渐狭，有缘毛；叶舌卵形，外被粗毛。总状花序顶生，直立；花序轴密被粗毛；小苞片乳白色，阔椭圆形，先端钝圆，基部连合；花萼钟状，白色，先端有不规则 3 钝齿；花冠白色，裂片 3，长圆形，上方裂片较大，先端 2 浅裂，边缘具缺刻，前部具红色或红黑色条纹，后部具淡紫红色斑点；侧生退化雄蕊披针形，或有时不存；雄蕊 1，花药

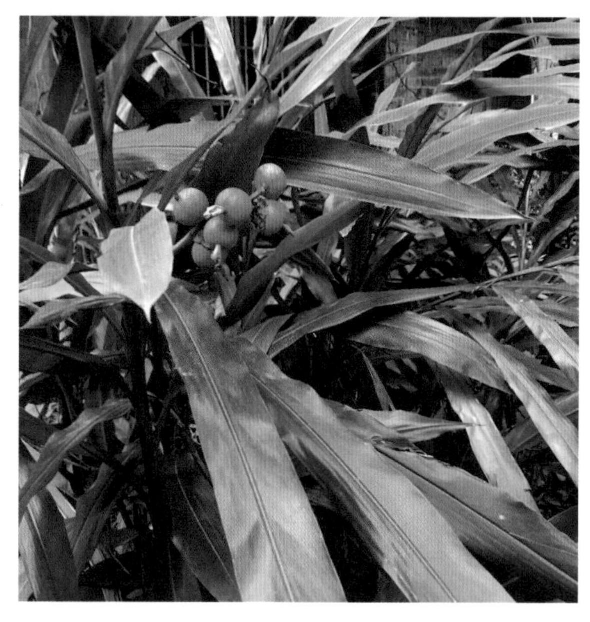

椭球形，药隔背面被腺毛，花丝扁平；子房下位，椭球形，密被淡黄色绢毛。蒴果近圆形，外被粗毛，熟时黄色。

【分　　布】主产于广东、广西等。广西主要分布于阳朔、容县、北流、桂平、博白、合浦、防城、武鸣、岑溪。

【采集加工】夏秋季果实成熟时采收，晒至八九成干时，剥除果皮取出种子团，晒干。

【药材性状】种子团类球形或椭球形，具较明显的 3 钝棱及 3 浅沟，长 1.5~3 cm，直径 1.5~3 cm；灰棕色或黄棕色；中间有黄白色或淡棕色隔膜分成 3 室，每室有种子 22~100 颗，不易散开。种子呈卵状多面体，长 3~5 mm，直径 2.5~3 mm；质硬，断面乳白色。气芳香，味辣。

【性　　味】辣，热。

【功效主治】调谷道，清湿热毒。用于治疗心头痛（胃痛），白冻（泄泻），痰饮，脚气，瘴疟（疟疾）。

【用法用量】内服：煎汤，3~6 g，宜后下；或入丸、散。

【应用举例】

（1）治脾胃虚弱，不思饮食，呕吐满闷，心腹痛：草豆蔻 240 g，生姜（和皮切作片）1 片，甘草 120 g（锉碎），混匀放入银器内，加水没过药三指左右，慢火熬干，取出，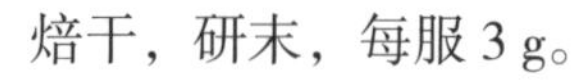焙干，研末，每服 3 g。

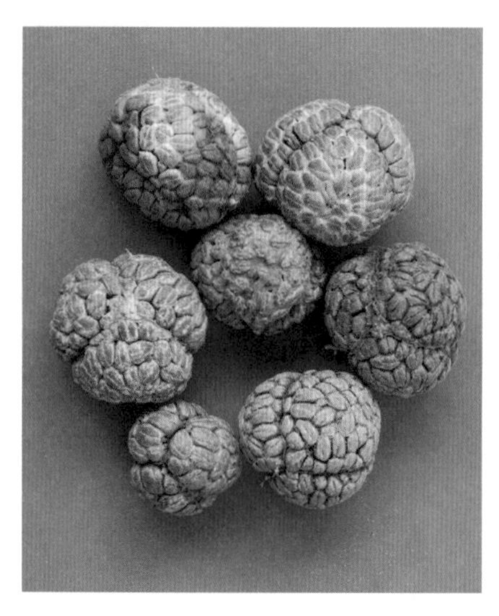

（2）治呕逆不下食，腹中气逆：草豆蔻 7 枚（碎），生姜 150 g，人参、甘草（炙）各 30 g，加水 2000 mL，煮取 750 mL，去渣，分 2 次温服。

（3）治胃口冷，吃食无味及脾泄泻不止，兼治酒后数圊如痢，心胸不快，不思饮食：草豆蔻 15 g（每个用面裹煨，至面焦黄，去面用），甘草（炙）、肉桂（去皮）、陈皮（去白）、姜各 30 g，研细末，每服 5 g。

狗笠耳

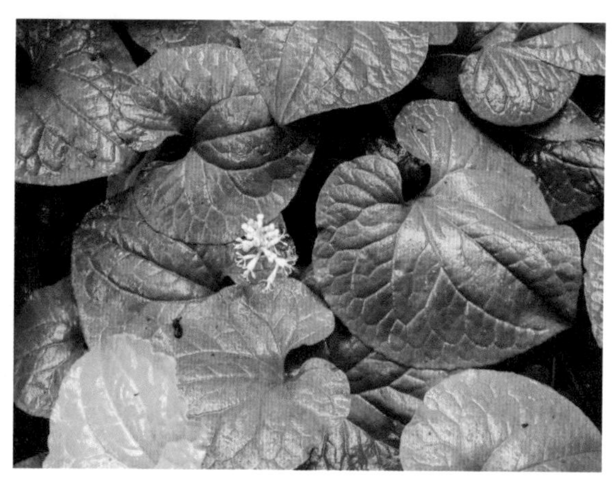

【壮　　名】Goujlizwj

【别　　名】还魂草、白折耳根、水折耳、摘耳荷、裸蕊、百步还魂。

【来　　源】为三白草科植物裸蒴 *Gymnotheca chinensis* Decne. 的全草。

【植物形态】草本，具腥味。茎纤细，圆柱形，具节，节上生根。叶互生；叶柄与叶片近等长，扁圆形，腹面具纵槽；叶片纸质，肾状心形，长 3~6 cm，宽 4~7 cm，先端阔短尖或圆，基部耳状心形，全缘或呈不明显的圆齿状，无腺点；托叶膜质，与叶柄边缘合生，基部扩大抱茎。穗状花序与叶对生，花序轴两侧具棱或几成翅状；苞片倒披针形；花小，白色，两性；雄蕊 6，花药长圆柱形，花丝粗短；心皮 4，合生为一室，花柱 4，线形，外卷。果实含多数种子。

【分　　布】主产于湖北、湖南、广东、广西、四川、贵州、云南。广西主要分布于龙州、大新、隆安、那坡、隆林、天峨、凤山、永福。

【采集加工】夏秋季采收，洗净，鲜用或晒干。

【药材性状】根圆柱形，直径 1~3 cm，常切成 2~5 mm 厚的斜片；面灰色，较粗糙，具裂纹及皮孔；断面黄色，木部有细密小孔，形成层环波状弯曲，髓部疏松，淡棕色；茎类圆柱形，灰褐色，具皮孔，被微毛。叶对生；多皱缩，完整者展平呈倒卵形或卵状长圆形，长 3~8 cm，宽 1.5~4 cm，仅叶脉被微毛；嫩枝叶均具乳汁。叶柄长 3~10 mm，被短毛。气微，味苦。

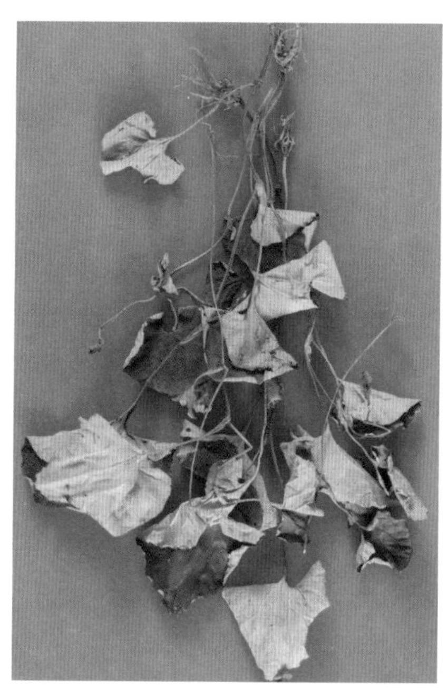

【性　　味】苦，热。

【功效主治】调谷道，利水道，解毒。用于治疗东郎（食滞），屙意咪（痢疾），白冻（泄泻），佛浮（水肿），肉卡（癃闭），隆白呆（带下），林得叮相（跌打损伤），呗（无名肿毒），额哈（毒蛇咬伤），蜈蚣咬伤。

【用法用量】内服：煎汤，9~15 g；或代茶饮。

外用：鲜品适量，捣烂敷患处。

【应用举例】

（1）治小儿食积：山胡椒根 30 g，狗笠耳、地枇杷嫩尖各 15 g，捣烂，淘米水冲服。

（2）治腹胀水肿：鲜狗笠耳 90 g，炖肉吃；或淘米水煎服。

（3）治跌打内伤，风湿骨痛，慢性痢疾：狗笠耳 15 g，水煎服。

红豆蔻

【壮　　名】Hingbya

【别　　名】红扣、红蔻、良姜子。

【来　　源】为姜科植物大高良姜 *Alpinia galanga*（L.）Willd. 的果实。

【植物形态】草本。根状茎粗壮，棕红色并略有辛辣味。叶 2 列；叶片长圆形或宽披针形，长 30~50 cm，宽 6~10 cm，先端急尖，基部楔形，边缘钝，两面无毛或背面有长柔毛；叶舌先端钝。圆锥花序顶生，花序轴上密生柔毛；总苞片线形；小苞片披针形或狭长圆形；花绿白色；花萼管状，顶端不等的 3 浅裂，有缘毛；花冠筒与萼筒略等长，裂片 3，长圆形，唇瓣倒卵形至长圆形，基部成爪状，有红色条纹；雄蕊 1；退化雄蕊 2，披针形，着生于唇瓣基部；子房下位。蒴果长球形，中部稍收缩，成熟时橙红色。

【分　　布】主产于广西、广东、海南、云南、四川。广西主要分布于隆林、百色、田东、天峨、凤山、马山、上林、南宁、邕宁、龙州、防城、桂平、平南、容县、岑溪、藤县、昭平。

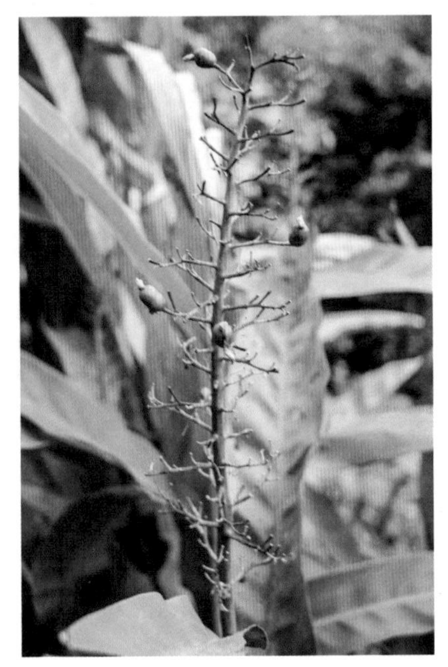

【采集加工】11~12 月果实刚呈红色时采收，将果穗割回，摊放阴凉通风处 4~7 日，待果皮变成深红色时脱粒，去掉枝干，扬净，晒干。

【药材性状】果实长圆柱形，中部稍收缩，红棕色或淡红棕色，光滑或皱缩，先端有突出的花被残基，基部有果梗痕；果皮薄，易碎；种子团长球形或哑铃形，每室有种子 2 粒；种子不规则状四面体，暗棕色或褐棕色，微有光泽，具不规则皱纹，外被淡黄色或灰黄色假种皮，背面有凹陷种脐，合点位于腹面，种脊成一浅纵沟。气芳香而浓，味辣。

【性　　味】辣，热。

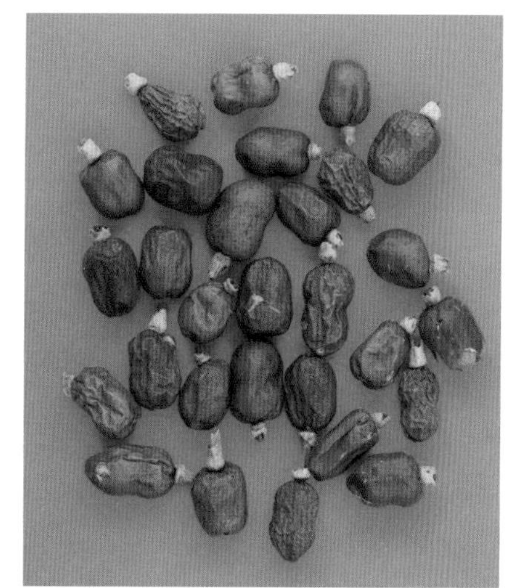

【功效主治】调谷道，除湿毒。用于治疗心头痛（胃痛），腊胴尹（腹痛），食积腹胀，鹿（呕吐），白冻（泄泻），噎膈反胃。

【用法用量】内服：煎汤，3~9 g；或研末。外用：适量，研末搐鼻或调搽。

【应用举例】

（1）治胃脘疼痛（包括慢性胃炎、神经性胃痛）：红豆蔻 3 g，研末，每服 1 g，红糖汤送服，每日 3 次；或红豆蔻、香附、生姜各 9 g，水煎，分 2 次服，每日 1 剂。

（2）治胃和十二指肠溃疡：红豆蔻、连翘、鸡内金各 9 g，黄连 4.5 g，水煎服。

（3）治风寒牙痛：红豆蔻适量，研末，以少许搐鼻中，并掺牙取涎，或加麝香。

鸡内金

【壮　　名】Gaeqbdijbdaen

【别　　名】鸡肫皮。

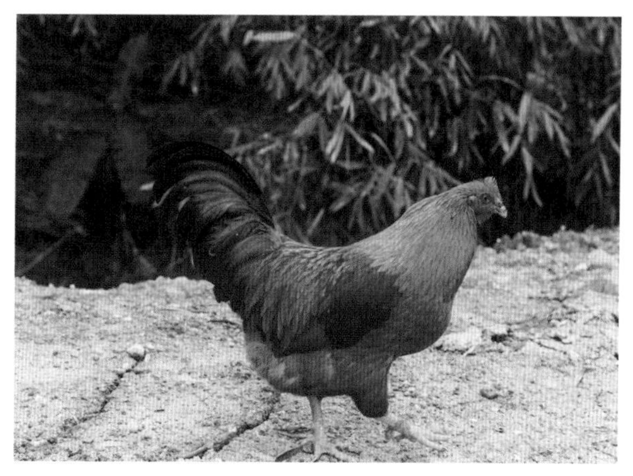

【来　　源】为雉科动物家鸡 *Gallus gallus domesticus* Brisson 的干燥砂囊内膜。

【植物形态】家禽。嘴短而坚，略呈圆锥状，上嘴稍弯曲。鼻孔裂状，被有鳞状瓣。眼有瞬膜。头上有肉冠，通常呈褐红色；肉冠以雄者为高大，雌者低小；喉部两侧有肉垂，肉垂也以雄者为大。翼短；羽色以雄者较美，有长而鲜丽的尾羽；雌者尾羽甚短。足健壮，跗、跖及趾均被有鳞板；趾 4，前 3 趾，后 1 趾，后趾短小，位略高。雄者跗趾部后方有距。

【分　　布】全国各地均有饲养。

【采集加工】宰杀后，取砂囊，除去非药用部位。

【药材性状】砂囊内壁为不规则卷片，大小不一，厚约 2 mm；黄色或黄绿色，薄而半透明，具明显条棱状纹，呈波浪状；质脆，易碎；断面角质样，有光泽。气微腥，味微苦。

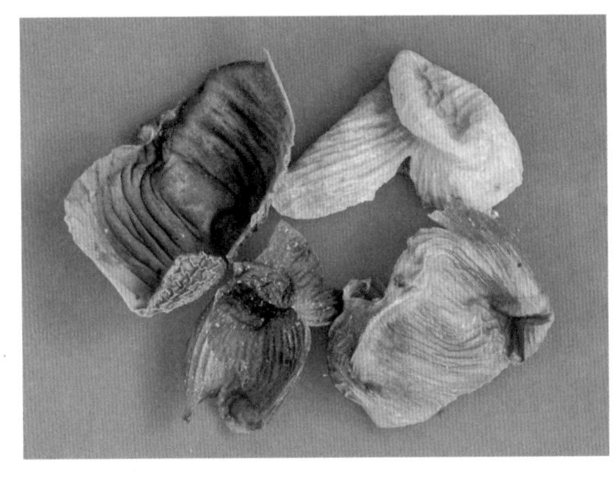

【性　　味】苦，平。

【功效主治】通谷道，利水道。用于治疗东郎（食滞），鹿（呕吐），屙意咪（痢疾），白冻（泄泻），喯疳（疳积），遗精，濑幽（遗尿），肉赖（多尿症），肉扭（淋证），京瑟（闭经），贝傍寒（鹅口疮）。

【用法用量】内服：煎汤，3~10 g；或研末，1.5~3 g；或入丸、散。外用：适量，研末调敷患处；或生贴患处。

【应用举例】

（1）治食积腹满：鸡内金研末，乳服。

（2）消导酒积：鸡内金、干葛（为末）等量，面糊丸如绿豆大。每服 50 丸，酒送服。

（3）治小儿疳病：鸡内金 20 个（勿落水，瓦焙干，研末），研末炒车前子 120 g。二物和匀，以米糖溶化，拌入与食，服用时忌油腻、面食、煎炒。

鸡矢藤

【壮　　名】Gaeudaekmaj

【别　　名】雀儿藤、甜藤、鸡屎藤、狗屁藤。

【来　　源】为茜草科植物鸡矢藤 *Paederia scandens*（Lour.）Merr. 的茎叶。

【植物形态】草质藤本。茎基部木质，多分枝。叶对生；托叶三角形，早落；叶片卵形、椭圆形、长圆形至披针形，长 5~15 cm，宽 1~6 cm，先端急尖至渐尖，基部宽楔形，两面无毛或背面稍被短柔毛；叶片纸质，新鲜揉之有臭气。聚伞花序排成顶生的带叶的大圆锥花序或腋生而疏散少花；花几无梗；萼狭钟状；花冠紫色，先端 5 裂，镊合状排列。浆果成熟时光亮，淡黄色，分裂为 2 个小坚果。

【分　　布】产于我国长江流域及其以南各地。广西主要分布于资源、全州、桂林、金秀、鹿寨、三江、罗城等。

【采集加工】春夏季采收，洗净，鲜用或晒干。

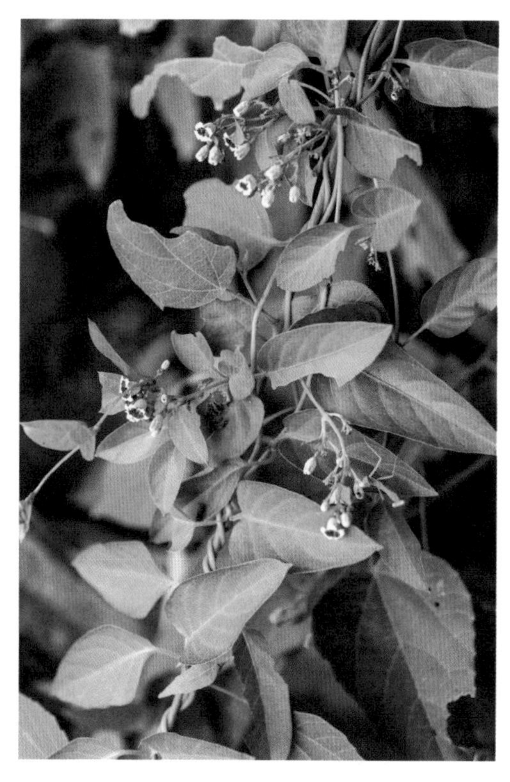

【药材性状】茎呈扁圆柱形，稍扭曲；老茎灰棕色，栓皮常脱落，有纵皱纹及叶柄断痕，易折断，断面平坦，灰黄色；嫩茎黑褐色，质韧，不易折断，断面纤维性，灰白色或浅绿色。叶对生；叶片多皱缩或破碎，完整者展平呈宽卵形或披针形，长5~15 cm，宽2~6 cm，先端尖，基部楔形、圆形或浅心形，全缘，绿褐色。聚伞花序顶生或腋生，花序轴及花均被疏柔毛；花冠淡紫色。气特异，味微苦、涩。

【性　　味】甜、涩，平。

【功效主治】通谷道，除湿毒，祛风毒，活血止痛。用于治疗图爹病（肝脾肿大），东郎（食滞），心头痛（胃痛），佛浮（水肿），白冻（泄泻），屙意咪（痢疾），林得叮相（跌打损伤），呗奴（瘰疬），呗农（痈疮、痈肿），惹茸（耳鸣），呗（无名肿毒），风湿痹痛，食积腹胀，勒爷喯疳（小儿疳积），喔细（腹泻），埃（咳嗽），渗裆相（烧烫伤），能晗能累（湿疹），蛇咬蝎螯。

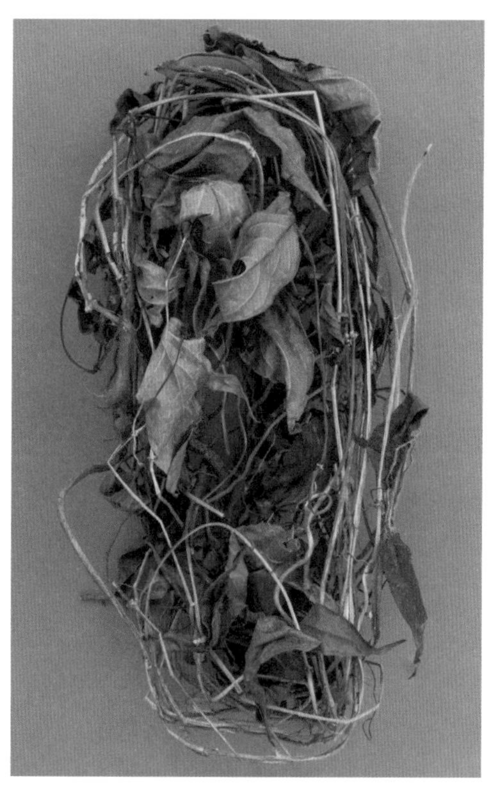

【用法用量】内服：煎汤，10~15 g，大剂量30~60 g；或浸酒。外用：适量，捣烂敷患处，或煎水洗患处。

【应用举例】

（1）治肝炎：金钱草20 g，鸡矢藤、鸡血藤、板蓝根、金丝草、黄芪各15 g，刺蒺藜、黄花倒水莲各10 g，叶下珠6 g，水煎服。

（2）治风湿、跌打损伤：宽筋藤、肿节风、骨碎补、扁担藤、麻骨风各15 g，鸡矢藤、矮砣砣各10 g，飞天蜈蚣3 g，芸香草2 g，水煎服。

（3）治气郁胸闷，胃痛：鸡矢藤根30 g，水煎服。

山乌龟

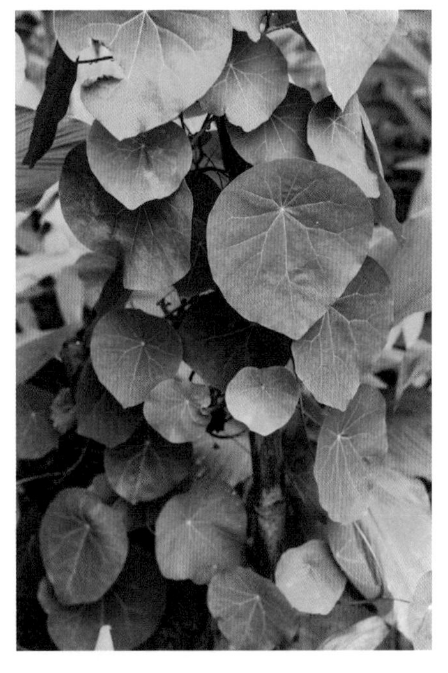

【壮　　名】Maengzbaegmbouj

【别　　名】地乌龟、金线吊乌龟、金不换、华千金藤。

【来　　源】为防己科植物广西地不容 Stephania kwangsiensis H.S.Lo 的块根。

【植物形态】草质藤本。块根扁球形或不规则球形，通常露于地面，外皮灰褐色，粗糙，散生皮孔状小突点。茎枝圆柱形，有直条纹。叶互生；叶片盾状着生，纸质，三角状圆形或近圆形，长、宽均为 5~12 cm，两面无毛，腹面淡绿色，背面苍白色，密生小乳突。花小，单性，雌雄异株，均为复伞形聚伞花序，腋生；雄花萼片 6，排成 2 轮，外面均密生透明小乳突，花瓣 3，肉质，外面密生透明小乳突，内面有 2 枚垫状大腺体；雌花萼片 1，近卵形，花瓣 2，阔卵形。核果红色，内果皮阔倒卵形，背部有 4 行钩刺状雕纹。

【分　　布】主产于广西、云南。广西主要分布于龙州、德保、靖西、那坡、田东、凌云。

【采集加工】秋冬季采收，洗净，切片，晒干。

【药材性状】块根类球形、扁球形或不规则块状，直径 10~40 cm；褐色、灰褐色至黑褐色，有不规则的龟裂纹，散生众多小凸点。本品多为横切片或纵切片，直径 2~7 cm，厚 0.5~1 cm；新鲜切面淡黄色至黄色，或放置后呈深黄棕色者，表明含有颅痛定；切面为白色者，通常不含颅痛定或含量较低；断面常可见筋脉纹（三生维管束）环状排列呈同心环状，干后略呈点状突起。气微，味苦。

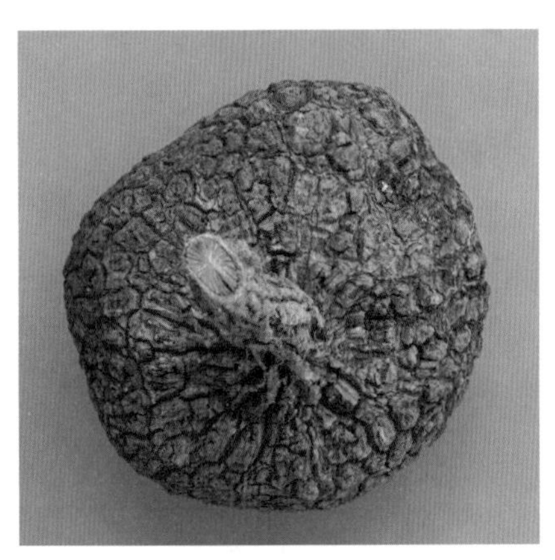

【性　　味】苦，寒。

【功效主治】调谷道，通气道，清热毒，散瘀止痛。用于治疗白冻（泄泻），屙意咪（痢疾），埃（咳嗽），货咽妈（咽痛），发旺（风湿骨痛），林得叮相（跌打损伤），产呱腷尹（产后腹痛），月经不调，北嘻（乳痈），对口疮，额哈（毒蛇咬伤），呗农（痈疮、痈肿），心头痛（胃痛）。

【用法用量】内服：煎汤，10~15 g。外用：适量，捣烂敷患处。

【应用举例】

（1）治急性胃肠炎，菌痢，牙痛，上呼吸道感染：山乌龟 15 g，水煎服。

（2）治胃溃疡，十二指肠溃疡，神经痛：山乌龟适量，研粉，每服 6 g，每日 3~4 次。

（3）治痈疮肿毒，跌打肿痛：鲜山乌龟适量，捣烂敷患处。

水团花

【壮　　名】Goyangzmeizraemx

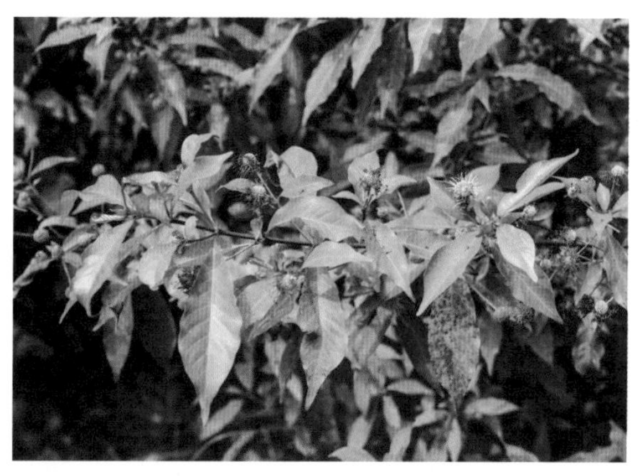

【别　　名】水黄凿、青龙珠、穿鱼柳、假杨梅、溪棉条、满山香、球花水杨梅。

【来　　源】为茜草科植物水团花 Adina pilulifera（Lam.）Franch. ex Drake 的根。

【植物形态】灌木或小乔木。树皮灰黄白色，上有近椭圆形皮孔，红棕色。叶对生；托叶 2 裂，早落；叶片纸质，长椭圆形至长圆状披针形或倒披针形，长 3~12 cm，宽 1~3 cm，先端长尖而钝，基部楔形，全缘，腹面深绿色，两面中脉均突起。头状花序球形，单生于叶腋；花序梗中下部着生轮生的 5 枚苞片；花萼 5 裂，裂片线状长圆形；花冠白色，长漏斗状，5 裂，裂片卵状长圆形，被柔毛；雄蕊 5；花盘杯状；子房下位，花柱丝状，伸出花冠筒外。蒴果楔形。

【分　　布】主产于我国长江以南各地。广西各地均有分布。

【采集加工】根或根皮全年均可采挖，鲜用或晒干。

【药材性状】根圆柱形，粗细不一，稍弯曲，灰黄色，质硬，断面灰白色。茎圆柱形，老茎灰褐色，嫩茎灰青色，其上有不整齐的近椭圆形皮孔；质硬，不易折断。叶对生；托叶痕明显；叶片浅绿色，易碎，长椭圆形至长圆状披针形，长 3~12 cm，宽 1~3 cm，先端长尖而钝，基部楔形，两面中脉均突起。气清香，味苦、涩。

【性　　味】苦、涩，寒。

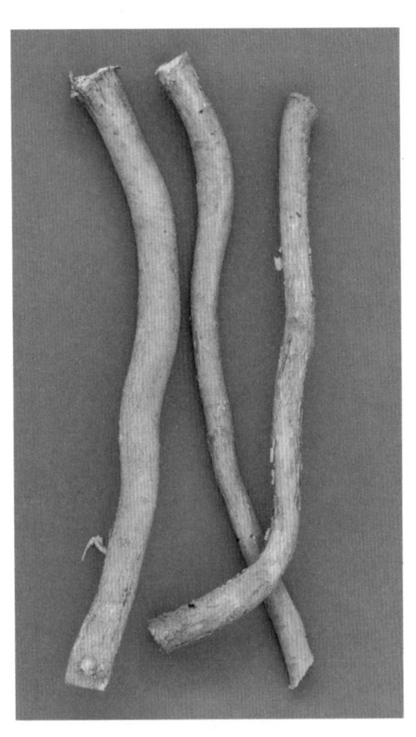

【功效主治】通谷道，清热毒，除湿毒。用于治疗屙意咪（痢疾），肠炎，佛浮（水肿），呗农（痈疮、痈肿），呗叮（疔疮），能晗能累（湿疹），溃疡不敛，创伤出血。

【用法用量】内服：煎汤，花、果各 10~15 g，枝、叶各 15~30 g。外用：适量，枝、叶煎水洗患处或捣烂敷患处。

【应用举例】

（1）治痈肿，无名肿毒：鲜水团花适量，加食盐、饭粒捣烂敷患处。

（2）治湿热浮肿：鲜水团花、茵陈蒿各 30 g，水煎调糖服。

（3）治风火牙痛：鲜水团花 30 g，水煎，每日含漱数次。

双眼龙

【壮　　名】Duhbaj

【别　　名】巴豆、巴菽、刚子、江子、老阳子、猛子仁、巴果、双眼虾。

【来　　源】为大戟科植物巴豆 *Croton tiglium* L. 的果实。

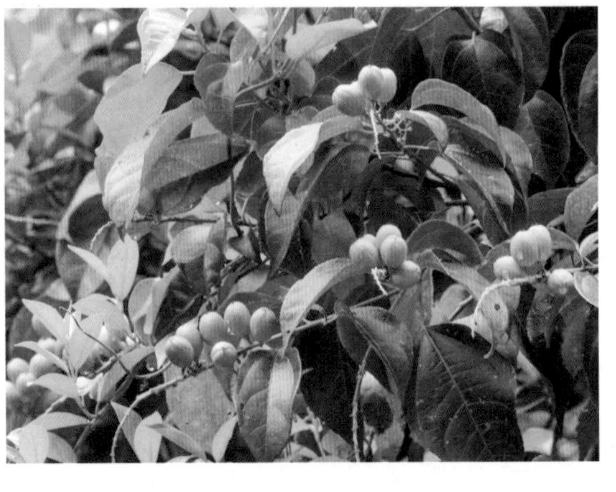

【植物形态】灌木或小乔木。幼枝绿色，被稀疏星状毛，老枝无毛。单叶互生；托叶线形，早落；叶片膜质，卵形至长圆状卵形，长 5~15 cm，宽 2.5~8 cm，先端渐尖或长渐尖，基部圆形或阔楔形，近叶柄处有 2 枚无柄杯状腺体，叶缘有疏浅锯齿，齿尖常具小腺体。总状花序顶生，上部着生雄花，下部着生雌花，或全为雄花；苞片钻状；雄花花萼 5 深裂，裂片卵形，花瓣 5，长圆形，与花萼几等大，反卷，雄蕊生花盘边缘；雌花花萼 5 深裂，裂片长圆形，无花瓣，子房倒卵形。蒴果倒卵形至长球形。

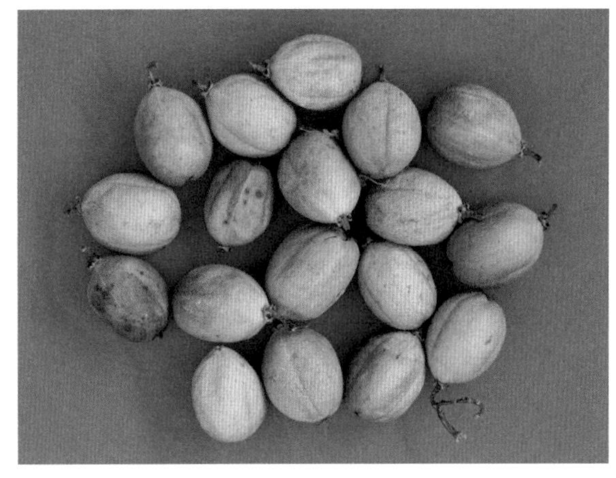

【分　　布】主产于四川、云南、广西、贵州、湖北等。广西主要分布于桂平、玉林、上思、武鸣、龙州、天等、靖西、龙胜、邕宁。

【采集加工】当果实成熟、果皮尚未开裂时，摘下果实后阴干或堆集在一起，经 2~3 日，使其发汗变色后晒干。

【药材性状】果实呈卵圆形，一般具 3 棱，长 1.8~2 cm，直径 1.4~2 cm；灰黄色或稍深，粗糙，具纵线 6 条，顶端平截，基部有果梗痕。剖开果壳，可见 3 室，每室含种子 1 粒。种子椭球形，略扁，长 1.2~1.5 cm，直径 7~9 mm；棕色或灰棕色，一端有小点状的种脐及种阜的疤痕，另一端有微凹的合点，其间有隆起的种脊；外种皮薄而脆，内种皮呈白色薄膜；种仁黄白色，油质。无臭，味辣。

【性　　味】辣，热，有大毒。

【功效主治】通谷道、水道，除湿毒。用于治疗东郎（食滞），邦印（痛症），白冻（泄泻），屙意咪（痢疾），货咽妈（咽痛），痂（癣），屙意卡（便秘）、佛浮（水肿），呗农（痈疽）。

【用法用量】内服：入丸、散，0.15~0.3 g（用巴豆霜）。外用：适量，棉絮包裹塞耳鼻；或捣膏涂患处；或以绢包擦患处。

【应用举例】

（1）治喉痹：双眼龙 15 g（略捶破），白矾 60 g（捣碎），同炒，后去双眼龙不用，碾白矾为细末，以水调灌，或干吹入咽喉中。

（2）治一切疮毒及腐化瘀肉：双眼龙去壳，炒焦，研膏，点肿处或涂瘀肉处。

（3）治小儿痰喘：双眼龙 1 粒，杵烂，棉絮包裹塞鼻。

吴茱萸

【壮　　名】Gazmanh

【别　　名】茶辣、食茱萸、吴萸。

【来　　源】为芸香科植物吴茱萸 *Evodia rutaecarpa*（Juss.）Benth. 的果实。

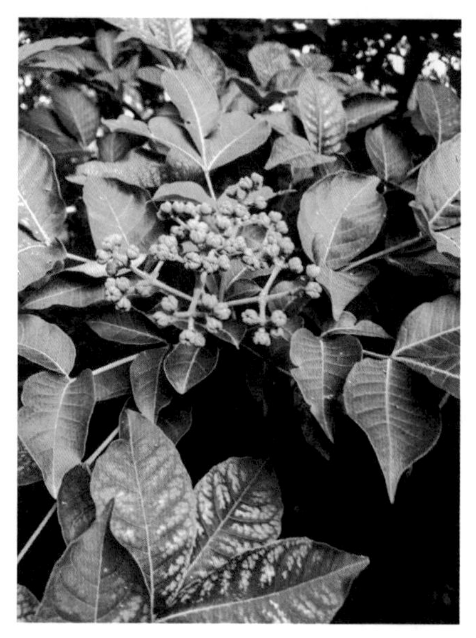

【植物形态】灌木或小乔木。树皮青灰褐色，幼枝紫褐色，有细小圆形的皮孔；幼枝、叶轴及花序轴均被锈色茸毛。奇数羽状复叶对生；小叶5~9，小叶叶片椭圆形至卵形，长5.5~15 cm，宽3~7 cm，先端骤狭成短尖，基部楔形至广楔形或圆形，两面均被淡黄褐色长柔毛。雌雄异株，聚伞圆锥花序，顶生；苞片2；萼片5，广卵形；花瓣5，白色，长圆形；雄花具雄蕊5，插生在极小的花盘上；雌花的花瓣较雄花大，退化雄蕊鳞片状，子房上位，心皮5，有粗大的腺点，花柱粗短，柱头先端4~5浅裂。果实扁球形，成熟时紫红色，表面有粗大油腺点。

【分　　布】主产于贵州、广西、湖南、四川、云南、陕西、浙江，江西、安徽、湖北、福建等亦产。广西主要分布于田林、凌云、乐业、天峨、都安、融水、龙胜、全州、灵川、阳朔、武鸣、邕宁、南宁。

【采集加工】选晴天剪下果序，晒干或晾干，筛去枝梗及杂质。

【药材性状】果实类球形或略呈五角状扁球形，直径2~5 mm；暗绿黄色至褐色，粗糙，有多数点状突起或凹下油点；顶端有五角星状的裂隙，基部有花萼及果梗，被黄色茸毛；质硬而脆。气芳香浓郁，味辣而苦。

【性　　味】辣、苦，热，有毒。

【功效主治】通谷道，祛湿毒，止痛。用于治疗鹿（呕吐），邦印（痛症），白冻（泄泻），心头痛（胃痛），血压嗓（高血压），痂（癣），兵嘿细勒（疝气），口疮（口腔溃疡），能晗能累（湿疹），呗农显（黄水疮），心头痛（胃痛）、腊胴尹（腹痛），疝痛，京尹（痛经），脚气肿痛。

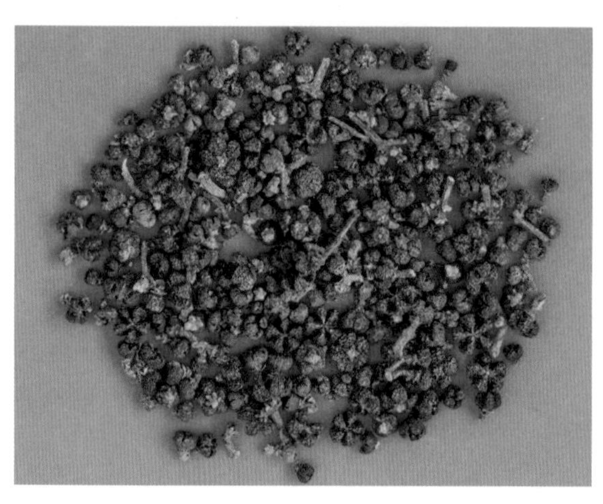

【用法用量】内服：煎汤，5~10 g，或入丸、散。外用：适量，研末，调敷患处；或煎水洗患处。

【应用举例】

（1）治呕而胸满，干呕吐涎沫，头痛：生姜180 g，人参90 g，吴茱萸80 g，大枣12枚，以水500 mL，煮取300 mL，每日3次，温服。

（2）治头风：吴茱萸300 g，加水

500 mL，煮至 300 mL，以棉布蘸取拭发。

（3）治心中寒，心背彻痛：吴茱萸 1 kg，桂心、当归各 60 g，研末，炼如梧桐子大蜜丸。每服 30 丸，温酒下，渐加至 40 丸。

芫　荽

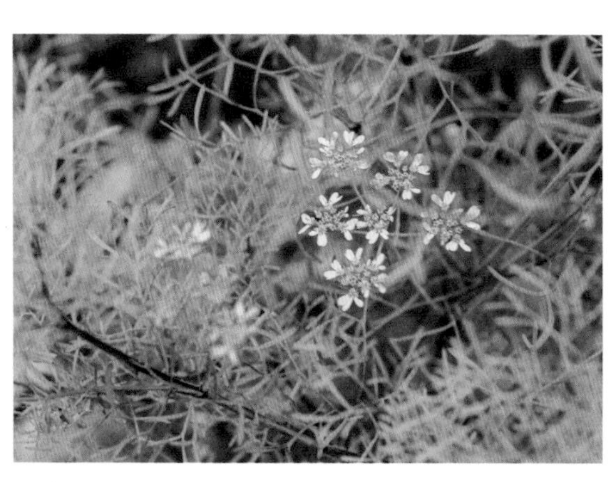

【壮　　名】Yenzsuih

【别　　名】香菜、香荽、胡荽、原荽、园荽、胡绥、莞荽。

【来　　源】为伞形科植物芫荽 *Coriandrum sativum* L. 的全草。

【植物形态】草本。全株有强烈香气。茎有条纹。基生叶一回至二回羽状全裂；羽片广卵形或扇形半裂，长 1~2 cm，宽 1~1.5 cm，边缘有钝锯齿、缺刻或深裂；上部茎生叶三回至多回羽状分裂，末回裂片狭线形，先端钝，全缘。伞形花序顶生或与叶对生；无总苞；伞辐 3~8；小总苞片 2~5，线形，全缘；小伞形花序有花 3~10；萼齿通常大小不等，卵状三角形或长卵形；花瓣白色或带淡紫色，倒卵形，先端有内凹的小舌片；花柱于果实成熟时向外反曲。果实近球形，背面主棱及相邻的次棱明显。

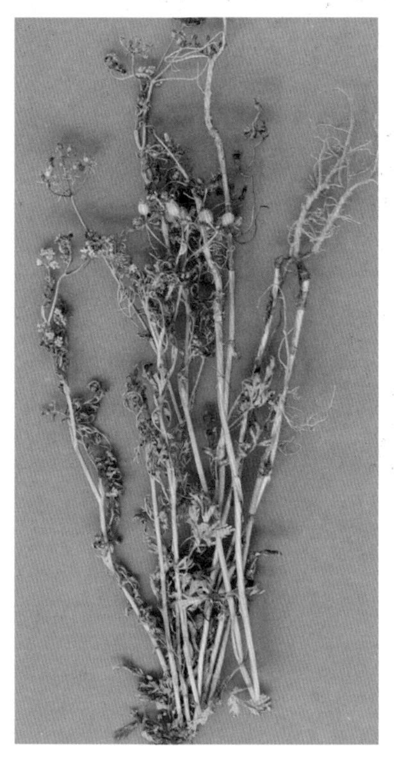

【分　　布】全国各地均有栽培。广西各地多有栽培。

【采集加工】全年均可采收，洗净，晒干。

【药材性状】全株多卷缩成团，根呈须状或长圆锥形，类白色；茎、叶枯绿色，干燥茎直径约 1 mm；叶多脱落或破碎，完整者一回至二回羽状分裂。具浓烈的特殊香气，味淡、微涩。

【性　　味】辣，热。

【功效主治】调谷道，清热除湿，解毒止痛。用于治疗贫痧（感冒），笃麻（麻疹），东郎（食滞），鹿（呕吐），邦印（痛症），脱肛，呗农（痈疮、痈肿），额哈（毒蛇咬伤），痘疹透发不畅，心头痛（胃痛）、腊胴尹（腹痛），巧尹（头痛），牙痛。

【用法用量】内服：煎汤，9~15 g（鲜品 15~30 g）；或捣汁。外用：适量，煎汤洗患处；或捣烂敷患处；或绞汁敷患处。

【应用举例】

（1）治消化不良，腹胀：鲜芫荽 30 g，水煎服。

（2）治妊娠恶阻：鲜芫荽 1 把，陈皮、砂仁各 6 g，苏叶、藿香各 3 g，置于水中，煎沸后倾入大壶内，将壶口对准患者鼻孔，令其吸气。

（3）治肛门瘙痒：芫荽适量，研末，加熟鸡蛋黄，共捣烂，调麻油塞入肛门，连用 3 次。

火麻仁

【壮　　名】Lwgrazmaij

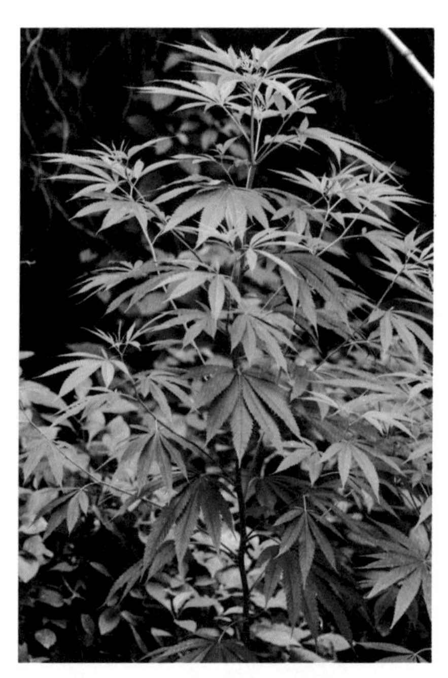

【别　　名】麻子、麻子仁、麻仁、大麻子、大麻仁、冬麻子。

【来　　源】为桑科植物大麻 *Cannabis sativa* L. 的种仁。

【植物形态】草本。茎直立，表面有纵沟，密被短柔毛，皮层富纤维，基部木质化。掌状全裂，叶互生或茎下部叶对生；裂片 3~11，披针形至条状披针形，两端渐尖，边缘具粗锯齿，腹面深绿色，有粗毛，背面密被灰白色毡毛；叶柄被短绵毛；托叶小，离生，披针形。花单性，雌雄异株；雄花花序为疏散的圆锥花序；雄花花被片 5，雄蕊 5；雌花簇生于叶腋，绿黄色，每朵花外面有 1 卵形苞片，花被膜质，雌蕊 1，子房圆球形。瘦果卵球形，质硬，灰褐色，有细网状纹，为宿存的黄褐色苞片所包裹。

【分　　布】我国各地均有出产，多为栽培。

【采集加工】10~11 月大部分果实成熟时，割取果株，晒干，脱粒，扬净。

【药材性状】果实扁卵球形，长 3~5 mm，宽 3~4 mm；灰褐色或灰绿色，有细微的白色或棕色网纹，顶端略尖，基部有圆形的果梗痕，两侧有棱；果皮薄而脆，易破碎；

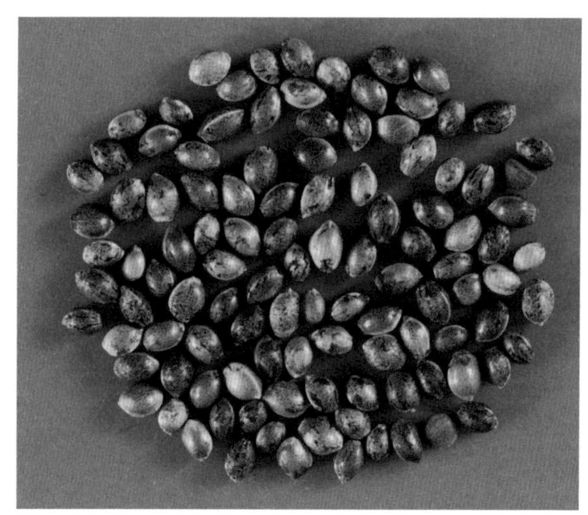

种皮暗绿色，胚弯曲，被菲薄胚乳；子叶与胚根等长，乳白色，富油性。气微，味淡，嚼后稍有麻舌感。

【性　　味】甜，平。

【功效主治】通谷道、水道，清湿毒，解热毒。用于治疗屙意囊（便秘），发旺（风湿骨痛），啊肉甜（消渴），肉扭（淋证），屙意咪（痢疾），月经不调，痂（癣），脚气。

【用法用量】内服：煎汤，10~15 g；或入丸、散。外用：适量，捣烂敷患处；或煎水洗患处。

【应用举例】

（1）治呕逆：火麻仁 15 g，熬熟，捣碎，以水研取汁，蘸少量盐吃。

（2）治小儿红痢、白痢，体弱不堪、困重者：火麻仁 100 g，炒熟，捣末，每次服 15 g，以蜜或浆水和服。

（3）治头风痒多白屑：火麻仁 3 kg，秦椒 2 kg，柏叶（切）1 kg，浸淘米水中一夜，次日煮沸，去渣，用以洗头发。

番木瓜

【壮　　名】Golaux

【别　　名】石瓜、万寿果、乳瓜、番蒜、番瓜、木瓜、木冬瓜。

【来　　源】为番木瓜科植物番木瓜 Carica papaya L. 的果实。

【植物形态】小乔木。茎一般不分枝，具粗大的叶痕。叶大，叶片近圆形，直径 45~65 cm，掌状 5~9 深裂，裂片再羽状分裂；叶柄中空。花乳黄色，单性异株或为杂性，雄花序为下垂圆锥花序，雌花序及杂性花序为聚伞花序；雄花萼片绿色，基部连合，花冠筒细管状，裂片 5，披针形；雄蕊 10，长短不一，排成 2 轮，着生于花冠上；雌花萼片绿色，中部以下合生，花瓣乳黄色或黄白色，长圆形至披针形，子房卵圆形，花柱 5，柱头数裂近流苏状；两性花有雄蕊 5，着生于近子房基部的花冠筒上，或有雄蕊 10，排成 2 列。浆果长球形，成熟时橙黄色，果肉厚。

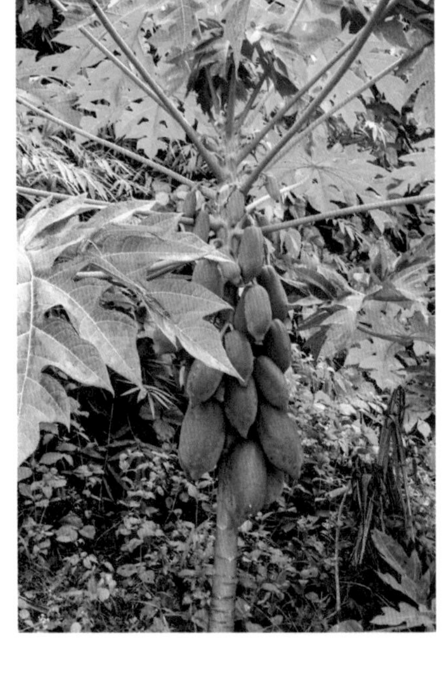

【分　　布】主产于云南、广东、广西、海南、福建。广西各地均有栽培。

【采集加工】夏秋季采收果实，鲜用或切片晒干。

【药材性状】浆果较大，长球或椭球形，长15~35 cm，直径7~12 cm；青绿色，有10条浅纵槽；果肉厚，黄白色，有白色浆汁；内壁着生多数黑色种子；种子椭球形，外层包有多浆、淡黄色假种皮，长6~7 mm，直径4~5 mm；种皮棕黄色，具网状突起。气特异，味微甜。

【性　　味】甜，平。

【功效主治】调谷道，通火路，清湿热毒。用于治疗心头痛（胃痛），东郎（食滞），麻抹（肢体麻木、感觉异常），发旺（风湿骨痛），能晗能累（湿疹），呗农（痈疮、痈肿），肠道寄生虫，消化不良，乳汁稀少。

【用法用量】内服：煎汤，9~15 g；或鲜品适量，生食。外用：适量，捣汁涂患处；或研末撒患处。

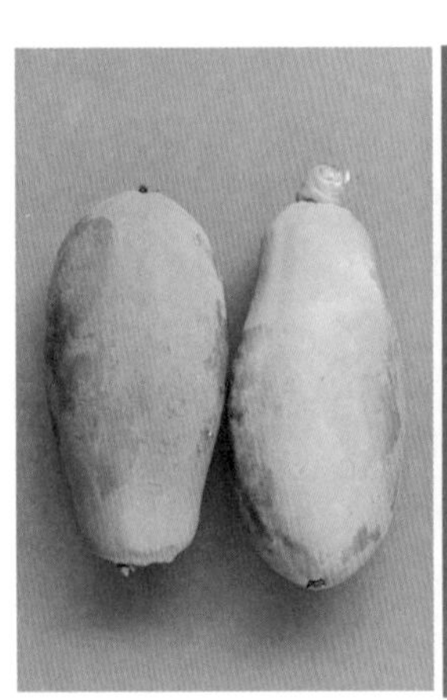

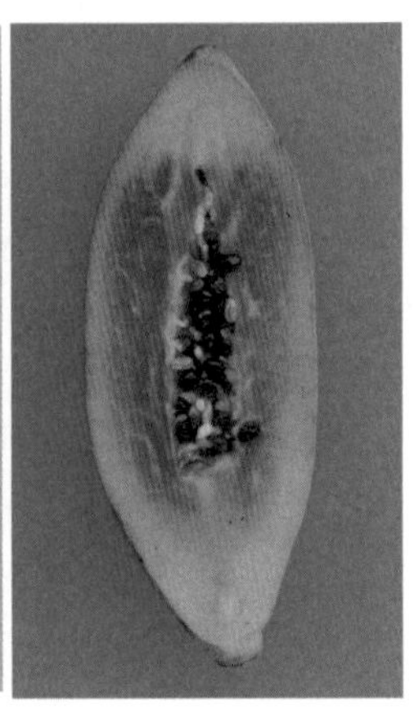

【应用举例】

（1）治胃病，消化不良：番木瓜生吃或煮食；番木瓜晒干，研末，每服9 g，每日2次。

（2）治乳汁稀少：鲜番木瓜、韭菜各适量，煮服。

（3）治绦虫、蛔虫等肠寄生虫病：番木瓜（未熟果）适量，晒干，研末，每次9 g，早晨空腹服。

草　果

【壮　　名】Makhaeuq

【别　　名】广西草果、草果仁、草果子、红草果、桂西草果。

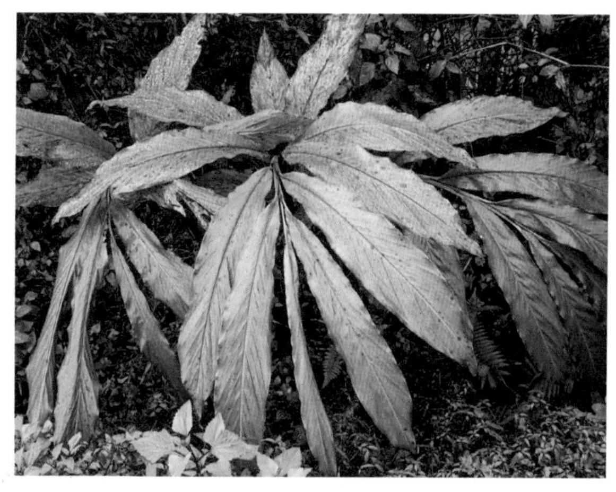

【来　　源】为姜科植物草果 *Amomum tsaoko* Crevost et Lemaris 的果实。

【植物形态】草本。全株有辛辣气味。茎基部膨大。叶 2 列，无叶柄，或茎上部叶有短柄；叶舌带紫色膜质，被疏茸毛；叶鞘具条纹，叶舌及叶鞘边缘近革质；叶片长圆状披针形至卵形，长 20~83 cm，宽 5~19 cm，先端长渐尖，基部楔形，全缘，两面无毛。花葶从基部抽出；苞片淡红色，长圆形，外面疏被短柔毛；小苞片管状，2 浅裂，外被疏短柔毛；花浅橙色；花萼 3 齿裂；花冠筒被短柔毛，裂片长圆形，后方 1 枚兜状；唇瓣长圆状倒卵形，边缘多皱，中脉两侧各有 1 条红色条纹；雄蕊的药隔附属体具啮蚀状牙齿；花柱被疏短毛，柱头漏斗状，子房无毛。蒴果成熟时近球形，暗紫色至黑褐色，先端具残存的花被筒，基部有短梗。

【分　　布】主产于云南、广西等。广西主要分布于那坡、都安、融水。

【采集加工】果实红褐色时采收，晒干、烘干或用沸水烫 2~3 分钟后，晒干、烘干。

【药材鉴别】果实椭球形，长 2~4.5 cm，直径 1~2.5 cm，棕色或红棕色，具 3 钝棱及明显的纵沟和棱线，先端有圆形突起的柱基，基部有果梗或果梗痕；果皮坚韧；内分 3 室，每室含种子 7~24 粒，种子集结成团；种子多面形，直径 5~7 mm，黄棕色或红棕色，具灰白色膜质假种皮，中央有凹陷合点，较狭端腹面有圆窝状种脐，种脐凹陷成 1 纵沟。气芳香，味辣。

【性　　味】辣，热。

【功效主治】调谷道，除湿毒。用于治疗脘腹冷痛，鹿（呕吐），白冻（泄泻），屙意咪（痢疾），瘴疟（疟疾）。

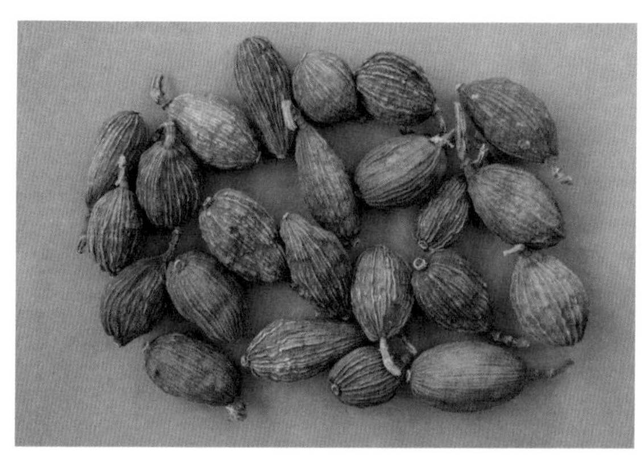

【用法用量】内服：煎汤，3~6 g；或入丸、散。

【应用举例】

（1）治脾胃虚寒，反胃呕吐：枣 12g，熟附子、生姜各 6 g，草果 4.5 g，水煎服。

（2）解伏热，除烦渴，消暑毒，止吐痢：草果 120 g，乌梅肉 90 g，甘草75 g，捣碎，每服15 g，水1碗，生姜10片，煎至八分，浸以热水，温冷任意。

（3）治伤暑口渴，霍乱，腹痛，烦躁，脉沉微或伏：草果90 g，附子、陈皮各30 g，甘草15 g，水煎，每服30 g，入姜冷服。

鸡蛋花

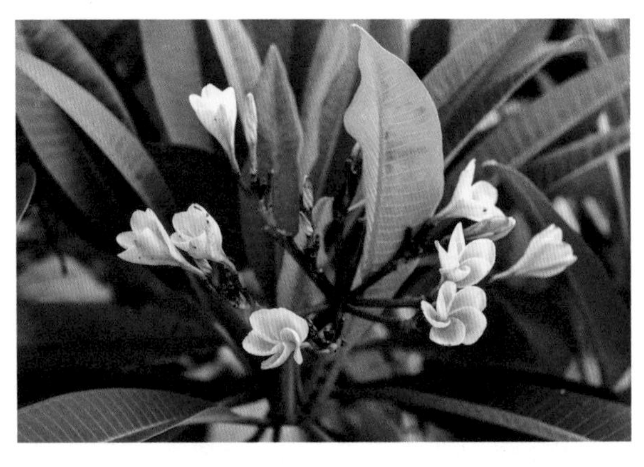

【壮　　名】Gova'gyaeqgaeq

【别　　名】缅栀子、蛋黄花、甲脚木、番缅花、蕃花、蕃花仔。

【来　　源】为夹竹桃科植物鸡蛋花 *Plumeria rubra* L. cv. Acutifolia 的花。

【植物形态】小乔木，全株具乳汁。枝条粗壮。叶互生；叶柄腹面基部具腺体；叶片厚纸质，常聚集于枝上部，长圆状倒披针形或长椭圆形，长20~40 cm，宽7~11 cm，先端短渐尖，基部狭楔形，两面无毛；侧脉在叶缘结成边脉。顶生聚伞花序；花萼5裂，卵圆形，不张开而压紧花冠筒；花冠外面白色，内面黄色，裂片狭倒卵形，向左覆盖，比花冠筒长1倍，花冠筒圆筒形，内面密被柔毛；雄蕊5，着生于花冠筒基部，花丝极短，花药长圆柱形；心皮2，离生。蓇葖果双生。

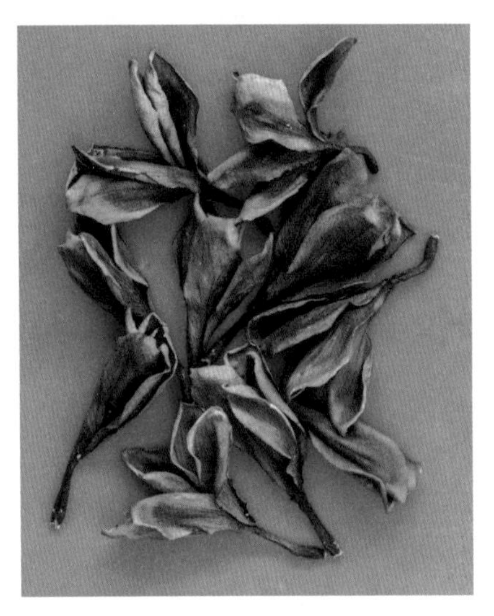

【分　　布】主产于福建、广东、云南。广西主要栽培于南宁、邕宁、武鸣。

【采集加工】夏季采收，洗净，晒干。

【药材性状】花多皱缩成条状或扁平三角状，淡棕黄或黄褐色。湿润展平后，花萼较小；花冠裂片5，倒卵形，长约3 cm，宽约1.5 cm，呈旋转排列，下部合生成细管，长约1.5 cm；雄蕊5，花丝极短；有时可见卵状子房。气香，味微苦。

【性　　味】甜、苦，寒。

【功效主治】通谷道、气道，清热毒，除湿毒。用于治疗贫痧（感冒），发得（发热），能蚌（黄疸），埃（咳嗽），东郎（食滞），白冻（泄泻），屙意咪（痢疾），肉扭（淋证），中暑，尿路结石。

【用法用量】内服：煎汤，10~15 g。

【应用举例】

（1）治感冒发热：鲜鸡蛋花 30 g，水煎服。

（2）治百日咳，气管炎：鸡蛋花 9 g，灯台树叶适量，水煎服。

（3）治细菌性痢疾：鸡蛋花、土棉花、金银花各 9 g，水煎服。

椿白皮

【壮　　名】Byakgocin

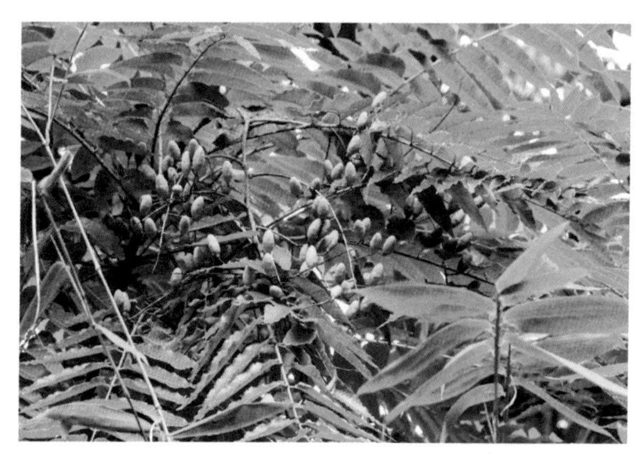

【别　　名】香椿皮，椿皮，春颠皮，椿芽木。

【来　　源】为楝科植物香椿 *Toona sinensis*（A.Juss.）Roem. 的树皮。

【植物形态】乔木。树皮暗褐色，片状剥落。偶数羽状复叶互生，有特殊气味；叶柄红色，基部肥大；小叶 8~10 对，叶片长圆形至披针状长圆形，长 8~15 cm，宽 2~4 cm，基部偏斜，圆形或阔楔形，全缘或有疏锯齿，腹面深绿色，无毛，背面色淡，叶脉或脉间有长束毛。圆锥花序顶生；花两性，芳香；花萼短小，5 裂；花瓣 5，白色，卵状椭圆形；退化雄蕊 5，与 5 枚发育雄蕊互生；子房上位，5 室。蒴果椭球形或卵形，先端开裂为 5 瓣；种子椭球形，一端有翅。

【分　　布】广西各地均有分布。

【采集加工】全年可剥取树皮，切片、晒干。

【药材性状】树皮呈半卷筒状或片状，厚 0.2~0.6 cm；外表面红棕色或棕褐色，有纵纹及裂隙，有的可见圆形细小皮孔，内表面棕色，具细纵纹；质坚硬，断面纤维性，呈层状。有香气，味淡。

【性　　味】苦、涩，寒。

【功效主治】调谷道，通龙路，清湿热毒，杀虫。用于治疗白冻（泄泻），屙意咪（痢疾），屙意勒（便血），隆白呆（带下），痂（癣），蛔虫病，丝虫病。

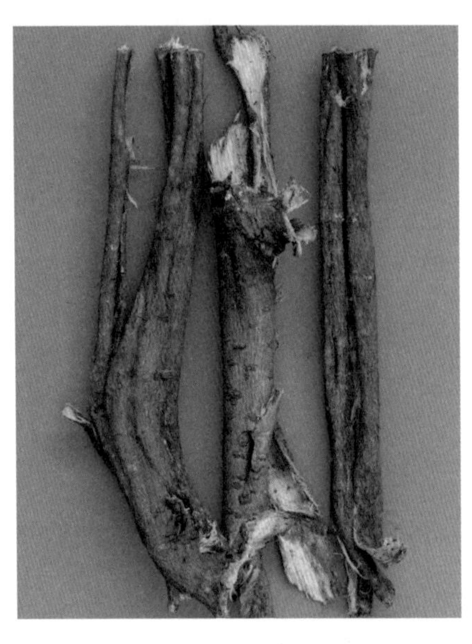

【用法用量】内服：煎汤，10~30 g；或入丸、散。外用：适量，煎水洗患处；或熬膏涂患处；或研末调敷患处。

【应用举例】

（1）治湿气下痢，大便血，白带，去脾胃陈积之疾：椿白皮 120 g，滑石 60 g，研末，粥糊丸如绿豆大，空腹服，每服 30 丸。

（2）治小儿疳痢，渴瘦：粟米 30 g，椿白皮（干燥，研末）15 g，以蜜和作丸，每服 5~7 丸。

（3）治麻疹：椿白皮 30 g，芫荽 15 g，加水 200 mL 煎至 100 mL，每日 1 剂，分 2 次服。

大　蒜

【壮　　名】Gosueng

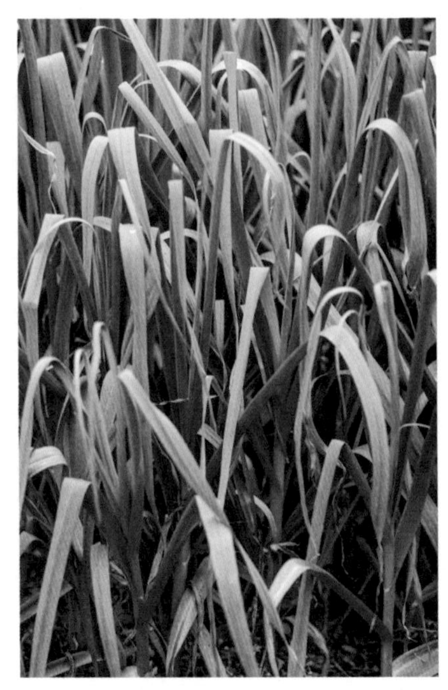

【别　　名】胡蒜、葫、蒜头、独蒜、青蒜。

【来　　源】为百合科植物大蒜 *Allium sativum* Linn. 的鳞茎。

【植物形态】草本，具强烈蒜气。鳞茎大型，球状至扁球状，通常由多数肉质、瓣状的小鳞茎紧密地排列而成，外面被数层白色至带紫色的膜质外皮。叶基生；叶片宽条形至条状披针形，扁平，先端长渐尖，基部鞘状。花葶圆柱状，中部以下被叶鞘；总苞具长喙；伞形花序密具珠芽，间有数花；小苞片大，卵形，膜质，具短尖；花常为淡红色；花被片披针形至卵状披针形，内轮的较短，花丝基部合生并与花被片贴生，内轮的基部扩大，扩大部分每侧各具 1 齿，齿端呈长丝状，长超过花被片，外轮锥形；子房球状，花柱不伸出花被外。

【分　　布】全国各地均有栽培。广西各地均有栽培。

【采集加工】在蒜薹采收后 20~30 天即可采挖蒜头，除去残茎及泥土，置通风处晾至外皮干燥。

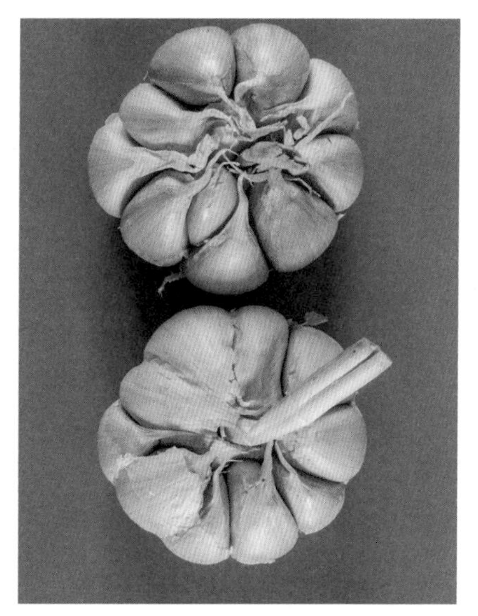

【药材性状】鳞茎类球形，直径 3~6 cm，由6~10个小鳞茎着生在扁平木质鳞茎盘上抱合而成，外包 1~3 层白色至带淡紫红色膜质鳞叶，中央有干缩的花葶残基；小鳞茎瓣长卵形，顶端略尖，背面略隆起，外被膜质鳞叶，内为白色肥厚的肉质鳞叶。气特异，味辣。

【性　　味】辣，热。

【功效主治】调谷道、水道、气道，杀虫解毒。用于治疗脘腹冷痛，屙意咪（痢疾），白冻（泄泻），肺痨，唪唉百银（百日咳），贫痧（感冒），呗叮（疔疮），呗农（痈疮、痈肿），肠痈，痂（癣），额哈（毒蛇咬伤），钩虫病，蛲虫病，隆白呆（带下），阴痒，瘴疟（疟疾），喉痹，水肿。

【用法用量】内服：煎汤，3~15 g；亦可生食、煨食或捣泥为丸。外用：适量，捣烂敷患处；做栓剂或切片灸。

【应用举例】

（1）治心腹冷痛：大蒜适量，醋浸至二三年，食至数颗。

（2）治十二指肠钩虫：大蒜、榧子（去壳）、使君子各 30 g，水煎，每日 1 剂，分 3 次服，连服 2~3 天。

（3）治冷证，腹痛，小儿夜啼：大蒜 1 枚（煨，研，日干），加乳香 1.5 g，研细末，捣丸，如芥子大，每服 7 丸，乳汁送服。

毛草龙

【壮　　名】Mauzcaujlungz

【别　　名】锁匙筒、水仙桃、针筒草、水秧草、水丁香、水香蕉、草龙、假蕉。

【来　　源】为柳叶菜科植物水丁香 *Ludwigia octovalvis*（Jacq.）Raven 的全草。

【植物形态】半灌木状草本。茎稍具纵棱，幼时绿色，老时红色，茎上部中空；全株被柔毛。叶互生；几无柄；叶片披针形或条状披针形，长 3~15 cm，宽 1~2.5 cm，先端渐尖，基部渐狭，全缘，两面密被柔毛。花两性，单生于叶腋；萼筒线形，萼片 4，长卵形，具 3 脉，宿存；花瓣 4，黄色，倒卵形，先端微凹，具 4 对明显脉纹；雄蕊 8；

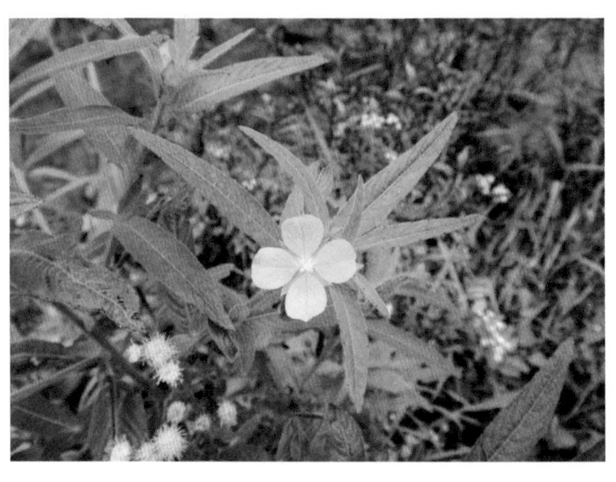

子房下位，柱头头状。蒴果圆柱形，绿色或淡紫色，被毛，具棱，棱间开裂。

【分　　布】主产于华东地区、中南地区、西南地区和台湾。广西各地均有分布。

【采集加工】全年均可采收，洗净，切段，晒干。

【药材性状】茎具纵棱，老茎黄褐色稍带红斑，多分枝，质脆，易折断；全株被柔毛。叶互生，几无柄；叶片皱缩，易碎，完整者展平呈披针形或条状披针形，长 3~15 cm，宽 1~2.5 cm，先端渐尖，基部渐狭，全缘，两面密被柔毛。味苦，微辣。

【性　　味】苦、微辣，寒。

【功效主治】通谷道、气道，利水道，调龙路、火路，清热毒。用于治疗贫痧（感冒），发得（发热），勒爷喯疳（小儿疳积），货咽妈（咽痛），兵霜火豪（白喉），血压嗓（高血压），佛浮（水肿），白冻（泄泻），屙意咪（痢疾），肉扭（淋证），隆白呆（带下），北嘻（乳痈），呗农（痈疮、痈肿），仲嘿喯尹（痔疮），渗裆相（烧烫伤），额哈（毒蛇咬伤），口舌生疮，呗叮（疔疮）。

【用法用量】内服：煎汤，15~30 g；或研末。外用：适量，捣烂敷患处；研末或烧灰调涂患处；或煎汤洗患处。

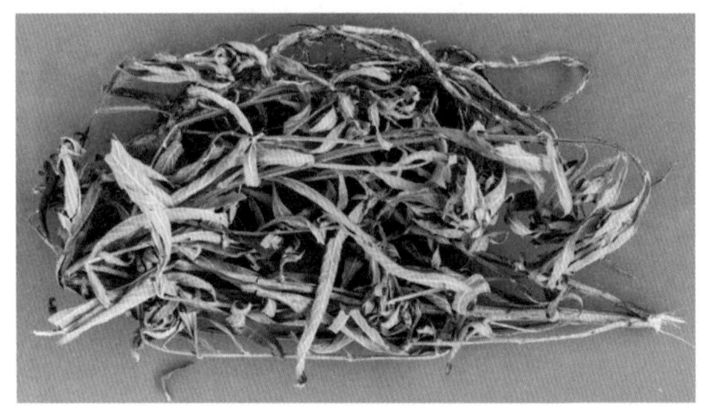

【应用举例】

（1）治感冒发热：毛草龙、野甘草各 30 g，水煎服。

（2）治咽喉肿痛：毛草龙 30 g，红根白毛倒提壶 15 g，水煎服。

（3）治痢疾：毛草龙、翻白草、地蜂子各 15 g，水煎服。

锡叶藤

【壮　　名】Gaeunyap

【别　　名】锡叶、涩藤、涩沙藤、水车藤、雪藤、糙米藤、擦锡藤、狗舌藤。

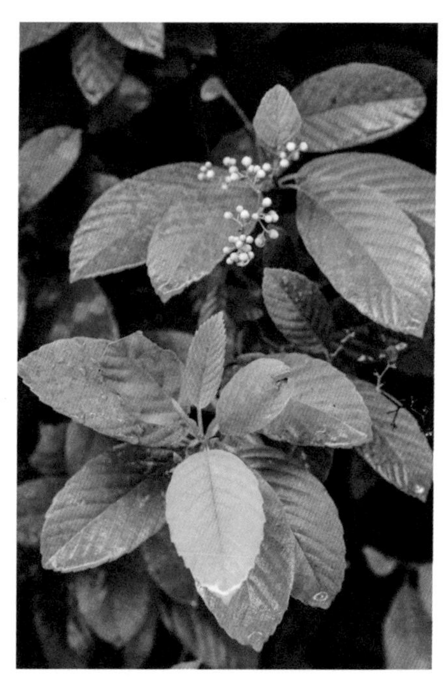

【来　　源】为五桠果科植物锡叶藤 *Tetracera asiatica*（Lour.）Hoogl. 的根或枝叶。

【植物形态】常绿木质藤本。茎多分枝，枝条粗糙，嫩枝被毛，老枝秃净。单叶互生；叶柄有较多刚伏毛；叶片革质，极粗糙，长圆形、椭圆形或长圆状倒卵形，长 4~14 cm，宽 2~5 cm，先端钝或稍尖，基部宽楔形或近圆形，常不等侧，中部以上边缘有小锯齿，两面被刚毛和短刚毛，用手触之有极粗糙感；侧脉 10~15 对。圆锥花序顶生或生于枝顶叶腋内，被柔毛；苞片 1；花多数；萼片 5，离生，大小不等，无毛，仅边缘有睫毛；花瓣 3，卵圆形，与萼片近等长，白色；雄蕊多数；心皮 1，无毛，花柱突出雄蕊之外。蓇葖果成熟时黄红色，有残存花柱；种子 1，黑色，基部有碗状假种皮。

【分　　布】主产于广西、广东、海南。广西主要分布于武鸣、邕宁、龙州、防城、灵山、博白、桂平、平南、岑溪、苍梧等。

【采集加工】全年均可采收，洗净，切段，晒干。

【药材性状】根圆柱形，直或略弯曲，直径 0.5~1.5 cm；灰棕色，具浅纵沟和横向裂纹，栓皮极易剥离；剥离栓皮的表面呈淡棕红色，具浅纵沟和点状细根痕；质硬；断面木部灰棕色，射线淡黄棕色，有众多小孔。叶卷曲或皱褶，展开呈长圆形，先端急尖，基部近阔楔形，边缘中部以上具锯齿，腹面灰绿色，背面浅绿色且叶脉突出，两面密布小突起，粗糙似砂纸；叶柄长约（1）5 cm，腹面具沟；叶片薄革质。气微，味微涩。

【性　　味】苦、涩，凉。

【功效主治】通谷道，通龙路，消肿止痛。用于治疗图爹病（肝脾肿大），白冻（泄泻），屙意咪（痢疾），屙意勒（便血），隆白呆（带下），遗精，林得叮相（跌打损伤），发旺（风湿骨痛），尊寸（脱肛），奔寸（子宫脱垂）。

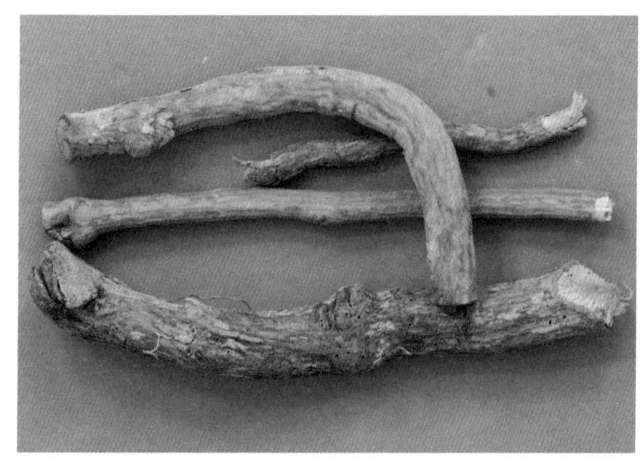

【用法用量】内服：煎汤，15~30 g。

【应用举例】

（1）治红白痢，湿热痢：锡叶藤 30 g，水煎，分 3 次服；如仍未愈，再用 6 g，加木棉花、扭肚藤各 6 g，服一二次。

（2）治腹泻：大飞扬 30 g，锡叶藤 15 g，水煎服。

（3）治子宫下垂：干锡叶藤叶 60 g，醋炒升麻 15 g，猪小肚（膀胱）1 只，水煎，空腹服。

铁苋菜

【壮　　名】Nyadameuz

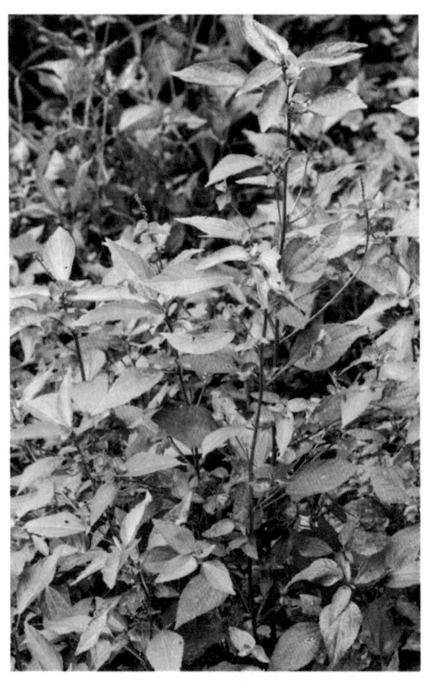

【别　　名】人苋、海蚌含珠、半边珠、痢疾草、金盘野苋菜、下合草。

【来　　源】为大戟科植物铁苋菜 Acalypha australis L. 的全草。

【植物形态】草本。茎被微柔毛。叶互生；叶片卵状菱形或卵状椭圆形，长 2~7.5 cm，宽 1.5~3.5 cm，先端渐尖，基部楔形或圆形，边缘有钝齿，两面均粗糙无毛；基出脉 3 条。花单性，雌雄同株；穗状花序腋生；通常雄花花序极短，生于极小苞片内；雌花花序生于叶状苞片内；苞片展开时肾形，合时如蚌，边缘有钝锯齿，基部心形，花萼 4 裂；无花瓣；雄蕊 7~8；雌花 3~5；子房被疏柔毛；花柱羽状分裂至基部。蒴果小，三角状半圆形，被粗毛。

【分　　布】产于全国各地。广西主要分布于马山、隆安、邕宁、苍梧、贺州、全州。

【采集加工】5~7 月采收，除去泥土，鲜用或晒干。

【药材性状】全草长 20~40 cm。茎细，单一或分枝；棕绿色，有纵条纹，具灰白色细柔毛。单叶互生，具柄；叶片膜质，卵形、卵状菱形或近椭圆形，长 2.5~5.5 cm，宽 1.2~3 cm，先端稍尖，基部广楔形，边缘有钝齿，腹面棕绿色，两面略粗糙，均有白色细柔毛。花序自叶腋抽出，单性，无花瓣；苞片呈三角状肾形。蒴果小，三角状半圆形，直径 3~4 cm，表面淡褐色，被粗毛。气微，味苦、涩。

【性　　味】苦、涩，寒。

【功效主治】通谷道、水道，清热毒。用于治疗屙意咪（痢疾），瘴疟（疟疾），

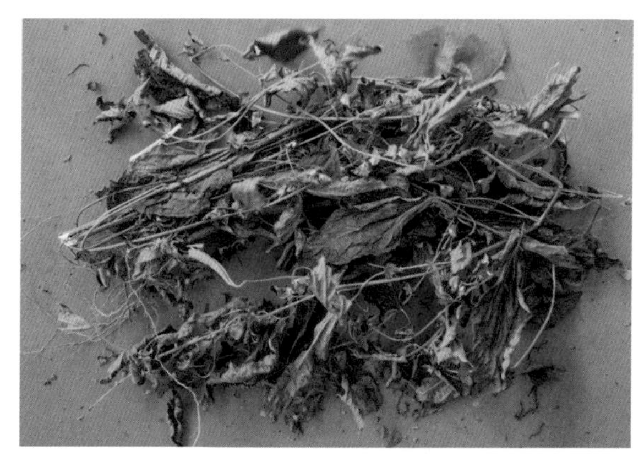

屙意勒（便血），鹿勒（吐血），渗裂（血证），唪疳（疳积），呗农（痈疮、痈肿），能晗能累（湿疹），额哈（毒蛇咬伤），病淋勒（崩漏）。

【用法用量】内服：煎汤，15~30 g。外用：鲜品适量，捣烂敷患处。

【应用举例】

（1）治痢疾，肠炎：鲜铁苋菜60 g，水煎服；或焙干研末，每次3 g，每日3次，温水送服；或鲜铁苋菜、鲜地锦草各30 g，水煎服。

（2）治阿米巴痢疾：鲜铁苋菜根、鲜凤尾草根各30 g；腹痛者加鲜南瓜藤卷须15 g，水煎浓汁，早晚空腹服。

（3）治疳积：鲜铁苋菜60 g，同猪肝煎煮服食；或鲜铁苋菜15 g，姜、葱各30 g，捣烂，加入鸭蛋清拌匀，外敷脚心一夜，每隔3天1次，连敷5~7次。重病例同时内服、外敷。

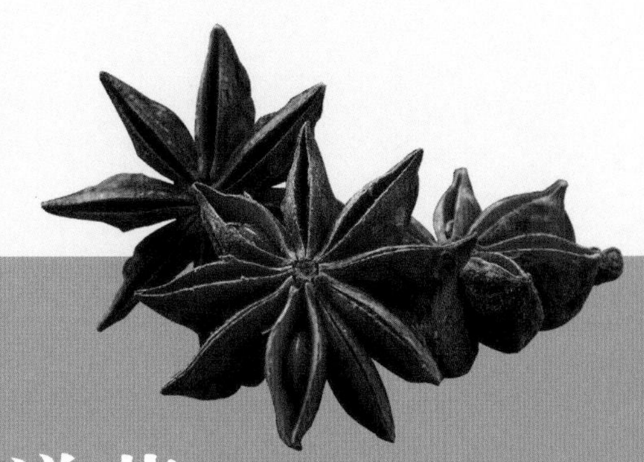

第七章　通气道药

枇杷叶

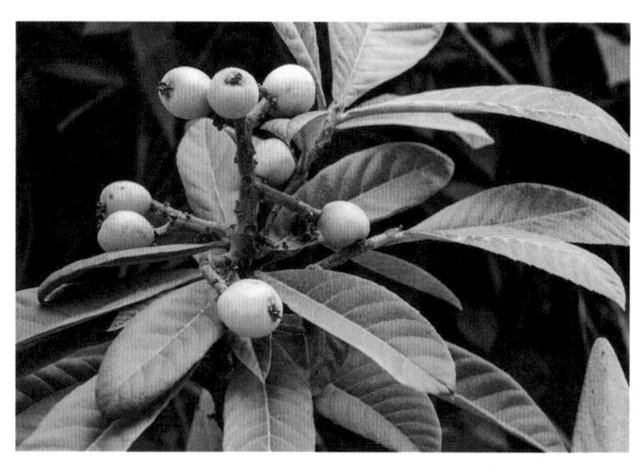

【壮　　名】Mbawbizbaz

【别　　名】枇杷叶、芦桔叶。

【来　　源】为蔷薇科植物枇杷 *Eriobotrya japonica*（Thunb.）Lindl. 的叶。

【植物形态】乔木。小枝黄褐色，密生锈色或灰棕色茸毛。叶柄短或几无柄，有灰棕色茸毛；托叶钻形，有毛；叶片革质，披针形、倒披针形、倒卵形或长椭圆形，长 12~30 cm，宽 3~9 cm，先端急尖或渐尖，基部楔形或渐狭成叶柄，茎上部边缘有疏锯齿，腹面光亮、多皱，背面及叶柄密生灰棕色茸毛。花萼筒浅杯状，萼片三角卵形，外面有锈色茸毛；花瓣白色，长圆形或卵形，基部具爪，有锈色茸毛；雄蕊 20，花柱 5，离生，柱头头状。果实球形或长圆形，黄色或橘红色。

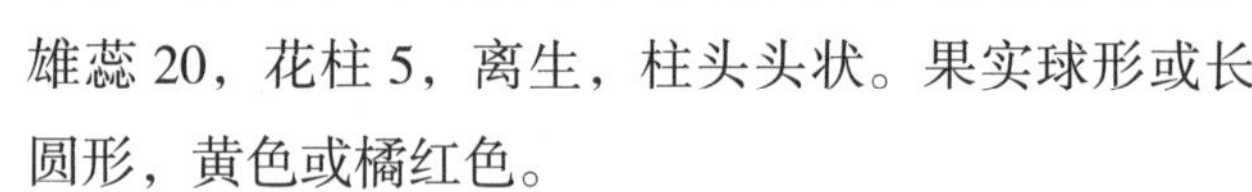

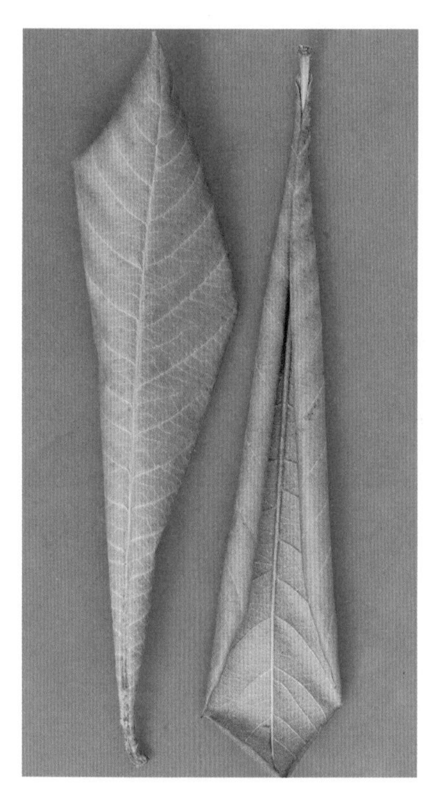

【分　　布】主产于华东地区、中南地区、西南地区及陕西、甘肃、广东、江西等。广西多为栽培。

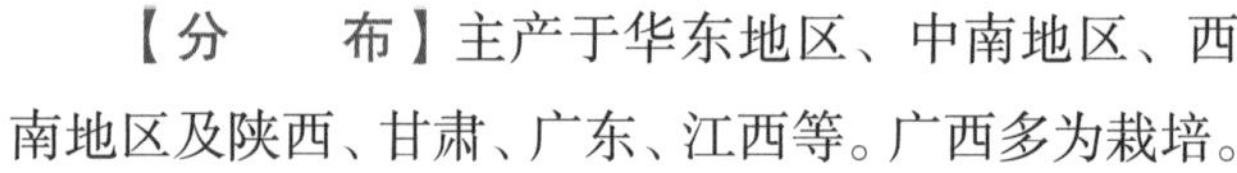

【采集加工】摘叶后，晒至七八成干，扎成小把，再晒至足干。

【药材性状】叶长椭圆形或倒卵形，长 12~30 cm，宽 3~9 cm，先端尖，基部楔形，边缘上部有疏锯齿，基部全缘；腹面灰绿色、黄棕色或红棕色，有光泽，背面淡灰色或棕绿色，密被灰棕色茸毛，主脉显著突起，侧脉羽状；叶柄极短，被棕黄色茸毛；革质而脆，易折断。气微，味微苦。

【性　　味】苦，寒。

【功效主治】调龙路，调气道、谷道。用于治疗埃（咳嗽），墨病（气喘），渗裂（血证），鹿（呕吐），烦热口渴，咪裆鹿（妊娠呕吐），小儿吐乳。

【用法用量】内服：煎汤，3~15 g，大剂量可用至 30 g（鲜品 15~30 g）；亦可熬膏；或入丸、散。

【应用举例】

（1）治咳嗽，喉中有痰：枇杷叶 15 g，川贝母 5 g，杏仁、陈皮各 6 g，研末，每服 6 g，温水送服。

（2）治声音嘶哑：鲜枇杷叶 30 g，淡竹叶 15 g，水煎服。

（3）治百日咳：枇杷叶、桑白皮各 15 g，地骨皮 9 g，甘草 3 g，水煎服。

苍耳子

【壮　　名】Cijdouxbox

【别　　名】粘粘葵、白痴头婆、狗耳朵草、苍子棵、青棘子、菜耳。

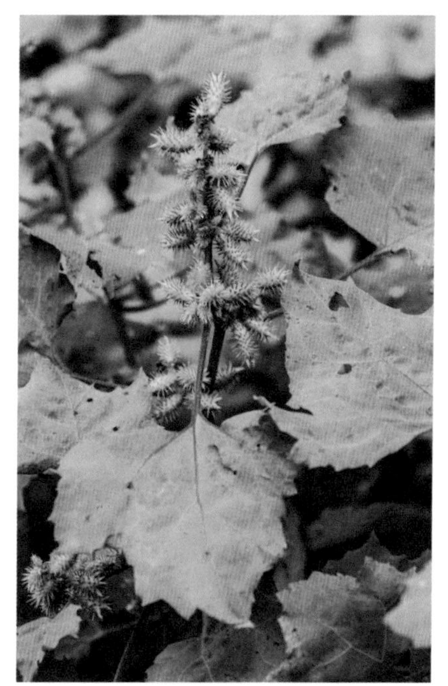

【来　　源】为菊科植物苍耳 *Xanthium sibiricum* Patr. 的带总苞的果实。

【植物形态】草本。茎上部有纵沟，被灰白色糙伏毛。叶互生；有长柄；叶片三角状卵形或心形，近全缘，或有不明显 3~5 浅裂，长 4~9 cm，宽 5~10 cm，先端尖或钝，基出三脉，腹面绿色，背面苍白色，被粗糙或短白伏毛。头状花序，单性同株；雄花花序球形，总苞片小，花序托柱状，托片倒披针形，小花管状，先端 5 齿裂，雄蕊 5；雌花花序卵形，总苞片 2~3，外列苞片小，内列苞片大，结成囊状卵形，外面有倒刺毛，顶有 2 个四锥状的尖端，小花 2，无花冠，子房在总苞内，花柱突出在总苞外。成熟瘦果的总苞变坚硬，卵形或椭圆形，外面疏生具钩的总苞刺，瘦果 2，倒卵形。

【分　　布】产于全国各地。广西各地均有分布。

【采集加工】秋季采收，晒干。

【药材性状】果实纺锤形或椭球形，长 1~1.5 cm，直径 0.4~0.7 cm；黄棕色或黄绿色，有钩刺；顶端有 2 枚粗刺，基部有梗痕；质硬而韧，横切面中央有纵隔膜 2 室，各

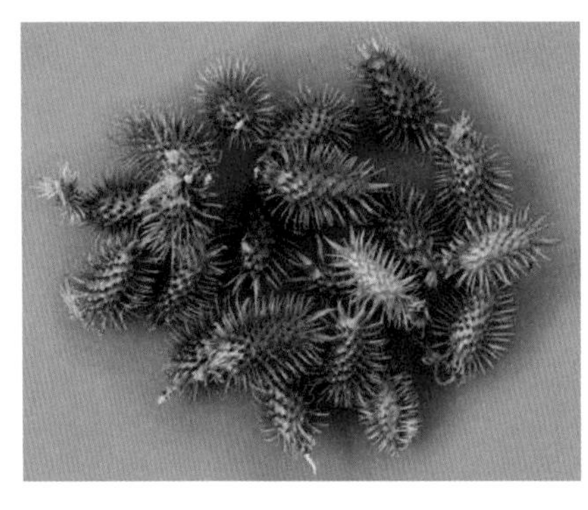

有1枚瘦果，瘦果纺锤形，一面较平坦，顶端有1突起的花柱基，果皮薄，灰黑色，具纵纹；种皮膜质，浅灰色，子叶2，有油性。气微，味微苦。

【性　　味】辣、苦，热，有毒。

【功效主治】通气道，祛风毒，驱寒毒，除湿毒。用于治疗鼻塞，巧尹（头痛），发旺（风湿骨痛），麦蛮（风疹），能晗能累（湿疹），痂（癣），目赤，目翳，拘挛麻木，呗疔（疔疮），仲嘿喯尹（痔疮），屙意咪（痢疾）。

【用法用量】内服：煎汤，3~10 g。外用：适量，捣烂敷患处；或煎水洗患处。

【应用举例】

（1）治鼻流浊涕不止：香白芷30 g，辛夷15 g，苍耳子7.5 g，薄荷叶1.5 g，晒干，研末，每服6 g，用葱、茶清食后调服。

（2）除风湿痹，四肢拘挛：苍耳子90 g，捣末，以水1.5 L，煎取七成，去渣呷服。

（3）治目睹、耳鸣：苍耳子0.15 g，捣烂，以水1000 mL，绞汁，和粳米50 g煮粥食之，或作散煎服。

一箭球

【壮　　名】Gosamlimj

【别　　名】球子草、三荚草、金牛草、寒气草、金钮草、十字草。

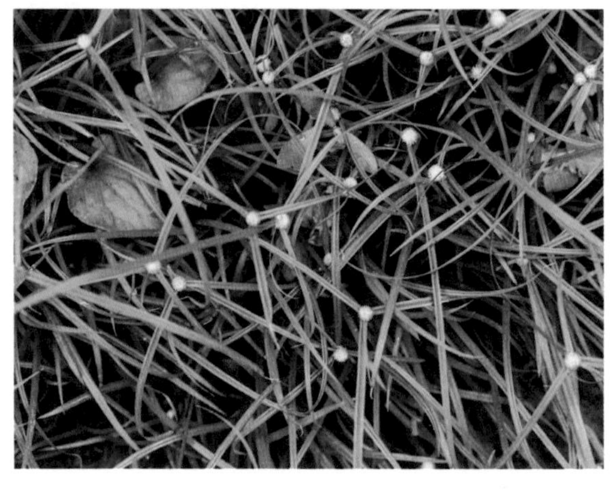

【来　　源】为莎草科植物水蜈蚣 *Kyllinga brevifolia* Rottb. 的全草。

【植物形态】草本。根状茎长而匍匐，外被膜质、褐色的鳞片。秆散生，扁三棱柱形，平滑，具4~5个圆筒状叶鞘，叶鞘顶端具叶片。叶与秆近等长，柔弱，宽2~4 mm，上部边缘和背部中肋具细刺；叶状苞片3，极展开，其中1片极短。穗状花序单生，球形或卵球形，具密生的小穗；小穗披针形或长圆状披针形，

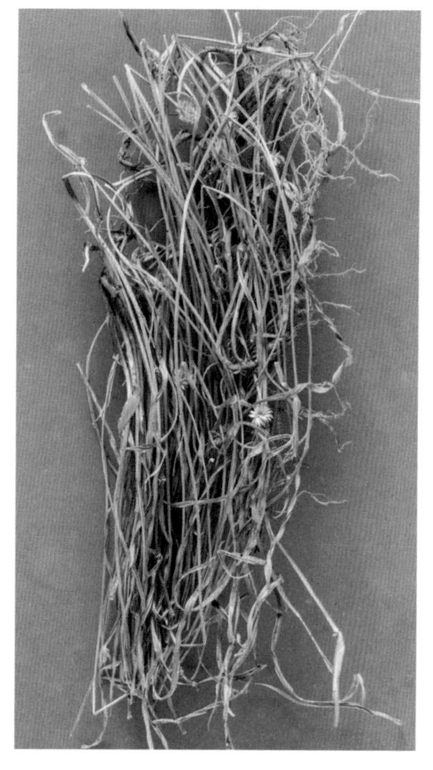

压扁，有1花；鳞片膜质，阔卵形，白色，有锈斑，背面龙骨状突起，具刺，顶端延伸成外弯的短尖，脉5~7条；雄蕊3，花药线形；花柱细长，柱头2。小坚果倒卵状长圆形，扁双凸状，淡黄色，表面密具细点。

【分　　布】主产于江苏、浙江、安徽、江西、福建。广西主要分布于河池、百色、南宁、玉林、梧州等。

【采集加工】全年均可采收，洗净，切段，晒干。

【药材性状】多皱缩交织成团。根状茎细圆柱形，红棕色或紫褐色，节明显，具膜质鳞片，节上有细茎；断面粉白色。茎具细棱，深绿色或枯绿色。叶线形，基部鞘状，紫褐色。有的可见球形穗状花序，黄绿色。果实倒卵状长圆形，绿色，具细点。气微。

【性　　味】辣、苦，平。

【功效主治】清热毒，驱瘴毒，调火路，祛风毒，通谷道。用于治疗贫痧（感冒），埃（咳嗽），唪唉百银（百日咳），货咽妈（咽痛），屙意咪（痢疾），瘴疟（疟疾），林得叮相（跌打损伤），呗农（痈疮、痈肿），发得（发热），巧尹（头痛），急性支气管炎，乳糜尿，皮肤瘙痒，额哈（毒蛇咬伤），风湿性关节炎。

【用法用量】内服：煎汤，30~60 g。外用：适量，捣烂敷患处；或煎汤洗患处。

【应用举例】

（1）治感冒发热，咽喉肿痛：一箭球30 g，水煎，温服取汗。

（2）治黄疸（传染性肝炎）：一箭球、茅莓根、臭牡丹根各30 g，水煎，糖调服。

雀梅藤

【壮　　名】Soemjsan

【别　　名】刺杨梅、对节巴、酸梅簕、摘木、雀梅酸、五金龙、岩溪蓄、对节刺。

【来　　源】为鼠李科植物雀梅藤 *Sageretia thea*（Osbeck）Johnst 的根。

【植物形态】藤状或直立灌木。小枝具刺，灰色或灰褐色，被短柔毛，常对生。叶对生或互生，被短柔毛；叶片纸质，椭圆形、长圆形或卵状椭圆形，长1~4.5 cm，宽 0.7~2.5 cm，先端锐尖，基部圆形或近心形，边缘具细锯齿，腹面绿色，无毛，背面浅绿色，无毛或沿脉被柔毛。花两性，无梗，黄色，芳香，穗状或圆锥状花序；花序轴被茸毛或密短柔毛；花萼 5，裂片三角形，外面被疏柔毛；花瓣 5，匙形，先端 2 浅裂，常内卷，短于萼片；花柱极短，柱头 3 浅裂，子房 3 室。核果近球形，成熟时紫黑色。

【分　　布】主产于江苏、安徽、浙江、江西、福建、台湾、湖北、湖南、广东、广西。广西主要分布于大新、龙州。

【采集加工】全年均可采收，洗净，切碎，鲜用或晒干。

【药材性状】根圆柱形，稍扭曲；棕褐色，较平整，可见疣状突起的侧根痕；质硬，不易折断；断面淡黄色，皮部薄，木部占绝大部分。气微，味淡。

【性　　味】甜、淡，平。

【功效主治】通气道、水道，化痰，祛风毒，除湿毒。用于治疗埃（咳嗽），心头痛（胃痛），佛浮（水肿），哮喘，鹤膝风。

【用法用量】内服：5~15 g，煎汤或浸酒。外用：适量，捣烂敷患处。

【应用举例】

（1）治咳嗽，气喘：雀梅藤 12 g，水煎服。

（2）治鹤膝风：雀梅藤 1000 g，川牛膝、丹参、五加皮、钻地风各 250 g，切细，以白酒 5000 mL 浸渍，严密固封 1 个月后，按患者酒量早、晚饭前各服 1 次。

（3）治水肿：绿豆粉 30 g，雀梅藤、朱砂各 5 g，研末为丸如梅子大，每服 7 丸，温水送服。

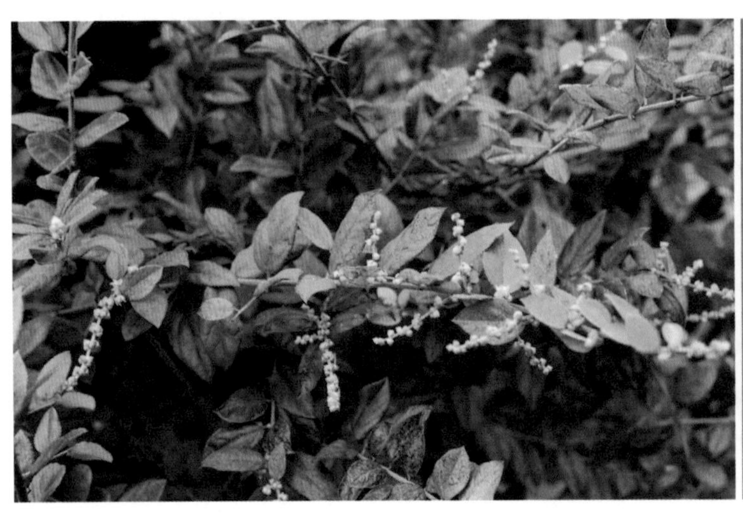

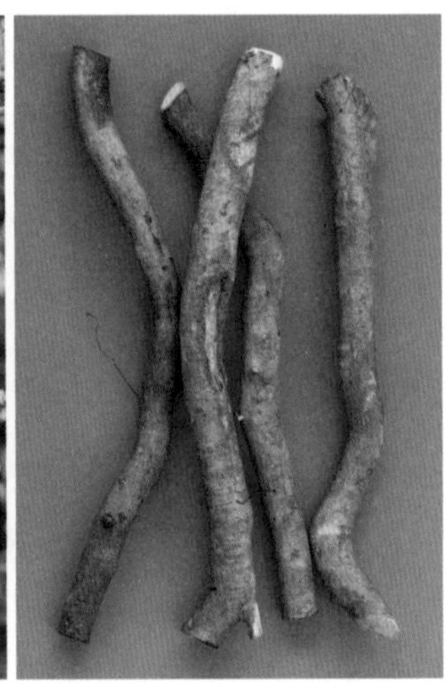

天门冬

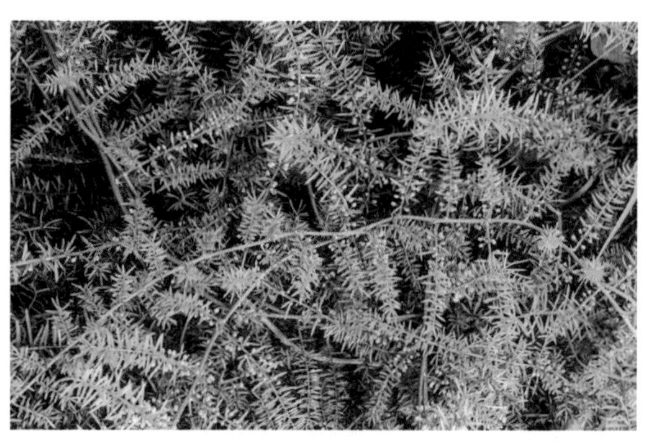

【壮　　名】Gidiendieng

【别　　名】费冬、大当门根、天冬。

【来　　源】为百合科植物天门冬 *Asparagus cochinchinensis*（Lour.）Merr. 的块根。

【植物形态】攀援草本。块根肉质，长椭圆形或纺锤形，灰黄色。茎细，分枝具棱或狭翅；叶状枝通常每3枚成簇，扁平，长1~3 cm，宽1~2 mm，先端锐尖。叶退化成鳞片，先端长尖，基部有木质倒生刺，刺在茎上长2.5~3 mm，在分枝上较短或不明显。花簇生于叶腋，单性，雌雄异株，淡绿色；雄花花被片6，雄蕊稍短于花被；雌花与雄花大小相似，具6个退化雄蕊。浆果球形，成熟时红色。

【分　　布】主产于贵州、广西、云南、陕西、甘肃、安徽、湖北、河南、湖南、江西。广西各地均有分布，也有栽培。

【采集加工】定植后2~3年即可采收，割去蔓茎，挖出块根，去掉泥土，用水煮或蒸至皮裂，捞出浸入清水中，趁热剥去外皮，烘干或用硫黄熏蒸。

【药材性状】块根呈长纺锤状，略弯曲，长5~18 cm，直径0.5~2 cm；黄白色至淡黄棕色，半透明，光滑或具深浅不等的纵皱纹，偶有残存的灰棕色外皮；质硬或柔润，有黏性，断面角质样，中柱黄白色。气微，味甜、微苦。

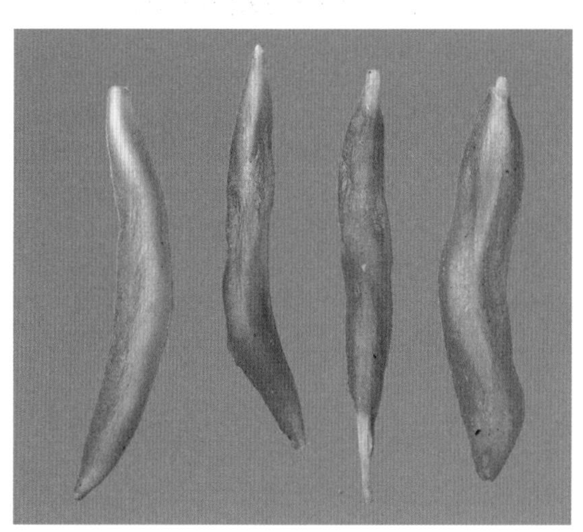

【性　　味】甜、苦，寒。

【功效主治】调气道、谷道，清热毒。用于治疗埃（咳嗽），啊肉甜（消渴），屙意囊（便秘），货咽妈（咽痛），热病伤阴。

【用法用量】内服：煎汤，6~15 g；亦可熬膏；或入丸、散。外用：适量鲜品，捣烂敷患处；或绞汁涂患处。

【应用举例】

（1）治咳嗽：天门冬（去心）、人参、

熟地黄各等量，研细末，炼如樱桃大蜜丸，含化服之。

（2）治扁桃体炎、咽喉肿痛：天门冬、麦冬、板蓝根、桔梗、山豆根各 9 g，甘草 6 g，水煎服。

（3）治老人大肠燥结不通：天门冬 240 g，麦门冬、当归、麻子仁、生地黄各 120 g，熬膏或炼蜜，每日早晚白汤调服 10 茶匙。

洋金花

【壮　　名】Gomandozloz

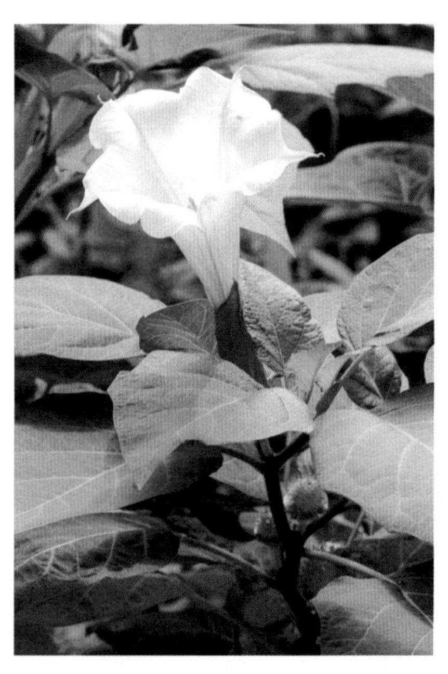

【别　　名】曼陀罗花、风茄花、洋大麻子花、风麻花、酒醉花、闹羊花、大喇叭花。

【来　　源】为茄科植物白曼陀罗 *Datura metel* L. 的花。

【植物形态】草本。全株近无毛。茎直立，圆柱形，基部木质化，表面有不规则皱纹；幼枝四棱形，略带紫色，被短柔毛。叶互生，茎上部叶近对生；叶片宽卵形、长卵形或心形，长 5~20 cm，宽 4~15 cm，先端渐尖或锐尖，基部不对称，边缘具不规则短齿，或全缘波状。花单生于枝叉间或叶腋；花萼筒状，淡黄绿色，先端 5 裂，裂片三角形，先端尖，开花后花萼管自近基部处周裂而脱落，果时增大呈盘状；花冠筒漏斗状，檐部下部渐小，向上扩大呈喇叭状，白色，具 5 棱，裂片 5，三角形，先端长尖；雄蕊 5，生于花冠筒内；雌蕊 1，子房球形，2 室，具疏生短刺毛。蒴果圆球形或扁球状，外被疏短刺，成熟时淡褐色，不规则 4 瓣裂。

【分　　布】主产于江苏、广东、海南。广西主要分布于昭平、岑溪、北流、上林、武鸣、那坡、东兰。

【采集加工】在日出前将初放花朵摘下，用线穿起或分散晾干或晒干，有的地区用微火烘干。

【药材性状】除去花萼，花冠及附着的雄蕊皱缩成卷条状，长 9~16 cm，黄棕色；展平后，花冠上部呈喇叭状，先端 5 浅裂，裂片先端短尖，短尖下有 3 条明显的纵脉纹，裂片间微凹陷；雄蕊 5，花丝下部紧贴花冠筒，花药扁平，长 1~1.5 cm；质脆易碎。气微臭，味辣、苦。

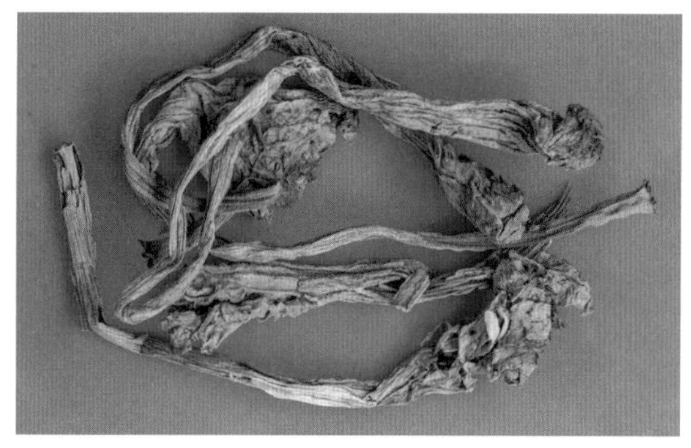

【性　　味】辣，热，有毒。

【功效主治】通气道，调火路，通龙路，镇痛。用于治疗埃（咳嗽），墨病（气喘），发旺（风湿骨痛），勒爷狠风（小儿惊风），麻醉，埃（咳嗽），心头痛（胃痛），腊胴尹（腹痛），发羊癫（癫痫）。

【用法用量】内服：煎汤，3~9 g，宜入丸、散。外用：适量，煎水洗；或研末调敷患处。

【应用举例】

（1）治肌肉疼痛、麻木：洋金花 6 g，煎水外洗。

（2）治慢性气管炎：洋金花 0.1 g，金银花、远志、甘草各 0.5 g（每丸含量），研细末，加适量蜂蜜制成蜜丸。每次服 1 丸，每日 2 次，连服 30 日。

（3）治面上生疮：洋金花适量，晒干，研末，少许贴之。

山小橘

【壮　　名】Meizbegqlaeu

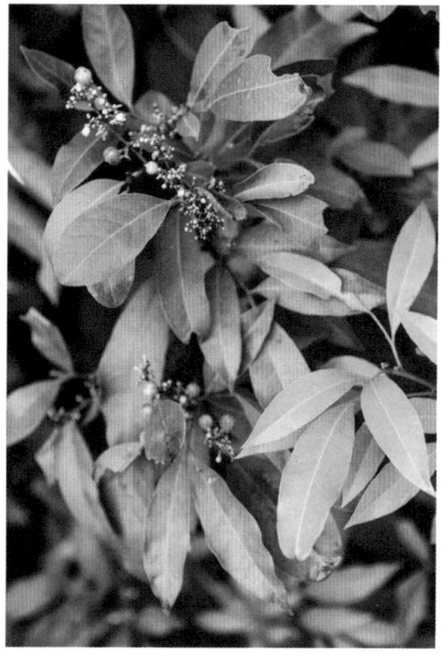

【别　　名】山小桔、野沙柑、饭汤木、酒饼木、山油柑、山橘。

【来　　源】为芸香科植物山小橘 *Glycosmis parviflora*（Sims）Little 的叶。

【植物形态】灌木或小乔木。嫩枝常被褐锈色茸毛且呈压扁状。叶互生，有单叶和羽状复叶两种；单叶生于短柄上；奇数羽状复叶具小叶 3~5；小叶叶片纸质，长圆形，长 6~18 cm，宽 2.5~5 cm，先端渐尖或急尖而钝头，基部狭楔形，缘或为不规则的微波状，两面无毛，腹面绿色，背面较淡，具透明腺点。圆锥花序，花序轴初时被褐色短柔毛；花萼 5 裂，广卵形，外被毛；花瓣 5，白色或淡黄色，

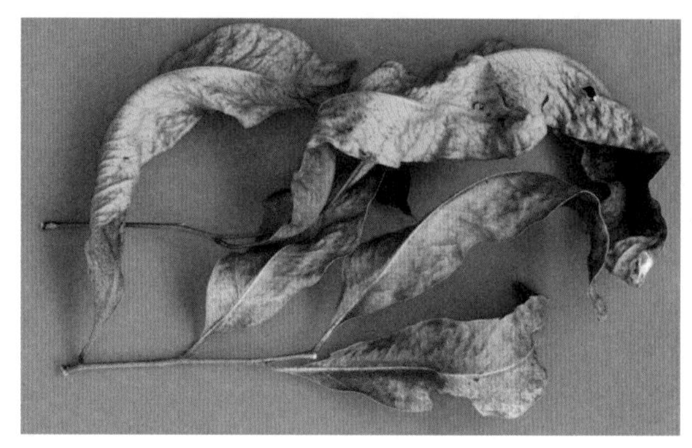

椭圆形，光滑；雄蕊 10，等长；子房上位，扁圆形，花柱短，有细小腺点。浆果近球形，淡红色或朱红色，成熟时半透明。

【分　　布】主产于福建、台湾、广东、海南、广西、贵州、云南。广西主要分布于乐业、靖西、马山、南宁、龙州、宁明、防城、北海、贵港、平南、北流、昭平、邕宁、岑溪。

【采集加工】根全年均可采挖，洗净，切片晒干；叶鲜用。

【药材性状】叶片多皱缩，完整者展平呈长椭圆形或椭圆状披针形，长 7~14 cm，宽 3~6 cm，先端钝或急尖，基部楔形，全缘，腹面灰绿色，微有光泽，背面浅黄绿色；叶脉稍隆起，两面有透明腺点；叶柄短。气微香，味苦、辣。

【性　　味】苦，平。

【功效主治】通气道，调谷道，祛风毒，散瘀消肿，消积。用于治疗贫痧（感冒），埃（咳嗽），东郎（食滞），兵嘿细勒（疝气），林得叮相（跌打损伤），腊胴尹（腹痛）。

【用法用量】内服：煎汤，9~15 g。外用：适量，煎水洗患处；或鲜叶捣烂敷患处。

【应用举例】

（1）治食滞腹痛：鲜山小橘、鲜盐酸草、鲜连钱草各适量或山小橘根 35 g，水煎服或捣烂，酒调炒热敷患处。

（2）治跌打损伤，骨折，风湿痹痛，肢节关节痛：山小橘、花叶假杜鹃叶、鸭嘴花、文殊兰、光叶巴豆叶、防风草、平卧土三七、车前草鲜品各适量，捣烂，加酒炒热，包敷患处。

（3）治跌打肿痛：鲜山小橘适量，捣烂，酒调外敷患处。

前　胡

【壮　　名】Senzhuz

【别　　名】土当归、野当归、独活、麝香菜、鸭脚前胡、老虎爪、小独活、大猫脚趾。

【来　　源】为伞形科植物紫花前胡 *Peucedanum decursiva*（Miq.）Franch. et Sav. 的根。

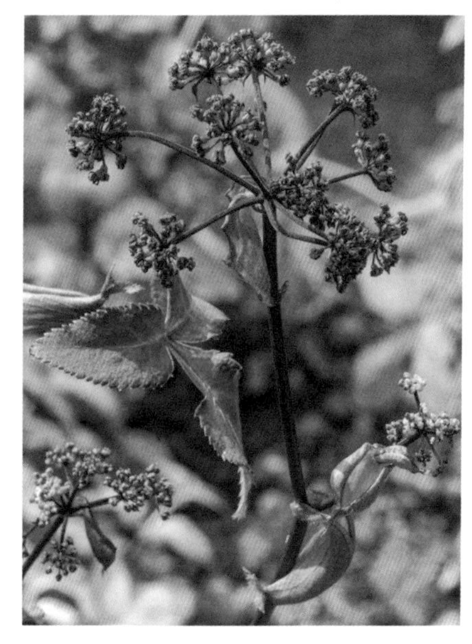

【植物形态】草本。茎具浅纵沟纹，光滑，紫色。基生叶有长柄，基部膨大成圆形的紫色叶鞘，抱茎；叶片坚纸质，三角形至卵圆形，长10~25 cm，一回三全裂或一回至二回羽状分裂；一回裂片的小叶柄翅状延长，侧方裂片和顶端裂片基部联合，沿叶轴呈翅状延长，翅边缘有锯齿；末回裂片卵形或长圆状披针形，先端锐尖，边缘有锯齿，齿端有尖头，上面脉上有短糙毛；茎上部叶简化成囊状的紫色叶鞘。复伞形花序；总苞片1~3，紫色；小总苞片3~8；花深紫色；萼齿明显；花瓣倒卵形或椭圆状披针形，先端凹头状。果实长球形，侧棱有较厚的狭翅。

【分　　布】广西各地均有分布。

【采集加工】冬季至翌年春季茎叶枯萎或未抽花茎时采收，除去须根，晒干或低温烘干。

【药材性状】根近圆柱形、圆锥形或纺锤形，稍扭曲，下部有分支，长3~15 cm，直径1~2 cm；根头粗短，极少有纤维状叶鞘残基；灰棕色至黑褐色，有不规则纵沟及纵皱纹，并有横向皮孔；上部有密集的环纹；质较柔软，干者质硬，可折断；断面皮部易与木部分离，放大镜下可见众多细小黄棕色散在油点；皮部厚，淡黄白色，形成层环明显，木部淡黄色。气芳香，味微苦、辣。

【性　　味】苦、辣，微寒。

【功效主治】通气道、谷道，除风热。用于治疗贫痧（感冒），东郎（食滞），比耐来（咳痰），墨病（气喘），埃（咳嗽）。

【用法用量】内服：煎汤，5~12 g，或入丸、散。

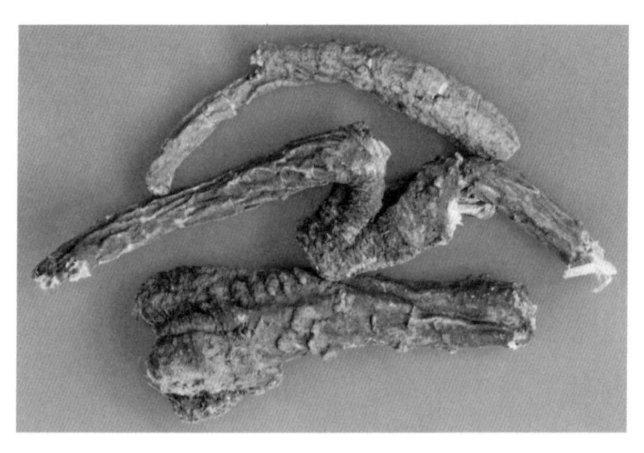

【应用举例】

（1）治咳嗽涕唾稠黏，心胸不利，时有烦热：去心麦门冬45 g，去芦头前胡、贝母（煨微黄）、桑白皮（锉）各30 g，杏仁（汤浸，去皮尖，麸炒微黄）15 g，甘草（炙微赤，锉）0.3 g，捣散，每服12 g，入生姜0.15 g，以水1500 mL，煎至900 mL，去渣，温服。

（2）治肺热咳嗽，痰壅，气喘不安：去芦头前胡、麦门冬（去心，焙）、赤芍药、去根麻黄各 45 g，去心贝母、白前、枳壳（去瓤、麸炒）、蒸大黄各 30 g，切细，每服 6 g，以水 900 mL，煎取 600 mL，去渣，食后温服，每日 2 次。

（3）治慢性支气管炎急性感染：鱼腥草、蒲公英各 30 g，前胡 12 g，射干、苍耳子、杏仁、桃仁、地龙各 9 g，炙甘草 6 g，水煎服，每日 1 剂，7 日为 1 个疗程。

牵牛子

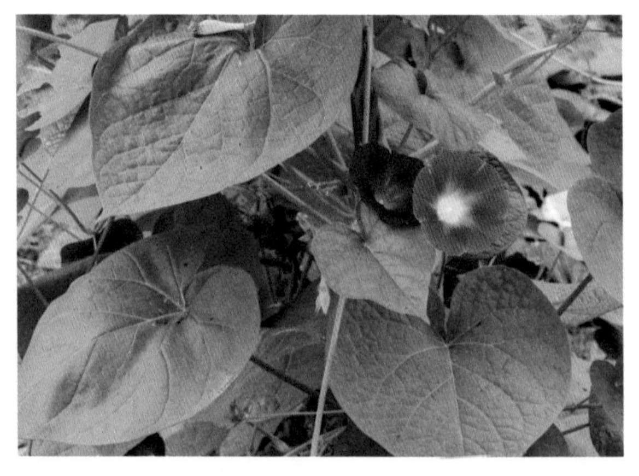

【壮　　名】Valwgb

【别　　名】白牵牛、黑牵牛、狗耳草、牵牛花、裂叶牵牛、喇叭花、大牵牛花。

【来　　源】为旋花科植物牵牛 *Pharbitis nil*（L.）Choisy. 的种子。

【植物形态】缠绕草本。茎左旋，被倒向的短柔毛及杂有倒向或开展的长硬毛。叶互生；叶片宽卵形或近圆形，深或浅 3 裂，偶有 5 裂，长 4~15 cm，宽 4.5~14 cm，基部心形，中裂片长圆形或卵圆形，渐尖或骤尖，侧裂片较短，三角形，叶面被微硬的柔毛。花腋生，或生于花序梗顶端；苞片 2，线形或叶状；萼片 5，狭披针形，外面有毛；花冠漏斗状，蓝紫色或紫红色，花冠筒色淡；雄蕊 5，不伸出花冠外，花丝不等长，基部有毛；雌蕊 1，子房有毛；蒴果近球形，3 瓣裂。

【分　　布】全国各地均产，主产于辽宁。广西主要分布于桂林、金秀、钟山、岑溪、玉林、南宁等。

【采集加工】秋末果实成熟、果壳未开裂时采收，晒干，打下种子，除去杂质。

【药材性状】种子似橘瓣状，略具 3 棱，长 5~7 mm，宽 3~5 mm；灰黑色或淡黄白色，背面弓状隆起，两侧面稍平坦，略具皱纹，背面正中有一条浅纵沟，腹面棱线下端为类圆形浅色种脐；质坚硬，水浸后种皮呈龟裂状，有明显黏液。气微，味辣、苦，有麻舌感。

【性　　味】苦，寒。

【功效主治】通气道、谷道，调水道。用于治疗佛浮（水肿），肉卡（癃闭），屙

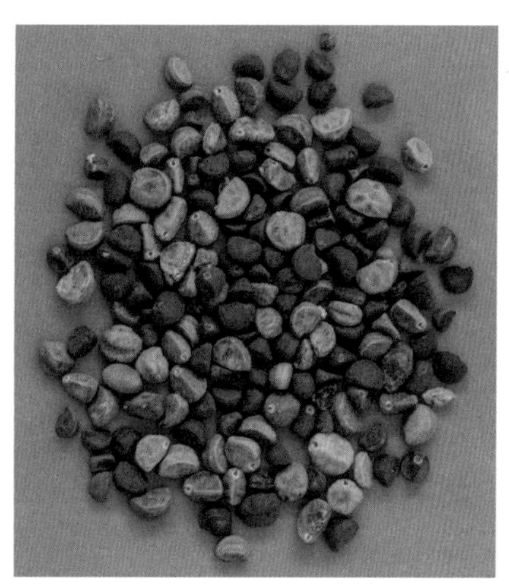

意囊（便秘），比耐来（咳痰），墨病（气喘），胴西咪暖（肠道寄生虫病），东郎（食滞），核尹（腰痛），阴囊肿胀，呗农（痈疮、痈肿），仲嘿喯尹（痔疮）。

【用法用量】内服：煎汤，3~9 g。

【应用举例】

（1）治停饮肿满：牵牛子 120 g，炒茴香 30 g 或加木香 20 g，研细末，以生姜汁调 6 g，临卧服。

（2）治水气蛊胀满：白色、黑色牵牛子各 6 g，研末，和大麦面 120 g，捏为饼，临卧用茶汤送服。

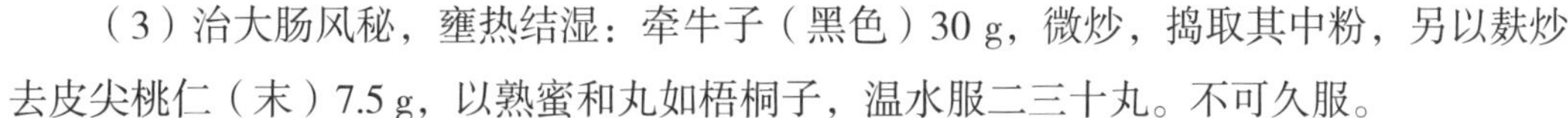

（3）治大肠风秘，壅热结湿：牵牛子（黑色）30 g，微炒，捣取其中粉，另以麸炒去皮尖桃仁（末）7.5 g，以熟蜜和丸如梧桐子，温水服二三十丸。不可久服。

大叶桉

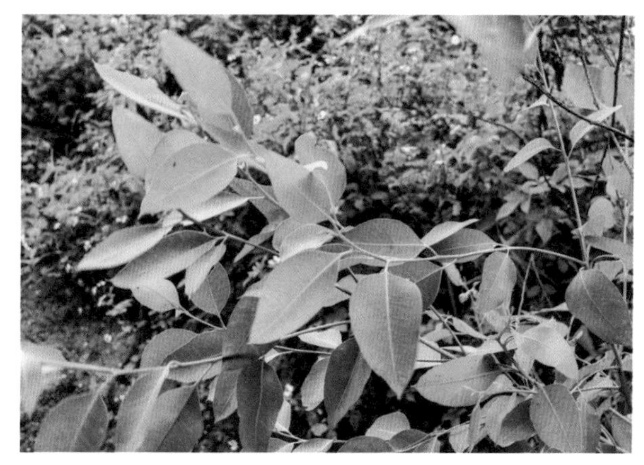

【壮　　名】Mbawanhsawj

【别　　名】桉叶、按树。

【来　　源】为桃金娘科植物大叶桉 *Eucalyptus robusta* Smith 的叶。

【植物形态】大乔木。树皮不剥落，深褐色，有不规则斜裂沟；嫩枝有棱。叶对生；叶片厚革质，卵状披针形，两侧不等，长 8~17 cm，宽 3~7 cm，两面均有腺点。伞形花序粗长；花梗短，粗而扁平；花萼萼管半球形或倒圆锥形；花瓣与萼片合生成一帽状体，帽状体与萼管几等长，先端收缩成喙；雄蕊多数；子房与萼管合生。蒴果卵状壶形，上半部略收缩，蒴口稍扩大，果瓣 3~4，深藏于萼管内。

【分　　布】主产于我国南部及西南部。广西各地均有分布。

【采集加工】秋季采收，鲜用或阴干。

【药材性状】干燥叶片枯绿色，稍平坦，厚革质，卵状披针形，两侧不等，长

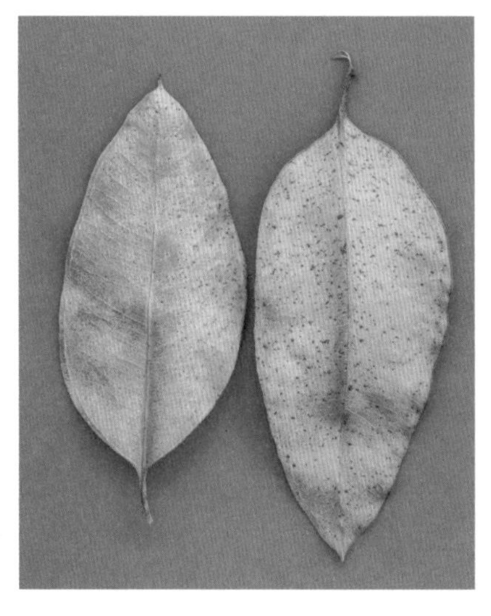

8~17 cm，宽 3~7 cm，侧脉多而明显，与主脉呈 80°，两面均有腺点；叶柄长 1.5~2.5 cm。揉碎后有强烈香气，味微苦、辣。

【性　　味】苦、辣，寒。

【功效主治】通气道，祛风毒，清热毒，驱瘴毒，杀虫。用于治疗贫痧（感冒），瘴疟（疟疾），屙意咪（痢疾），丹毒，呗农（痈疮、痈肿），黄水疮，能啥能累（湿疹），腊胴尹（泻痢腹痛），发旺（风湿骨痛），货咽妈（咽痛），目赤，北嘻（乳痈），笃麻（麻疹），麦蛮（风疹），痂（癣），渗裆相（烧烫伤）。

【用法用量】内服：煎汤，6~9 g（鲜品 15~ 30 g）。外用：适量，煎汤洗患处；或提取蒸馏液涂患处；或研末制成软膏外敷患处；或制成气雾剂吸入。

【应用举例】

（1）治丹毒，蜂窝织炎，深部脓疡，创伤感染：大叶桉 9 g（鲜品 30 g），水煎服；同时用 15% ~20% 煎液，局部湿敷。

（2）治小儿头疮，烫伤，神经性皮炎：大叶桉适量，煎水洗患处。

（3）外科消毒：15% ~30% 的大叶桉煎液或饱和蒸馏液，用于浸手、皮肤消毒、伤口冲洗等。

桔　梗

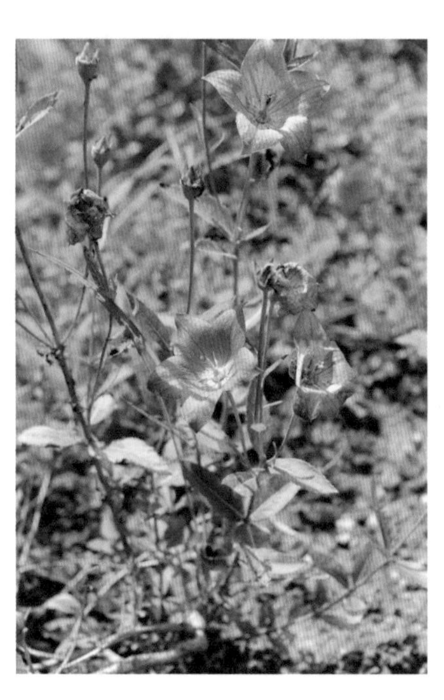

【壮　　名】Gitgwngq

【别　　名】梗草、苦梗、苦桔梗、苦菜根、铃当花。

【来　　源】为桔梗科植物桔梗 *Platycodon grandiflorus*（Jacq.）A. DC. 的根。

【植物形态】草本。全株有白色乳汁。主根长纺锤形。茎无毛，常不分枝或茎上部稍分枝。叶 3~4 片轮生、对生或互生；无柄或有极短的柄；叶片卵形至披针形，长 2~7 cm，宽 0.5~3 cm，先端尖，

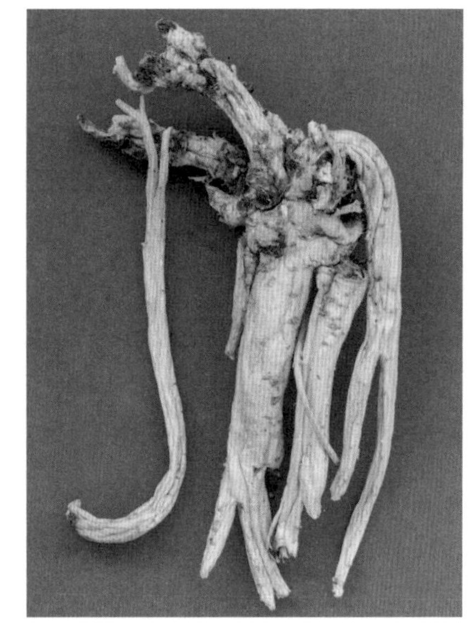

基部楔形，边缘有尖锯齿，背面被白粉。总状花序；花萼钟状，裂片 5；花冠阔钟状，蓝色或蓝紫色，裂片 5，三角形；雄蕊 5，花丝基部变宽，密被细毛；子房下位，花柱 5 裂。蒴果倒卵圆形，成熟时顶部 5 瓣裂。

【分　　布】全国大部分地区均产。广西主要分布于宾阳、北流、蒙山、钟山、富川、恭城、桂林等。

【采集加工】春夏季采收，洗净，切片，晒干。

【药材性状】根圆柱形或纺锤形，下部渐细，有的分支，长 6~20 cm，直径 1~2 cm。茎淡黄白色，微有光泽，皱缩，具扭曲的纵沟，并有横向皮孔纹痕及支根痕，有时可见未刮净的黄棕色或灰棕色栓皮；上端根状茎（芦头）长 0.5~4 cm，直径约 1 cm，具半月形的茎痕，呈盘节状；质硬脆，易折断；折断面略不平坦，可见放射状裂隙，皮部类白色，形成层环棕色，木部淡黄色。气微，味微甜、苦。

【性　　味】苦、辣，平。

【功效主治】通气道，解毒。用于治疗埃（咳嗽），比耐来（咳痰），货咽妈（咽痛），呗农（痈疮、痈肿），屙意咪（痢疾），肉卡（癃闭），咳嗽痰多，钵脓（肺痈），吐脓（胸满胁痛）。

【用法用量】内服：煎汤，9~30 g，或入丸、散。外用：适量，烧灰研末敷患处。

【应用举例】

（1）治伤寒腹胀，阴阳不和：桔梗、半夏、陈皮各 9 g，姜 5 片，水 2 碗，煎至 1 碗服。

（2）治齿暨肿痛：桔梗、薏苡仁各等量，研末服。

木麻黄

【壮　　名】Muzmazvangz

【别　　名】木贼叶、木贼麻黄。

【来　　源】为木麻黄科植物木麻黄 *Casuarina equisetifolia* Forst. 的嫩枝。

【植物形态】乔木。幼树树皮赭红色，皮孔密集；老树树皮粗糙，深褐色，具不规则纵裂，内皮深红色；枝红褐色，有密集的节，下垂。叶鳞片状，淡褐色，常 7 枚紧贴轮生。

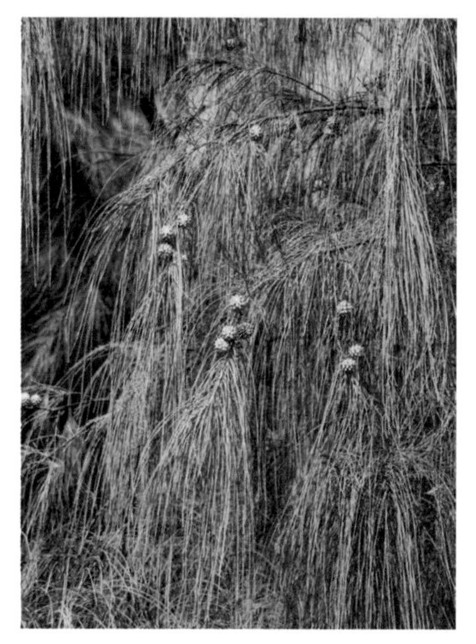

雌花花序为球形或头状，较雄花花序短而宽；小苞片 4 ；雌花小苞片腋生，无花被，雌蕊由 2 枚心皮组成，子房上位。果实球形，具木质的宿存小苞片，背面有微柔毛，内有 1 薄翅小坚果。

【分　　布】主产于福建、广东、广西等。广西多为栽培。

【采集加工】全年可采摘嫩枝或剥取树皮，鲜用或晒干。

【药材性状】枝条较长，主枝圆柱形，灰绿色或褐红色；小枝轮生，灰绿色，约有 7 纵棱，纤细，直径 0.4~0.6 mm；节密生，节间长 3~6 mm，鳞叶 7 枚轮生，茎下部灰白色，先端红棕色；枝条顶端有时有穗状雄花花序和头状雌花花序；节易脱落，枝条易折断；断面黄绿色。气微，味淡。

【性　　味】苦、辣，热。

【功效主治】调气道、谷道、水道，除湿毒。用于治疗贫痧（感冒），埃（咳嗽），心头痛（胃痛），兵嘿细勒（疝气），白冻（泄泻），肉扭（淋证），脚气肿毒，发得（发热），腊胴尹（腹痛），屙意咪（痢疾），小便不利。

【用法用量】内服：煎汤，3~9 g。外用：适量，煎汤熏洗患处；或捣烂敷患处。

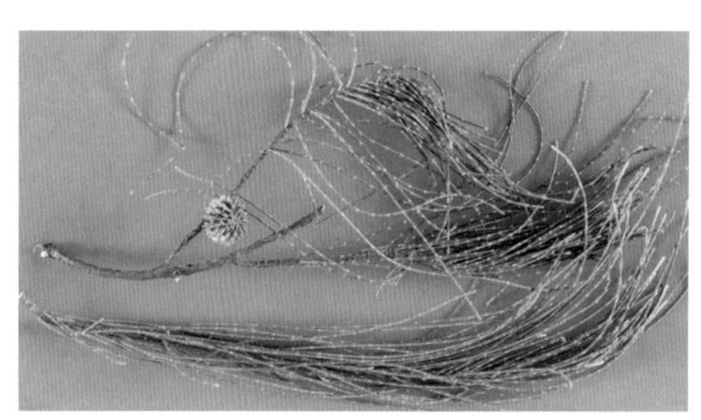

【应用举例】

治喘息型慢性支气管炎：木麻黄 100 g，红花杜鹃 50 g，黑皮根 15 g，可制成浸膏糖衣片 12 片，口服，每次 4 片，每日 3 次，10 天为 1 疗程，停药 2~3 天再服下一疗程，共服 5 个疗程。

鸭跖草

【壮　　名】Nyavangxbeuj

【别　　名】鸡舌草、鼻斫草、碧竹子、青耳环花、碧蟾蜍、竹叶草、鸭脚草、耳环草。

【来　　源】为鸭跖草科植物鸭跖草 Commelina communis Linn. 的全草。

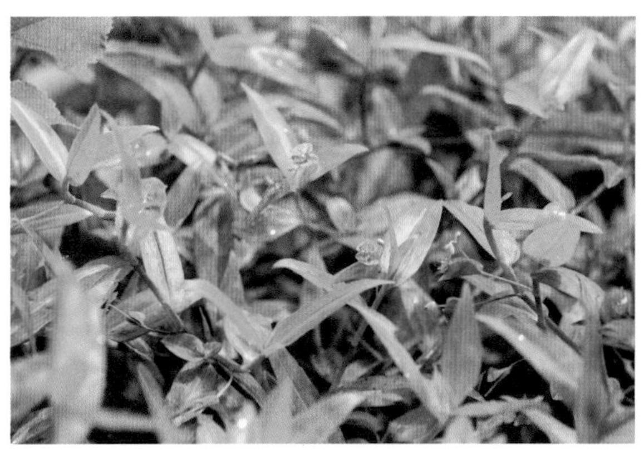

【植物形态】草本。茎具纵棱，基部匍匐，上部直立，仅叶鞘及茎上部被短毛。单叶互生；叶片卵状披针形或披针形，长 4~10 cm，宽 1~3 cm，先端渐尖，基部下延成膜质鞘，抱茎，有白色缘毛，全缘。总苞片佛焰苞状，与叶对生，心形，稍镰刀状弯曲，先端短急尖，边缘常有硬毛。聚伞花序生于枝上部的，花 3~4，具短梗，生于枝最下部的，有花 1；萼片 3，卵形，膜质；花瓣 3，深蓝色，较小的 1 片卵形，较大的 2 片近圆形，有长爪；雄蕊 6，能育者 3，先端蝴蝶状；雌蕊 1，子房上位，卵形。蒴果椭球形。

【分　　布】主产于我国东南部地区。广西主要分布于三江、钟山、贺州。

【采集加工】6~7 月花期采收全草，鲜用或阴干。

【药材性状】全草长约 60 cm，黄绿色，老茎略呈方形，表面光滑，具数条纵棱，直径约 2 mm，节膨大，基部节上常有须根；断面坚实，中部有髓。叶互生，皱缩成团，质薄脆，易碎，完整者展平呈卵状披针形或披针形，长 3~9 cm，宽 1~3 cm，先端尖，全缘，基部下延成膜质鞘，抱茎，叶脉平行。聚伞花序，总苞心状卵形，折合状，边缘不相连；萼片膜质，花多脱落，花瓣蓝黑色。气微，味甜、淡。

【性　　味】甜、淡，寒。

【功效主治】通气道、水道，清热毒。用于治疗贫痧（感冒），发得（发热），货咽妈（咽痛），呗农（痈疮、痈肿），佛浮（水肿），肉扭（淋证），小便热淋涩痛。

【用法用量】内服：煎汤，15~30 g（鲜品 60~120 g），或捣汁。外用：适量，捣烂敷患处。

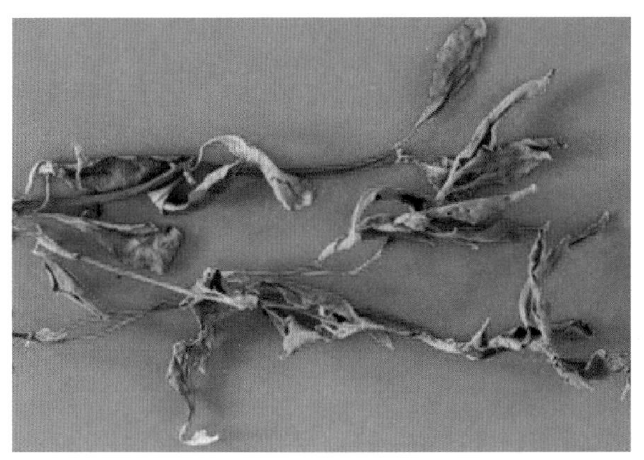

【应用举例】

（1）治流行性感冒：鸭跖草 30 g，紫苏、马兰根、竹叶、麦冬各 9 g，豆豉 15 g，水煎服。

（2）治高血压：鸭跖草 30 g，蚕豆花 9 g，水煎作茶饮。

（3）治痈疮肿毒，毒蛇咬伤：鸭跖草、野菊花、马牙半枝各 30 g，田基黄 15 g，甘草 6 g，水煎服。

自消融

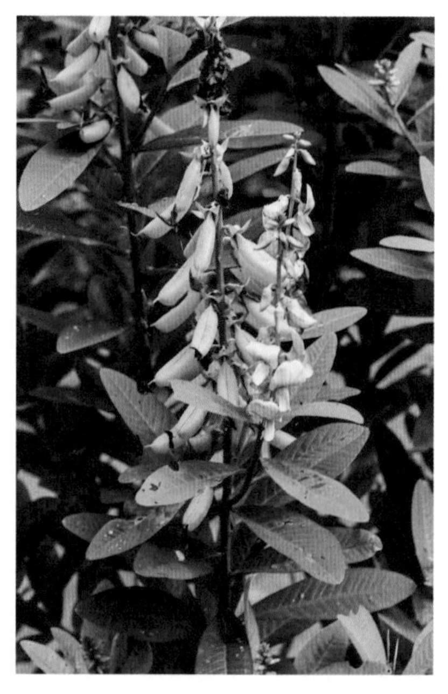

【壮　　名】Longzlingznaemq

【别　　名】十字珍珠草、通心草、大金不换、通心容、猪铃豆、野靛叶。

【来　　源】为豆科植物大猪屎豆 *Crotalaria assamica* Benth. 的茎叶。

【植物形态】灌木状草本。茎和枝均有丝光质短柔毛。单叶互生；叶片膜质；托叶小，钻状，宿存；叶片长圆形或倒披针状长圆形，长 5~12 cm，宽 2~2.5 cm，先端钝，有小尖头，基部楔形，腹面无毛，背面有绢质短柔毛。总状花序，有花 20~30；小苞片 2，线状披针形；花萼 5 深裂，裂片披针形；蝶形花冠，金黄色，伸出花萼外；雄蕊 10，单体，花药异型；雌蕊 1，花柱长，弯曲。荚果长球形。

【分　　布】主产于广东、广西、云南。广西多为栽培。

【采集加工】夏秋季采收，去除杂质，洗净鲜用或晒干。

【药材性状】茎枝直径 4~8 mm，有稍凸起纵棱；枝上可见宿存的小托叶，黄色，贴伏于叶柄下两旁。叶多破碎，腹面灰褐色或灰绿色，背面灰色。气微，味淡。

【性　　味】淡，寒，有毒。

【功效主治】调气道、水道，清热利湿。用于治疗小儿头疮、贝傍寒（鹅口疮），牙痛，埃（咳嗽），陆裂（咳血），林得叮相（跌打损伤），渗裂（血证），佛浮（水肿），发旺（风湿骨痛），肾性结石，膀胱炎。

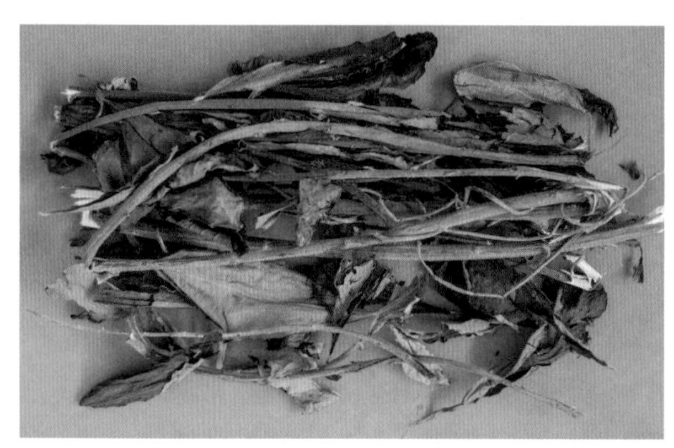

【用法用量】内服：煎汤，15~30 g（鲜品 30~60 g）。

【应用举例】

（1）治小儿头疮：自消融适量，煎水洗；或研末，以油混匀搽患处。

（2）治牙痛：自消融叶 10 片，咸鸡蛋 1 枚，同煎浓，加盐少许饮之。

（3）治热咳、吐血：自消融茎叶 30 g，水煎服，或与猪瘦肉炖服。

紫 苏

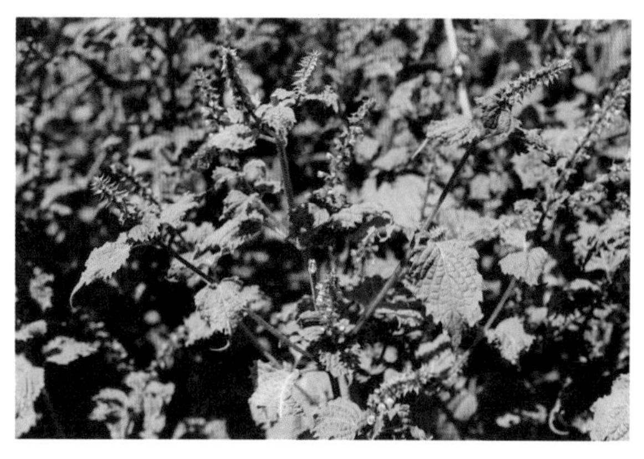

【壮　　名】Mbawswjsuh

【别　　名】野生紫苏、尖紫苏、青叶紫苏、苏麻、白丝草、红香师草。

【来　　源】为唇形科植物紫苏 *Perilla frutescens*（L.）Britt. var. *acuta*（Thunb.）Kudo. 的全草。

【植物形态】草本。具有特殊芳香。茎紫色、绿紫色或绿色，钝四棱形，被短柔毛。叶对生；叶柄紫红色或绿色，被长节毛；叶卵形，长 4.5~7.5 cm，宽（2）5~8 cm，先端渐尖或突尖，有时呈短尾状，基部圆形或阔楔形，边缘具粗锯齿，有时锯齿较深或浅裂，两面紫色或仅下面紫色，两面被疏柔毛，沿叶脉处较密，叶下面有细油腺点。轮伞花序，花序密被长柔毛；苞片卵形、卵状三角形或披针形，全缘，具缘毛，外面有腺点，边缘膜质；花梗密被柔毛；花萼钟状，外面下部密被长柔毛和黄色腺点，顶端 5 齿，2 唇，上唇宽大，有 3 齿，下唇有 2 齿；花冠唇形，白色或紫红色，花冠筒内有毛环，外面被柔毛，上唇微凹，下唇 3 裂，裂片近圆形，中裂片较大；雄蕊 4，二裂，着生于花冠筒内中部；雌蕊 1，子房 4 裂，花柱基底着生，柱头 2 裂。小坚果较小，土黄色，表面有网纹。

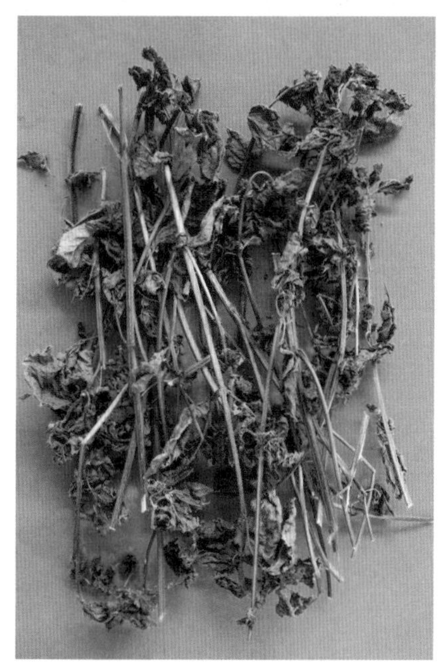

【分　　布】主产于湖北、河南、四川、江苏、广西、广东、浙江、河北、山西等。广西各地均有栽培。

【采集加工】夏秋季采收，晒干。

【药材性状】叶片多皱缩卷曲，易破碎，完整者展平呈卵形，长 4~7 cm，宽 2.5~5 cm，先端长尖或急尖，基部圆形或宽楔形，边缘具圆锯齿，叶两面绿色、暗绿色或带紫色，边缘具圆锯齿；叶柄长 2~5 cm，紫色或紫绿色；质脆；带嫩枝者，直径 2~5 mm，紫绿色，断面中部有髓。气清香，味微辣。

【性　　味】辣，热。

【功效主治】通气道，调谷道，散寒毒，化痰，消滞，安胎，解鱼蟹毒。用于治疗贫痧（感冒），鹿（呕吐），比耐来（咳痰），东郎（食滞），胎气不和，鱼蟹中毒，胸脘胀满，腹痛吐泻，妊娠恶阻。

【用法用量】内服：煎汤，5~15 g。外用：适量，捣烂敷患处；或研末搽患处；或煎汤洗患处。

【应用举例】

（1）治伤风发热：紫苏叶、防风、川芎各 5 g，陈皮 3 g，甘草 2 g，加生姜 2 片，水煎服。

（2）治食蟹中毒：紫苏适量，煮汁饮服。

（3）治伤寒畹不止：紫苏一把，水 3 L 煮取 2 L，稍稍饮。

鹅不食草

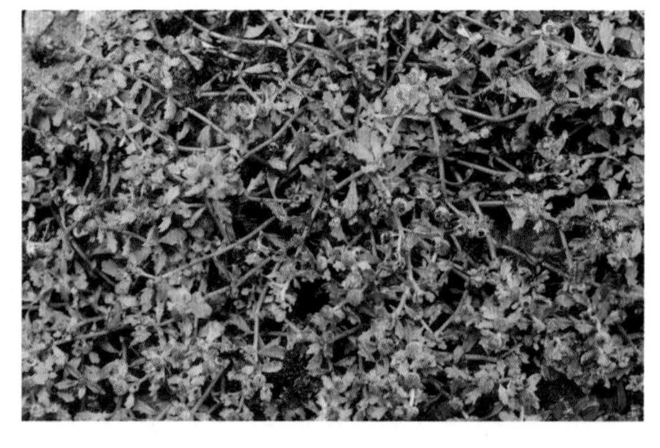

【壮　　名】Nyagajgoep

【别　　名】石胡荽、野园荽、鸡肠草、鹅不食、地芫荽、满天星、球子草。

【来　　源】为菊科植物石胡荽 *Centipeda minima*（L.）A. Br. et Aschers. 的全草。

【植物形态】草本。茎纤细，多分枝，基部匍匐。叶互生，无柄；叶片楔状倒披针形，长 7~20 mm，宽 3~5 mm，先端钝，边缘有不规则的疏齿。头状花序扁球形，单生于叶腋；总苞片 2 层，椭圆状披针形，绿色，边缘膜质，外层较内层大；花序托平坦，无托片，花杂性，淡黄色或浅绿色，全为筒状；外围雌花多层，花冠细，有不明显裂片，中央的花两性，花冠 4 裂。瘦果椭圆形，具 4 棱，边缘有长毛，无冠毛。

【分　　布】主产于浙江、湖北、江苏、广东。广西各地均有分布。

【采集加工】9~11 月花开时采收，鲜用或晒干。

【药材性状】本草缠绕成团。须根纤细，淡黄色。茎细，多分枝；叶小，近无柄；叶片多皱缩、破碎，完整者展平呈匙形，表面灰绿色或棕褐色，边缘有 3~5 个锯齿。质脆，易折断；断面黄白色。头状花序黄色或黄褐色。气微香，久闻有刺激感，味苦，微辣。

【性　　味】辣，热。

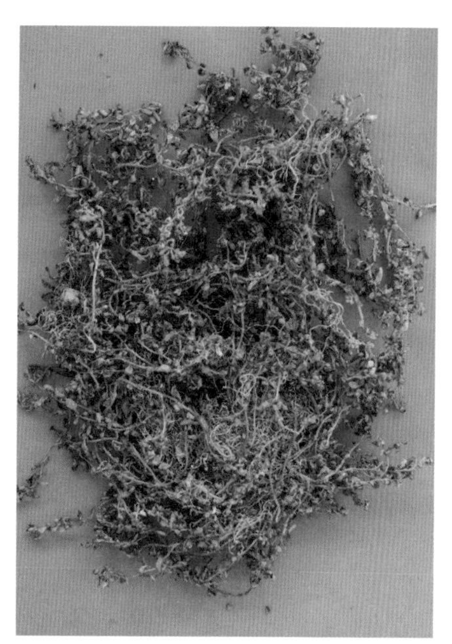

【功效主治】通气道，通窍散寒，除湿毒。用于治疗贫痧（感冒），邦印（痛证），渗裂（血证），埃（咳嗽），货咽妈（咽痛），耳聋，眼痛，瘴疟（疟疾），发旺（风湿骨痛），林得叮相（跌打损伤），呗（无名肿毒），痂（癣），屙意咪（痢疾）。

【用法用量】内服：煎汤，5~15 g；或捣汁。外用：适量，捣烂敷患处；或捣烂塞鼻；或研末吹鼻。

【应用举例】

（1）治伤风头痛，鼻塞，目翳：鹅不食草适量，搓揉，嗅其气，即打喷嚏，每日 2 次。

（2）治阿米巴痢疾：鹅不食草、乌韭根各 15 g，水煎服，每日 1 剂；血多者加仙鹤草 15 g。

（3）治鼻炎，鼻窦炎，鼻息肉，鼻出血：鹅不食草、辛夷花各 3 g，研末吹鼻，每日 2 次；或加凡士林 20 g，做成膏状涂鼻。

阳　桃

【壮　　名】Lwgfiengz

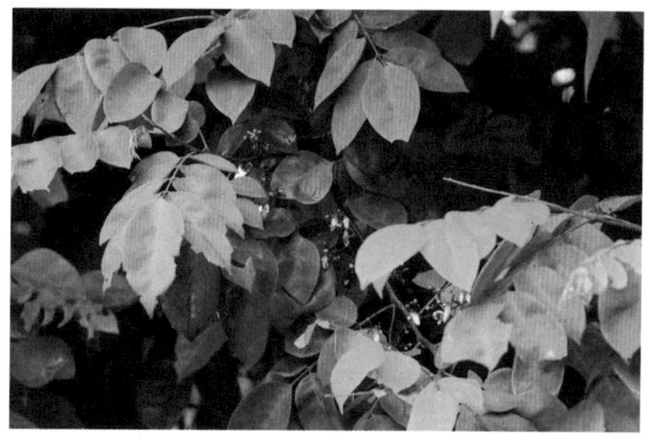

【别　　名】杨桃、五敛子、羊桃、洋桃、五敛、酸五棱。

【来　　源】为酢浆草科植物阳桃 *Averrhoa carambola* L. 的果实。

【植物形态】乔木。幼枝被柔毛及小皮孔。奇数羽状复叶；总叶柄及叶轴被毛，具小叶 5~11 枚；小叶叶片卵形至椭圆形，长 3~6 cm，宽约 3 cm，先端渐尖，基部偏斜。圆锥花序生于叶腋或老枝上；花萼 5，红紫色，覆瓦状排列；花冠近钟形，白色至淡紫色，花瓣倒卵形，旋转状排列；雄蕊 10，其中 5 枚较短且无花药，花丝基部合生；子房 5 室，具 5 棱槽，每室胚珠多数。浆果卵状或椭圆状，淡黄绿色，光滑，具 3~5 翅状棱。

【分　　布】主产于福建、台湾、广东、海南、广西、云南。广西各地均有栽培。

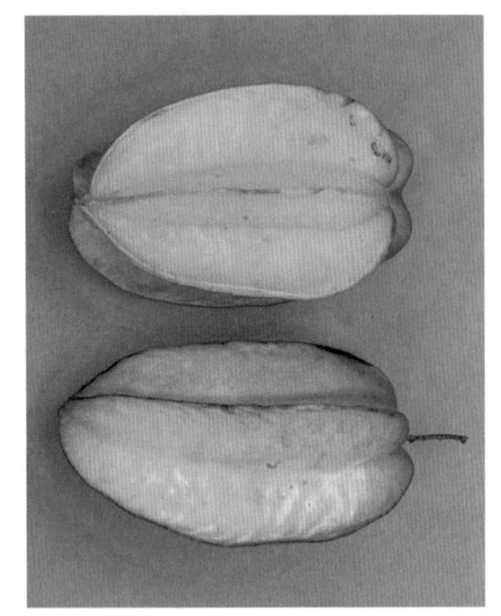

【采集加工】8~9 月果呈黄绿色时采摘，鲜用。

【药材性状】果实切片为五角形，橙黄色，直径 3~5 cm，厚 0.2~0.5 cm，先端钩状。果肉厚 0.6~1.5 cm，淡黄色；横断面中部可见 5 个子房室，每室具种子 1 粒。种皮薄而易碎，种子多脱落而中空。气微，味酸、微涩。

【性　　味】酸、甜，寒。

【功效主治】调气道、水道，清热毒。用于治疗埃（咳嗽），货咽妈（咽痛），烦渴，肉扭（淋证），口糜，牙痛，瘴疟（疟疾），解酒毒。

【用法用量】内服：煎汤，15~60 g；或鲜果生食；或榨汁饮。外用：适量，绞汁滴耳。

【应用举例】

（1）治风热咳嗽：阳桃适量，鲜食。

（2）治咽喉痛：阳桃 1~2 个，生食，每日 2~3 次。

（3）治中耳炎：阳桃适量，榨汁，滴入耳中。

射　干

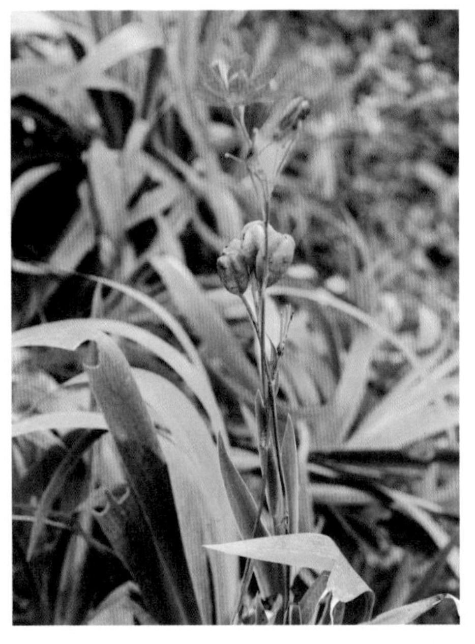

【壮　　名】Goceganh

【别　　名】乌扇、乌蒲、鬼扇、较剪草、扁竹兰、金蝴蝶、金绞剪、扇把草。

【来　　源】为鸢尾科植物射干 *Belamcanda chinensis*（L.）DC. 的根状茎。

【植物形态】草本。根状茎鲜黄色，不规则的结节状。茎直立，实心，茎下部生叶。叶互生；叶片扁平，宽剑形，对折，互相嵌叠，排成 2 列，长 20~60 cm，宽 2~4 cm，先端渐尖，基部抱茎，全缘，绿色带白粉；叶脉数条，平行。聚伞花序伞房状顶生，2 叉状分支，花梗及分支基部均有膜质苞片；苞片披针形至狭卵形；花被片 6，2 轮，

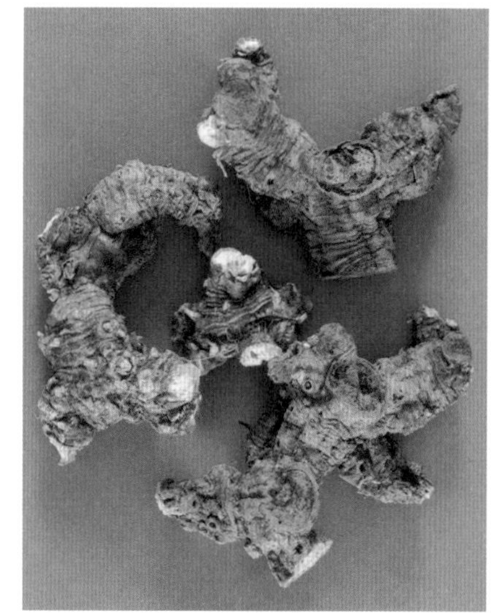

外轮花被裂片倒卵形或长椭圆形，内轮 3 片，略小，倒卵形或长椭圆形，橘黄色，有暗红色斑点；雄蕊 3，贴生于外花被片基部；雌蕊 1，子房下位，3 室。蒴果倒卵形或长椭球形，具 3 纵棱。

【分　　布】主产于湖北、河南、安徽、湖南、江苏、陕西、浙江、贵州、云南。广西主要分布于龙州、南宁、武鸣、宾阳、陆川、桂平、苍梧、贺州、昭平、蒙山、灌阳、全州、三江。

【采集加工】栽后 2~3 年收获，春秋季采挖根状茎，洗净泥土，晒干，搓去须根，再晒至全干。

【药材性状】根状茎呈不规则结节状，有分枝，长 3~10 cm，直径 1~2 cm；黄棕色、暗棕色或黑棕色，皱缩不平，有明显的环节及纵纹，腹面有圆盘状凹陷的茎痕，有时残存有茎基，背面及两侧有残存的细根及根痕；质硬；断面黄色，颗粒性。气微，味苦、微辣。

【性　　味】苦，寒

【功效主治】调气道，清热毒。用于治疗货咽妈（咽痛），埃（咳嗽），墨病（气喘），呗奴（瘰疬），瘴疟（疟疾），呗农（痈疮、痈肿）。

【用法用量】内服：煎汤，5~10 g；或入丸、散；或鲜品捣汁。外用：适量，研末吹喉；或捣烂敷患处。

【应用举例】

（1）治咽喉肿痛：射干、山豆根适量，阴干研末，吹喉部。

（2）治喉痹不通：射干 1 片，口含咽汁。

铁包金

【壮　　名】Gaeuhouznou

【别　　名】老鼠乌，鼠乳头，乌金藤，老鼠乳，鼠米，乌儿仔，乌石米，老鼠屎。

【来　　源】为鼠李科植物铁包金 *Bercheniu lineata*（L.）DC. 的根。

【植物形态】藤状灌木。嫩枝黄绿色，密被短柔毛。叶互生；托叶披针形，略长于叶柄，宿存；叶片卵形，稀卵状椭圆形，长 1.5~2 cm，宽 0 .4~（1）2 cm，先端钝有小凸点，基部圆或微心形，全缘，腹面深绿色，背面灰绿色。花两性或杂性，簇生于叶腋

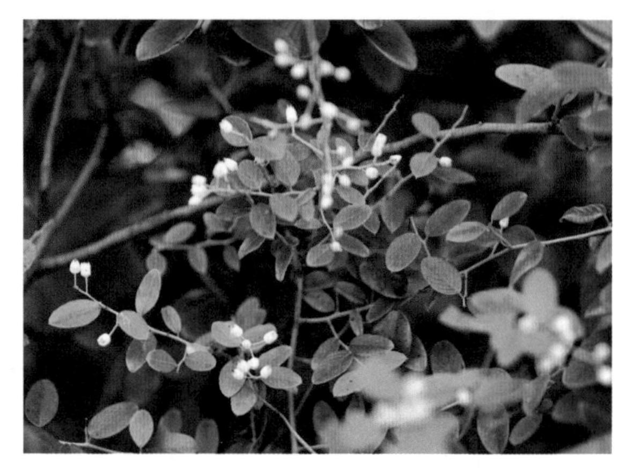

或枝顶；聚伞总状花序，花序轴被毛；萼片5，线形或狭披针形；花瓣5，匙形，白色；雄蕊5；子房2室。核果圆柱形，肉质，成熟时黑色或紫黑色，有宿存的花盘和萼筒。

【分　　布】广西主要分布于都安、那坡、凤山、百色、大新、防城、灵山、桂平、北流、容县、藤县、梧州、钟山、全州、岑溪。

【采集加工】秋后采根，鲜用或切片晒干。

【药材性状】根切片呈圆柱形的短段或片块，大小长短不一；横断面皮部较厚、坚实，棕褐色或黑褐色，有明显的网状裂隙及纵皱纹，木质部宽，橙黄色或暗黄棕色，质坚，纹理致密。气微，味淡。

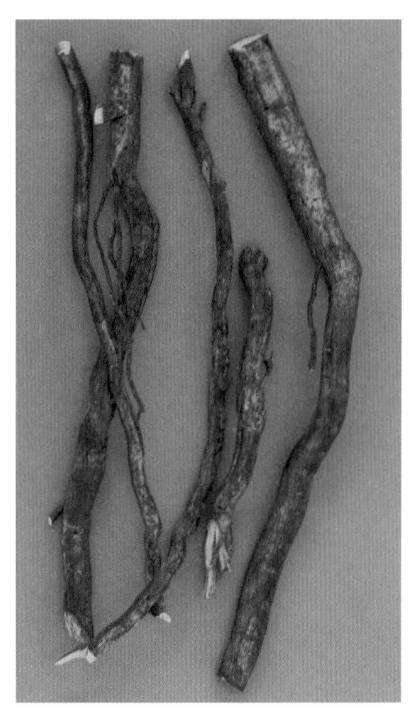

【性　　味】苦、涩。

【功效主治】通气道，调谷道，清热毒，除湿毒。用于治疗呗农（痈疮、痈肿），呗叮（疔疮），陆裂（咳血），渗裂（血证），林得叮相（跌打损伤），渗裆相（烧烫伤），发旺（风湿骨痛），牙痛。

【用法用量】内服：煎汤，15~30 g（鲜品30~60 g）。外用：适量，捣烂敷患处。

【应用举例】

（1）治肺痨久咳：铁包金30 g，川破石18 g，甘草9 g，水煎服。

（2）治肺结核，肺燥咳嗽，内伤咳血，肝炎：铁包金30 g，水煎服。

（3）治胃脘痛：铁包金30 g，苏铁花15 g，水煎服。

丝瓜络

【壮　　名】Gveraemx

【别　　名】天丝瓜，绵瓜，天罗瓜，天络丝，洗锅罗瓜，菜瓜，水瓜。

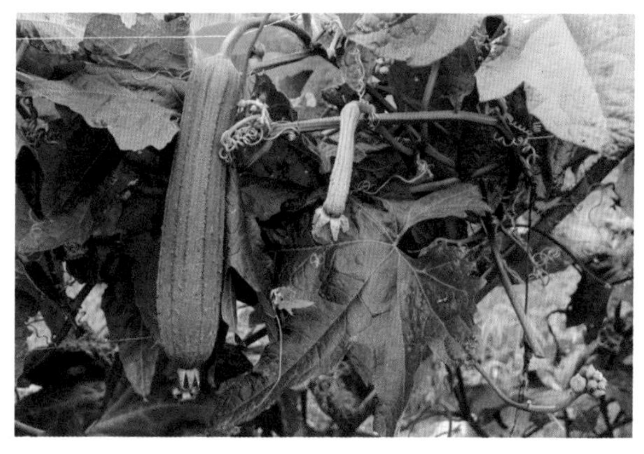

【来　　源】为葫芦科植物丝瓜 *Luffa cylindrica*（L.）M. J. Roem. 果实的维管束。

【植物形态】攀援草本。茎枝粗糙，有棱沟。茎须粗壮，常 2~4 枝。叶互生；叶柄粗糙；叶片三角形或近圆形，长、宽为 10~20 cm，常掌状 5~7 裂，裂片三角形，边缘有锯齿，基部深心形，腹面深绿色，具疣点，背面浅绿色，具白色长柔毛。花单性，雌雄同株；雄花生于总状花序的顶端；花萼筒钟状，被短柔毛；花冠黄色，幅状，裂片 5，长圆形，内面被黄白色长柔毛，外面具 3~5 条突起的脉，雄蕊常 5；雌花单生，退化雄蕊 3，子房长圆柱状。果实圆柱形，表面平滑，通常有深绿色纵条纹，未成熟时肉质，成熟后干燥，里面有网状纤维。

【分　　布】全国各地均产。广西各地均有栽培。

【采集加工】秋季果实成熟时采收，切段，晒干。

【药材性状】药材由丝状维管束交织而成，多呈长棱形或长圆筒形，略弯曲，长 30~70 cm，直径 7~10 cm；淡黄白色；体轻，质韧，有弹性，不能折断；横切面可见子房 3 室，呈空洞状。气微，味淡。

【性　　味】甜，寒。

【功效主治】通气道、火路，调龙路，利水道。用于治疗比耐来（咳痰），墨病（气喘），仲嘿喯尹（痔疮），肉裂（尿血），病淋勒（崩漏），北嘻（乳痈），呗（无名肿毒），笨浮（水肿），呗农（痈疮、痈肿），乳汁不畅。

【用法用量】内服：煎汤，9~15 g（鲜品 60~120 g）；或为散，每服 3~9 g。外用：适量，捣汁涂患处；或捣烂敷患处；或研末调敷患处。

【应用举例】

（1）治痔漏脱肛：丝瓜络（烧灰）、多年石灰、雄黄各 150 g，研末，以猪胆、鸡蛋清及香油调和贴之，至痊愈。

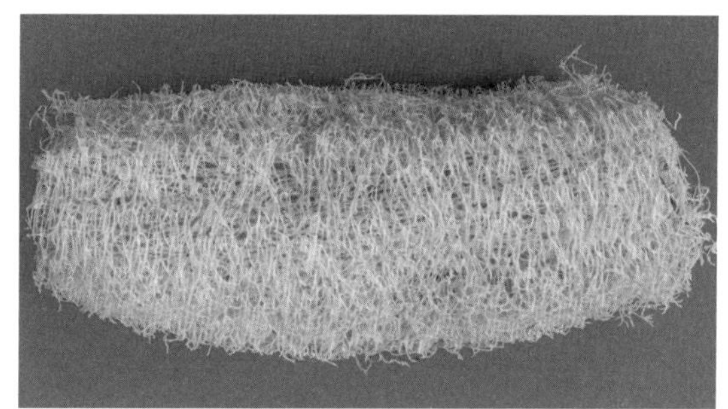

（2）治经脉不通：丝瓜络 1 个，研末，用白鸽血调成饼，晒干，研末，每服 6 g，空腹以酒送服，先服四物汤 3 服。

（3）治痰嗽：丝瓜络适量，烧存性，研细末，枣肉为丸，如弹子大，每服 1 丸，以酒送服。

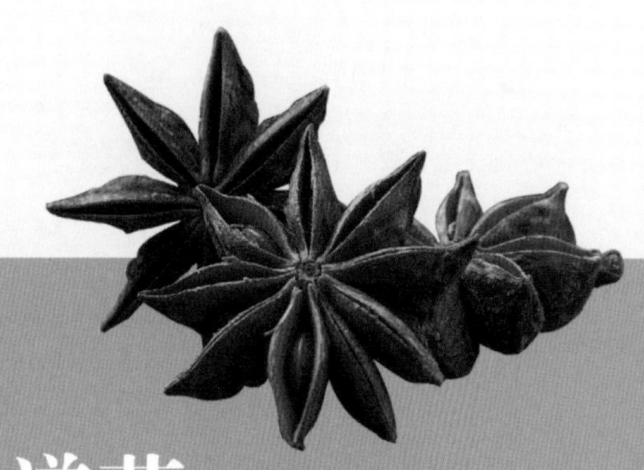

第八章　通水道药

石韦

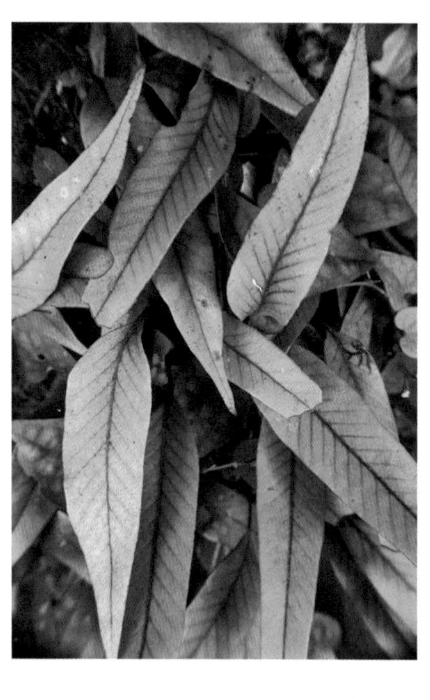

【壮　　名】Maexlwgsek

【别　　名】飞刀剑，一枝剑。

【来　　源】为水龙骨科植物石韦 *Pyrrosia lingua*（Thunb.）Farw. 的全草。

【植物形态】根状茎细长，横生。叶远生，近二型；叶柄深棕色，有浅沟，幼时被星芒状毛，关节着生于根状茎上；叶片革质，披针形至长圆状披针形，长 6~20 cm，宽 2~5 cm，先端渐尖，基部渐狭并下延至叶柄，全缘；腹面绿色，背面密被灰棕色星芒状毛；不育叶和能育叶同型或略短而阔。孢子囊群密布于叶背面或上部，幼时密被星芒状毛，成熟时露出；无囊群盖。

【分　　布】主产于河南、浙江、安徽、湖北、云南、广东、广西。广西各地均有分布。

【采集加工】全年均可采收，洗净，切段，晒干。

【药材性状】叶向内卷或平展，二型，革质；叶柄长 3~10 cm；叶片披针形或矩圆披针形，长 6~20 cm，宽 2~5 cm。腹面黄棕色；背面主、侧脉明显，用放大镜观察可见密被浅棕色的星状毛。能育叶背面除有星状毛外，还有孢子囊群。气微，味淡。

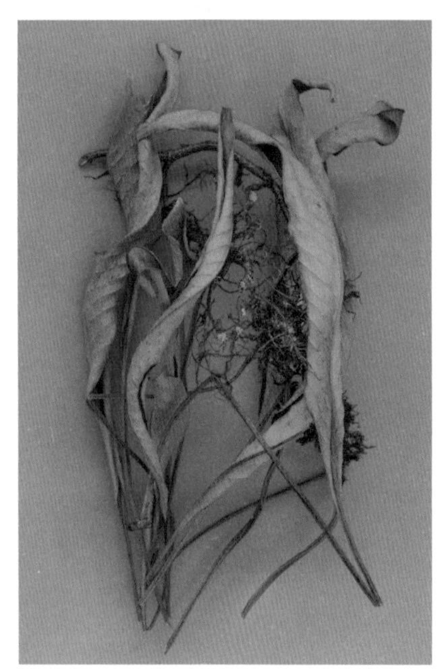

【性　　味】甜、苦，微寒。

【功效主治】通水道，清热毒，止血。用于治疗肉扭（淋证），肉裂（尿血），肉卡（癃闭），渗裂（血证），病淋勒（崩漏），佛浮（水肿），小便不利，墨病（气喘），外伤出血。

【用法用量】内服：煎汤，12~30 g。

【应用举例】

（1）治热淋，小便不利：石韦、车前子各等量，研粗末，每服 15 g，去渣温服。

（2）治血淋：石韦、当归、蒲黄、芍药适量，研末，以酒送服。

（3）治气淋，小腹胀闷满：石韦（去毛）30 g，鸡肠草 30 g，捣碎，以水 200 mL 煎取 150 mL，去渣，餐前分 3 次服。

（4）治尿路结石：石韦、车前草各 30 g，生栀子 15 g，甘草 9 g，水煎服，每日 2 次，早晚各服 1 次。

金沙藤

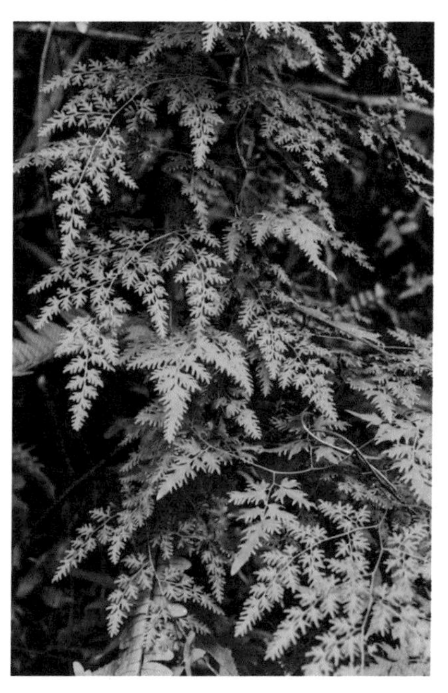

【壮　　名】Rumseidiet

【别　　名】铁线藤、左转藤、金砂蕨、海金沙。

【来　　源】为海金沙科植物海金沙 *Lygodium japonicum*（Thund.）Sw. 的全草。

【植物形态】攀援草本。根状茎近褐色，细长而横走。叶二型，多数，对生于叶轴的短枝两侧，短枝顶端有被茸毛的休眠小芽；营养叶尖三角形，二回羽状，一回羽片 2~4 对，叶互生，叶片卵圆形，长 4~8 cm，宽 3~6 cm，有具狭翅的短柄，二回羽片 2~3 对，叶片卵状三角形，掌状 3 裂，裂片短而阔，边缘有不规则的浅圆齿；孢子叶卵状三角形，长宽近等长，一回羽片 4~5 对，叶互生，叶片长圆状披针形，二回羽片 3~4 对，叶片卵状三角形，多收缩呈撕裂状。羽片下面边缘生有流苏状孢子囊穗，黑褐色。孢子三角形，表面有小疣。

【分　　布】主产于华东地区、中南地区、西南地区和甘肃、陕西。广西各地均有分布。

【采集加工】8~9 月采收，洗净，切段，晒干。

【药材性状】茎纤细，缠绕扭曲，禾秆色。叶对生于短枝两侧，二型，皱缩；营养叶尖三角形，二回羽状，一回羽片 2~4 对，互生，叶片卵圆形，二回羽片 2~3 对，叶片卵状三角形，掌状 3 裂，裂片短而阔，顶生裂片长 2~3 cm，宽 6~8 mm，边缘有不规则的浅圆齿；孢子叶卵状三角形，长宽近等，一回羽片 4~5 对，互生，叶片长圆状披针形，长 5~10 cm，宽 4~6 cm，二回羽片 3~4 对，叶片卵状三角形。羽片下面边缘有流苏状孢子囊穗，黑褐色。体轻，质脆，易折断。气微，味淡。

【性　　味】甜，寒。

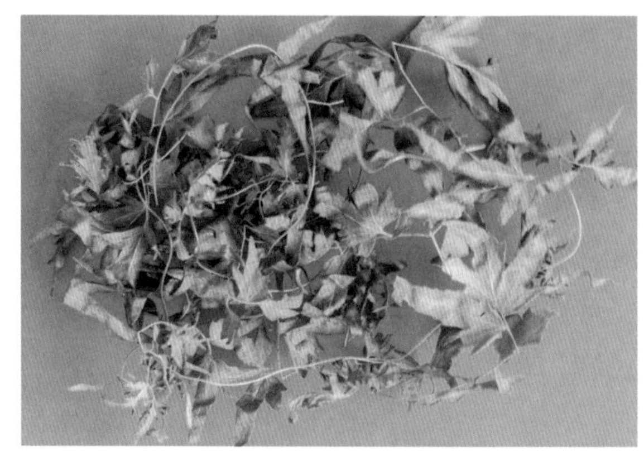

【功效主治】通水道，调谷道，清热毒。用于治疗肉扭（淋证），肉卡（癃闭），佛浮（水肿），隆白呆（带下），肝炎，白冻（泄泻），屙意咪（痢疾），贫痧（感冒），发得（发热），埃（咳嗽），墨病（气喘），货咽妈（咽痛），兵霜火豪（白喉），笨隆（痄腮），北嘻（乳痈），丹毒，蛇串疮（带状疱疹），渗裆相（烧烫伤），林得叮相（跌打损伤），发旺（风湿骨痛），外伤出血，白浊，口疮（口腔溃疡），皮肤瘙痒。

【用法用量】内服：煎汤，6~30 g（鲜品 30~90 g）；或研末。外用：适量，煎水洗患处；或鲜品捣烂敷患处。

【应用举例】

（1）治热淋急痛：金沙藤（阴干）适量，研末，生甘草汤调服，每次 6 g；或加滑石粉。

（2）治肾炎水肿：鲜金沙藤 30~60 g（干品 9~15 g），水煎服，每日 1 次。

（3）治胆结石：鲜金沙藤、鲜金钱草各 60 g，鲜叶下珠、鲜白花蛇舌草、鲜车前草各 30 g，水煎代茶饮。

铁扫帚

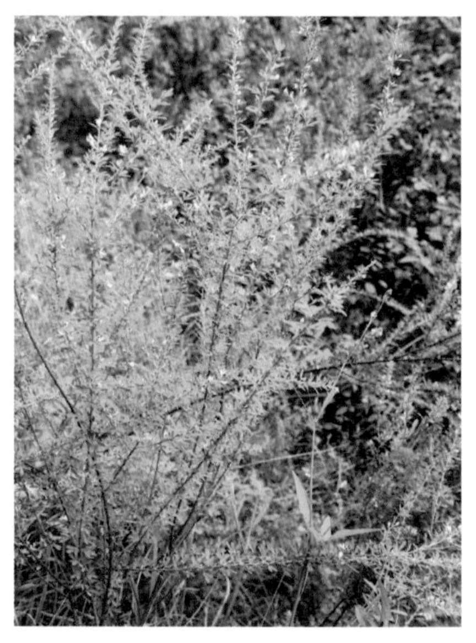

【壮　　名】Gobaetdiet

【别　　名】封草、野鸡草、夜关门、小苜蓿、掐不齐、退烧草、胡蝇翼。

【来　　源】为豆科植物铁扫帚 *Lespedeza cuneata*（Dum.-Cours.）G. Don 的全草。

【植物形态】小灌木。茎上部有坚韧细长的分枝。叶互生，三出复叶；具柔毛；托叶条形，有 3 脉；叶片倒披针形，长 10~35 mm，宽 2~5 mm，先端截形或微凹，有短尖，基部狭楔形，腹面有少数短毛，背面密被白色柔毛。花单生或 2~4 朵丛生于叶腋；小苞片 2，狭卵形；花萼浅杯状，5 裂，

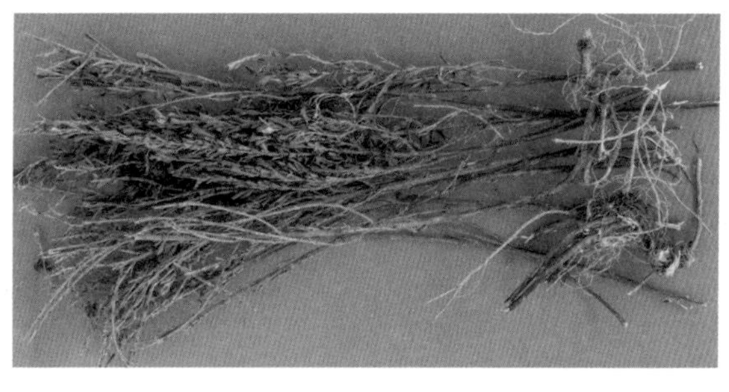

齿披针形，被柔毛；花冠蝶形，白色，有紫斑，旗瓣中央紫红色，倒卵形，顶端圆钝，基部具爪，翼瓣斜长椭圆形，龙骨瓣顶端钝而偏斜，一侧基部下延成耳，均具爪；雄蕊 10，二体；雌蕊线形，子房外有细毛。荚果斜卵形，表面有白色绢毛或近无毛。

【分　　布】主产于江苏、浙江、江西、福建、湖北、湖南、四川、贵州、云南。广西主要分布于隆林、凌云、乐业、天峨、河池等。

【采集加工】全年均可采收，切段，晒干。

【药材性状】根细长，条状，多分支。茎枝细长，被微柔毛。三出复叶互生，密集；叶片多卷曲皱缩，完整者线状楔形，长 1~2.5 cm；叶端钝或截形，有小锐尖，在中部以下渐狭，腹面无毛，背面被灰色丝毛。短总状花序腋生；花萼钟形；蝶形花冠淡黄白色至黄棕色，心部带红紫色。荚果斜卵形，长约 3 mm，棕色，先端有喙。气微，味苦。

【性　　味】甜、涩，寒。

【功效主治】通水道，利谷道，通龙路、火路，散瘀消肿，补虚。用于治疗喯疳（疳积），白冻（泄泻），屙意咪（痢疾），肉扭（淋证），佛浮（水肿），火眼，埃（咳嗽），墨病（气喘），额哈（毒蛇咬伤），发旺（风湿骨痛），遗精，濑幽（遗尿），肉赖（多尿症），白浊，隆白呆（带下），林得叮相（跌打损伤），呗（无名肿毒）。

【用法用量】内服：煎汤，9~15 g（鲜品 30~60 g）；或炖肉。外用：适量，煎水熏洗患处；或捣烂敷患处。

【应用举例】

（1）治急性肾炎：铁扫帚、乌药、积雪草各 30 g，白马骨 15 g，水煎服，每日 1 剂。

（2）治老人肾虚遗尿：铁扫帚、竹笋、黑豆、糯米、胡椒各 15 g，炖猪小肚共服。

（3）治带下，遗尿：铁扫帚、白果、金樱子、阳雀花根各 15 g，水煎服。

猪　苓

【壮　　名】Raeimou

【别　　名】地乌桃、野猪食、猪屎苓、猪茯苓。

【来　　源】为多孔菌科真菌猪苓 *Polyporus umbellatus*（Pers.）Fr. 的菌核。

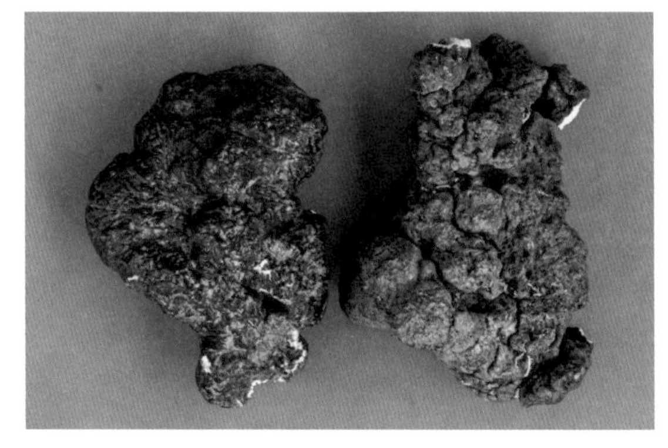

【植物形态】菌核形状不规则，呈大小不一的团块状，坚实，紫黑色，有多数凹凸不平的皱纹，内部白色。子实体从埋生于地下的菌核上发出，有柄并多次分支，形成一丛菌盖，中部脐状；有纤维状鳞片，近白色至浅褐色，无环纹；边缘薄而锐，常内卷，肉质，干后硬而脆。菌肉薄，白色。菌管与菌肉同色，下延；管口圆形至多角形。孢子无色，光滑，圆筒形，一端圆形，一端有歪尖。

【分　　布】主产于陕西、河南、甘肃、山西、吉林、四川。广西各地均有分布。

【采集加工】除冬季外均可采挖，晒干，或趁鲜时切片晒干。

【药材性状】菌核呈不规则块状，条形、类圆形或扁块形，有的有分支，长5~25 cm，直径2~6 cm，黑色、灰黑色或棕黑色，皱缩或有瘤状突起；体轻，质硬，断面类白色或黄白色，略呈颗粒状。气微，味淡。

【性　　味】甜，微寒。

【功效主治】利水道，祛湿毒。用于治疗肉卡（癃闭），佛浮（水肿），白冻（泄泻），肉扭（淋证），隆白呆（带下），小便不利。

【用法用量】内服：煎汤，15~30 g。

【应用举例】

（1）治脉浮发热，渴欲饮水，小便不利：猪苓（去皮）、茯苓、泽泻、碎滑石各30 g，以水2 L煮取1 L，去渣，纳阿胶30 g烊消，温服70 mL，每日3次。

（2）治通身肿满，小便不利，妊娠肿渴：猪苓150 g，研末，每服1匙，热水送服，每日3次。

（3）治肝硬化腹水：鲤鱼1条（500~2000 g），猪苓、大腹皮、防己、泽泻各9 g，研末，装入洗净去除内脏的鱼腹中，煮熟，去药渣，食鱼喝汤。

玉米须

【壮　　名】Haeuxyangz / haeuxdaeq

【别　　名】玉米、玉麦、玉蜀林、红须麦、包谷、玉黍、苞粟、苞米。

【来　　源】为禾本科植物玉米 *Zea mays* L. 的花柱和柱头。

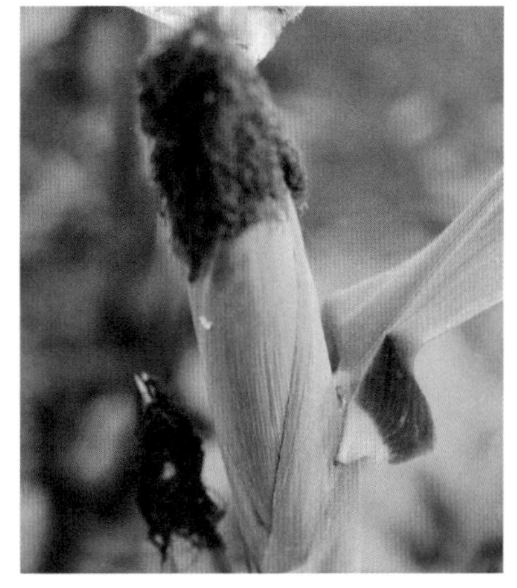

【植物形态】高大的一年生栽培植物。秆粗壮，直立，通常不分枝，基部节处常有气生根。叶片宽大，线状披针形，边缘呈波状皱褶，具强壮的中脉。在秆顶着生雄性开展的圆锥花序；雄花花序的分支三棱状，每节有2雄小穗，1无柄，1有短柄，每1雄花小穗含2小花，颖片膜质，先端尖，外稃及内稃均透明膜质；叶腋内抽出圆柱状的雌花花序，外包有多数鞘状苞片，雌花小穗密集成纵行排列于粗壮的穗轴上，颖片宽阔，先端圆形或微凹，外稃膜质透明。

【分　　布】全国各地广泛栽培。

【采集加工】秋季玉米成熟后采收，晒干。

【药材性状】玉米须常集结成疏松团簇，花柱线状或须状，完整者长至30厘米，直径0.5毫米，淡绿色、黄绿色至棕红色，有光泽，略透明，柱头2裂，叉开，质柔软。气无，味淡。

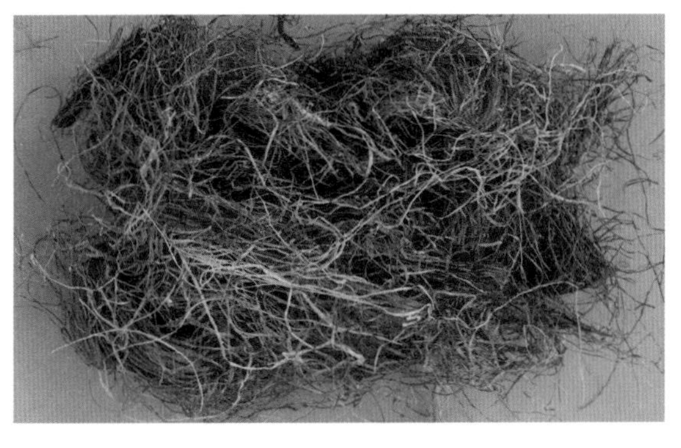

【性　　味】甜，平。

【功效主治】通水道。用于治疗肉扭（淋证），佛浮（水肿），食欲不振，小便不利，尿路结石。

【用法用量】内服：煎汤，30~60 g。

【应用举例】

（1）治妇人乳结红肿，乳汁不通，红肿疼痛，怕冷发热，头痛体困：鲜玉米须适量，焙干为末，以酒送服。

（2）治急性、慢性膀胱炎，尿道炎及胆囊炎，胆结石，浮肿，糖尿病等：玉米须适量，水煎服。

广金钱草

【壮　　名】Gvangigimcienz

【别　　名】落地金钱、铜钱草、马蹄香、假花生、银蹄草。

【来　　源】为豆科植物广金钱草 *Desmodium styracifolium*（Osb.）merr. 的地上部分。

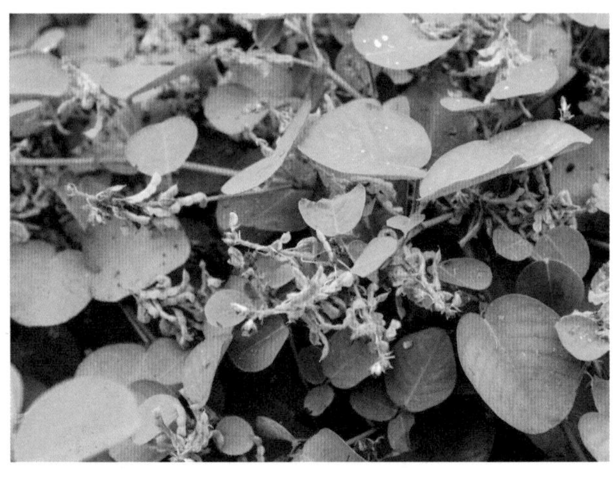

【植物形态】半灌木状草本。全株高30~100 cm。枝条密被白色长柔毛。小叶1或3；叶柄长1~1.8 cm；叶片近圆形，长2.5~4.5 cm，宽2~4 cm，先端微缺，基部心形，腹面无毛，背面密被金黄色绢质柔毛。总状花序腋生或顶生；苞片卵状，三角形，每个苞片内有花2；花梗丝状，长3~4 mm；花小，长约5 mm；花萼钟状，萼齿披针形，长为萼筒的2倍；花冠紫色，有香气。荚果长1~1.5 cm，宽约3 mm，腹腱线直，背腱线呈波形，有3~6条，具柔毛和钩状毛。

【分　　布】主产于广东、福建、广西、湖南等。广西各地均有分布。

【采集加工】夏秋季采收，除去杂质，晒干。

【药材性状】茎圆柱形，长可达1 m；密被黄色伸展的短柔毛；质稍脆；断面中部有髓。叶互生；小叶1或3；叶片圆形或矩圆形，直径2~4 cm，先端微凹，基部心形或钝圆，全缘，腹面黄绿色或灰绿色，无毛，背面具灰白色茸毛，侧脉羽状，叶柄长1~2 cm，托叶1对，披针形，长约0.8 cm。气微香，味微甜。

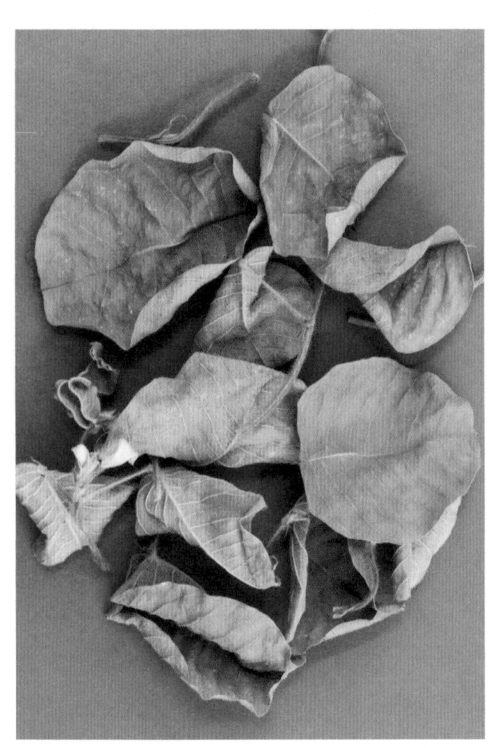

【性　　味】甜、淡，寒。

【功效主治】利水道，通龙路，清热毒，除湿毒。用于治疗肉扭（淋证），佛浮（水肿），胆囊结石，能蚌（黄疸），嗨痞（痞积），呗农（痈疮、痈肿）。

【用法用量】内服：煎汤，15~30 g。

【应用举例】

（1）治泌尿系感染：广金钱草24 g，车前草、海金沙、金银花各15 g，水煎服，每日1剂。

（2）治膀胱结石：广金钱草60 g，海金沙15 g，水煎服。

（3）治肾结石：菖蒲30 g，广金钱草24 g，小茴香、大茴香各4.5 g，锦纹大黄15 g（后下），水3碗，煎至1碗服，并多饮黄豆汤。

乌　桕

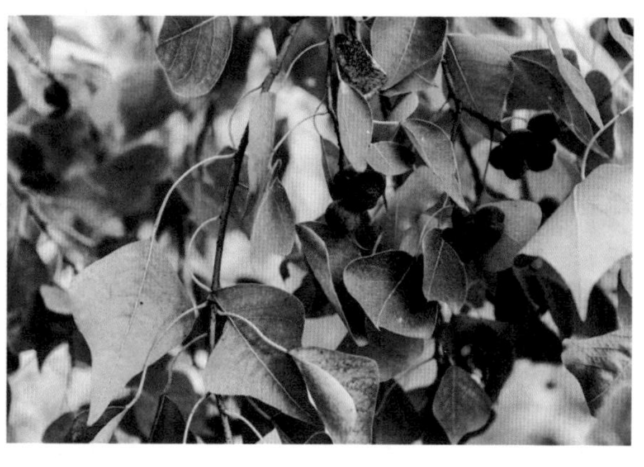

【壮　　名】Raggogoux

【别　　名】卷根白皮、卷子根、乌桕木、根白皮。

【来　　源】大戟科植物乌桕 *Sapium sebiferm*（L.）Roxb 的根皮。

【植物形态】落叶乔木，具乳汁。树皮暗灰色，有纵裂纹。叶互生；顶端有 2 腺体；叶片纸质，菱形至宽菱状卵形，长宽为 3~9 cm，先端微凸尖至渐尖，基部宽楔形；侧脉 5~10 对。穗状花序顶生；花单性，雌雄同序，无花瓣及花盘；最初全为雄花，后有 1~4 朵雌花生于花序基部；雄花小，10~15 朵簇生于一苞片腋内；苞片菱状卵形，先端渐尖，近基部两侧各有 1 枚腺体，花萼杯状，3 浅裂，雄蕊 2，稀 3，花丝分裂；雌花具梗，着生处两侧各有近肾形腺体 1，苞片 3，菱状卵形，花萼 3 深裂，子房光滑，3 室，花柱基部合生，柱头外卷。蒴果椭球形，成熟时褐色，室背开裂为 3 瓣，每瓣有种子 1 颗；种子近球形，黑色，外被白蜡。

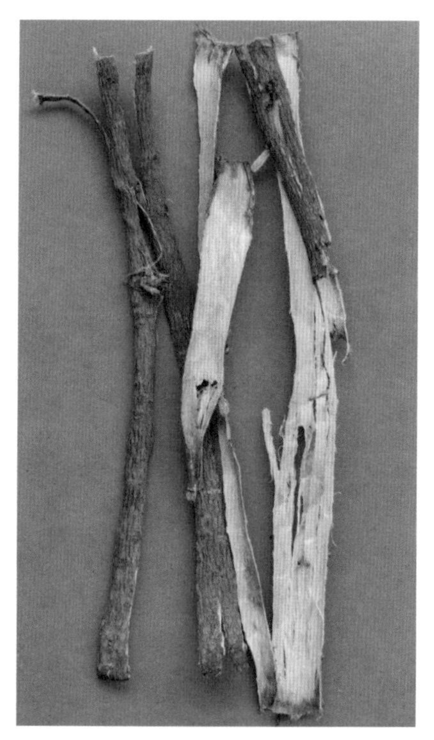

【分　　布】主产于华东地区、中南地区、西南地区和台湾。广西主要分布于隆林、乐业、田林、凌云、靖西、玉林、灌阳。

【采集加工】全年均可采挖，剥取根皮，洗净，切段，晒干。

【药材性状】根皮为不规则块片或卷成半筒状；外表面土黄色，有纵横纹理，并有横长皮孔，内表面较平滑，淡黄色，微有纵纹；断面粗糙。气微，味微苦。

【性　　味】苦，微热，有毒。

【功效主治】调水道，除湿毒。用于治疗佛浮（水肿），屙意囊（便秘），肉卡（癃闭），呗农（痈疮、痈肿），能晗能累（湿疹），额哈（毒蛇咬伤），癥瘕，臌胀，大小便不通，痂（癣）。

【用法用量】内服：煎汤，6~12 g；或入丸、散。

外用：适量，煎水洗患处；或研末调敷患处。

【应用举例】

（1）治水气小便涩，身体虚肿：乌桕 60 g，木通（判）、槟榔各 30 g，捣细为散，每服 6 g，以粥饮调服。

（2）治黄肿症：乌桕二层皮青适量，和米捣烂，加片糖少许，煎成粉，食之必泻，泻后神倦，约 1 日可消。

（3）治疔疮：乌桕根内皮适量，捣烂（或烤干研粉），加冰片少许，用蛋清调匀敷患处。

肾　茶

【壮　　名】Gomumhmeuz

【别　　名】肾菜、猫须公。

【来　　源】为唇形科植物肾茶 *Clerodendranthus spicatus*（Thunb.）C. Y. Wu ex H. W.Li 的全草。

【植物形态】草本。茎直立，四棱柱形，被倒向短柔毛。叶对生；叶片卵形、菱状卵形或卵状椭圆形，长 2~8.5 cm，宽 1~5 cm，先端渐尖，基部宽楔形或下延至叶柄，边缘在基部以上具粗牙齿或疏圆齿，齿端具小突尖，两面被短柔毛及腺点。轮伞花序组成间断的总状花序；苞片圆卵形；花萼钟形，外面被微柔毛及腺点，花后增大；花冠浅紫色或白色，外面被微柔毛，上唇具腺点，花冠筒极狭，上唇大，外翻，3 裂，中裂片较大；雄蕊 4，极度超出花冠筒外，前对略长；子房 4 裂，花柱长长地伸出，柱头 2 浅裂；花盘前方呈指状膨大。小坚果卵形，深褐色，具皱纹。

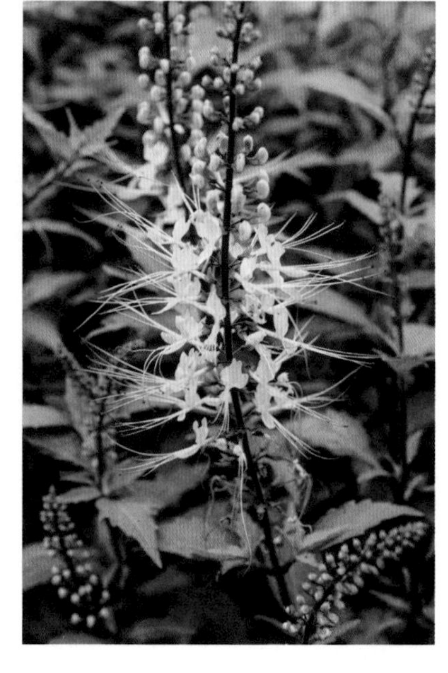

【分　　布】主产于福建、台湾、海南、广西、云南。广西主要分布于贵港、藤县、南宁、武鸣。

【采集加工】每年可采收 2~3 次，管理得好，可采收 4 次。在现蕾开花前采收为佳，宜选晴天，割下茎叶，晒至七成干后，于清晨捆扎成把（防止叶片脱落），再曝晒至全干。

【药材性状】全草长 30~70 cm 或更长。茎枝四

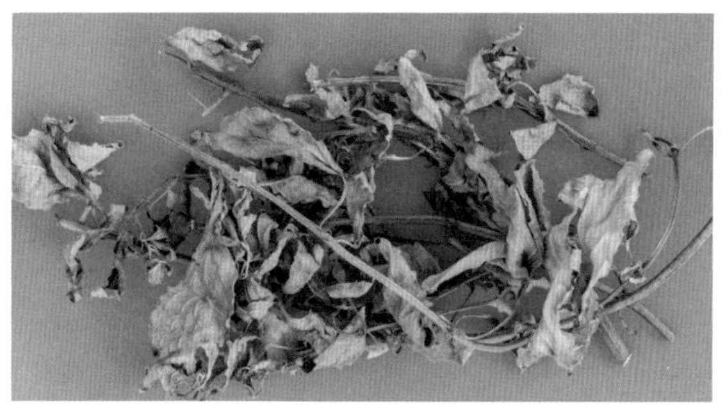

棱柱形，节稍膨大；老茎表面灰棕色或灰褐色，有纵皱纹或纵沟，断面木质，周围黄白色，中央髓部白色；嫩枝对生，紫褐色或紫红色，被短小柔毛。叶对生；叶柄长约 2 cm；叶片皱缩，易破碎，完整者展平呈卵形或卵状披针形，长 2~5 cm，宽 1~3 cm，先端尖，基部楔形，茎中部以上的叶片边缘有锯齿，叶脉紫褐色，两面黄绿色或暗绿色，均有小柔毛。轮伞花序每轮有 6 花，多已脱落。气微，茎味淡，叶味微苦。

【性　　味】甜、淡、苦，寒。

【功效主治】调水道，清湿热毒。用于治疗急、慢性肾炎，膀胱炎，尿路结石，胆结石，发旺（风湿骨痛）。

【用法用量】内服：煎汤，30~60 g。

【应用举例】

（1）治肾炎，膀胱炎：肾茶 60 g，一点红、紫茉莉根各 30 g，水煎服。

（2）治尿道结石：茅莓根 90 g，葡萄 60 g，肾茶、石韦各 30 g，水煎服。

（3）治尿路感染：肾茶 60 g，水煎当茶饮，连饮 7 日。

大　戟

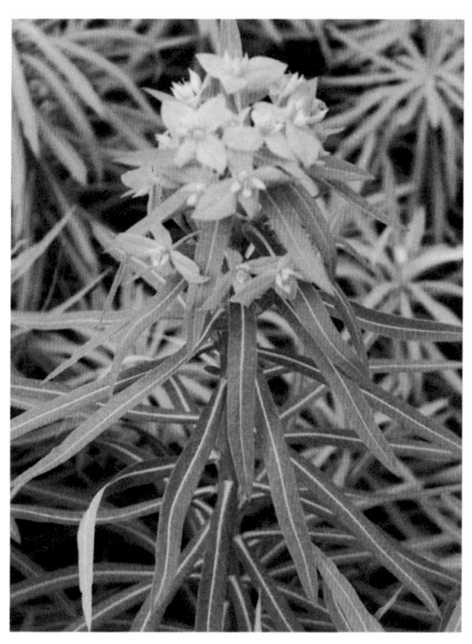

【壮　　名】Dagiz

【别　　名】乳浆草、龙虎草、九头狮子草、将军草、膨胀草、黄花大戟、千层塔。

【来　　源】为大戟科植物大戟 *Euphorbia pekinensis* Rupr. 的根。

【植物形态】草本。全株含白色乳汁。茎表面被白色短柔毛。单叶互生；叶片狭长圆状披针形，长 3~8 cm，宽 6~12 mm，先端钝或尖，基部渐狭，全缘，具明显中脉，腹面无毛，背面中脉上有毛。杯状聚伞花序顶生或腋生，排列成复伞形；基部有叶状苞片 5；每枝花序二回至数回分支，

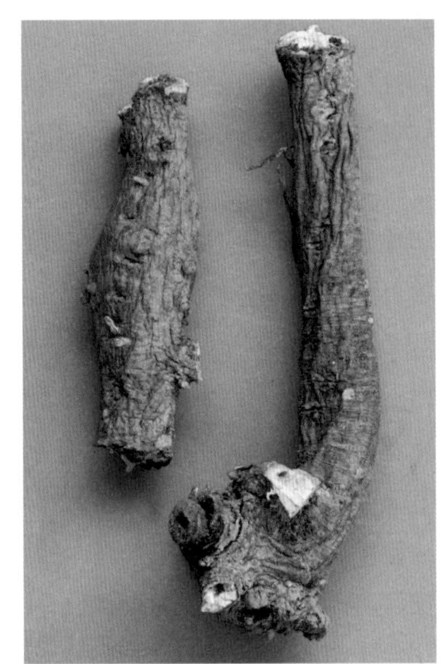

分支处着生近圆形的苞片 2 或 4，对生；苞片卵状长圆形，先端尖；杯状聚伞花序的总苞钟形或陀螺形，4~5 裂，腺体 4~5，长圆形，肉质肥厚，两腺体之间有膜质长圆形附属物；雌雄花均无花被；雄花多数，花丝与花梗间有关节；雌花 1，花柱先端 2 裂。蒴果三棱状球形，密被刺疣。

【分　　布】主产于江苏。广西主要分布于武鸣、罗城、全州、灌阳。

【采集加工】采收后除去茎苗及须根，洗净晒干，或用沸水略烫后晒干。

【药材性状】根不规则长圆锥形，略弯曲，常有分支，长 10~20 cm，直径 0.5~2 cm，近根头部偶膨大；根头常见茎的残基及芽痕；灰棕色或棕褐色，粗糙，具纵直沟纹及横向皮孔；支根少而扭曲；质坚硬，不易折断；断面类棕黄色或类白色，纤维性。气微，味微苦、涩。

【性　　味】苦、辣，寒，有毒。

【功效主治】通水道，祛湿毒。用于治疗佛浮（水肿），胸腹积水，比耐来（咳痰），肉卡（癃闭），屙意囊（便秘），呗农（痈疮、痈肿），呗奴（瘰疬）。

【用法用量】内服：煎汤，6~12 g；或入丸、散。外用：适量，研末，熬膏敷患处；或煎水熏洗患处。

【应用举例】

（1）治腹水胀满，大小便不通：牵牛子 4.5 g，大戟 1.5 g，枣 5 个，水煎服。

（2）治通身肿满喘息，小便涩：大戟（去皮，细切，微炒）60 g，干姜（炮制）15 g，捣为散，每服 6 g，用生姜汤调服。

（3）治水气肿胀：大戟 30 g，广木香 15 g，研末，每服 5 g，以酒送服。服药期间忌咸物。

冬瓜皮

【壮　　名】Lwgfaeg

【别　　名】白瓜、水芝、蔬巨、白冬瓜、苦冬瓜、东瓜、枕瓜。

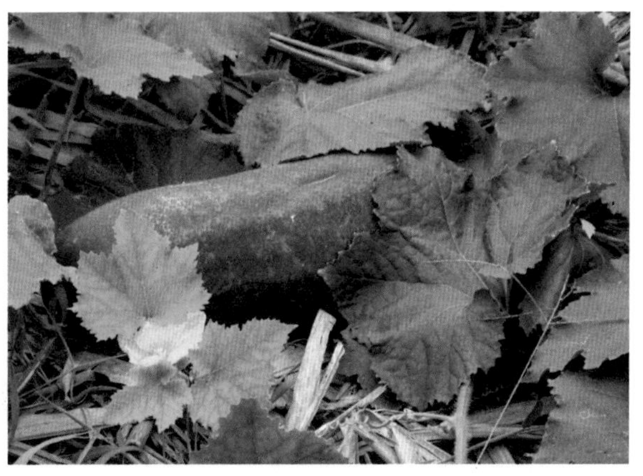

【来　　源】为葫芦科植物冬瓜 *Benincasa hispida*（Thunb.）Cogn. 的外果皮。

【植物形态】蔓生或架生草本。茎被黄褐色硬毛及长柔毛，有棱沟。单叶互生；叶柄粗壮，被黄褐色硬毛及长柔毛；叶片肾状近圆形，宽15~30 cm，5~7浅裂或有时中裂；裂片宽卵形，先端急尖，边缘有小齿，基部深心形，两面均被粗毛，叶脉网状，在背面稍隆起，密被毛。卷须生于叶腋，2~3支，被粗硬毛和长柔毛。花单性，雌雄同株；花单生于叶腋，花梗被硬毛；花萼管状，裂片三角卵形，边缘有锯齿，反折；花冠黄色，5裂至基部，外展；雄花有雄蕊3，花丝分生，花药卵形，药室呈"S"形弯曲；雌花子房长圆筒形或长卵形，密被黄褐色长硬毛，柱头3，略扭曲。瓠果大型，肉质，长圆柱状或近球形，表面有硬毛和蜡质白粉。种子多数，卵形，白色或淡黄色，压扁。

【分　　布】全国各地均有栽培。广西各地均有栽培。

【采集加工】夏末秋初，果实成熟时采摘，削下外果皮，晒干。

【药材性状】本品为不规则块片，常向内卷曲成筒状。外表面灰绿色，常覆有白色粉霜；内表面较粗糙，常见筋脉。体轻，质脆，易破碎。气无，味淡。

【性　　味】甜、淡，寒。

【功效主治】通水道、气道，清热毒。用于治疗佛浮（水肿），肉扭（淋证），脚气，比耐来（咳痰），暑热烦闷，啊肉甜（消渴），呗农（痈疮、痈肿），仲嘿喯尹（痔疮），仲嘿奴（肛瘘），鱼毒，酒毒。

【用法用量】内服：煎汤，60~120 g；或煨；或捣汁。外用：适量，捣烂敷患处；或煎水洗患处。

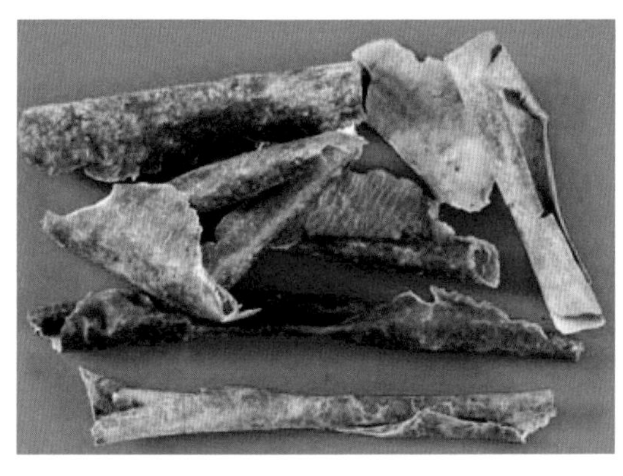

【应用举例】

（1）治哮喘：未脱花蒂的小冬瓜1个，剖开填入适量冰糖，入蒸笼内蒸取水，饮服三四个冬瓜有效。

（2）治烦渴：冬瓜1个，削皮，埋在湿地中，1月后取出，切开，取清汁饮之。

（3）治小儿乍寒乍热渴者：冬瓜适量，绞汁服之。

茯 苓

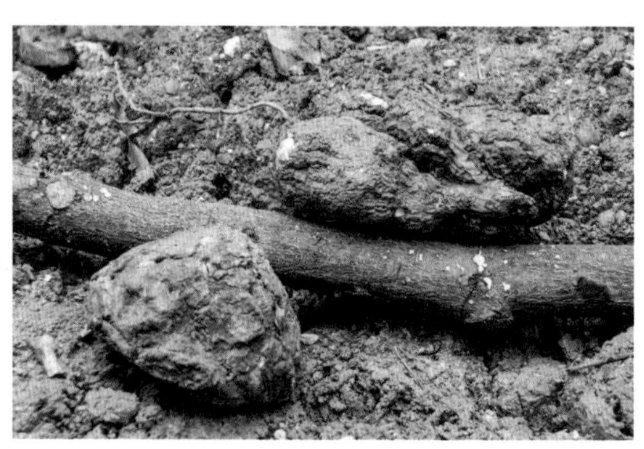

【壮　　名】Fuzlingz

【别　　名】茯菟、松薯、不死面、松苓、松木薯。

【来　　源】为多孔菌科真菌茯苓 *Poria cocos*（Schw.）Wolf 的菌核。

【植物形态】菌核球形、卵形、椭圆形至不规则形；外面有厚而多皱褶的皮壳，深褐色，新鲜时软，干后变硬，内部白色或淡红色，粉粒状。子实体生于菌核表面，全平伏，白色，肉质，老后或干后变为浅褐色。菌管密，长 2~3 mm，管壁薄，管口圆形、多角形或不规则形，直径 0.5~1.5 mm，口缘常裂为齿状。孢子长方形至近圆柱形，平滑，有一歪尖。

【分　　布】主产于云南、安徽、湖北。广西主要分布于邕宁、武鸣、南宁、横县、藤县、北流、博白、容县、桂平、平南、岑溪、苍梧。

【采集加工】全年可采挖，菌核挖出后堆置至发汗，摊晾至表面干燥再堆置发汗，反复数次至出现皱纹，内部水分大部分散失后，阴干或按不同部分切制，阴干。

【药材性状】商品为去皮后切制的茯苓，呈块状，大小不一，白色，淡红色或淡棕色。

【性　　味】甜，平。

【功效主治】通水道，调谷道，宁心安神。用于治疗佛浮（水肿），肉扭（淋证），白冻（泄泻），鹿（呕吐），隆白呆（带下），比耐来（咳痰），年闹诺（失眠），小便不利，遗精，白浊。

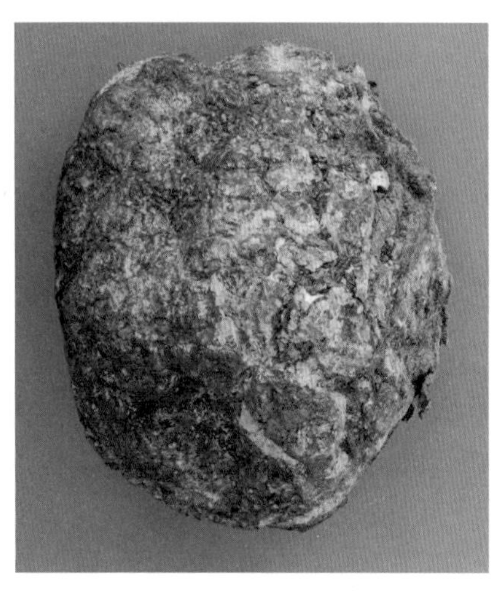

【用法用量】内服：煎汤，10~15 g；或入丸、散。

【应用举例】

（1）治水肿：茯苓 9 g，白术（净）6 g，郁李仁 4.5 g，加生姜汁煎服。

（2）治妊娠小便不通：茯苓、赤白各 15 g，苎根 9 g，当归 6 g，升麻 3.3 g，川芎 3 g，急流水煎服；或调琥珀末 6 g 服，效果更佳。

（3）治皮水，四肢肿，水气在皮肤中：茯苓 180 g，防己、黄芪、桂枝各 90 g，甘草 60 g，以水 3 L，煮取 1 L，分 3 次，温服。

荷莲豆

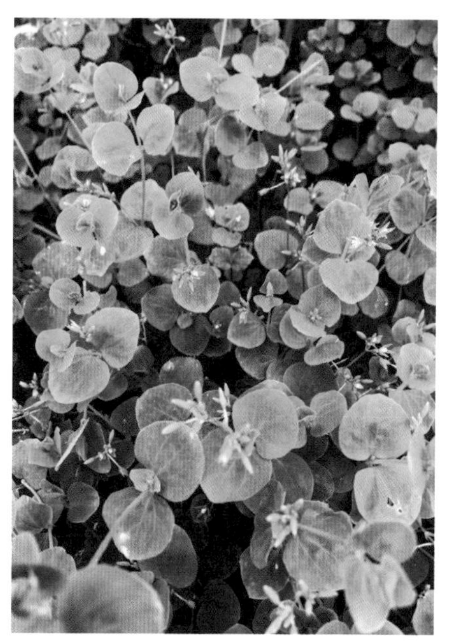

【壮　　名】Rumliengz

【别　　名】团叶鹅儿肠、水蓝青、粉丹草、串莲草、水荷兰、对叶莲。

【来　　源】为石竹科植物荷莲豆 *Drymaria cordata*（L.）Willd.ex Roem. et Schult. 的全草。

【植物形态】草本。茎光滑，近基部分枝，枝柔弱。单叶对生；叶柄短；托叶刚毛状；叶片膜质，卵圆形至圆形，长 1~1.5 cm，宽 1~1.2 cm，先端圆而具小凸尖，基部宽楔形、圆形或近楔形；基出脉 3~5。聚伞花序顶生或腋生；花小，苞片具膜质边缘；花萼萼片 5，狭长圆形，有 3 脉，边缘膜质；花瓣 5，先端 2 裂，短于萼片；雄蕊 3~5，与萼片对生；花柱短，柱头 2~3 裂，基部联合。蒴果卵形。

【分　　布】主产于广东、海南、广西、四川、贵州、云南、西藏。广西主要分布于隆林、凌云、凤山、灵川、恭城、富川、藤县、平南、桂平、贵港、北流、武鸣。

【采集加工】夏季采收全草，鲜用或晒干。

【药材性状】全草长 60~90 cm。茎光滑，纤细，下部有分枝。叶对生；具短柄；叶片膜质，卵圆形至近圆形，长 1~1.5 cm，宽 1~1.2 cm，叶脉 3~5 条。绿色小花顶生或腋生。气微，味微苦。

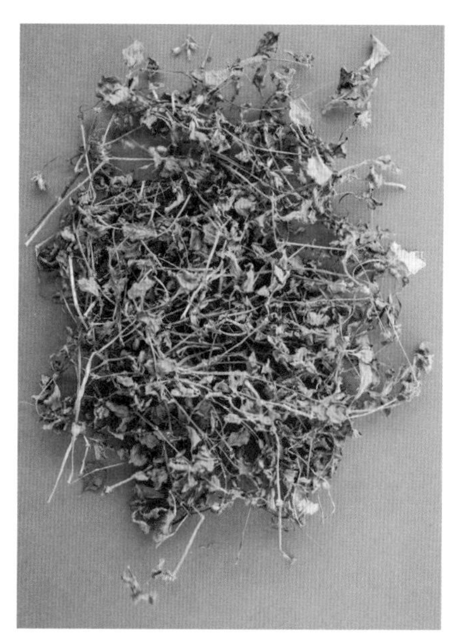

【性　　味】苦，寒。

【功效主治】通水道、谷道，清湿热毒。用于治疗能蚌（黄疸），佛浮（水肿），呗农（痈疮、痈肿），风湿脚气，勒爷狠风（小儿惊风），喯疳（疳积），目翳，胬肉，瘴疟（疟疾），勒爷喯疳（小儿疳积）。

【用法用量】内服：煎汤，10~15 g（鲜品 30~60 g）；或泡酒；或绞汁。外用：鲜品适量，捣烂敷患处。

【应用举例】

（1）治急性黄疸型肝炎：鲜荷莲豆 30 g，虎杖、地耳草各 15 g，水煎服。

（2）治肾盂肾炎：荷莲豆、水黄连、金钱草、白茅根各 15 g，水煎服。

（3）治风湿脚气：鲜荷莲豆 30 g，泡酒服。

火殃簕

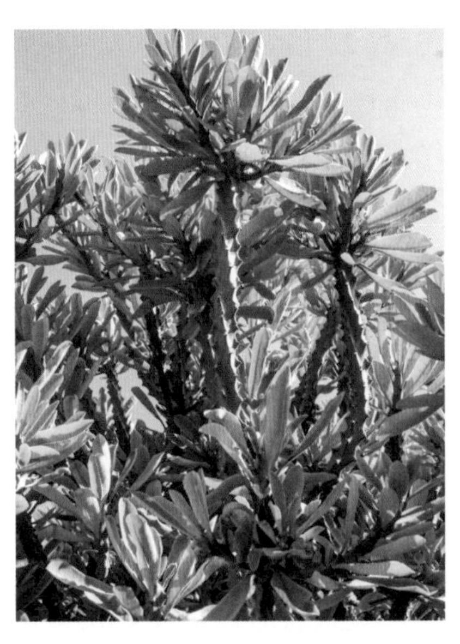

【壮　　名】Gooenlunzgoet

【别　　名】火秧竻、纯阳草、羊不挨、龙骨刺、霸王鞭、火虹。

【来　　源】为大戟科植物金刚纂 *Euphorbia antiquorum* Linn. 的茎。

【植物形态】灌木，含白色乳汁。分枝圆柱状或具不明显的 3~6 棱，小枝肉质，绿色，扁平或有 3~5 个肥厚的翅，翅的凹陷处有一对尖刺。单叶互生，具短柄；托叶皮刺状，坚硬；叶片肉质，倒卵形，卵状长圆形至匙形，长 4~6 cm，宽 1.5~2 cm，先端钝圆，有小尖头，基部渐狭，两面光滑无毛。杯状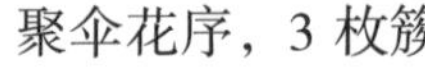聚伞花序，3 枚簇生或单生；总苞半球形，黄色，5 浅裂，裂片边缘撕裂；雌雄花同生于总苞内；雄花多数，有 1 具梗雄蕊，鳞片倒披针形，边缘撕裂，中部以下合生；腺体 4，二唇形，下唇大，宽倒卵形；雌花无梗，生于总苞中央。蒴果球形，光滑无毛，分果爿稍压扁。

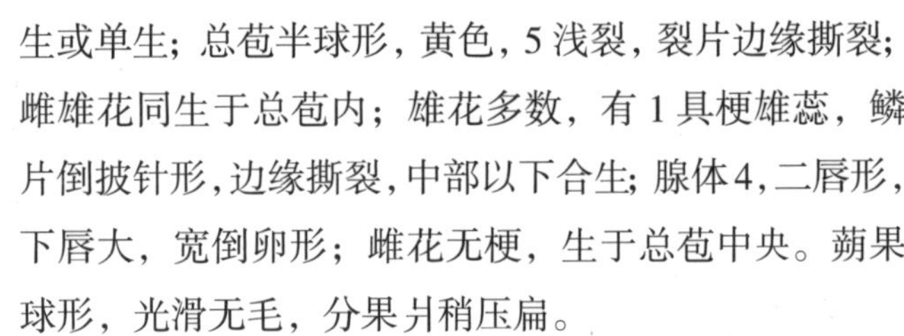

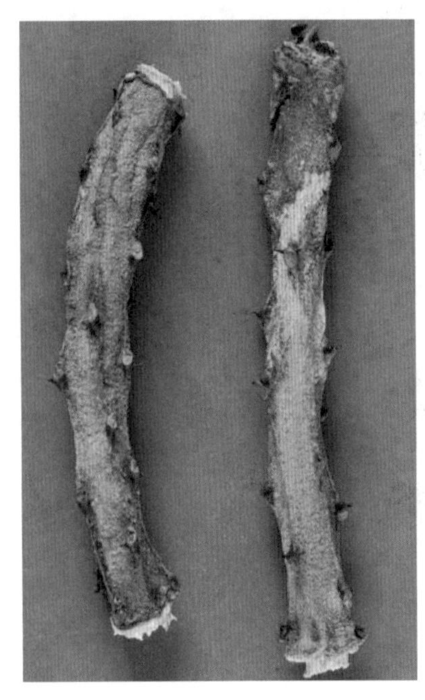

【分　　布】主产于广西、广东、贵州、四川、云南。广西各地均有分布。

【采集加工】全年均可采收，去皮、刺，鲜用；或切片，晒干，炒成焦黄。

【药材性状】茎枝肥厚，圆柱状，或有 3~6 钝棱，棕绿色；小枝肉质，绿色，扁平，有 3~5 翅状纵棱。气微，味苦。

【性　　味】苦，寒，有毒。

【功效主治】利水道，通谷道，祛湿毒。用于治疗佛浮（水肿），臌胀，白冻（泄泻），屙意咪（痢疾），东郎（食滞），痞块，呗农（痈疮、痈肿），痂（癣）。

【用法用量】内服：煎汤，1~3 g；或入丸、剂。外用：适量，剖开焙热，内贴患处；或取汁涂患处。

【应用举例】

（1）治臌胀：火殃簕胶（茎梗割开流出的白色乳汁）、炒米粉、百草霜各等量，和匀为小丸，晒干，朱砂为衣，成人服 3 g，儿童服 2 g，山楂、砂仁、白芍煎水送服，隔日清晨服 1 次。服后待泻四五次时，可服温白粥止泻。服用后戒盐及腌制食品 100 日。

（2）治大便秘结：火殃簕适量，捣汁，加适量番薯粉，和为小丸如弹子大，用新瓦焙干，每服 1 丸。

（3）治足底挫伤瘀血或脓肿：鲜火殃簕适量，捣汁，加入面粉调匀，煮热敷患处；或茎叶捣烂，加热敷患处。

车前草

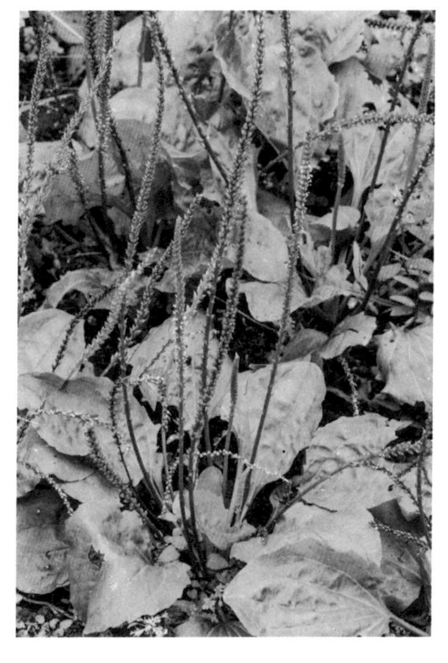

【壮　　名】Nyadaezmax

【别　　名】车前、虾蟆衣、猪耳朵、凤眼前。

【来　　源】为车前科植物车前 *Plantago asiatica* L. 的全草。

【植物形态】草本。具须根。叶柄与叶片等长或长于叶片，基部扩大；叶片卵形或椭圆形，长 4~12 cm，宽 2~7 cm，先端尖或钝，基部狭窄成长柄，全缘或呈不规则的波状浅齿，通常有 5~7 条弧形脉。花茎具棱角，有疏毛，穗状花序；花淡绿色，苞片 1，三角形，宿存；花萼 4，基部稍全生，椭圆形或卵圆形，宿存；花冠小，膜质，花冠筒卵形，先端 4 裂片三角形，向外反卷；雄蕊 4，着生于花冠筒近基部，与花冠裂片互生；雌蕊 1，子房上位，卵圆形。蒴果卵状圆锥形，成熟后周裂，下方宿存。种子近椭圆形，黑褐色。

【分　　布】全国各地均产，江西、安徽、江苏产量较多。广西主要分布于那坡、

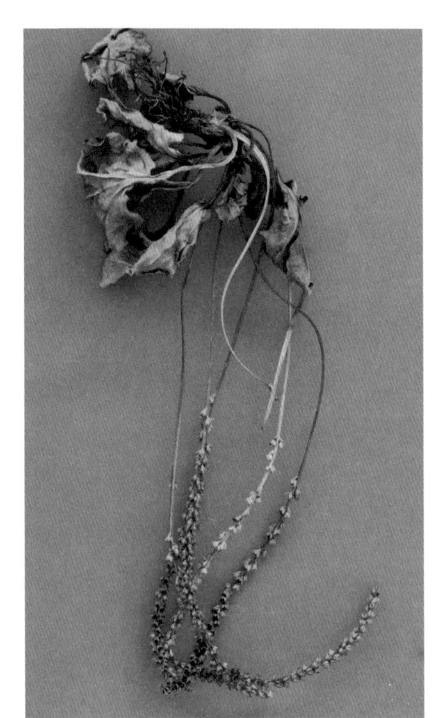

隆林、乐业、天峨、柳江等。

【采集加工】全年均可采收全草，洗净，切段，晒干。夏秋季种子成熟时采收果穗，晒干，搓出种子，除去杂质。

【药材性状】全草须根丛生。叶密生于基部，具长柄；叶片皱缩，展平后为卵形或宽卵形，长4~12 cm，宽2~5 cm，先端钝或短尖，基部宽楔形，边缘近全缘，波状或有疏钝齿，具明显基出脉7条，灰绿色或污绿色。穗状花序数条，长5~15 cm，花在茎上排列疏离。蒴果椭球形，周裂，萼宿存。气微香，味微苦。

【性　　味】甜，寒。

【功效主治】通水道，调气道，清热毒。用于治疗肉卡（癃闭），肉扭（淋证），渗裂（血证），屙意勒（便血），白冻（泄泻），呗农（痈疮、痈肿），热结膀胱，淋浊带下，幽勒（尿血），肝热目赤，货咽妈（咽痛）。

【用法用量】内服：煎汤或捣汁服9~30 g（鲜品30~60 g）。外用：鲜品适量，捣烂敷患处。

【应用举例】

（1）治小便不通：车前草150 g，水800 mL，煎取500 mL，分3次服；或鲜车前草适量，捣汁100 mL，加蜜1匙服。

（2）治尿血：车前草适量，捣汁150 mL，空腹服之；或车前草、地骨皮、旱莲草各9 g，水煎服。

（3）治石淋：车前草适量，煎浓液，饮之。

大车前

【壮　　名】Nyadaezma

【别　　名】车前、大叶车前、虾蟆衣、猪耳朵、凤眼前。

【来　　源】为车前科植物大车前 *Plantago major* L. 的全草。

【植物形态】草本。叶具长柄，几与叶片等长或长于叶片，基部扩大；叶片卵形或

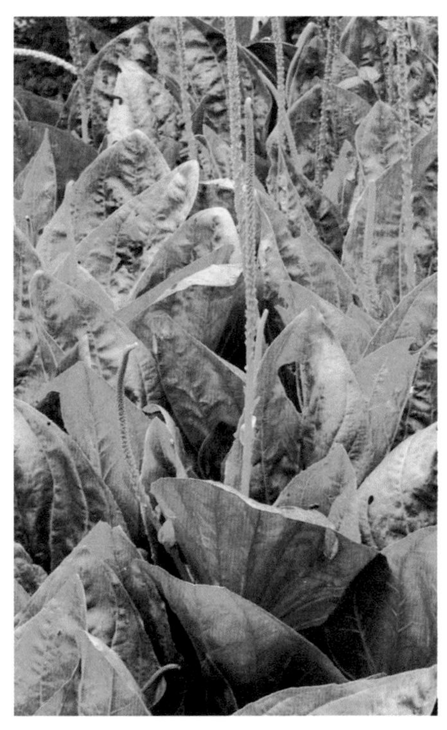

宽卵形，长 6~10 cm，宽 3~6 cm，先端圆钝，基部圆形或宽楔形；叶柄基部常扩大或鞘状。花茎具棱角，有疏毛，穗状花序花排列紧密；花淡绿色，苞片 1，三角形，宿存；花萼 4，椭圆形或卵圆形，宿存；花冠小，膜质，花冠筒卵形，先端 4 裂片三角形，向外反卷；雄蕊 4，着生于花冠筒近基部，与花冠裂片互生；雌蕊 1，子房上位，卵形。蒴果椭球形，成熟时周裂，下方宿存。

【分　　布】全国各地均产，以安徽、江西、江苏产量较多。广西各地均有分布。

【采集加工】全年均可采收全草，洗净，切段，晒干。夏秋季种子成熟时采收果穗，晒干，搓出种子，除去杂质。

【药材性状】全草具短而肥的根状茎，并有须根。叶在基部密生，具长柄；叶片皱缩，展平后为卵形或宽卵形，长 6~10 cm，宽 3~6 cm，先端圆钝，基部圆形或宽楔形，基出脉 5~7 条；灰绿色或污绿色。穗状花序排列紧密。蒴果椭球形，成熟时周裂，萼宿存。种子类三角形或斜方形，粒小，长 0.88~1.6 mm，宽 0.55~0.9 mm；棕色或棕褐色，上面隆起较高，脐点白色，多位于上面隆起的中央或一端。气微香，味微苦。

【性　　味】甜，寒。

【功效主治】通水道，调气道，清热毒。用于治疗肉卡（癃闭），肉扭（淋证），渗裂（血证），屙意勒（便血），白冻（泄泻），呗农（痈疮、痈肿），热结膀胱，小便不利，肝热目赤。

【用法用量】内服：煎汤，9~30 g（鲜品 30~60 g）；或捣汁服。外用：鲜品适量，捣烂敷患处。

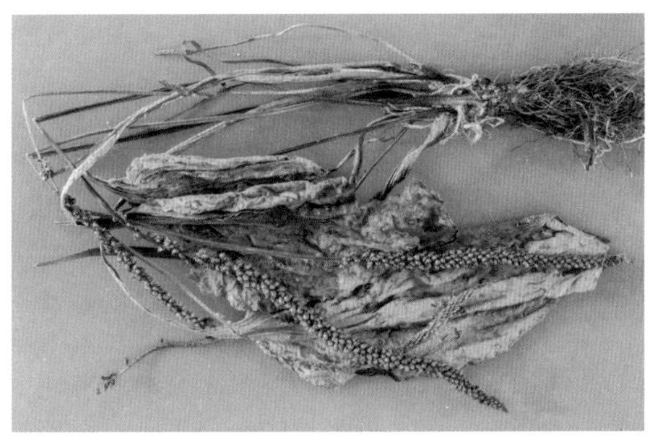

【应用举例】

（1）治高血压：大车前草、鱼腥草各 30 g，水煎服。

（2）治热淋：鲜大车前草、鲜金沙藤各 30 g，水煎服。

（3）治石淋：大车前草适量，煎浓液，饮之。

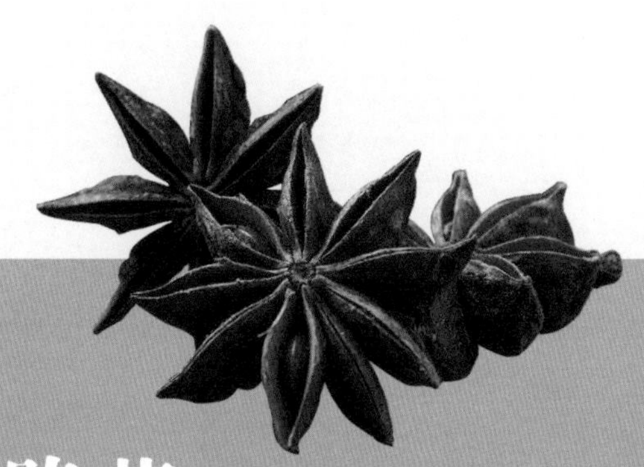

第九章　通龙路药

血见愁

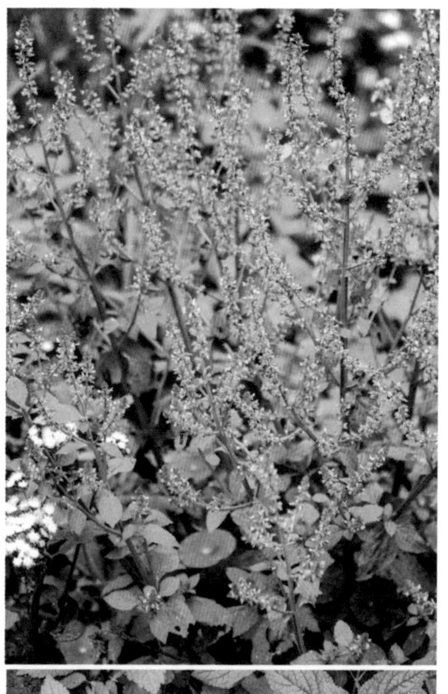
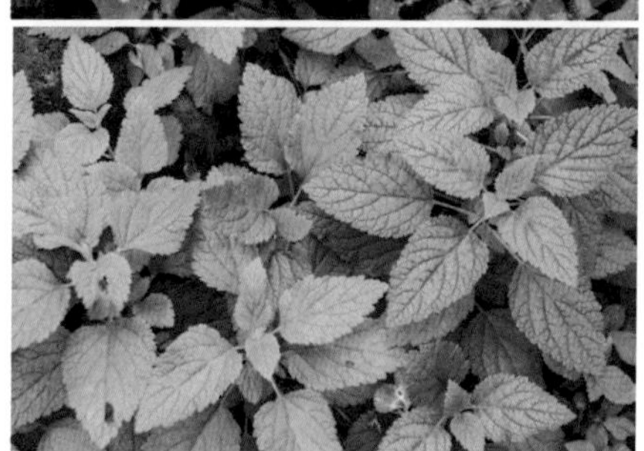

【壮　　名】lwedraenyou

【别　　名】山藿香、假紫苏、肺形草、消炎草。

【来　　源】为唇形科植物血见愁 *Teucrium viscidum* Bl. 的全草。

【植物形态】多年生直立草本。茎上部被混生腺毛的短柔毛。叶柄长约为叶片长的1/4；叶片卵状长圆形，长3~10 cm，宽1.5~4.5 cm，两面近无毛或被极稀的微柔毛。假穗状花序顶生及腋生，顶生者自基部多分支，密被腺毛；苞片全缘；花萼筒状钟形，5齿近相等；花冠白色、淡红色或淡紫色，花冠筒为花冠全长的1/3以上，檐部单唇形，中裂片最大，正圆形，侧裂片卵状三角形；雄蕊伸出；花盘盘状，浅4裂；花柱先端2裂。小坚果扁球形，合生面超过果长的1/2。

【分　　布】主产于江苏、浙江、福建、台湾、江西、湖南、广东、广西、云南。广西主要分布于南宁、武鸣、宁明、龙州、上林、马山、百色、凌云、乐业、南丹、罗城等。

【采集加工】全年均可采收，洗净，切段，晒干。

【药材性状】全草长30~50 cm。根须状。茎方柱形，具分枝；黑褐色或灰褐色，被毛，嫩枝毛较密；节处有多数灰白色须状根。叶对生；叶片皱缩，易碎，完整者展平呈卵形或矩圆形，灰绿色或灰褐色，先端短渐尖或短尖，基部圆形或阔楔形，下延，边缘具粗锯齿，两面均有毛，背面毛较密。偶见枝顶或叶腋有淡红色小花，花萼钟形。小坚果扁球形，包于宿萼中。花、叶以手搓之微有香气，味微辣、苦。

【性　　味】苦，凉。

【功效主治】通龙路，调火路，清热毒，凉血止血。用于治疗陆裂（咳血），渗裂（血证），呗农（痈疮、痈肿），仲嘿喯尹（痔疮），林得叮相（跌打损伤），额哈（毒蛇咬伤），漆疮，足痂（脚癣）。

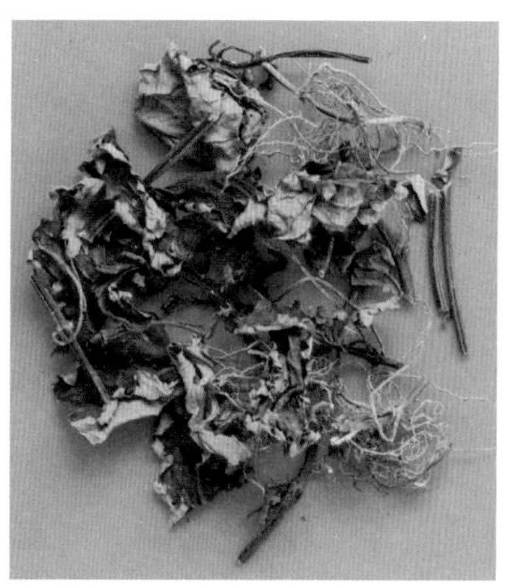

【用法用量】内服：煎汤，6~15 g（鲜品加倍）；或捣汁；或研末。外用：适量，捣烂敷患处；或水煎熏洗患处。

【应用举例】

（1）治跌打：血见愁、九层塔、透骨消、黑心姜各 15 g，水煎服。

（2）治睾丸肿痛：血见愁叶 6 g，研末，冲酒服。

（3）治脚癣：血见愁鲜叶适量，搽患处。

猪殃殃

【壮　　名】Cuhyangzyangz

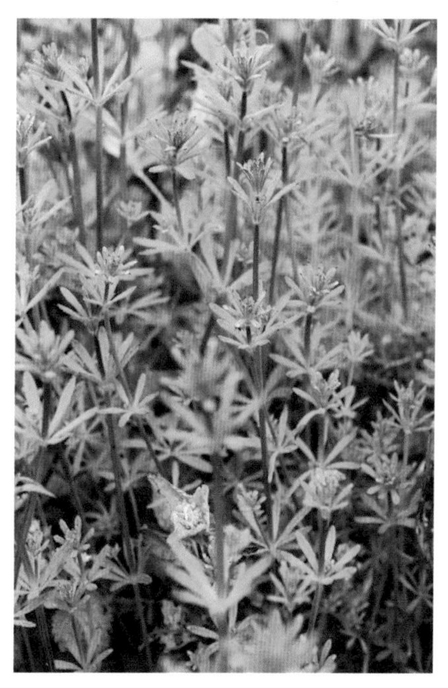

【别　　名】锯子草、拉拉藤、八仙草、小锯藤、小茜草、小飞扬藤、细茜草。

【来　　源】为茜草科植物猪殃殃 *Galium aparine* L. 的全草。

【植物形态】攀援草本。茎多分枝，具 4 棱，棱上具倒生刺毛。叶 4~8 片轮生；近无柄；叶片线状披针形至椭圆状披针形，长 2~4 cm，宽 2~6 mm，先端有凸尖头，1 脉，腹面绿色，被倒白刺毛，背面淡绿色，沿中脉及边缘被毛。聚伞花序；花小，黄绿色；花萼截头状，被钩毛；花冠 4 裂，裂片长圆形，雄蕊 4，伸出；子房下位，2 室，花柱 2 裂。果实干燥，通常由 2 个近球形的果爿组成，表面密生钩刺。

【分　　布】主产于云南、贵州、广西等。广西主要分布于南丹、兴安、资源。

【采集加工】秋季采收，鲜用或晒干。

【药材性状】全草纤细，易破碎，灰绿色或绿褐色。茎具 4 棱，直径 1~1.5 mm，棱上有多数倒生刺毛；质脆，易折断，断面中空。叶 6~8 片轮生，无柄；叶片多卷缩破碎，完整者展平呈披针形或条状披针形，长约 2 cm，宽 2~4 mm，边缘及背面中脉有倒生小刺。聚伞花序腋生或顶生，花小，易脱落。果小，常呈半球形，密生白色钩毛。气微，味淡。

【性　　味】苦、辣，寒。

【功效主治】调龙路、火路，利水道，通气道，清热毒。用于治疗贫痧（感冒），牙龈出血，兵西弓（急性阑尾炎），肉扭（淋证），佛浮（水肿），京尹（痛经），病淋勒（崩漏），隆白呆（带下），北嘻（乳痈），呗农（痈疮、痈肿），林得叮相（跌打损伤），屙意咪（痢疾），尿路感染，肉裂（尿血），刀伤出血。

【用法用量】内服：煎汤，6~10 g（鲜品 30~60 g）；或捣汁饮。外用：适量，捣烂敷患处。

【应用举例】

（1）治跌打损伤：鲜猪殃殃根、马兰根各 12 g，水、酒各半煎服；另以鲜猪殃殃全草、酢浆草各等量，捣烂敷患处。

（2）治牙龈出血：鲜猪殃殃 90 g，水煎服。

（3）治创伤肿胀：猪殃殃全草 60 g，捣烂敷患处。

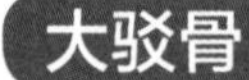

大驳骨

【壮　　名】Gociepndoklaux

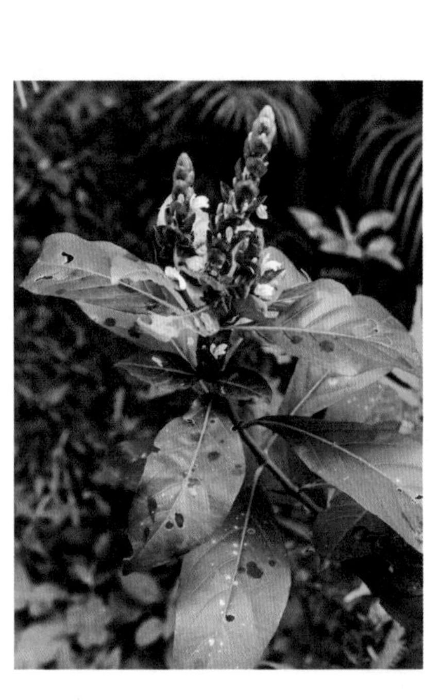

【别　　名】鸭子花、大驳骨丹、大接骨、大骨节草、大骨风、接骨木。

【来　　源】为爵床科植物黑叶小驳骨 *Gendarussa ventricosa*（Wall. ex Sims）Nees 的全株。

【植物形态】灌木。枝圆柱形，幼枝无毛和皮孔。叶对生；叶片革质，椭圆形至卵状披针形，长 15~18 cm，宽 3~7 cm，先端钝，基部阔楔形，全缘，两面无毛，叶脉粗壮，主脉极凸起。穗状花序；苞片卵形或阔卵形，紫绿色；花萼裂片 5，长圆状披针形；花冠白色，有紫斑，被柔毛，具卵形短管，

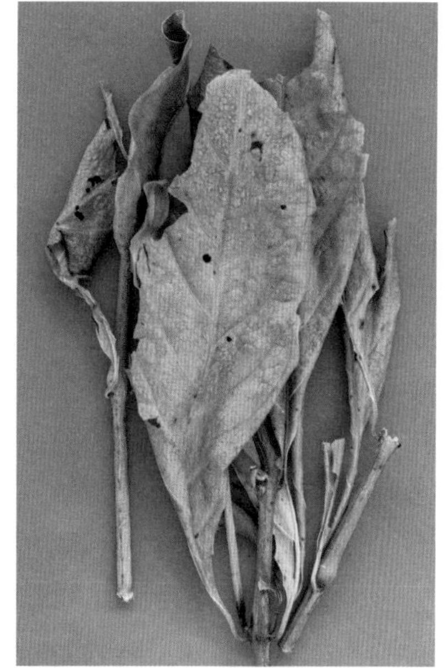

管中部膨胀，两端收狭，喉部下侧扩大，冠檐二唇形，上唇直立，拱形，先端浅2裂，下唇伸展，先端3裂；雄蕊2，花丝粗壮，基部无毛，花药2室，不等高；子房每室有胚珠2，柱头单一。蒴果近木质。

【分　　布】主产于广东、广西、云南等。广西多为栽培。

【采集加工】全年均可采，切段，鲜用或晒干。

【药材性状】枝圆柱形，光滑。叶对生；叶片多皱缩，完整者长圆状椭圆形至披针形，长8~15 cm，宽3~6 cm，先端渐尖，基部楔形；全缘，两面被微毛；叶柄明显。气微，搓揉后有特殊臭气。

【性　　味】辣、苦，平。

【功效主治】通龙路，止血止痛。用于治疗夺扼（骨折），核尹（腰痛），发旺（风湿骨痛），月经过多，崩漏，林得叮相（跌打损伤），胃气痛，北嘻（乳痈），钵脓（肺痈），呗（无名肿毒），外伤红肿。

【用法用量】内服：煎汤，10~30 g；或浸酒。外用：鲜品适量，捣烂敷患处；或研末调敷患处；或煎水洗患处。

【应用举例】

（1）消肿止痛，接骨，治风湿痹痛：肉郎伞90 g，大驳骨、小驳骨各60 g，泽兰、透骨消各30 g，鸡骨香15 g，双飞蝴蝶6 g，捣烂，酒炒热外敷患处。

（2）治跌打：大驳骨根、山荔枝各15 g，鸟不企6 g，浸酒60 g，内服少许，外擦患处；或大驳骨、小驳骨、骨透消、泽兰、血见愁各15 g，两面针根9 g，煎水，冲酒服。

（3）治骨折：大驳骨、小驳骨、酢浆草、两面针根（皆鲜用）各30 g，捣烂，加黄酒少许，骨折复位后外敷患处，小夹板固定，每日换药1次。

萱　草

【壮　　名】Byaekvahenj

【别　　名】黄花菜根、鹿葱、天鹅孵蛋、绿葱兜、水大蒜、皮蒜。

【来　　源】为百合科植物萱草 *Hemerocallis fulva* L. 的根。

【植物形态】草本，具根状茎和肉质肥大的纺锤状块根。叶基生，排成两列；叶片条形，

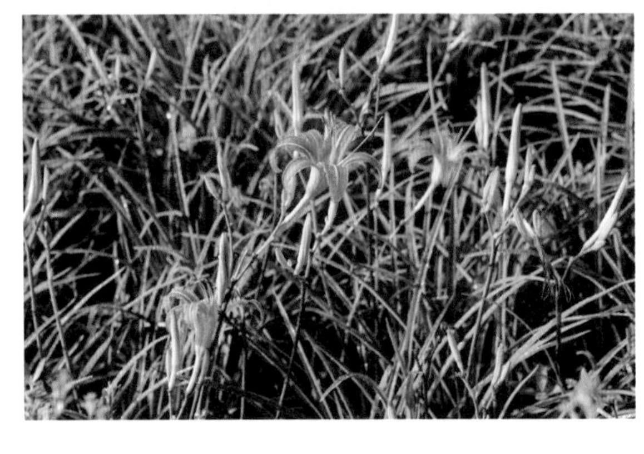

长 40~80 cm，宽 1.5~3.5 cm，背面呈龙骨状突起。花葶粗壮，蝎尾状聚伞花序组成圆锥状；苞片卵状披针形；花橘红色至橘黄色；花被下部合生成花被管；外轮花被裂片 3，长圆状披针形，内轮裂片 3，长圆形，中部具褐红色的色带，边缘波状皱褶，盛开时裂片反曲；雄蕊伸出，上弯，比花被裂片短；花柱伸出，上弯，比雄蕊长。蒴果长圆形。

【分　　布】主产于湖南、福建、江西、浙江。广西各地常栽培或野生。

【采集加工】根挖出后，除去茎面，洗净泥土，晒干。

【药材性状】根状茎呈短圆柱形，长 1~1.5 cm，直径约 1 cm。有的顶端留有叶残基；根簇生，多数已折断，完整的根长 5~15 cm，上部直径 3~4 mm，中下部膨大成纺锤形块根，直径 0.5~1 cm，多直瘪抽皱，有多数纵纹及少数横纹，灰黄色或淡灰棕色；体轻，质松软，稍有韧性，不易折断；断面灰棕色或暗棕色，有多数放射状裂隙。气微香，味稍甜。

【性　　味】甜，寒，有毒。

【功效主治】调龙路，利水道。用于治疗佛浮（水肿），肉卡（癃闭），肉扭（淋证），隆白呆（带下），能蚌（黄疸），渗裂（血证），屙意勒（便血），病淋勒（崩漏），北嘻（乳痈），呗奴（瘰疬），乳汁不通。

【用法用量】内服：煎汤，6~15 g；或捣汁。外用：适量，捣烂敷患处。

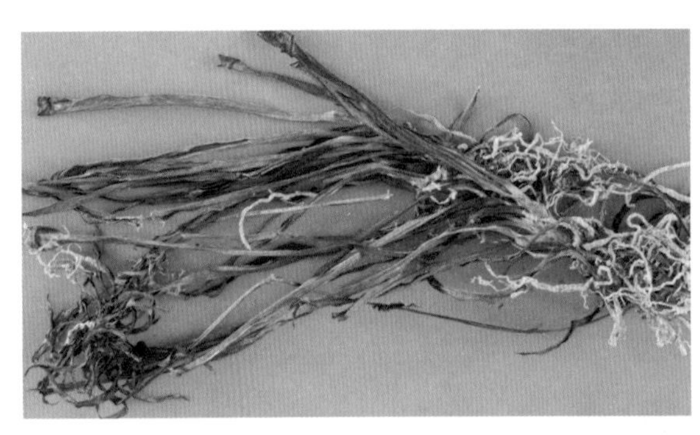

【应用举例】

（1）治大便后血：萱草、生姜各适量，油炒，酒冲服。

（2）治通身水肿：萱草适量，晒干研末，每服 6 g，食前米汤饮服。

（3）治大肠下血：萱草膨大体 10 个，水煎服。

罗裙带

【壮　　名】Gogyoijraemx

【别　　名】水笑草、裙带草、海蕉、朱兰叶、白花石蒜。

【来　　源】为石蒜科植物文殊兰 *Crinum asiaticum* L. var. *sinicum*（Roxb. ex Herb.）Baker 的叶。

【植物形态】草本。植株粗壮。鳞茎长柱形。叶 20~30，多列；叶片带状披针形，长可达 1 m，宽 7~15 cm，先端渐尖，边缘波状，暗绿色。花茎直立，粗壮，几与叶等长；伞形花序；佛焰苞状，总苞片 2，披针形，外折，白色，膜质；苞片多数，狭条形；花被高脚碟状，芳香，筒部纤细，花被裂片 6，条形，白色；雄蕊 6，淡红色；雌蕊 1，子房下位，纺锤形。蒴果近球形，浅黄色。

【分　　布】主产于福建、台湾、湖南、海南、广西、四川、云南、贵州等。广西各地均有分布。

【采集加工】全年均可采收，多用鲜品或洗净，晒干。

【药材性状】叶片呈长条形、带状披针形，长 30~60 cm，有时可达 1 m，宽 7~15 cm，先端渐尖，边缘微皱波状，全缘，两面光滑无毛，黄绿色；平行脉，具横行小脉，形成长方形小网络脉，主脉向下方突起；断面可见多数小孔状裂隙。味微辣。

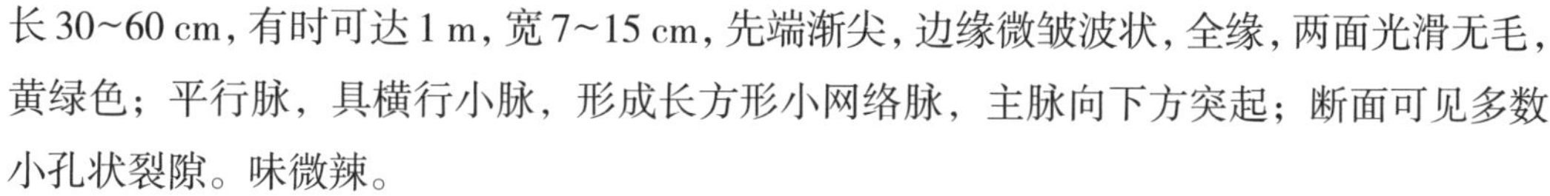

【性　　味】辣，寒，有毒。

【功效主治】通龙路、火路，清热毒，散瘀消肿。用于治疗呗农（痈疮、痈肿），林得叮相（跌打损伤），邦印（痛症），发旺（风湿骨痛），巧尹（头痛），麻抹（肢体麻木、感觉异常），夺扼（骨折），额哈（毒蛇咬伤）。

【用法用量】内服：煎汤，鲜品 3~9 g。外用：适量，捣烂敷患处；或捣汁涂患处；或炒热、煎水洗患处。

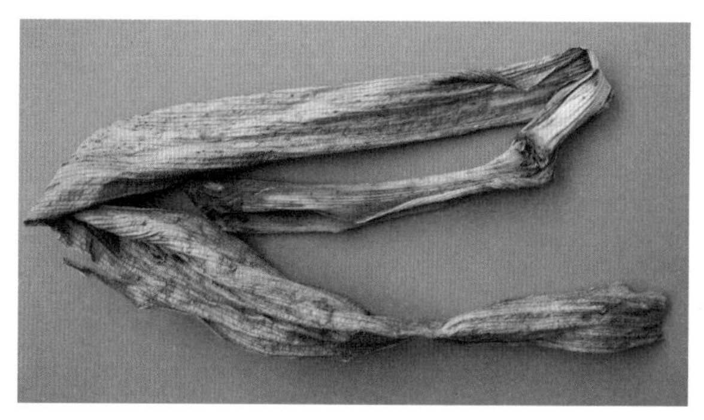

【应用举例】

（1）治痈疽：鲜罗裙带适量，加蜂糖少许，捣烂敷患处。

（2）治跌扭伤筋，瘀血凝肿作痛：鲜罗裙带适量，铁锅内炒软，然后用红酒淬入，乘微热包扎在伤肿处，每日换 1 次。

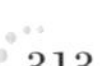

水 茄

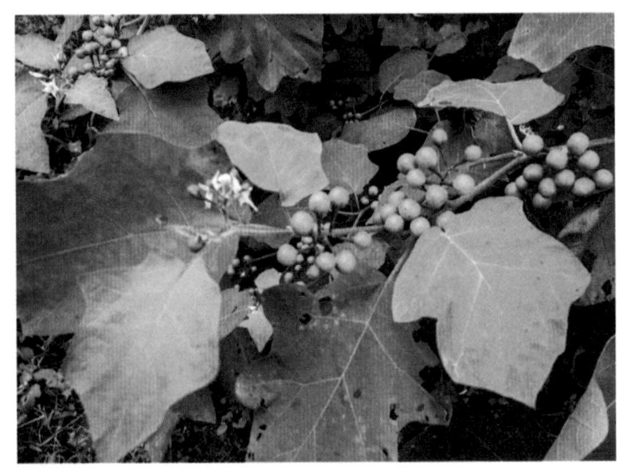

【壮　　名】Goyahgaz

【别　　名】天茄子、金钮扣、刺茄、茄木、小登茄、金衫扣。

【来　　源】为茄科植物水茄 *Solanum torvum* Swartz 的根、叶。

【植物形态】灌木。小枝、叶背面、叶柄及花序梗均被尘土色星状柔毛。枝和叶柄散生短刺。叶片卵形至椭圆形，长 6~12 cm，宽 4~9 cm，先端尖，基部心形或楔形，两边不相等，全缘或浅裂。伞房花序；花萼杯状，外被星状毛及腺毛，先端 5 裂，裂片卵状长圆形；花冠辐形，白色，5 裂，裂片卵状披针形；雄蕊 5，着生于花冠喉部；子房 2 室，柱头截形。浆果圆球形，黄色，光滑无毛。

【分　　布】主产于台湾、广东、广西、贵州、云南、河北。广西主要分布于岑溪、玉林、南宁、龙州、田东、那坡等。

【采集加工】全年均可采收，洗净，切段，晒干。

【药材性状】根不规则圆柱形，多扭曲，有分支，长达 30 cm，直径 0.7~5 cm；灰黄色或棕黄色，粗糙，可见突起的细根痕及斑点，皮薄，有的剥落，剥落处显淡黄色；质硬；断面淡黄色或黄白色，纤维性。

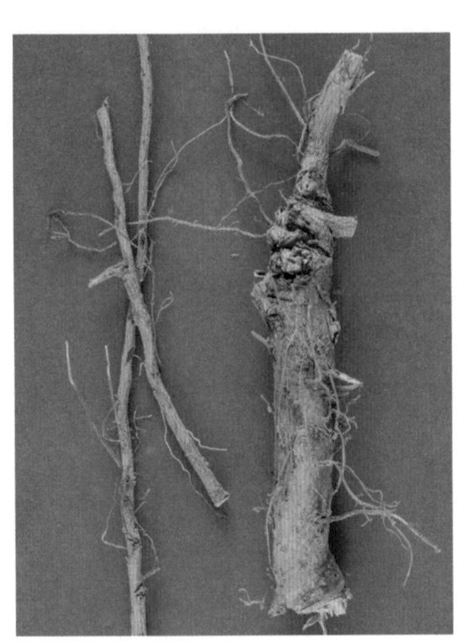

【性　　味】辣，微凉，有小毒。

【功效主治】调龙路、火路，通气道，止咳，消肿，散瘀止痛。用于治疗林得叮相（跌打损伤），痧症，心头痛（胃痛），牙痛，埃（咳嗽），呗农（痈疮、痈肿），呗叮（疔疮）。

【用法用量】内服：煎汤，9~15 g。外用：适量，捣烂敷患处。

【应用举例】

（1）治跌打瘀痛，闭经，腰肌劳损，胃痛，牙痛：水茄根 15 g，水煎服；或浸酒服。

（2）治无名肿毒：鲜水茄叶适量，捣烂敷患处。

苏　木

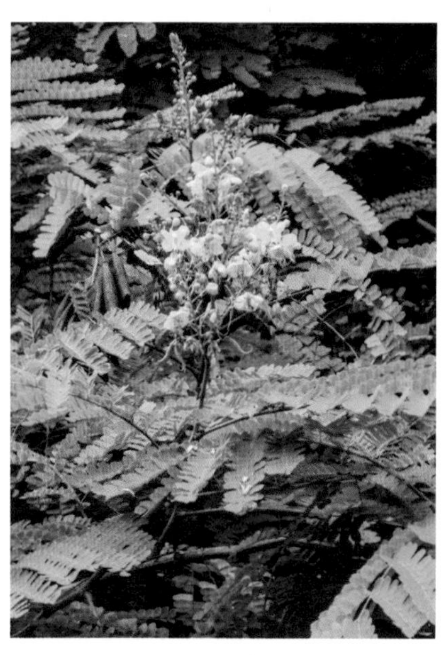

【壮　　名】Gosoqmoeg

【别　　名】红苏木、苏枋、红柴。

【来　　源】为豆科植物苏木 *Caesalpinia sappan* L. 的心材。

【植物形态】灌木或小乔木。树干有刺。小枝灰绿色，具圆形突出的皮孔，新枝被柔毛。二回羽状复叶，羽片 7~13 对，对生，叶轴被柔毛；小叶 9~17 对，叶片圆形至长圆状菱形，长约 14 mm，宽约 6 mm，先端钝形微凹，基部歪斜，全缘，背面具腺点，中脉偏斜。圆锥花序，被短柔毛；苞片大，披针形，早落；萼片 5，下面 1 片较大，兜状；花瓣黄色，阔倒卵形，最上面 1 片基部带粉红色，具梗；雄蕊 10；子房有灰色茸毛，花柱被毛，柱头截平。荚果木质，红棕色，不开裂。

【分　　布】主产于台湾、广东、广西、贵州、云南。广西主要分布于那坡、平果、天等、龙州、南宁、北流、陆川。

【采集加工】苏木种植后 8 年可入药。把树干砍下，削去白色边材，截成段，每段长约 60 cm，粗者对半剖开，阴干后，扎捆置于阴凉干燥处贮藏。

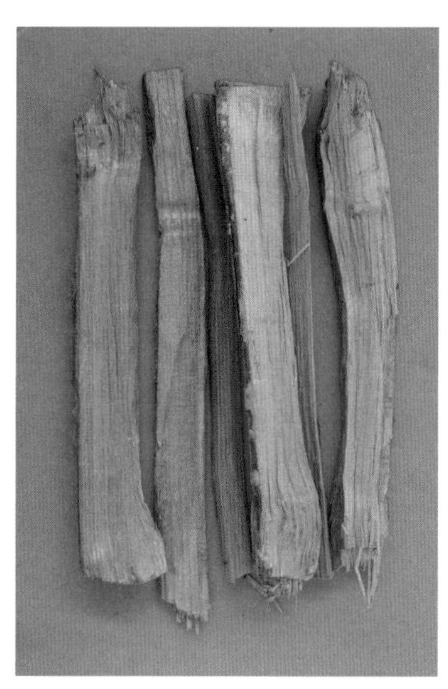

【药材性状】本品呈长圆柱形或半圆柱形，长 10~100 cm，直径 3~12 cm；黄红色至红棕色，具刀削痕和枝痕，常见纵向裂缝；横断面略具光泽，年轮明显，有的可见暗棕色、质松、带亮点的髓部；质坚硬。无臭，味微涩。

【性　　味】甜、咸，平。

【功效主治】通龙路、火路，消肿止痛。用于治疗京瑟（闭经），京尹（痛经），产呱胴尹（产后腹痛），屙意咪（痢疾），破伤风，呗农（痈疮、痈肿），外伤肿痛，产后血晕。

【用法用量】内服：煎汤，3~9 g。

【应用举例】

（1）治宫颈癌（气滞血瘀）：斑庄根、小红参各 30 g，香附、马鞭草各 15 g，苏木 10 g，水煎服。

（2）治产后气滞作喘：苏木、人参、麦门冬各 9 g，水煎服。

（3）治指断，其余皮肤刀伤：苏木适量，研细末，敷断指间，外用蚕茧包裹固定。

桃 仁

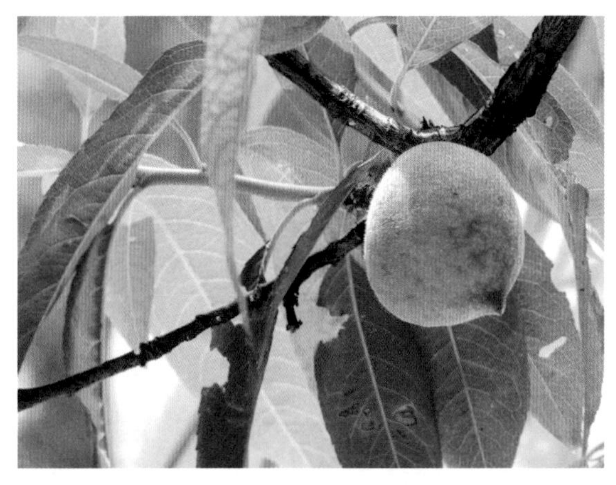

【壮　　名】Hakdauz

【别　　名】桃实。

【来　　源】为蔷薇科植物桃 *Prunus persica*（L.）Batsch 的种子。

【植物形态】小乔木。小枝绿色或半边红褐色。叶互生，在短枝上呈簇生状；叶柄通常有 1 至数枚腺体；叶片椭圆状披针形至倒卵状披针形，边缘具细锯齿。花通常单生，先于叶开放，具短梗；萼片 5，基部合生成短萼筒，外被茸毛；花瓣 5，倒卵形，粉红色，罕为白色；雄蕊多数；子房 1 室，花柱细长，柱头圆头状。核果近球形，表面有短茸毛；果肉白色或黄色；离核或黏核。

【分　　布】全国大部分地区均产，主产于四川、云南、四川、陕西、山东、北京、河北、山西、河南。广西多为栽培。

【采集加工】果实成熟后采收，除去果肉及核壳，取出种子，晾干。

【药材性状】种子长卵形，长 1.2~1.8 cm，宽 0.8~1.2 cm，厚 0.2~0.4 cm；黄棕色至红棕色，密布颗粒状突起；一端尖，中部膨大，另一端钝圆稍偏斜，边缘较薄；尖端一侧有短线形种脐，圆端颜色略深且具不明显的合点，自合点处散出多数纵向的维管束。种皮薄，子叶 2，类白色，富油性。气微，味微苦。

【性　　味】苦，平。

【功效主治】通龙路、火路，调水道，化瘀消肿。用于治疗佛浮（水肿），图爹病（肝脾肿大），屙意囊（便秘），肉扭（淋证），京瑟（闭经），呗农巧（有头疽），呗叮（疔疮），狠尹（疖肿），能哈能累（湿疹），京尹（痛经），血滞经闭，产后瘀滞腹痛，癥瘕结块，林得叮相（跌打损伤），瘀血肿痛，钵脓（肺痈），肠痈，肠燥便秘。

【用法用量】内服：煎汤，3~6 g。外用：适量，捣烂敷患处；或研末调敷患处。

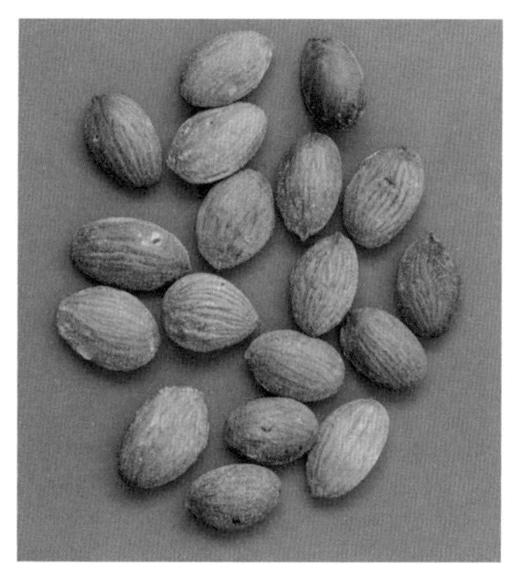

【应用举例】

（1）治老人虚秘：桃仁、柏子仁、火麻仁、松子仁各等量，研末，熔白蜡和丸如桐子大，以少黄丹汤下。

（2）治里急后重，大便不畅：桃仁（去皮）90 g，吴茱萸 60 g，盐 30 g，炒熟，去盐和茱萸，只留下桃仁，不拘时任意嚼 5~20 粒。

（3）治上气咳嗽，胸膈痞满，气喘：桃仁（去皮、尖）90 g，以水 1 L，研取汁，和粳米煮粥食之。

青天葵

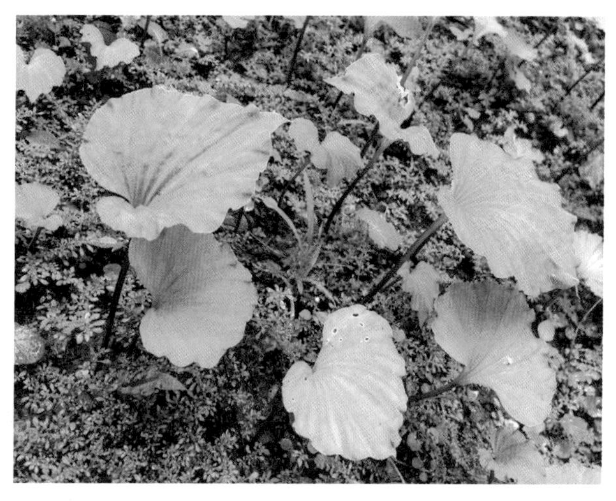

【壮　　名】Go'mbawdog

【别　　名】独叶莲、独脚莲、珍珠叶、天葵、入地珍珠、假天麻。

【来　　源】为兰科植物毛唇芋兰 *Nervilia fordii*（Hance）Schltr. 的全草。

【植物形态】草本。块茎球形或扁球形，肉质，白色。叶基生，常 1 片，稀 2 片；叶柄下部管状、紫红色的叶鞘包围；叶片膜质，卵状心形，长 5~10 cm，宽 8~12 cm，先端急尖，边缘波状，约具 20 条明显的叶脉，小脉纵横交错成网状。总状花序从块茎抽出；花先于叶开放，常下垂，淡绿色，具反折的线形小苞片；萼片与花瓣几相等，线状披针形，仅上部略张开；唇瓣白色，带紫色，合抱蕊柱，上部 3 裂，先端和中部密被白色长柔毛。

【分　　布】主产于广东、广西等。广西主要分布于隆林、昭平、永福。

【采集加工】夏季采收，洗净，晒干。

【药材性状】全草卷缩成团粒状或缠绕成团。块茎肉质，皱缩成不规则的扁平状，直径 5~12 mm，类白色或黄白色，多已与茎叶脱落。叶皱缩，灰绿色或黄绿色，膜质柔韧，展平后呈卵圆形或卵状心形，长、宽为 2.5~7 cm，先端钝或微尖，基部心形，边缘微波状，基出弧形脉约 20 条，呈膜翅状突起；叶柄稍扁，长 3~7 cm，直径约 2.5 mm，灰黄色或黄白色，有细纵纹，基部有时残留管状叶鞘及从两侧伸出的纤细不定根。气微有草菇香，味微甜。

【性　　味】甜，寒。

【功效主治】调龙路、谷道，通火路，清热毒，祛风毒。用于治疗陆裂（咳血），埃（咳嗽），兵霜火豪（白喉），货咽妈（咽痛），呗奴（瘰疬），呗农（痈疮、痈肿），林得叮相（跌打损伤），口腔炎。

【用法用量】内服：煎汤，9~15 g。外用：适量，捣烂敷患处。

【应用举例】

（1）治口腔炎，急性喉头炎：鲜青天葵 1 株，生嚼含。

（2）治肺结核咳嗽，支气管炎，小儿肺炎：青天葵叶 15 g，水煎服。

（3）治疮疖肿痛：鲜青天葵叶适量，捣烂，调红糖外敷患处。

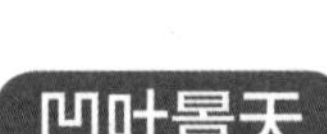

凹叶景天

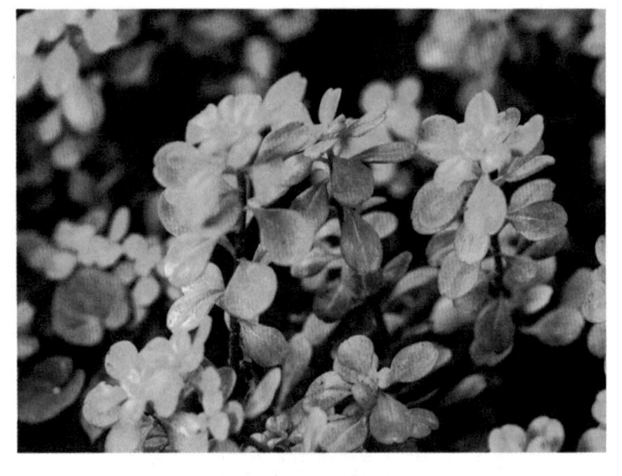

【壮　　名】Gociengzseng

【别　　名】马牙半支、九月寒、打不死、石板还阳、酱瓣草、石上马齿苋。

【来　　源】为景天科植物凹叶景天 Sedum emarginatum migo. 的全草。

【植物形态】多年生肉质草本。全株无毛。根纤维状。茎细弱，下部平卧，节处生须根，上部直立，淡紫色，略呈四方形，棱钝，有梢，平滑。叶对生或互生；叶片匙状倒卵形至宽卵形，长 1.2~3 cm，宽 5~10 mm，先端圆，微凹，基部渐狭，有短距，全缘，光滑。蝎尾状聚伞花序，顶生，花小，多数，稍疏生。无花梗；苞片叶状；萼片 5，绿色，匙形或宽倒披针形，长不到花瓣的 1/2；花瓣 5，黄色，披针形或线状披针形，先端有短尖；雄蕊 10，2 轮，均较花瓣短，花药紫色；鳞片 5，长圆形，分离，先端突狭成花柱，基部稍合生。蓇葖果略叉开，上面有浅囊状隆起。种子细小，长圆形，褐色，疏具小乳头状突起。

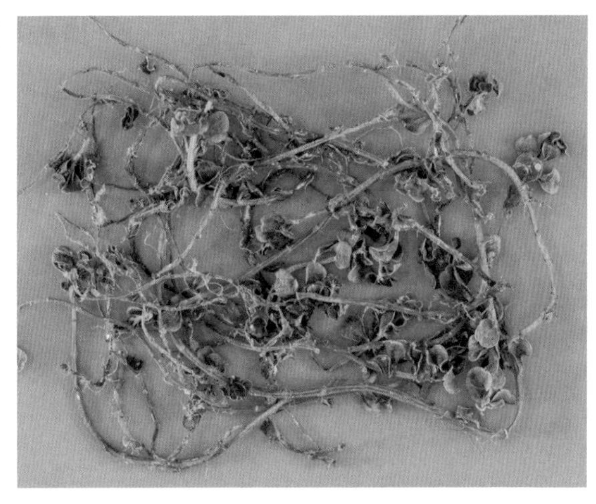

【分　　布】主产于陕西、甘肃、江苏、安徽、浙江、江西、福建、湖北、湖南、广东、四川、云南。广西主要分布于乐业、临桂、兴安、桂平等。

【采集加工】全年均可采收，洗净，切段，晒干。

【药材性状】全草长 5~15 cm。茎细，直径约 1 mm；灰棕色，有细纵皱纹，节明显，有的节上生有须根。叶对生；叶片多皱缩碎落，展平后呈匙形。有的可见顶生聚伞花序，花黄褐色。气无，味淡。

【性　　味】酸，凉。

【功效主治】调龙路、火路，补血，止血，散瘀止痛。用于治疗呗农（痈疮、痈肿），渗裂（血证），病淋勒（崩漏），隆白呆（带下），呗奴（瘰疬），能蚌（黄疸），屙意咪（痢疾），心头痛（胃痛），林得叮相（跌打损伤），京尹（痛经），产呱胴尹（产后腹痛），蛇串疮（带状疱疹），埃勒（咯血），屙意勒（便血），肉扭（淋证）。

【用法用量】内服：煎汤，10~20 g；或捣汁。外用：适量，捣烂敷患处。

【应用举例】

（1）治瘰疬：凹叶景天适量，作菜常服。

（2）治齿根脓肿：鲜凹叶景天适量，鲜山葡萄嫩枝适量，白糖少许，捣烂敷患处。

（3）治吐血：鲜凹叶景天 60~90 g，猪瘦肉 250 g，水炖至肉烂，食肉喝汤。

小驳骨

【壮　　名】Gociepndoksaeq

【别　　名】接骨草、小还魂、小接骨草、驳骨消、驳骨草、骨碎草。

【来　　源】为爵床科植物驳骨丹 Gendarussa vulgaris Nee 的茎叶。

【植物形态】半灌木。茎圆柱形，节膨大，嫩枝常深紫色。叶对生；叶片纸质，

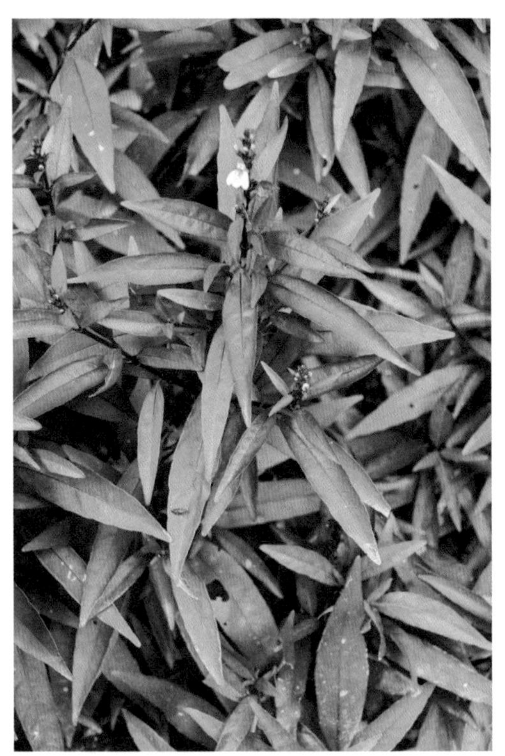

狭披针形至披针状线形，长 5~10 cm，宽 5~15 mm，先端渐尖，基部渐狭，全缘，呈深紫色。穗状花序顶生，上部密生，下部间断；苞片对生；花萼 5 裂，裂片三角状披针形；花冠白色或粉红色，花冠筒圆筒状，喉部稍扩大，冠檐二唇形，上唇长圆状卵形，下唇浅 3 裂；雄蕊 2，花丝稍扁，花药药室 2，一个基部有尾状附属物；子房每室有 2 个胚珠。蒴果棒状。

【分　　布】主产于广东、广西。广西主要分布于藤县、贵港、来宾、西林、那坡、宁明。

【采集加工】夏秋季采收，洗净，切段，鲜用或晒干。

【药材性状】茎圆柱形，多分枝；小枝有四棱线，节部膨大，嫩枝绿色。叶多皱缩，完整者展平呈狭披针形或披针状线形，长 4~14 cm，宽 1~2 cm，先端渐尖，基部楔形，全缘，腹面青绿色，背面黄绿色，光亮；中脉粗大，与侧脉均呈深紫色，或有时侧脉半透明。气微，味淡。

【性　　味】酸、辣，平。

【功效主治】通龙路、火路，接骨，消肿。用于治疗林得叮相（跌打损伤），夺扼（骨折），发旺（风湿骨痛），火眼，软骨病，月经不调，产呱胴尹（产后腹痛）。

【用法用量】内服：煎汤，15~30 g；或研末。外用：适量，捣烂敷患处；研末调敷患处或煎水洗患处。

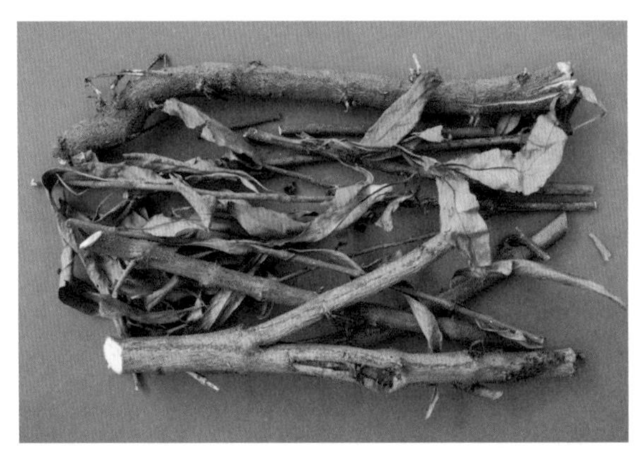

【应用举例】

（1）治跌打伤：小驳骨 30 g，水煎服；或全草捣烂，酒炒后趁热推跌打骨折。

（2）治骨折：小驳骨 250 g，枇杷叶 500 g，九节茶叶 60 g，小雄鸡 1 只，共捣烂，复位后敷患处，1.5 小时取去。

小叶买麻藤

【壮　　名】Gogaeundaem

【别　　名】木花生、大目藤、目仔藤。

【来　　源】为买麻藤科植物小叶买麻藤 *Gnetum parvifolium*（Warb.）C. Y. Cheng 的茎、叶。

【植物形态】木质缠绕藤本。茎枝土棕色或灰褐色，皮孔较明显，具膨大的关节状节。叶对生；叶片革质，狭椭圆形，有光泽，长 4~10 cm，宽 2.5~4 cm，先端急尖或渐尖而钝，稀钝圆，基部宽楔形至微圆。雌雄同株；球花排成穗状花序，常腋生；雄花花序不分支或一次分支，其上有 5~12 轮环状总苞，每轮总苞内有雄花 40~70；雌球花序多生于老枝上，每轮总苞内有雌花 5~8。种子核果状，长椭球形或微呈倒卵形，成熟时假种皮红色。

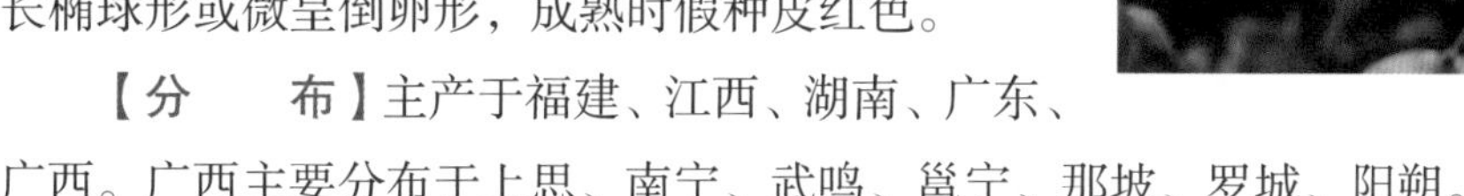

【分　　布】主产于福建、江西、湖南、广东、广西。广西主要分布于上思、南宁、武鸣、邕宁、那坡、罗城、阳朔。

【采集加工】全年均可采收，鲜用或晒干。

【药材性状】藤圆柱形，节部膨大，外皮灰褐色；断面皮部棕褐色，木部淡黄色。叶片椭圆形或长倒卵形，长 4~10 cm，宽 2.5~4 cm。气微，味微苦。

【性　　味】辣、苦，热。

【功效主治】通龙路、火路，祛风毒湿毒。用于治疗发旺（风湿骨痛），核尹（腰痛），林得叮相（跌打损伤），支气管炎，额哈（毒蛇咬伤），溃疡出血，夺扼（骨折）。

【用法用量】内服：煎汤，9~15 g（鲜品 15~60 g）；或捣汁。外用：适量，研末调敷患处；或鲜品捣烂敷患处。

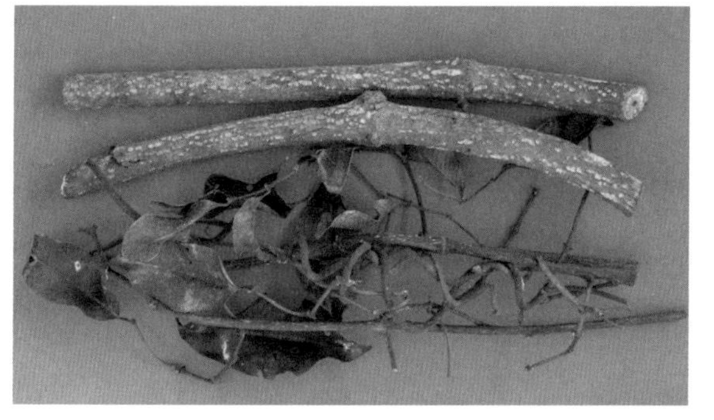

【应用举例】

（1）治溃疡出血：小叶买麻藤 100 g，水煎，浓缩至 40 mL，每次 20 mL，每日 2 次。

（2）治筋骨酸软：小叶买麻藤、五加皮各 9 g，千斤拔 30 g，水煎服。

小叶榕

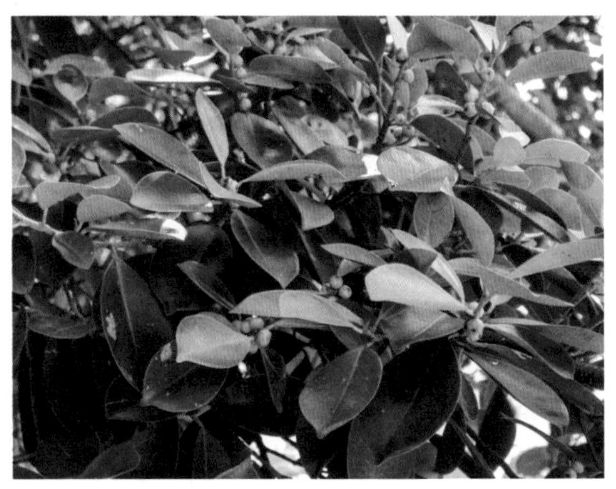

【壮　　名】Byakgorung

【别　　名】半天吊、榕根须、吊风根、榕树须、榕树倒刨根、榕树吊须、老公须。

【来　　源】为桑科植物榕树 *Ficus microcarpa* Linn. 的气生根。

【植物形态】大乔木。全株有乳汁。老枝上有气生根，下垂，深褐色。单叶互生；托叶披针形；叶片革质而稍带肉质，椭圆形、卵状椭圆形或倒卵形，长 3.5~8 cm，宽 3~4 cm，先端钝尖，基部楔形，腹面深绿色，光亮，背面浅绿色，全缘或浅波状；基出脉 3 条。隐头花序扁球形，成熟时黄色或微红色，基部苞片阔卵形，宿存；雄花、瘿花和雌花生于同一花序托内，雄花散生于内壁，花被片 3，近匙形，雄蕊 1；瘿花花被片 3，广匙形，花柱侧生；雌花花被片与瘿花相似，但较小，花柱侧生。瘦果小，卵形。

【分　　布】主产于浙江、福建、广东、广西等。广西各地均有分布。

【采集加工】全年均可采收，割下气生根，扎成小把，鲜用或晒干。

【药材性状】干燥气生根呈木质细条状，长约 1 m，基部较粗，直径 4~8 mm，末端渐细，多分枝，有时簇生 6~7 条支根；红褐色，外皮多纵裂，有时剥落，皮孔灰白色，呈圆点状或椭圆状；质韧，皮部不易折断；断面木部棕色。气微，味苦、涩。

【性　　味】涩，凉。

【功效主治】调龙路、火路，清热毒，利湿毒，祛风毒。用于治疗慢性气管炎，贫痧（感冒），唪唉百银（百日咳），扁桃体炎，屙意咪（痢疾），胴因鹿西（急性胃肠炎），牙痛，笃麻（麻疹），结膜炎，发旺（风湿骨痛），痧症，胴尹（腹痛），心头痛（胃痛），能晗能累（湿疹），歇晗（阴痒），林得叮相（跌打损伤）。

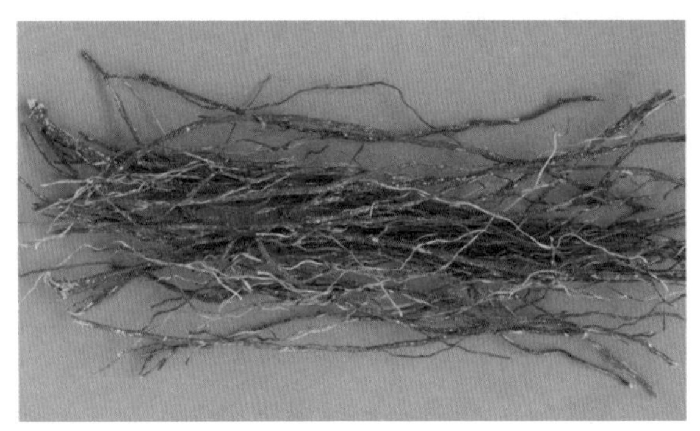

【用法用量】内服：煎汤，9~15 g；亦可研末或浸酒。外用：适量，捣烂敷患处。

【应用举例】

（1）治妇女经闭，跌打损伤：小叶榕适量，焙干，研末，泡酒服，每次 15 g，每日 1 次，连服 3 日。

（2）治关节风湿痛以及脚筋紧张，屈伸不利：小叶榕适量，合儿童小便煎，洗患处。

（3）治关节风湿痛：小叶榕 60~120 g，酒、水煎服；或煎汤洗患处。

鸭脚木

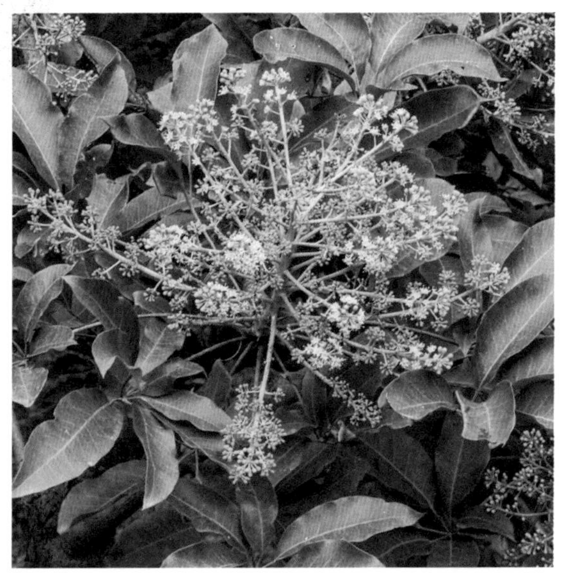

【壮　　名】Meizdinbit

【别　　名】西加皮、鸭脚皮、鸭脚罗伞、九节牛、小叶鸭脚木。

【来　　源】为五加科植物鹅掌柴 *Schefflera octophylla*（Lour.）Harms 的茎皮。

【植物形态】乔木或大灌木。树皮灰白色，有皱纹，幼时密生星状短柔毛，渐脱落至稀。掌状复叶互生；托叶半圆形；叶柄细长；叶片革质或纸质，椭圆形或长椭圆形，长 9~17 cm，宽 3~5 cm，先端急尖或短渐尖，基部宽楔形或近圆形，全缘；腹面深绿色，背面灰白色，幼时密被星状短柔毛，后渐脱落。伞形花序聚生成大型圆锥花序顶生，初密生星状短柔毛，后渐脱落；萼边缘有 5~6 个细齿；花瓣 5，肉质，花后反曲，白色，芳香；雄蕊 5，长于花瓣；子房下位，花柱合生成粗短的柱状。浆果球形，成熟时暗紫色。

【分　　布】主产于广东、广西。广西主要分布于藤县、平南、桂平、南宁、武鸣、邕宁、天等、龙州。

【采集加工】全年均可采收，环剥树皮，切段，晒干。

【药材性状】茎皮卷筒状或不规则板块状，长 30~50 cm，厚 2~8 mm；外表面灰白色或暗灰色，粗糙，常有地衣斑，具类圆形或横向长圆形皮孔，内表面灰黄色或灰棕色，具细纵纹；质脆，易折断；断面不平坦，纤维性。气微香，味苦，涩。

【性　　味】苦、涩，凉。

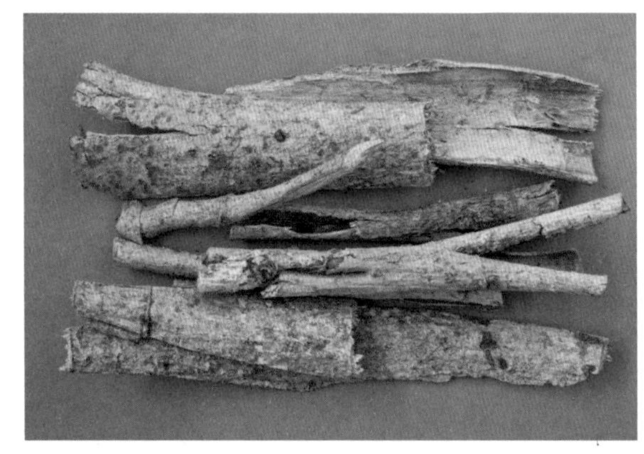

【功效主治】通气道，祛风毒，通龙路。用于治疗痧症，货咽妈（咽痛），发旺（风湿骨痛），林得叮相（跌打损伤），夺扼（骨折），呗（无名肿毒），发得（发热），渗裆相（烧烫伤）等。

【用法用量】内服：煎汤，9~15 g；或捣汁饮。外用：适量，捣烂敷患处；或煎水洗患处。

【应用举例】

（1）治跌打肿痛：鸭脚木 150 g，扫把枝叶 500 g，晒干，研末，米汤调为丸，每丸 3 g，酒化内服，每次 3 丸，每日 3 次。

（2）治烧烫伤：鲜鸭脚木适量，捣汁，用棉签蘸涂患处；另取鸭脚木叶 60 g，水煎服。

（3）接骨方：鲜鸭脚木皮 180 g，鲜犁片木叶、鲜官榕木叶各 120 g，雄鸡 1 只，捣烂，双酒炒热敷患处，24 小时去药，再加酒炒热熨患处。

益母草

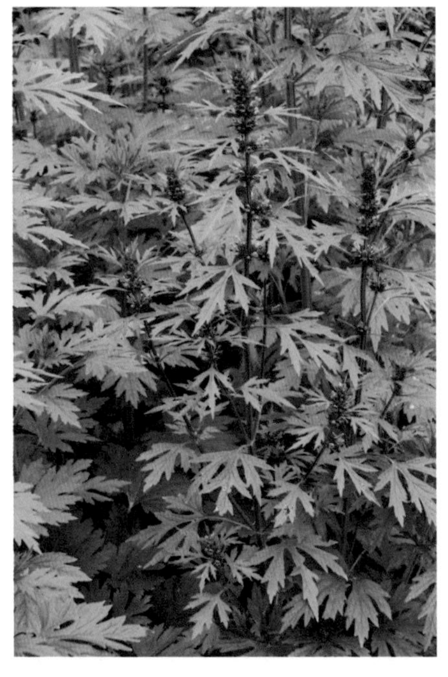

【壮　　名】Ngaihmwnj

【别　　名】益母、茺蔚、益明、大札、臭秽、贞蔚、苦低草。

【来　　源】为唇形科植物益母草 *Leonurus artemisia*（Lour.）S. Y. Hu 的全草。

【植物形态】草本。茎四棱柱形，被微毛。叶对生；基生叶具长柄，叶片略呈圆形，直径 4~8 cm，5~9 浅裂，裂片具 2~3 钝齿，基部心形；茎中部叶有短柄，3 全裂，裂片近披针形，中央裂片常再 3 裂，两侧裂片再 1~2 裂；茎上部叶不分裂，线形，近无柄，腹面绿色，被糙伏毛，背面淡绿色，被疏柔毛及腺点。轮伞花序腋生；小苞片针刺状，无花梗；花萼钟形，外面生微柔毛，先端 5 齿裂，

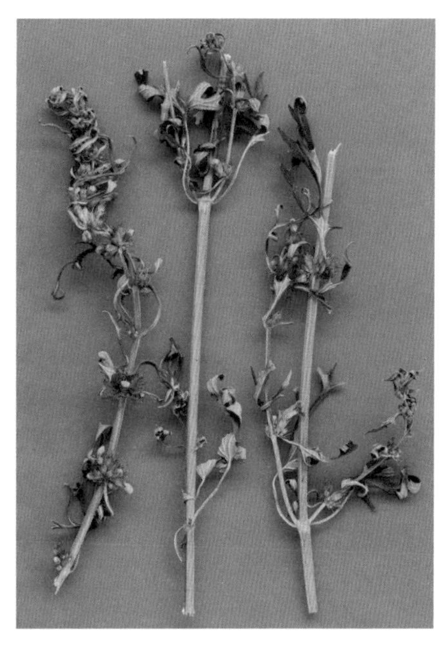

具刺尖，下方2齿比上方3齿长，宿存；花冠唇形，淡红色或紫红色，外面被柔毛，上唇长圆形，全缘，下唇3裂，中央裂片较大，倒心形；雄蕊4，二强，着生在花冠内面近中部；雌蕊1，子房4裂。小坚果褐色，三棱形。

【分　　布】主产于河南、安徽、四川、江苏、浙江、广东、广西、河北。广西各地均有分布。

【采集加工】夏季采收，洗净，切段，晒干。

【药材性状】茎四棱柱形，四面凹下成纵沟，长30~60 cm，直径约5 mm；灰绿色或黄绿色，密被糙伏毛；质脆；断面中部有髓。叶交互对生；叶片多脱落或残存，皱缩破碎，完整者下部叶掌状3裂，茎中部叶分裂成多个长圆形线状裂片，茎上部叶羽状深裂或3浅裂。轮伞花序腋生，花紫色，多脱落；花序上的苞叶全缘或具稀齿，花萼宿存，筒状，黄绿色，花萼内有小坚果4。气微，味淡。

【性　　味】苦、辣，微寒。

【功效主治】调龙路、火路，清热毒，利水道。用于治疗月经不调，京瑟（闭经），吠偻（胎漏、胎损），产后血晕，咪裆胴尹（妊娠腹痛），林得叮相（跌打损伤），肉卡（癃闭），佛浮（水肿），呗农（痈疮、痈肿），胞衣不下。

【用法用量】内服：煎汤，15~30 g；亦可熬膏；或入丸、散。外用：适量，煎水洗患处或捣烂敷患处。

【应用举例】

（1）治闭经：益母草、乌豆、红糖、老酒各30 g，炖服，每日1剂，连服7日。

（2）治产后恶露不下：益母草适量，捣汁，每服30 mL，入酒10 mL，温热搅匀服之。

（3）妇人分娩后服之，助子宫之整复：益母草24 g，当归9 g，水煎，去渣，每日1剂，分3次服。

月季花

【壮　　名】Vavengjmbawmunz

【别　　名】四季花、月月红、月贵花、月月开、月月花、月季红、勒泡、月光花。

【来　　源】为蔷薇科植物月季 *Rosa chinensis* Jacq. 的花。

【植物形态】矮小直立灌木。小枝粗壮而略带钩状的皮刺或无刺。羽状复叶，小叶 3~5；叶片宽卵形或卵状长圆形，长 2~6 cm，宽 1~3 cm，先端渐尖，基部宽楔形或近圆形，边缘有锐锯齿，两面无毛；叶柄及叶轴疏生皮刺及腺毛，托叶大部附生于叶柄上，边缘有腺毛或羽裂。花单生或数朵聚生成伞房状；花梗长，散生短腺毛；萼片卵形，先端尾尖，羽裂，边缘有腺毛；花瓣红色或玫瑰色，重瓣，微香；花柱分离，子房被柔毛。果卵形或梨形，红色，萼片宿存。

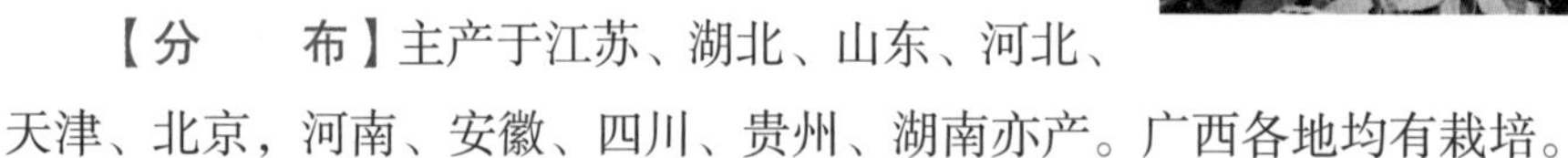

【分　　布】主产于江苏、湖北、山东、河北、天津、北京，河南、安徽、四川、贵州、湖南亦产。广西各地均有栽培。

【采集加工】春末夏初花将开放时采收，及时低温干燥。

【药材性状】花多呈圆形或类球形，直径 1~1.5 cm。花序托倒圆锥形或倒卵形，长 5~7 mm，直径 3~5 mm，棕紫色，基部较尖，常带有花梗；萼片 5，先端尾尖，大多向下反折，短于或等于花冠，背面黄绿色或橙黄色，有疏毛，内面被白色绵毛；花瓣 5 或重瓣，覆瓦状排列，少数杂有散瓣，长 2~2.5 cm，宽 1~2.5 cm，紫色或淡红色，脉纹明显；雄蕊多数，黄棕色，卷曲，着生于花萼筒上；雌蕊多数，有毛，花柱伸出花序托口。体轻。质脆，易碎。气清香，味微苦，涩。

【性　　味】甜，热。

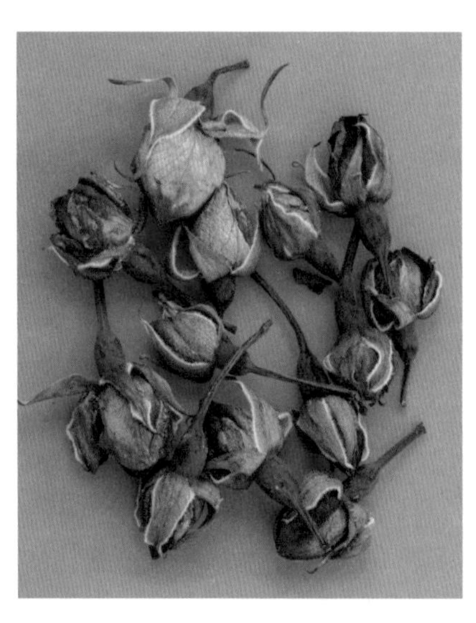

【功效主治】调龙路、火路，活血调经，清热毒消肿。用于治疗月经不调，京尹（痛经），京瑟（闭经），林得叮相（跌打损伤），呗奴（瘰疬），呗农（痈疮、痈肿），渗裆相（烧烫伤）。

【用法用量】内服：煎汤或沸水冲泡，3~6 g（鲜品 9~15 g）。外用：鲜品适量，捣烂敷患处患处；或干品研末调搽患处。

【应用举例】

（1）治月经不调：鲜月季花 15 g，沸水冲泡，连服数次。

（2）治产后阴挺：鲜月季花 15 g，炖红酒服。

（3）治瘰疬：月季花 6~9 g，水煎服；月季花、夏枯草 15 g，水煎服。

八角莲

【壮　　名】Lienzbetgak

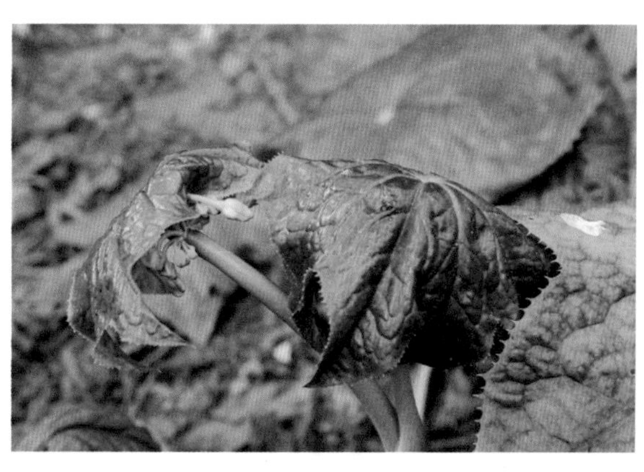

【别　　名】鬼臼、独脚莲、独荷草、山荷叶、八角盘、八角连、八角乌、白八角莲。

【来　　源】为小檗科植物八角莲 *Dysosma versipellis*（Hance）M. Cheng 的根及根状茎。

【植物形态】草本。茎直立，不分枝，无毛，淡绿色。根状茎粗壮，横生，具明显的碗状节。茎生叶 1，有时 2，盾状着生；叶片圆形，直径约 30 cm，掌状深裂几达叶中部，边缘浅裂或深裂，裂片楔状长圆形或卵状椭圆形，先端锐尖，边缘具针刺状锯齿，腹面无毛，背面密被或疏生柔毛。花 5~8 朵排成伞形花序，着生于近叶柄基处的上方近叶片处；花梗细，花下垂；花冠深红色；萼片 6，外被疏毛；花瓣 6，勺状倒卵形；雄蕊 6，药隔突出；子房上位，1 室，柱头大，盾状。浆果椭球形或卵形。

【分　　布】主产于湖北、四川、江西。广西主要分布于上林、龙州、德保、都安、金秀、三江、全州、贺州、容县。

【采集加工】全年均可采收，秋末为佳。采收时全株挖起，除去茎叶，洗净泥沙，晒干或烘干；鲜用亦可。

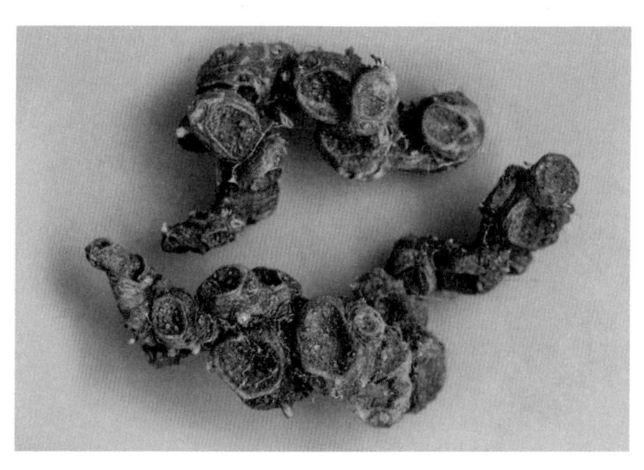

【药材性状】根状茎横生，数个至十数个连成结节状，每一结节圆盘形，大小不一；黄棕色，上方具大型圆凹状茎痕，周围环节明显，同心圆状排列，色较浅，一下方有环节及不规则皱纹或裂纹；可见圆点状须根痕或须根，直径约 1 mm，浅棕黄色；质极硬，不易折断；断面略平坦，颗粒状，角质样，浅黄红色，

可见维管束小点环列。气微，味苦。

【性　　味】苦、辣，热，大毒。

【功效主治】通龙路，调火路，通谷道，清热毒，消肿止痛。用于治疗呗奴（瘰疬），航靠谋（腮腺炎），货咽妈（咽痛），疱疹，心头痛（胃痛），林得叮相（跌打损伤），额哈（毒蛇咬伤），埃（咳嗽），瘿瘤，呗农（痈疮、痈肿），呗叮（疔疮），麻抹（肢体麻木、感觉异常）。

【用法用量】内服：煎汤，3~12 g；亦可磨汁；或入丸、散。外用：适量，磨汁或浸醋、酒涂搽患处；亦可捣烂敷患处或研末调敷患处。

【应用举例】

（1）治乳癌：八角莲根（鲜品）适量，捣烂敷患处；或用干品研细末，加酒、醋涂患处。

（2）治跌打损伤：八角莲根 1.5~3 g，研细末，酒送服，每日 2 次。

（3）治淋巴结炎，腮腺炎：八角莲适量，以酒磨汁，外敷患处。

苎　麻

【壮　　名】Gobanh

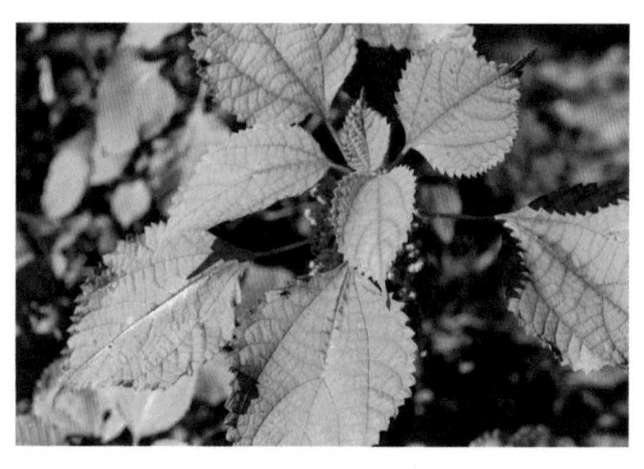

【别　　名】野麻、野苎麻、天青地白、上青下白、家麻、绿麻、青麻、白麻。

【来　　源】为荨麻科植物苎麻 *Boehmeria nivea*（L.）Gaud. 的根及根状茎。

【植物形态】多年生半灌木，高 1~2 m。茎直立，圆柱形，多分枝，青褐色，密生粗长毛。叶互生；叶柄长 2~11 cm；托叶 2，分离，早落；叶片宽卵形或卵形，长 7~15 cm，宽 6~12 cm，先端渐尖或近尾状，基部宽楔形或截形，边缘密生齿牙，腹面绿色，粗糙，并散生疏毛，背面密生交织的白色柔毛，基出脉 3 条。花单性，雌雄通常同株；花序呈圆锥状，簇生，长 5~10 cm，雄花序通常位于雌花序之下；雄花小，无花梗，黄白色，花被片 4，雄蕊 4，有退化雌蕊；雄花淡绿色，簇球形，直径约 2 mm，花被管状，宿存，花柱 1。复果小，椭圆形，密生短毛，为宿存花被包裹，内有种子 1。花期 9 月。

【分　　布】主产于浙江、江苏、安徽、陕西、山东、福建、广东、云南、四川、

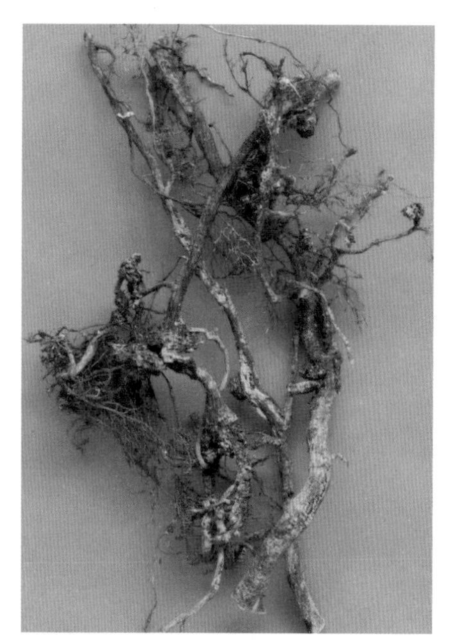

湖南等。

【采集加工】冬季至次年春季采挖，除去泥沙，晒干。

【药材性状】根不规则圆柱形，稍弯曲，长8~25 cm，直径0.8~2 cm；灰棕色，具纵皱纹及横长皮孔，并有多数疣状突、残留细根及根痕；质硬而脆；断面纤维性，皮部灰褐色，木部淡棕色，有的中间有数个同心环纹。根状茎髓部棕色或中空。气微，味淡，嚼之略有黏性。

【性　　味】甜，寒。

【功效主治】通龙路，清热毒，凉血止血。用于治疗呔偻（胎漏），鹿勒（吐血），肉裂（尿血），奔寸（子宫脱垂），笃麻（麻疹），狠尹（疖肿），夺扼（骨折），隆白呆（带下）。

【用法用量】内服：9~30 g。外用：适量，鲜品捣烂敷患处。

【应用举例】

（1）治习惯性流产或早产：鲜苎麻、莲子（去心）、糯米各30 g，清水煮成粥，去苎麻根服，每日3次，连服1月或服至胎儿足月。

（2）治胎动不安：莲子30 g，苎麻15~30 g，白葡萄干、冰糖各15 g，水煎服。若见小量出血加砂仁9 g，艾叶15 g。

（3）治小便不通：苎麻适量，洗净，研磨，摊在纱布上，贴少腹连阴际，须臾即通。

小果蔷薇

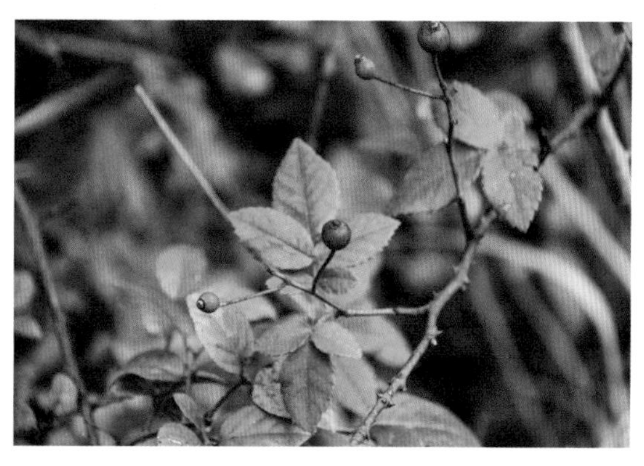

【壮　　名】Vavengj maeq

【别　　名】山木香根、红刺根、小和尚头、小金樱根、细叶红根、小红根。

【来　　源】为蔷薇科植物小果蔷薇 *Rosa cymosa* Tratt 的根。

【植物形态】攀援灌木。小枝有钩状皮刺。叶互生；小叶3~5，稀7；托

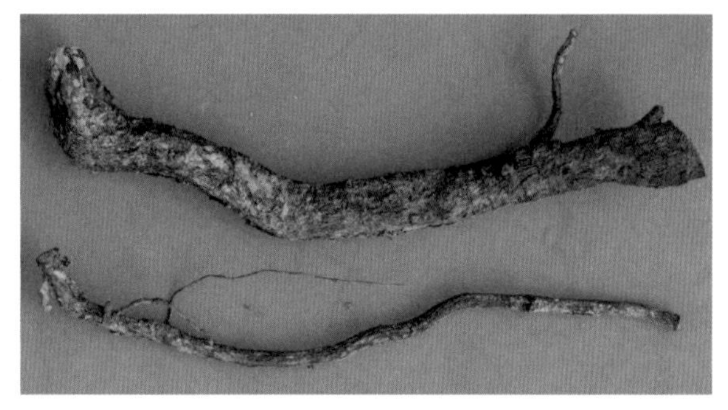

叶线形早落；叶片卵状披针形或椭圆形，长 2.5~6 cm，宽 0.8~2.5 cm，先端渐尖，基部近圆形，边缘有细锯齿，两面均无毛；小叶柄和叶轴有稀疏皮刺和腺毛。花两性；复伞房花序；萼片 5，卵形，先端渐尖，常有羽状裂片，内面被稀疏白色茸毛，沿边缘较密；花瓣 5，白色，倒卵形，先端凹，基部楔形；花柱离生，密被白色茸毛。果实球形，直径 4~7 mm，红色至黑褐色。萼片脱落。

【分　　布】主产于西南地区和江苏、安徽、浙江、江西、福建、台湾、湖南、广东、广西。广西各地均有分布。

【采集加工】全年均可采挖，洗净，切片，晒干。

【药材性状】根多呈圆柱形，长 15~22 cm，直径 0.6~1.2 cm，棕褐色，有纵纹，除尽外皮可见明显的土黄与浅黄相间的纵纹；断面皮部较薄，黄褐色，木部浅黄色，皮部与木部易分离。质坚硬。气微，味微苦。

【性　　味】苦、涩，平。

【功效主治】通龙路，祛风毒，除湿毒。用于发旺（风湿骨痛），林得叮相（跌打损伤），白冻（泄泻），尊寸（脱肛），奔寸（子宫脱垂），月经不调，屙意咪（痢疾）。

【用法用量】内服：煎汤，15~50 g。

【应用举例】

（1）治跌打损伤：小果蔷薇 15~30 g，水煎，兑甜酒服。

（2）治筋骨酸痛：小果蔷薇 60 g，八角枫须根 1.5 g，水煎服。

（3）治咳嗽：小果蔷薇、白刺各 9 g，水煎，兑白糖服。

马齿苋

【壮　　名】Byaekbeiz

【别　　名】马齿草、马苋、马踏菜、豆板菜、酸味菜、长寿菜。

【来　　源】为马齿苋科植物马齿苋 *Portulaca oleracea* L. 的全草。

【植物形态】草本，肥厚多汁。茎圆柱形，下部平卧，上部斜生或直立，向阳面常带淡褐红色。叶互生或近对生；叶片倒卵形、长圆形或匙形，长 1~3 cm，宽 5~15 mm，

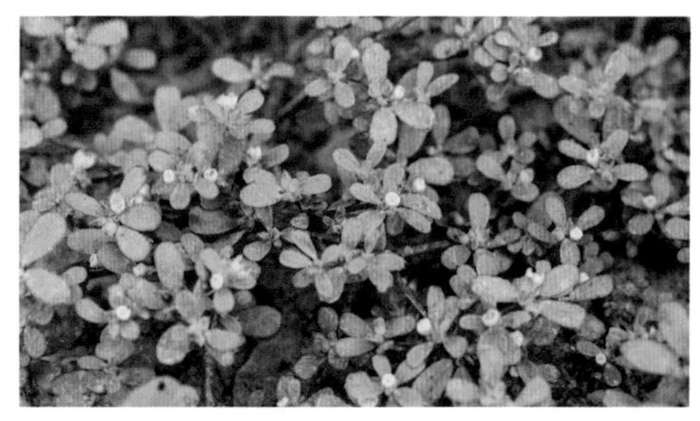

先端圆钝，有时微缺，基部狭窄成短柄，腹面绿色，背面暗红色。花常 3~5 朵簇生于枝端；总苞片 4~5，三角状卵形；萼片 2，对生，卵形；花瓣 5，淡黄色，倒卵形，基部与萼片同生于子房上；雄蕊 8~12；雌蕊 1，子房半下位，花柱伸出雄蕊外。蒴果短圆锥形，棕色，盖裂。

【分　　布】全国各地均产。广西主要分布于靖西、南宁、邕宁、博白、北流、平南等。

【采集加工】春夏季采收，洗净，鲜用或晒干。

【药材性状】全草多皱缩卷曲成团。茎圆柱形，长 10~25 cm，直径 1~3 mm，黄棕色至棕褐色，有明显扭曲的纵沟纹。叶易破碎或脱落，完整者倒卵形，绿褐色，长 1~2.5 cm，宽 0.5~1.5 cm，先端钝平或微缺，全缘。花少见，黄色，生于枝端。蒴果圆锥形，长约 5 mm。帽状盖裂，内含多数黑色细小种子。气微，味微酸而带黏性。

【性　　味】酸，寒。

【功效主治】通龙路，清热毒，除湿毒，散血消肿。用于治疗屙意咪（痢疾），肉扭（淋证），能晗能累（湿疹），额哈（毒蛇咬伤），隆白呆（带下），丹毒，呗奴（瘰疬），仲嘿喯尹（痔疮），病淋勒（崩漏），呗农（痈疮、痈肿）。

【用法用量】内服：煎汤或绞汁服，9~15 g（鲜品 30~60 g）。外用：适量，捣烂敷患处；或烧灰研末调敷患处；或煎水洗患处。

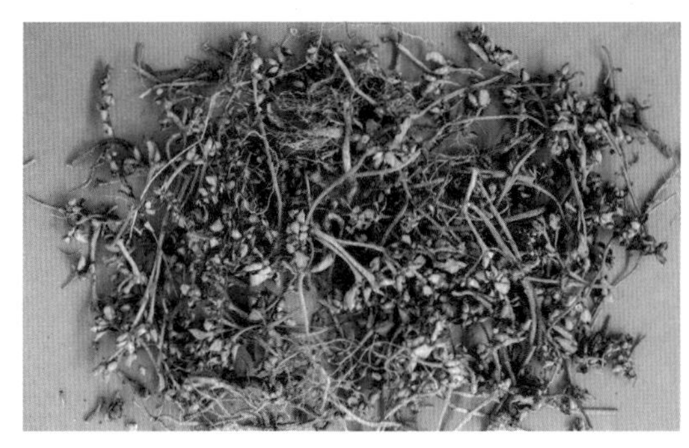

【应用举例】

（1）治血痢：鲜马齿苋二大握（切），粳米 150 g，煮粥，不着盐醋，空腹食。

（2）治多年恶疮：马齿苋适量，捣烂敷患处。

（3）治肛门肿痛：马齿苋叶、酢浆草等量，煎汤熏洗患处，每日 2 次。

广西莪术

【壮　　名】Ginghgvnn

【别　　名】蓬莪茂、莲药、蓬莪术、蓬术、羌七、广术、黑心姜、文术。

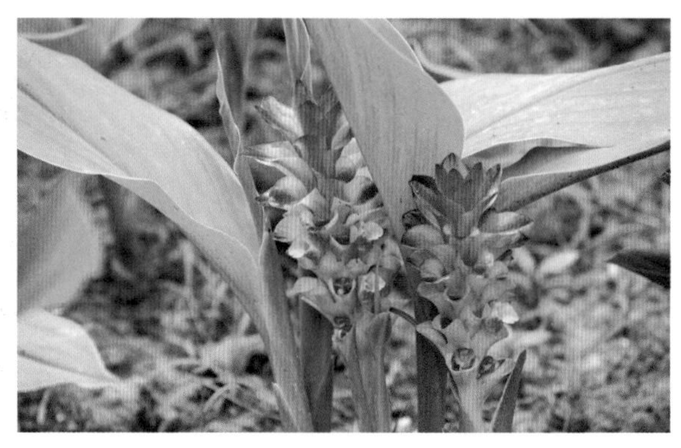

【来　　源】为姜科植物广西莪术 *Curcuma kwangsiensis* S. G. Lee et C. F. Liang 的根状茎。

【植物形态】草本。主根状茎卵圆形，侧生根状茎指状，断面白色或微黄色；须根末端常膨大成纺锤形块根，断面白色。叶基生，被短柔毛；叶片长椭圆形，长 14~39 cm，宽 4.5~7 cm，先端短尖至渐尖，基部渐狭，下延，两面密被粗柔毛，有的中脉两侧有紫晕。穗状花序从根状茎中抽出，花序下的苞片阔卵形，淡绿色，上部的苞片长圆形，淡红色；花萼白色，一侧裂至中部，先端有 3 钝齿；花冠近漏斗状，花瓣 3，粉红色，长圆形，后方的 1 片较宽，先端略成兜状；侧生退化雄蕊花瓣状，淡黄色，唇瓣近圆形，淡黄色，先端 3 浅圆裂，花药基部有距；子房被长柔毛。

【分　　布】主产于四川、广东、广西、云南、福建、湖南。广西主要分布于武鸣、南宁、邕宁、横县、上思、大新、贵港。

【采集加工】采收时挖出根状茎，除净泥土，煮或蒸至透心，取出晒干，用筐或与谷壳一同放入石槽内，撞净毛须，筛去谷壳等杂质。

【药材性状】根状茎类圆形、卵圆形或长卵形，顶端钝尖，基部钝圆，长 3.5~6.5 cm，直径 2~4.5 cm；土黄色或土棕色，环节明显或不见，有点状须根痕，两侧各有 1 列下陷的芽痕和侧生根状茎痕，侧生根状茎较大，位于下部；质坚重，断面棕绿色或棕黄色，内皮层环纹黄白色，皮层易与中柱分离，可见条状或点状维管束。气香，味微苦、辣。

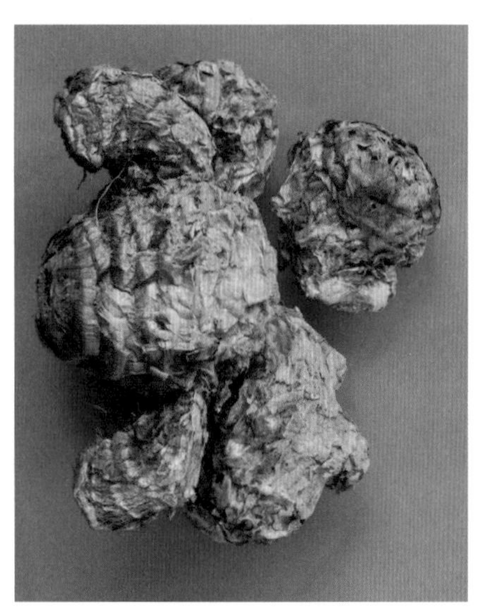

【性　　味】辣、苦，热。

【功效主治】通龙路，调谷道，止痛。用于治疗心头痛（胃痛），东郎（食滞），京瑟（闭经），京尹（痛经），林得叮相（跌打损伤），血气心痛，脘腹胀痛，痞块。

【用法用量】内服：煎汤，9~20 g；或入丸、散。外用：适量，煎汤洗患处；或研末调敷患处。行气止痛多生用，破血祛瘀宜醋炒。

【应用举例】

（1）治妇人血气痛游走，腰痛：广西莪术（切片）、干漆（研碎）各 60 g，干漆炒焦香，取出不用，只用广西莪术研末，温酒送服 9 g；腰痛用胡桃酒，游走痛，冷水送服。

（2）治经来未尽，遍身潮热，口渴，小腹疼痛，头痛：广西莪术（醋炒）、三棱（醋炒）、红花、牛膝、苏木各 10 g，水煎，空腹服。

（3）治妇人血积血块，经闭：广西莪术、三棱、熟大黄各 30 g，丸如绿豆大，每服 10~20 丸，白汤送服。

红山茶

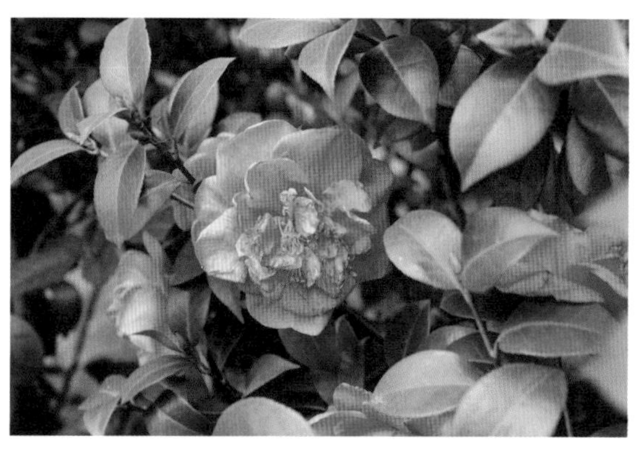

【壮　　名】Dancazhoengz

【别　　名】宝珠山茶、红茶花、宝珠花、一捻红、山茶花。

【来　　源】为山茶科植物红山茶 *Camellia japonica* L. 的花。

【植物形态】灌木或小乔木。树皮灰褐色；幼枝棕色，无毛。单叶互生；叶片革质，倒卵形或椭圆形，长 5~10 cm，宽 2.5~6 cm，先端渐尖而钝，基部楔形，边缘有细锯齿，腹面深绿色，有光泽，背面淡绿色，两面均无毛。花两性，大红色，萼片 5，宽卵圆形，外被白色柔毛；花瓣 5~7，栽培品种多重瓣，有白色、淡红色等，花瓣近圆形，先端有凹缺，基部稍连合；雄蕊多数，外侧花丝基部连合，附着于花瓣基部，内侧离生；子房上位，花柱先端 3 裂。蒴果近球形，果皮厚，光滑无毛，室背开裂。

【分　　布】主产于江苏、浙江、四川、云南。广西各地均有栽培。

【采集加工】4~5 月花朵盛开期分批采收，晒干或烘干。在干燥过程中，要少翻动，避免破碎或散瓣。

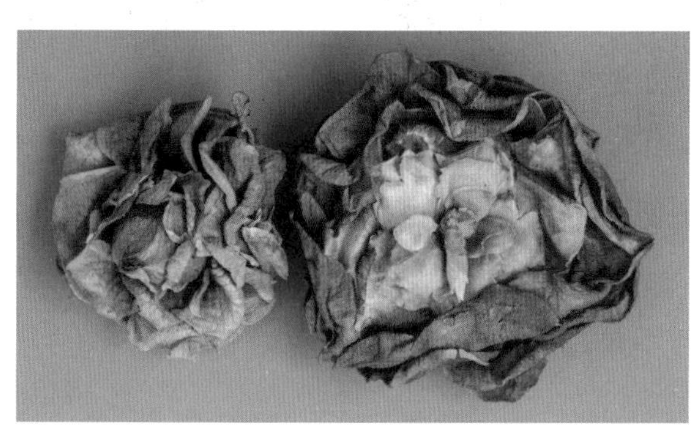

【药材性状】花蕾卵圆形，开放的花呈不规则扁盘状，盘径 5~8 cm，红色、黄棕色或棕褐色；萼片 5，棕红色，革质，背面密布灰白色绢丝样细茸毛；花瓣 5~7 或更多，上部卵圆形，先端微凹，下部色较深，基部连合成一体，纸质；雄蕊多数，2 轮，

外轮花丝连合成一体。气微，味甜。

【性　　味】甜、苦、辣、涩，寒。

【功效主治】通龙路，清湿热毒。用于治疗鹿勒（吐血），渗裂（血证），陆裂（咳血），屙意勒（便血），屙意咪（痢疾），肉扭（淋证），仲嘿喯尹（痔疮），隆白呆（带下），渗裆相（烧烫伤），林得叮相（跌打损伤）。

【用法用量】内服：煎汤，5~10 g；或研末。外用：适量，研末，麻油调涂患处。

【应用举例】

（1）治赤痢：红山茶 10 g，阴干研末，加白糖拌匀，饭锅上蒸，分三四次服。

（2）治汤火灼伤：红山茶适量，研末，麻油调敷患处。

（3）治痔疮出血：红山茶 10 g，研末，冲服。

鸡血藤

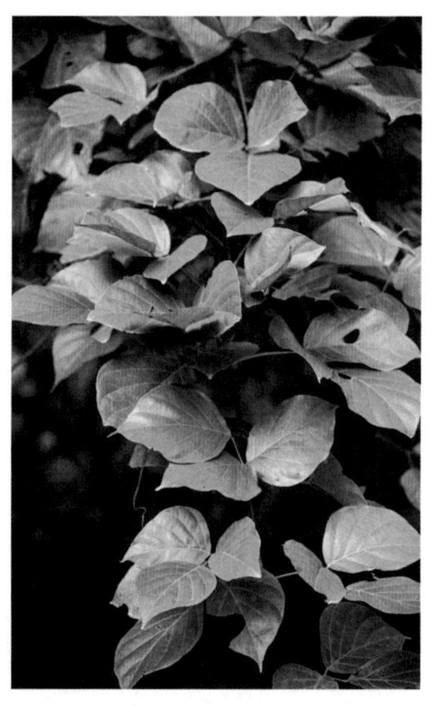

【壮　　名】Gaeulwedgaeq

【别　　名】血风藤、猪血藤、九层风、红藤、活血藤、大血藤、血龙藤。

【来　　源】为豆科植物密花豆 *Spatholobus suberectus* Dunn［Butea suberecta（Dunn）Blatter］的藤茎。

【植物形态】木质藤本，长达数十米。老茎砍断时可见数圈偏心环，鸡血状汁液从环处渗出。三出复叶互生；顶生小叶阔椭圆形，长 12~20 cm，宽 7~15 cm，先端锐尖，基部圆形或近心形，腹面疏被短硬毛，背面脉间具黄色短柔毛；侧生小叶基部偏斜。圆锥花序腋生，大型，花多而密；花萼肉质，筒状，5 齿，上面 2 齿合生，两面具黄色柔毛；花冠白色，肉质，旗瓣近圆形，具爪，翼瓣与龙骨瓣均具爪及耳；雄蕊 10，2 组。

【分　　布】主产于广西、福建、广东、云南。广西主要分布于凌云、邕宁、南宁、金秀。

【药材性状】茎藤扁圆柱形，稍弯曲，直径 2~7 cm；灰棕色，有时可见灰白色

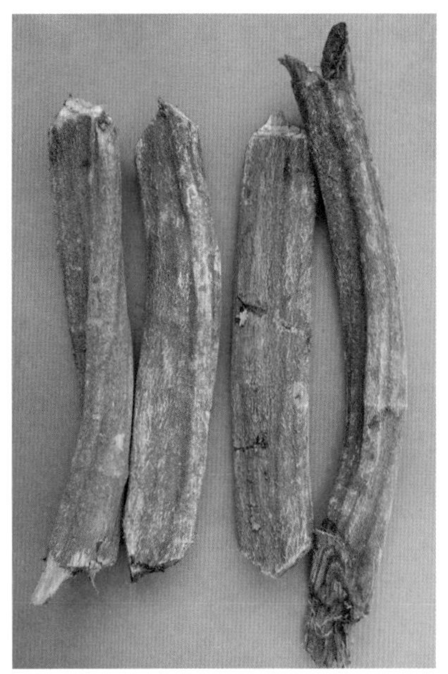

斑，栓皮脱落处显红棕色，有明显的纵沟及小型点状皮孔；质坚硬，难折断，断面呈不整齐的裂片状。血藤片为椭圆形、长短圆形或不规则的斜切片，厚3~10 mm；切面木部红棕色或棕色，导管孔多数，不规则排列，皮部有树脂状分泌物，呈红棕色至黑棕色，并与木部相间排列成3~10个偏心性半圆形或圆形环。髓小，偏于一侧。气微，味涩。

【性　　味】苦、微甜，热。

【功效主治】通调龙路。用于治疗麻抹（肢体麻木、感觉异常），麻邦（偏瘫、半身不遂），发旺（风湿骨痛），月经不调，京尹（痛经），京瑟（闭经）。

【用法用量】内服：煎汤，10~15 g，大剂量可用至30 g；或浸酒。

【应用举例】

（1）治经闭：鸡血藤、穿破石各30 g，水煎服，每日1剂。

（2）治再生障碍性贫血：鸡血藤60~120 g，鸡蛋2~4个，枣10枚，加水2.5 L，煎至300 mL（鸡蛋熟后去壳放入再煎），鸡蛋与药汁同服，每日1剂。

（3）治腰痛，白带：鸡血藤30 g，金樱根、千斤拔、杜仲藤、旱莲草各15 g，必要时加党参15 g，水煎，每日1剂，分2次服。

假烟叶

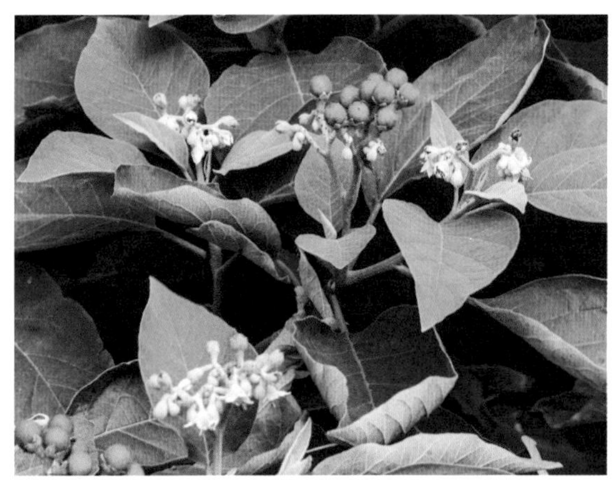

【壮　　名】Mbawxien,gya

【别　　名】野烟叶、毛叶树、大王叶、大黄叶、土烟叶、大发散。

【来　　源】为茄科植物假烟叶树*Solanum verbascifolium* L.的叶。

【植物形态】小乔木。枝密被白色具柄头状簇茸毛。单叶互生；叶片大而厚，卵状长圆形，长10~29 cm，宽4~12 cm，纸质，柔软，全缘，先端渐尖，

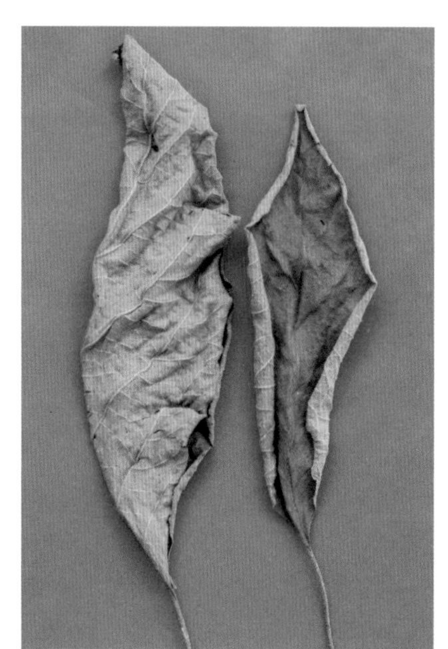

基部阔楔形或钝，腹面绿色，背面灰绿色，疏生星状毛。聚伞花序多花，侧生或顶生；花白色；花萼钟形，5 半裂，外表有灰白色星状毛；花冠浅钟状，5 深裂，裂片长圆形；雄蕊 5，着生于花冠喉上，花药黄色；雌蕊，子房上位。浆果球状，具宿存萼，黄褐色，初放星状簇茸毛，后渐脱落。

【分　　布】主产于福建、台湾、广东、广西、四川、贵州、云南。广西各地均有分布。

【采集加工】全年均可采收，洗净，切段，晒干。

【药材性状】叶片多皱缩，略凹凸不平，完整者呈卵状长圆形，长 10~30 cm，宽 4~12 cm，全缘，先端渐尖，基部阔楔形或钝，腹面绿色，背面灰白色，密生星状毛；叶柄长 1.5~5.5 cm，密被毛；质脆，易破碎。气微香，味辛、苦。

【性　　味】辣、苦，微热。

【功效主治】调龙路、火路，消肿止痛。用于治疗心头痛（胃痛），痛风，呗农（痈疮、痈肿），夺扼（骨折），林得叮相（跌打损伤），呗奴（瘰疬），能晗能累（湿疹），外伤出血，腹痛，皮肤溃疡。

【用法用量】内服：煎汤，5~15 g。外用：适量，煎水洗患处；或捣烂敷患处。

【应用举例】

（1）治癣：假烟叶适量，煨水洗患处。

（2）治无名肿毒：假烟叶适量，捣烂敷患处。

（3）治痈疮肿毒，湿疹，皮炎，外伤感染：鲜假烟叶适量，捣烂敷患处；或煎浓汁洗患处。

了刁竹

【壮　　名】Goliuzdiuhcuz

【别　　名】石下长卿、别仙踪、料刁竹、钓鱼竿、逍遥竹、一枝箭。

【来　　源】为萝藦科植物徐长卿 *Cynanchum paniculatum*（Bunge）Kitagawa 的全草。

【植物形态】草本。根细呈须状，具特殊香气。茎细而刚直，不分枝。叶对生；无柄；

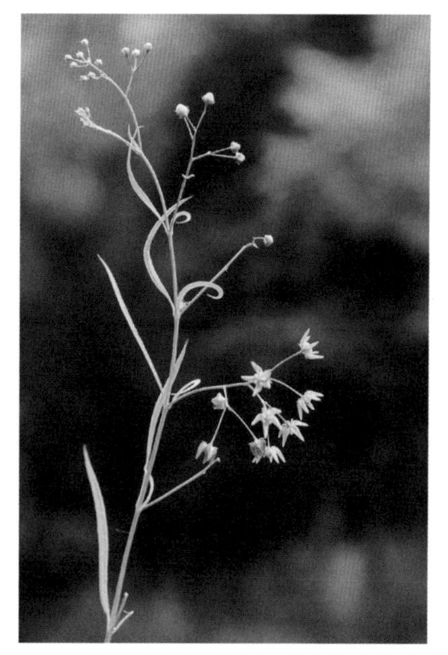

叶片披针形至线形，长 4~13 cm，宽 3~15 mm，先端渐尖，基部渐窄，叶缘稍反卷，有睫毛，腹面深绿色，背面淡绿色；主脉突起。圆锥聚伞花序；花萼 5 深裂，卵状披针形；花冠黄绿色，5 深裂，广卵形；副花冠 5，黄色，肉质，肾形，基部与雄蕊合生；雄蕊 5，相连成筒状，花药 2 室，花粉块每室 1 个，下垂；雌蕊 1，子房上位，由 2 枚离生心皮组成，花柱 2，柱头五角形。蓇葖果呈角状，单生，表面淡褐色。

【分　　布】主产于江苏、浙江、安徽、山东、湖北、湖南、河南等。广西主要分布于桂林、玉林、容县。

【采集加工】夏秋季采收，根及根状茎，洗净，晒干；全草晒至半干，扎把阴干。

【药材性状】根状茎不规则柱状，有盘节，长 0.5~3.5 cm，直径 2~4 mm；有的顶端附圆柱形残茎，长 1~2 cm，断面中空；根簇生于根茎节处，圆柱形，细长而弯曲，长 10~16 cm，直径 1~1.5 mm；面淡黄棕色至淡棕色，具微细纵皱纹，并有纤细须根；质脆，易折断；断面粉性，皮部类白色或黄白色，形成层环淡棕色，木部细小。全草带有根部，茎单一或少有分枝，长 20~60 cm，直径 1~2 mm；淡黄绿色，基部略带淡紫色，具细纵纹，或被毛；质稍脆，折断面纤维性。叶对生；具短柄或几无柄；叶片扭曲，易破碎，完整者长披针形，淡黄绿色。气香，味微辣。

【性　　味】辣，热。

【功效主治】调谷道、水道，清湿热毒。用于治疗心头痛（胃痛），发旺（风湿骨痛），核尹（腰痛），肉扭（淋证），白冻（泄泻），屙意咪（痢疾），能晗能累（湿疹），荨麻疹，额哈（毒蛇咬伤），胴尹、腊胴尹（脘腹疼痛），牙痛，小便不利。

【用法用量】内服：煎汤，6~15 g，不宜久煎；或入丸剂；或浸酒。

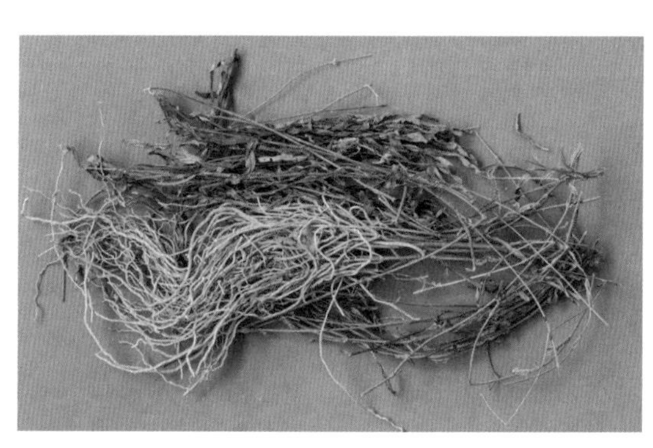

【应用举例】

（1）治寒气腹痛：了刁竹 9 g，小茴香 6 g，水煎服。

（2）治外伤肿痛：鲜了刁竹根、生栀子各等量，捣烂外敷患处；另用了刁竹 9 g，水煎，兑适量黄酒服。

（3）治血虚经闭：了刁竹 6~9 g，煨甜酒内服或炖肉吃；亦可研末吞服 3 g。

刘寄奴

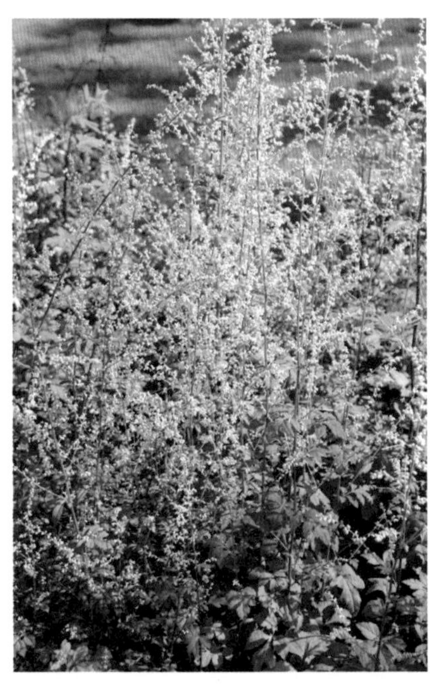

【壮　　名】Ngaihdinbit

【别　　名】刘寄奴草、金寄奴、白花尾、炭包包、千粒米、斑枣子、细白花草、九牛草。

【来　　源】为菊科植物奇蒿 *Artemisia anomala* S.Moore 的全草。

【植物形态】草本。茎直立，中部以上常分枝。下部叶在花期时枯落；中部叶叶片近革质，长圆状或卵状披针形，长 7~11 cm，宽 3~4 cm，先端渐尖，基部渐狭成短柄，不分裂，边缘有密锯齿。头状花序极多数，无梗，密集于花枝上，在茎端及上部叶腋组成复总状花序；总苞近钟状，无毛；总苞片 3~4 层，长圆形，边缘宽膜质，带白色；花萼筒状，外层雌性，内层两性；聚药雄蕊 5；雌蕊 1。瘦果微小，长球形，无毛。

【分　　布】主产于江苏、浙江、江西。广西主要分布于全州、灌阳、罗城、灵川、桂林、平乐、富川、贺州、昭平、金秀、来宾、柳江、鹿寨、融安、宜州、环江。

【采集加工】夏秋季花开时采收，连根拔起，洗净，鲜用或晒干。

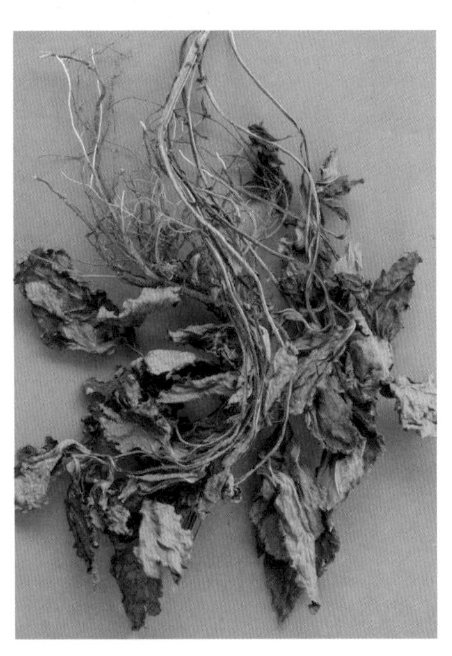

【药材性状】茎圆柱形，直径 2~4 mm，通常弯折；棕黄色，具细纵棱；质硬而脆，易折断；断面纤维性，黄白色，中央具白色而疏松的髓。叶互生；叶片通常干枯皱缩或脱落，完整者展平呈长卵圆形，长 6~10 cm，宽 3~4 cm，叶缘有锯齿，腹面棕绿色，背面灰绿色，密被白毛；叶柄短。质脆易破碎或脱落。头状花序集成穗状圆锥花序，枯黄色。气芳香，味淡。

【性　　味】辣、苦，热。

【功效主治】通龙路，调谷道，除湿毒。用于治疗京瑟（闭经），京尹（痛经）；产后瘀滞腹痛；产呱忍勒卟叮（产后恶露不止），林得叮相（跌打损伤），渗裂（血证），发旺（风湿骨痛），屙意勒（便血），肉裂（尿血），心头痛（胃痛），白冻（泄泻），屙意咪（痢疾），金疮出血，渗裆相（烫火伤），东郎胴尹（食滞腹痛）。

【用法用量】内服：煎汤，5~10 g，消食积单味可用至 30 g；或入散剂。外用：适量，捣烂敷患处。

【应用举例】

（1）治大小便血：刘寄奴 6 g，研末，茶调，空腹服。

（2）治痔疾：刘寄奴、五味子等量，研细末，空心酒送服。

（3）治红白下痢：刘寄奴、乌梅、白姜等量，水煎服；红痢加梅，白痢加姜。

半边旗

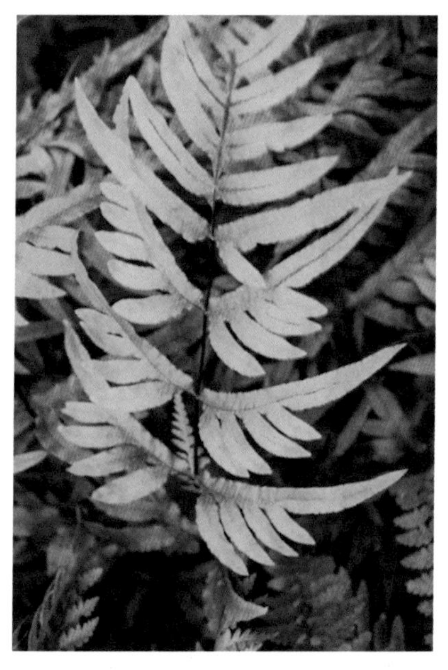

【壮　　名】Gutdonj

【别　　名】半边双、刺齿凤尾蕨。

【来　　源】为凤尾族科植物刺齿凤尾蕨 *Pteris dispar* Kze 的全草。

【植物形态】根状茎短而横生，密生棕色披针形鳞片。叶草质，二型；营养叶柄栗色至栗褐色，长 8~12 cm，3~4 棱，仅在基部有棕色线形鳞片，叶轴及羽轴两侧隆起的狭边上有短刺；叶片长圆形至长圆状披针形，长 15~40 cm，宽 6~15 cm，先端尾状，二回单数深羽裂或二回半边深羽裂；侧生羽片 4~6 对，柄极短，羽片三角状披针形或三角形，基部偏斜，先端尾状，羽裂几达羽轴，第一对最大；裂片 4~9，长圆形或狭长圆形，仅营养叶顶部有刺尖锯齿；孢子叶与营养叶相似而较长，叶片狭卵形；侧生羽片 5~7 对，裂片先端渐尖。孢子囊群线形，生于羽片边缘的小脉上；囊群盖线形，膜质。

【分　　布】广西各地均有分布。

【采集加工】全年可采，抖去泥土，晒干或烘干。

【药材性状】叶柄长 40~70 cm，四棱柱形，红褐色，光滑无毛，有光泽，断面梯形；叶片长圆形至长圆状披针形，浅黄色至黄绿色，二回半边羽裂，羽片半角形，先端长尾状，上侧全缘，下侧羽裂几达羽轴，基部裂片最长，向上渐短，叶脉羽状。孢子囊群线形，

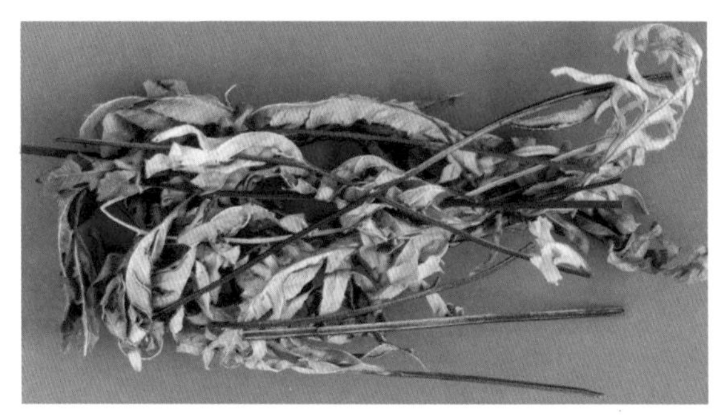

生于叶裂片的边缘，囊群盖黄棕色。气微，味苦、辣。

【性　　味】苦、涩，寒。

【功效主治】调龙路、火路，清热毒，凉血，散瘀。用于治疗屙意咪（痢疾），白冻（泄泻），笨隆（痄腮），呗农（痈疮、痈肿），呗（无名肿毒），林得叮相（跌打损伤），额哈（毒蛇咬伤）。

【用法用量】内服：煎汤，15~30 g。外用：适量，捣烂敷患处。

【应用举例】

（1）治流行性腮腺炎：半边旗、大青叶各 15 g，水煎服。

（2）治跌打损伤：半边旗 30 g，水煎服；另取适量捣烂敷患处。

（3）止吐血：鲜半边旗一握，捣烂，米泔水冲取汁饮。

（4）止血埋口：鲜半边旗适量，捣烂敷或干粉撒刀斧伤处。

（5）治马口疔：半边旗嫩叶 2 份，黄糖 1 份，捣烂敷患处。

（6）治中风：半边旗、石菖蒲、马蹄决明各 5 g，水煎服。

三七姜

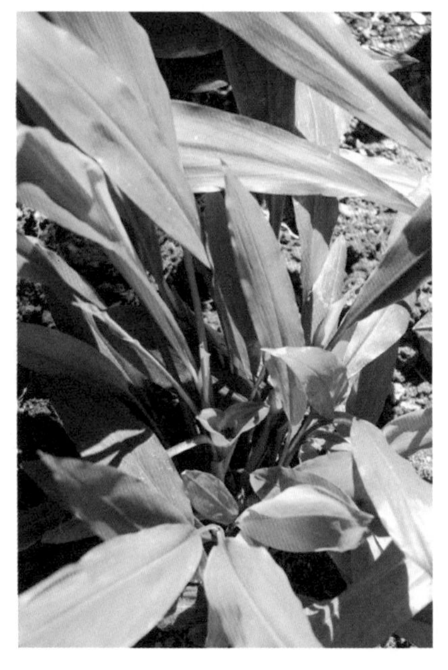

【壮　　名】Hingsamcaet

【别　　名】小田七、竹田七、毛七、姜三七、三七姜、姜叶三七、竹叶三七、姜七、姜田七。

【来　　源】为姜科植物姜叶三七 *Stahlianthus involucratus*（King ex Baker）Craib ex Loes 的干燥根状茎和块根。

【植物形态】多年生草本，高 15~30 cm。根状茎块状，径约 1 cm，外面棕褐色，内面棕黄色，粉质，芳香而有辛辣味，根末端膨大成球形的块根。叶基生，通常 2~4；叶柄长 6~18 cm；叶片倒卵状长圆形或披针形，长 10~18 cm，宽 2~3.5 cm，绿色或染紫色。花 10~15 朵聚生于钟状总苞中，总苞长 4~5 cm，宽

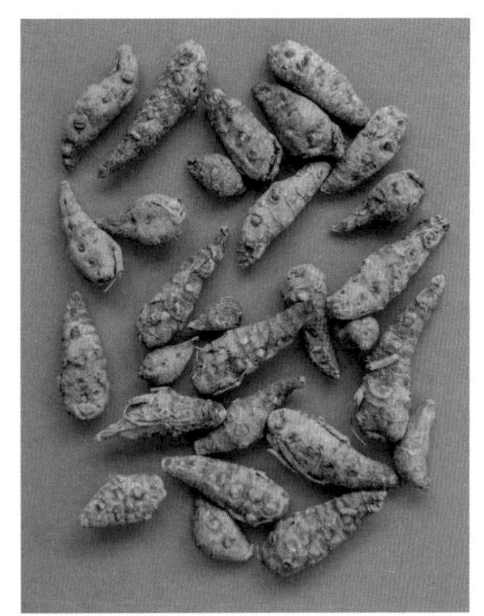

2~2.5 cm，先端 2~3 裂，总苞及花的各部有棕色、透明的小腺点；总花梗长 2.5~10 cm；小苞片线形，膜质，长约 1.5 cm；花白色，花萼管长 9~11 mm，先端浅 3 裂；花冠筒长 2.5~（2）7 cm，裂片卵状长圆形，长约 1.2 cm；侧生退化雄蕊披针形，长 1.6~2 cm，宽约 4 mm；唇瓣圆形，长约 2 cm，2 裂至 5 mm 处，白色，中央有杏黄色斑，基部楔形；花药长约 5 mm，花丝长 2~3 mm；药隔先端具长圆形附属体，长约 3 mm；花柱线形，柱头具缘毛；子房下位，卵形，长 3.5 mm。

【分　　布】主产于广西、云南、海南、广东等。

【采集加工】秋末冬初叶片枯黄后采挖，除去杂质，洗净，置沸水中稍烫，晒干。

【药物性状】本品根状茎圆锥形或纺锤形，1~2.5 cm，直径 0.5~1.2 cm；灰棕色至棕红色，节密，具类白色点状须根痕；质硬脆，易折断；断面平坦，角质化，灰色或灰棕色。块根圆锥形或纺锤形，长 1~2 cm，直径 0.5~1.2 cm；灰色至灰棕色，皱缩；质硬脆，易折；断面平坦，角质化，灰白色或灰黄色。气微，味辣。

【性　　味】辣，温。

【功效主治】通龙路，调火路。用于扭像（扭挫伤），发旺（风湿骨痛），渗裂（血证），约京乱（月经不调），额哈（毒蛇咬伤）。

【用法用量】内服：3~9 g。外用：适量。

【应用举例】

（1）治跌打损伤：三七姜 3~9 g，水煎服；或浸酒内服。外用：适量，酒炒热敷患处。

（2）治吐血，鼻出血，月经过多：三七姜（晒干，煅存性）3~9 g，水煎服。

（3）治外伤出血：姜叶三七炒炭，研粉，适量撒患处。

马鞭草

【壮　　名】Gobienmax

【别　　名】马鞭、龙芽草、凤颈草、紫顶龙芽、铁马鞭、狗牙草、马鞭梢、小铁马鞭、顺捋草、蜻蜓草、退血草、铁马莲、疟马鞭、土荆芥、野荆芥、燕尾草、白马鞭、蜻蜓饭、狗咬草、铁扫帚。

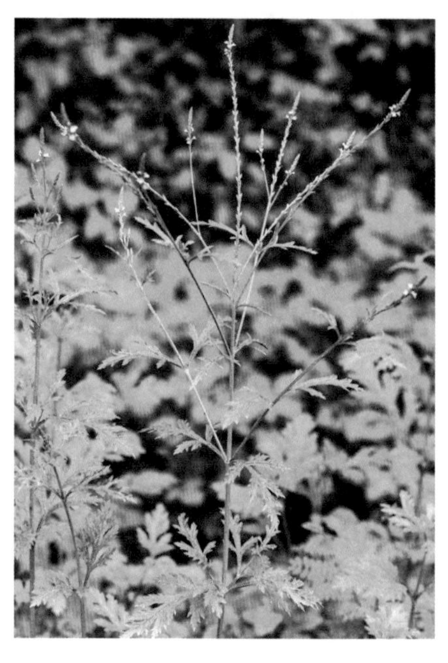

【来　　源】为马鞭科植物马鞭草 *Verbena officinalis* Linn. 的地上部分。

【植物形态】多年生草本，植株高 30~120 cm。茎四方形，节及枝上有硬毛。叶对生；叶片卵圆形、倒卵形至长圆状披针形，长 2~8 cm，宽 1~5 cm，基生叶的边缘通常有粗锯齿及缺刻；茎生叶多为 3 深裂，裂片边缘有不整齐锯齿，两面均被硬毛。穗状花序顶生及腋生，细弱，长可达 25 cm；花小，初密集，结果时疏离；每花具 1 苞片，有粗毛；花萼管状，膜质，有 5 棱，具 5 齿；花冠淡紫色至蓝色，花冠筒直或弯，先端 5 裂，裂片长圆形；雄蕊 4，着生于花冠筒的中部，花丝短。果长球形，长约 2 mm，包于宿萼内，成熟后 4 瓣裂。

【分　　布】主产于湖北、江苏、广西、贵州、安徽、浙江、湖南、江西、福建、河北、四川、云南等。

【采集加工】6~8 月花开时采割，除去杂质，晒干。

【药材性状】茎呈方柱形，多分枝，四面有纵沟，长 0.5~1 m；绿褐色，粗糙；质硬而脆，断面有髓或中空。叶对生，皱缩，多破碎，绿褐色，完整叶片 3 深裂，边缘有锯齿。穗状花序细长，有小花多数。气微，味苦。

【性　　味】苦，凉。

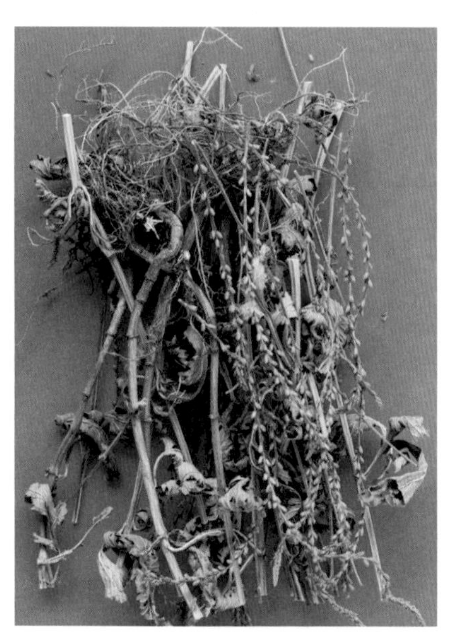

【功效主治】通龙路，调水道，解瘴毒，除湿毒。用于治疗瘴病，肝胆肿大，京瑟（闭经），京尹（痛经），货咽妈（咽痛），呗农（痈疮、痈肿），佛浮（水肿），肉扭（淋证）。

【用法用量】内服：5~10 g。

【应用举例】

（1）治传染性肝炎，肝硬化腹水：马鞭草、车前草、鸡内金各 15 g，水煎服。

（2）治急性胆囊炎：马鞭草、地锦草各 15 g，玄明粉 9 g，水煎服；痛甚者加三叶鬼针草 30 g。

（3）治肠炎，痢疾，泌尿系感染，尿血：鲜马鞭草 30~60 g，水煎服。

笔管草

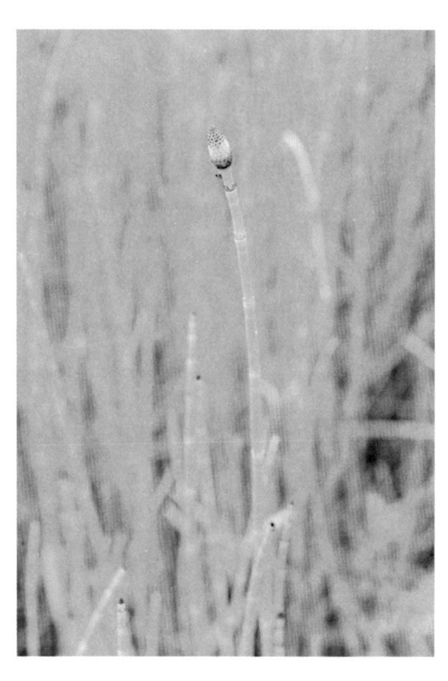

【壮　　名】Godaebdoengz

【别　　名】木贼、节节草、豆根草、接骨蕨、马人参、笔头草。

【来　　源】为木贼科植物笔管草 Hippochaete debilis（Roxb.）Ching 的地上部分。

【植物形态】草本。根状茎横走，黑褐色。茎一型，不分枝或不规则分枝，通常高可达 1 m，直径 2~15 mm，中空，表面有脊和沟，脊 6~30 条，近平滑；小枝 1 条或 2~3 条一组，有的小枝再分枝。叶鞘常为管状或漏斗状，紧贴，顶部常棕色，鞘齿狭三角形，上部膜质，淡棕色，早落，留下截形基部，鞘顶端近全缘，叶鞘的脊部扁平。孢子囊穗顶生，先端短尖或小凸尖。

【分　　布】主产于广东、云南。广西主要分布于邕宁、武鸣、隆林、凤山、南丹、桂平、北流、昭平、全州。

【采集加工】秋季选择身老体大者采收，鲜用或晒干。

【药材性状】茎淡绿色至黄绿色，长约 50 cm，有细长分枝，表面粗糙，有纵沟，节间长 5~8 cm，中空。叶鞘短筒状，紧贴于茎，鞘肋背面平坦，鞘齿膜质，先端钝头，基部平截，有一黑色细圈。气微，味淡。

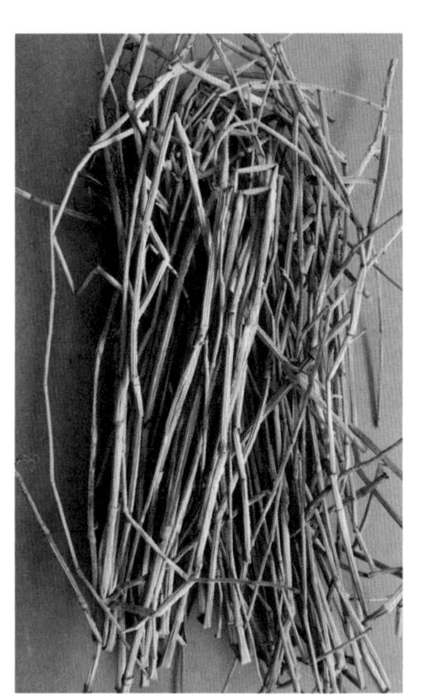

【性　　味】苦、甜，寒。

【功效主治】调龙路，清热毒，利水道，明目，止血。用于治疗目赤胀痛，翳膜遮睛，肉扭（淋证），能蚌（黄疸），肉裂（尿血），病淋勒（崩漏）。

【用法用量】内服：煎汤，9~15 g（鲜品 15~30 g）。

【应用举例】

（1）治目昏多泪：去节笔管草、泔浸苍术各 30 g，研末，每服 6 g，茶调服；或炼蜜丸亦可。

（2）治血痢不止：笔管草 15 g，水煎温服，每日 1 次。

（3）治咽喉红痛：鲜笔管草适量，捣汁，调蜜服。

薜 荔

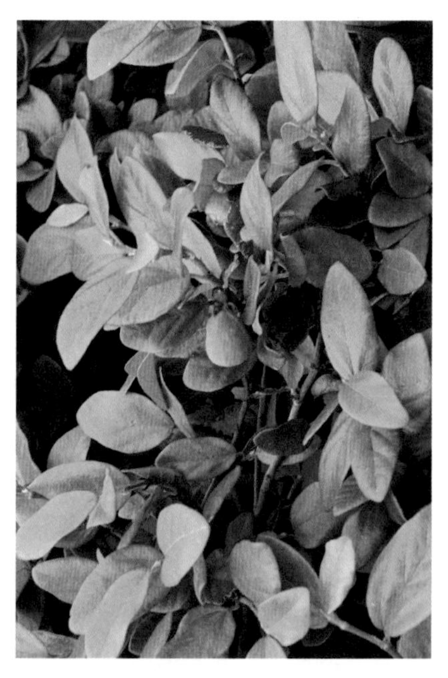

【壮　　名】Makbup

【别　　名】常春藤、木莲藤、辟萼、石壁莲、木瓜藤、膨泡树。

【来　　源】为桑科植物薜荔 Ficus pumilab L. 的茎、叶。

【植物形态】攀援或匍匐灌木。叶二型；营养枝上生不定根，叶小而薄，叶片卵状心形，长约 2.5 cm；繁殖枝上无不定根，叶较大，互生；托叶 2，披针形，被黄色丝状毛；叶片厚纸质，卵状椭圆形，长 5~10 mm，宽 2~3.5 cm，先端急尖至钝形，基部圆形至浅心形，全缘，腹面无毛，背面被黄色柔毛；基出脉 3 条，网脉蜂窝状。花序托单生于叶腋，梨形或倒卵形，顶部截平，略具短钝头或呈脐状突起；雄花和瘿花同生于一花序托内，花被片 2~3；雄蕊 2，花丝短，瘿花花被片 3，花柱侧生；雌花生于另一植株花序的内壁，花被片 4~5。瘦果近球形，有黏液。

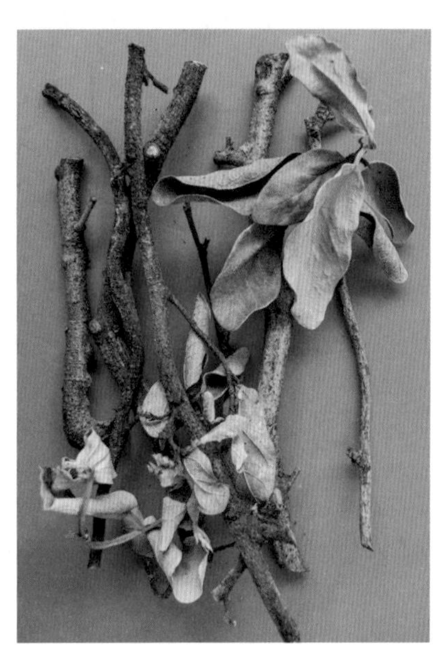

【分　　布】全国各地均产。广西各地均有分布。

【采集加工】采收带叶的藤茎，除净杂质，晒干，扎成小捆。

【药材性状】茎圆柱形，节处具成簇状的攀援根及点状突起的根痕。叶互生，长 0.6~2.5 cm，椭圆形，全缘，基部偏斜，腹面光滑，深绿色，背面浅绿色，有显著突起的网状叶脉，形成许多小凹陷，被细毛。枝质脆或坚韧；断面可见髓部，呈圆点状，偏于一侧。气微，味淡。

【性　　味】甜，寒。

【功效主治】通龙路，利水道，祛风毒，除湿毒。用于治疗发旺（风湿骨痛），屙意咪（痢疾），肉扭（淋证），林得叮相（跌打损伤），月经不调，乳汁不通，呗农（痈疮、痈肿），佛浮（水肿），瘴疟（疟疾），经卡（闭经），产后瘀血，咽喉肿痛，睾丸炎。

【用法用量】内服：煎汤，12~30 g（鲜品 60~90 g）；捣汁；浸酒；或研末。外用：适量，捣汁涂患处；或煎水熏洗患处。

【应用举例】

（1）治疟疾：薜荔 60 g，香附、叶下珠各 30 g，水煎服。

（2）治水肿：薜荔、茵陈蒿、白毛藤各 31 g，水煎，酌加冰糖，分早晚服。

（3）治风湿痛，手脚关节不利：薜荔藤 12 g，水煎服。

地枫皮

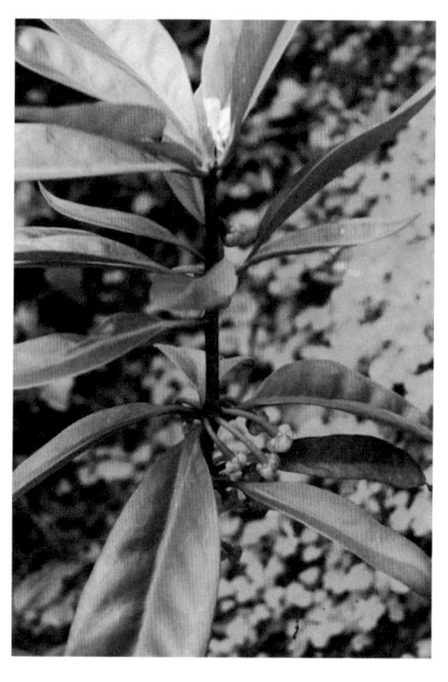

【壮　　名】Makgakbya

【别　　名】枫榔、矮丁香、钻地枫、追地枫。

【来　　源】为木兰科植物地枫皮 *Illicium difengpi* K.I.B.et K.I.M. 的茎皮。

【植物形态】灌木。全株具芳香气味。嫩枝棕色，老枝灰色，树皮灰棕色。叶常 3~5 片聚生；叶片革质至厚革质，有光泽，倒披针形或长椭圆形，长 7~14 cm，宽 2~5 cm，顶端短渐尖，基部楔形或宽楔形，全缘，两面无毛。花红色，腋生或近顶生；花被片 15~20，三角形；中间两轮较大，宽椭圆形或近圆形，肉质；雄蕊 21~23，心皮常 13，离生，轮列。聚合果由 9~11 蓇葖组成，顶端常有向内弯曲的尖头。

【分　　布】广西主要分布于田东、那坡、德保、龙州、马山、都安、巴马。

【采集加工】春秋季采收，选 10 年以上老株，在树的一侧锯树皮的上下两端，用刀直划，将树皮剥下，其余树皮保留不剥，将树皮置通风处阴干。

【药材性状】树皮呈卷筒状或槽状，长 5~15 cm，厚 0.2~0.3 cm；外表面灰棕色至深棕色，有明显交错的纵向沟纹，有的可见灰白色斑纹，栓皮易脱落，脱落处呈棕红色，皮孔不明显，内表面棕色或棕红色，有明显的纵向沟纹；质脆，易折断；断面颗粒性。气芳香，味微涩。

【性　　味】微辣、涩，热，有小毒。

【功效主治】通龙路、火路，祛风毒，除湿毒，散瘀止痛。用于治疗发旺（风湿骨痛），林得叮相（跌打损伤），嘘内（气虚），额哈（毒蛇咬伤）。

【用法用量】内服：煎汤，9~15 g。外用：适量，煎水洗患处。

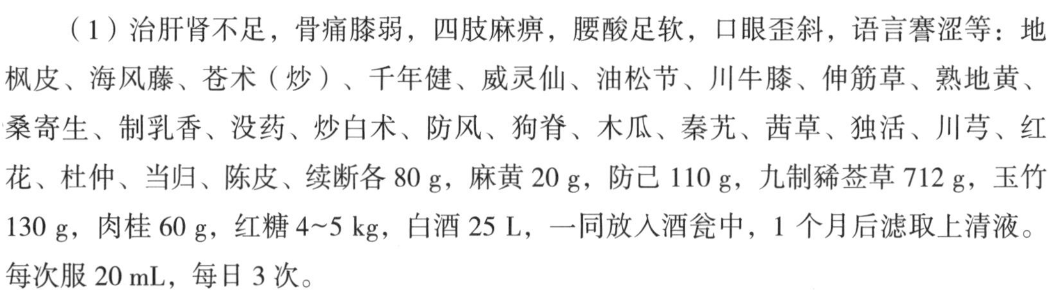

【应用举例】

（1）治肝肾不足，骨痛膝弱，四肢麻痹，腰酸足软，口眼歪斜，语言謇涩等：地枫皮、海风藤、苍术（炒）、千年健、威灵仙、油松节、川牛膝、伸筋草、熟地黄、桑寄生、制乳香、没药、炒白术、防风、狗脊、木瓜、秦艽、茜草、独活、川芎、红花、杜仲、当归、陈皮、续断各 80 g，麻黄 20 g，防己 110 g，九制豨莶草 712 g，玉竹 130 g，肉桂 60 g，红糖 4~5 kg，白酒 25 L，一同放入酒瓮中，1 个月后滤取上清液。每次服 20 mL，每日 3 次。

（2）治风寒湿痹，四肢麻木，筋骨疼痛，行步艰难：马钱子（用砂烫法炮制）、麻黄各 80 g，地枫皮、独活、羌活、桂枝、甘草、千年健、牛膝、乳香（醋制）、木瓜、没药（醋制）、防风各 6 g，杜仲（盐制）、续断各 3 g，共研细末。每 100 g 加炼蜜 150~170 g，制成大蜜丸，口服，每次 1 丸，每日 1 次。

酸藤子

【壮　　名】Meizsoemj

【别　　名】海底龙、酸藤果、山盐酸鸡、酸醋藤、入地龙、信筒子。

【来　　源】为紫金牛科植物酸果藤 *Embelia laeta*（L.）Mez 的叶。

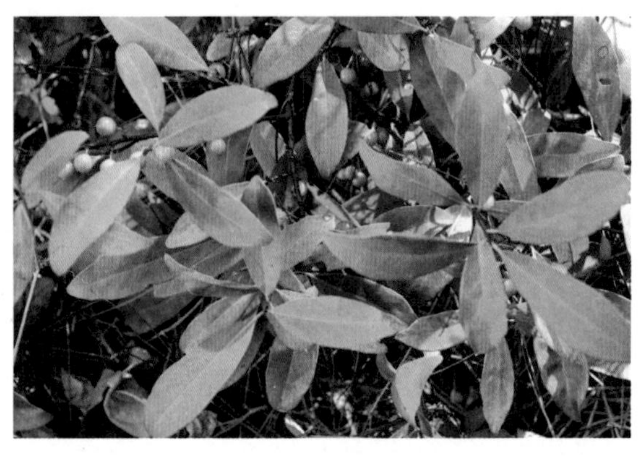

【植物形态】攀援灌木或藤本。枝有皮孔。叶互生；叶片坚纸质，椭圆形或倒卵形，长 3~4 cm，宽 1~1.5 cm，先端圆钝或微凹，基部楔形，全缘，背面常有薄白粉，中脉隆起，侧脉不明显。总状花序，被细柔毛，基部具 1~2 轮苞片，小苞片钻形或长圆形，具缘毛；花 4，白色；萼片

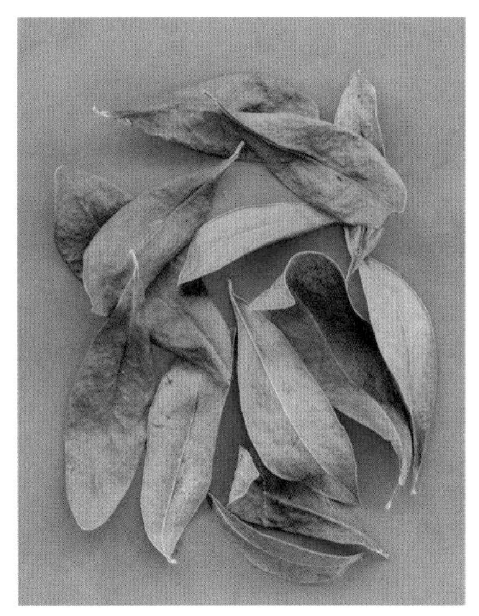

卵形或三角形，先端急尖，有腺点；花冠裂片椭圆形、卵形；雄蕊着生于花冠裂片基部。果球形，平滑或有纵皱条纹和少数腺点。

【分　　布】主产于云南、广东、广西、江西、福建、台湾。广西主要分布于梧州、藤县、金秀、桂平、马山、邕宁、南宁、宁明、那坡。

【采集加工】全年均可采收，洗净，鲜用或晒干。

【药材性状】叶片多卷曲，展平呈倒卵形至椭圆形，长 3~5.5 cm，宽 1~2.5 cm，先端钝圆或微凹，基部楔形，全缘，侧脉不明显；叶柄短，长 5~8 mm。有时可见小枝细圆柱形，长短不一，紫褐色。气微，味酸。

【性　　味】酸、涩，寒。

【功效主治】调龙路、火路，清热毒，祛湿毒风毒。用于治疗货咽妈（咽痛），齿龈出血，屙意咪（痢疾），白冻（泄泻），疮疖溃疡，皮肤瘙痒，仲嘿喯尹（痔疮），林得叮相（跌打损伤）。

【用法用量】内服：煎汤，15~30 g；或捣汁。外用：适量，煎水洗；或含漱。

【应用举例】

（1）治木薯中毒：酸藤子 15 g，水煎服。

（2）治跌打损伤：酸藤子适量，捣烂敷患处。

（3）治骨折：酸藤子 30 g，水煎洗患处。

白花丹

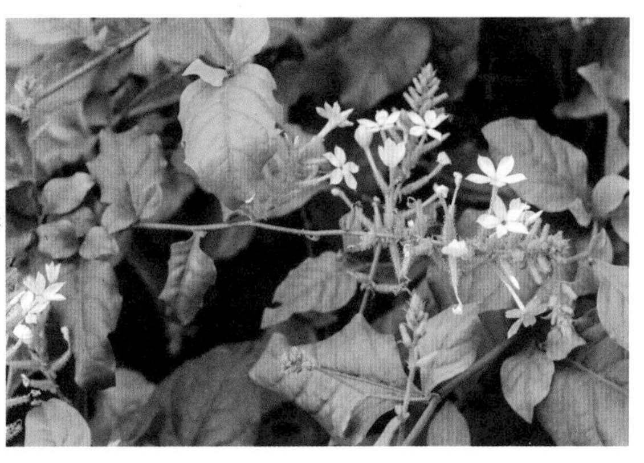

【壮　　名】Godonhhau

【别　　名】千槟榔、照药、天槟榔、火灵丹、猛老虎。

【来　　源】为白花丹科植物白花丹 *Plumbago zeylanica* L. 的全株。

【植物形态】半灌木状草本。茎有细棱，节上带红色，具腺毛。单叶互生；

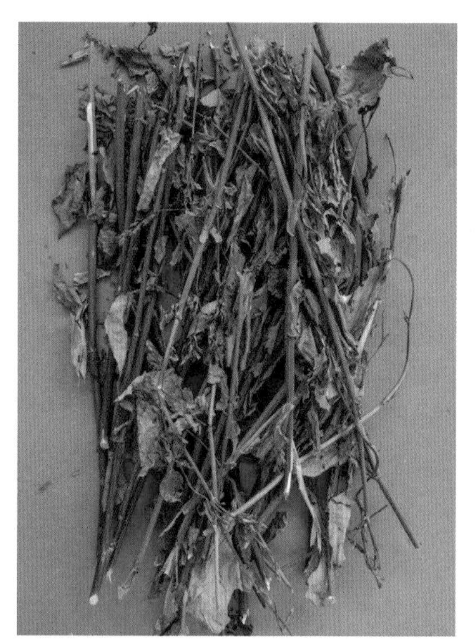

叶柄基部扩大而抱茎；叶片纸质，卵圆形至卵状椭圆形，长 4~10 cm，宽 1.5~5 cm，先端尖，基部阔楔形，全缘。穗状花序顶生或腋生；苞片边缘干膜质；花萼管状，绿色，上部 5 裂，具 5 棱，棱间干膜质，外被腺毛，有黏性；花冠白色或略带蓝色，高脚碟状，管狭而长，先端 5 裂，扩展；雄蕊 5，生于花冠喉处；子房上位，1 室，柱头 5 裂。蒴果膜质。

【分　　布】主产于福建、台湾、广东、广西、四川、贵州、云南。广西主要分布于凌云、那坡、博白、陆川、贵港、桂平、岑溪、恭城。

【采集加工】全年均可采收，洗净，切段，晒干。

【药材性状】主根细长，圆柱形，多分支，略弯曲，灰褐色或棕黄色。茎圆柱形，黄绿色至淡褐色，节明显，具细纵棱；质硬，易折断；断面皮部呈纤维状，淡棕黄色，中间呈颗粒状，淡黄白色，髓部白色。叶片多皱缩破碎，完整者展平呈卵形或长圆状卵形，长 4~9 cm，宽 3~6 cm，腹面淡绿色至黄绿色。穗状花序顶生；花萼管状，被有柄腺体；花白色至淡黄色。气微，味辣。

【性　　味】苦，微热。

【功效主治】调龙路、火路，除湿毒，消肿，止痛。用于治疗发旺（风湿骨痛），心头痛（胃痛），图爹病（肝脾肿大），京瑟（闭经），林得叮相（跌打损伤），呗农（痈疮、痈肿），呗奴（瘰疬），痂（癣），额哈（毒蛇咬伤）。

【用法用量】内服：煎汤，9~15 g。外用：适量，煎水洗患处；或捣烂敷患处；或涂擦患处。

【应用举例】

（1）治疮疖，毒蛇咬伤：鲜白花丹叶适量，捣烂敷患处，有灼热感即取下。

（2）治小儿胎毒：白花丹叶适量，烧灰研末，调茶油涂患处。

（3）治眼翳：鲜白花丹叶适量，捣烂贴印堂，见出水泡即取下。

癫　茄

【壮　　名】Golwggwzmbwn

【别　　名】天茄子、假茄子、红果丁茄、刺茄。

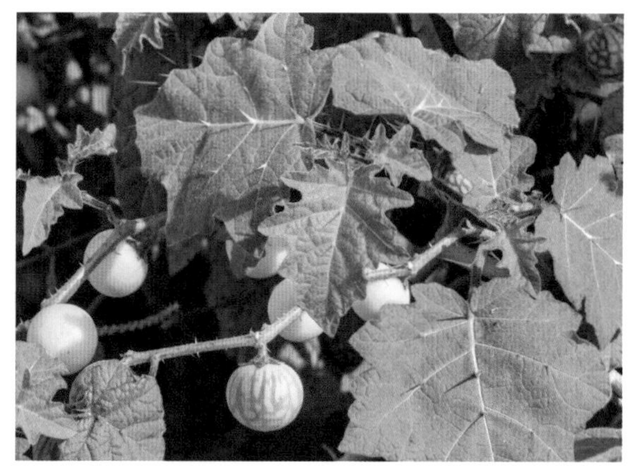

【来　　源】为茄科植物丁茄 *Solanum surattense* Burm f. 的根。

【植物形态】直立草本至半灌木。植物体除茎、枝外各部均被具节的纤毛，茎及小枝具淡黄色细直刺。叶单生或成对互生；叶柄粗壮；叶片宽卵形，长 5~14 cm，宽 4~12 cm，先端短尖，基部心形，5~7 裂或中裂，裂片三角形或近卵形，脉上有直刺。聚伞花序腋外生，短而少花；花梗纤细，被直刺及纤毛；花萼杯状，有刺，5 裂；花冠白色，5 裂，裂片披针形，先端尖；雄蕊 5，着生于花冠喉上，花药顶裂；子房球形，2 室，胚珠多数。浆果扁球形，初绿白色，成熟后橙红色，基部有带细刺的宿存萼，具细直刺；种子干后扁而薄，边缘翅状。

【分　　布】主产于华东地区、中南地区和辽宁、河南、北京、四川、贵州、云南。广西主要分布于金秀、岑溪、平南、玉林、南宁、宾阳、上林等。

【采集加工】夏秋季采收，洗净，切段，晒干。

【药材性状】根近圆柱形，分支而扭曲，顶端有时附具细直皮刺的残茎，茎枝无毛，或切成 2~3 cm 的短段，直径 5~15 mm；灰黄色，刮去栓皮后呈白色；体轻，质松；断面黄白色，有裂隙，髓心淡绿色。气特异，味苦、辣。

【性　　味】苦、辣，热，有毒。

【功效主治】通龙路，通气道，调火路，散瘀止痛。用于治疗墨病（气喘），心头痛（胃痛），林得叮相（跌打损伤），额哈（毒蛇咬伤），贫痧（感冒），瘴疟（疟疾），呗奴（瘰疬），痂（癣），慢性支气管炎。

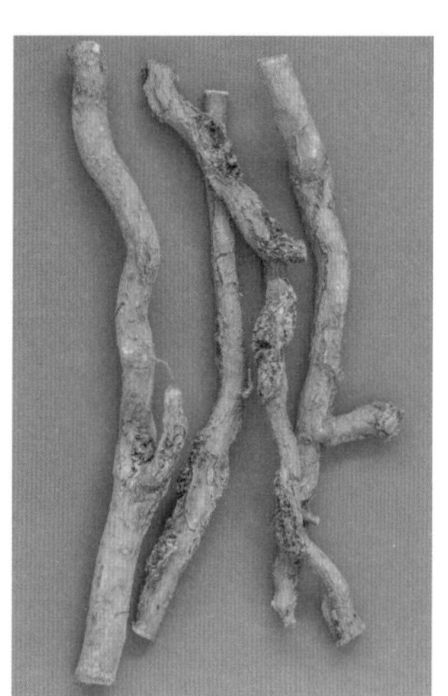

【用法用量】内服：煎汤，3~6 g。外用：适量，捣烂敷患处；或煎水洗患处；或研末调敷患处。

【应用举例】

（1）治跌打肿痛，痈疮肿毒：鲜癫茄适量，捣烂敷患处；或癫茄茎叶适量，晒干煅为末，调茶油敷患处。

（2）治扭挫伤：癫茄、姜黄、韭菜根适量，共捣烂敷患处。

（3）治胃痛：癫茄适量，晒干研细末，痛时服 1 g，儿童酌减。

五月泡

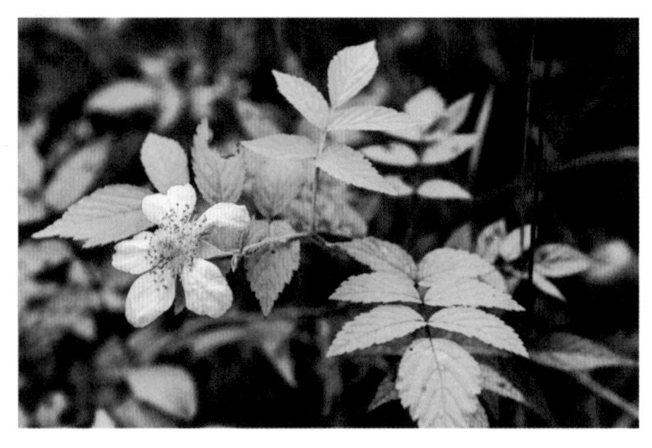

【壮　　名】Dumhhoengz

【别　　名】倒触伞、空心泡、白花暗洞、三月莓、白花三月泡、龙船泡。

【来　　源】为蔷薇科植物空心泡 *Rubus rosaefolius* Smith 的嫩枝叶。

【植物形态】灌木。小枝直立或倾斜，常有浅黄色腺点，具扁平皮刺，嫩枝密被白色茸毛。奇数羽状复叶，互生；小托叶 2；小叶 5~7，长圆状披针形，叶片长 3~5.5 cm，宽 1.2~2 cm，先端渐尖，基部圆形，边缘有重锯齿，两面疏生茸毛，具浅黄色腺点。花 1~2 朵，顶生或腋生；花萼 5 裂，外被短柔毛和腺点，萼片先端长尾尖；花瓣 5，白色，长于萼片。聚合果球形或卵形，成熟后红色。

【分　　布】主产于安徽、浙江、江西、福建、台湾、湖南、广东、广西、贵州、四川。广西各地均有分布。

【采集加工】夏季采收，洗净，晒干。

【药材性状】茎细长，圆柱形，有分枝，直径 1~10 mm；灰绿色或褐绿色，生有较多皮刺，皮刺掉落留下椭圆形的白色斑痕；嫩枝被白茸毛；质脆，易折断；断面髓部明显，白色。奇数羽状复叶，羽片 5~7，互生；总叶柄长 4~12 cm，有刺；托叶 2，较小；叶片多皱缩，灰绿色或黄绿色，展平呈长圆状披针形，长 3~5.5 cm，宽 1.2~2 cm，先端渐尖，基部圆形，边缘有重锯齿，两面有浅黄色或白色腺点。常可见顶生或腋生花蕾，外被短柔毛和腺点。气微，味微涩。

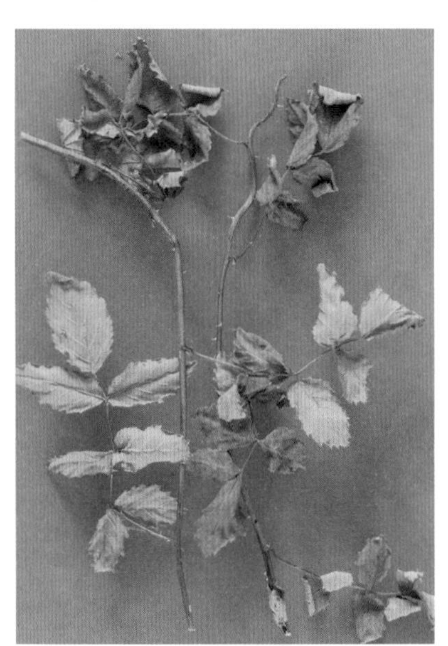

【性　　味】涩、微辣、苦，微寒。

【功效主治】通龙路，通气道，调水道，清热毒，接骨。用于治疗唉百银（百日咳），埃（咳嗽），肺痨咳血，勒爷狠风（小儿惊风），月经不调，屙意咪（痢疾），林得叮相（跌打损伤），渗裆相（烧烫伤），外伤出血。

【用法用量】内服：9~15 g，或浸酒。外用：鲜品适量；或捣烂敷患处；或煎水洗患处。

【应用举例】

（1）治脱肛并治红白痢：五月泡、翻背红、枣儿红（地榆）各 15 g，水煎服。

（2）治跌打损伤：五月泡 15~30 g，泡酒，内服；并可作接骨外敷配药。

（3）治外伤出血：鲜五月泡适量，捣烂敷患处。

留兰香

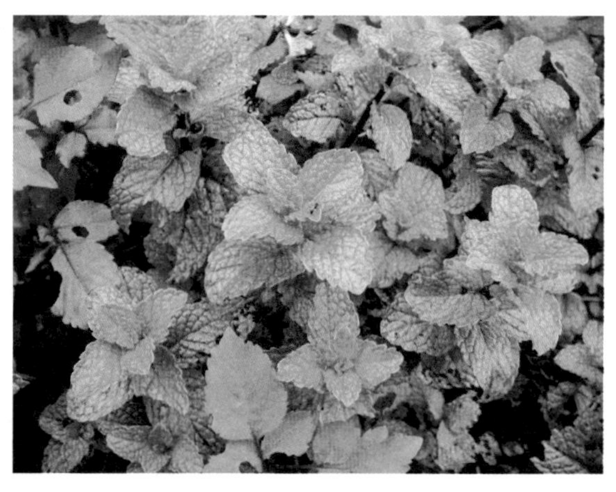

【壮　　名】Liuzlanzyangh

【别　　名】南薄荷、升阳菜、香花菜、绿薄荷、鱼香菜、狗肉香、假薄荷

【来　　源】为唇形科植物留兰香 *Mentha spicata* L. 的全草。

【植物形态】草本，芳香。叶对生；叶片披针形、披针状卵形或长圆状披针形，长 3~7 cm，宽 1~2 cm，先端锐尖，基部圆钝至楔形，边缘具稀疏不规则的锯齿，齿尖突出向前，鲜绿色，两面具腺鳞，无毛或背面略具短毛。轮伞花序密集成顶生的穗状花序；小苞片线形，长超过花萼；花萼钟形，略呈二唇形，上唇 3 齿，中齿略短，下唇 2 齿；花冠淡紫色、二唇形，上唇较宽，先端微凹，下唇 3 裂较狭；雄蕊 4，近等长，花药 2 室，紫色，后变褐色。小坚果卵形，黑色，具细小窝孔。

【分　　布】主产于河北、江苏、浙江、广东、四川、贵州、云南。广西主要分布于灵山、隆林。

【采集加工】全年均可采收，洗净，切段，晒干。

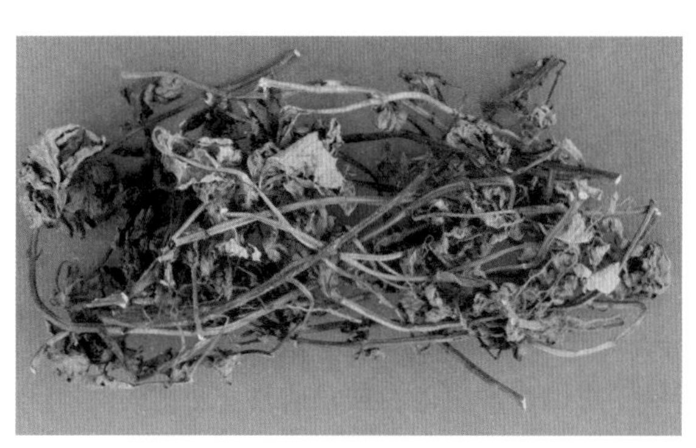

【药材性状】全草长 20~30 cm。茎四棱柱形，直径 3~6 mm，基部常见须根，上部有分枝；紫红色或紫褐色；质脆易折断；断面中空。叶对生；叶片多皱缩，绿色，展平后呈卵状长圆形，长 3~7 cm，宽 1~2 cm，先端尖，基部圆钝至楔形，边缘具稀疏不规则的锯齿。

气清香，味微甜，有清凉感。

【性　　味】辣，热。

【功效主治】通龙路，调火路，祛风毒，通气道。用于治疗贫痧（感冒），埃（咳嗽），巧尹（头痛），脘腹胀痛，京尹（痛经），货马咽（咽痛），目赤，楞屙勒（鼻出血），心头痛（胃痛），腹胀，霍乱吐泻，肌麻，林得叮相（跌打损伤），疮疖，皲裂。

【用法用量】内服：煎汤，25~50 g。外用：适量，捣烂敷患处；或绞汁点眼。

【应用举例】

（1）治风寒咳嗽：鲜留兰香 30 g，水煎服。

（2）治胃痛：留兰香、茴香根、陈皮、佛手柑、生姜各适量，水煎服。

（3）治皲裂：鲜留兰草适量，捣烂敷患处。

桂　花

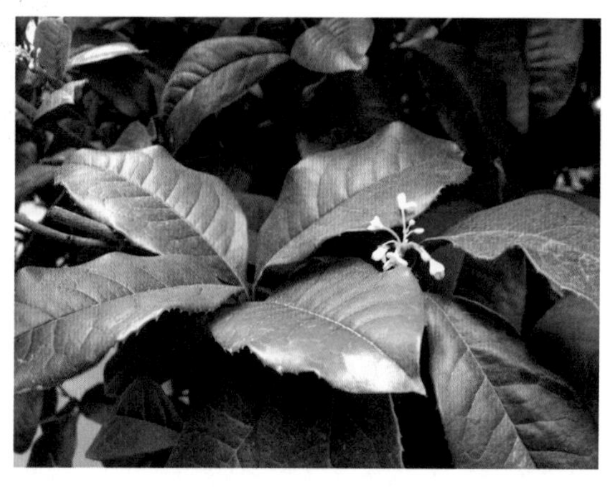

【壮　　名】Vagviq

【别　　名】木犀花。

【来　　源】为木犀科植物木犀 *Osmanthus fragrans*（Thunb.）Lour. 的花。

【植物形态】乔木或灌木。树皮灰褐色；小枝黄褐色，无毛。叶对生；叶片革质，椭圆形、长椭圆形或椭圆状披针形，长 7~14.5 cm，宽（2）6~4.5 cm，先端渐尖，基部渐狭呈楔形或宽楔形，全缘或通常上半部具细锯齿，腺点在两面连成小水泡状突起。聚伞花序簇生于叶腋；苞片 2，宽卵形，质厚，具小尖头，基部合生；花极芳香；花萼钟状，4 裂，裂片稍不整齐；花冠裂片 4，黄白色、淡黄色、黄色或橘红色，花冠筒短；雄蕊 2，着生于花冠筒中部。果歪斜，椭圆形，紫黑色。

【分　　布】全国各地均产。广西各地均有栽培，主要分布于桂林。

【采集加工】秋冬季采收，晒干。

【药材性状】花小，具细柄；花萼细小，浅 4 裂，膜质；花冠 4 裂，裂片矩圆形，多皱缩，长 3~4 mm，淡黄色至橘红色。气芳香，味淡。

【性　　味】甜、微涩，平。

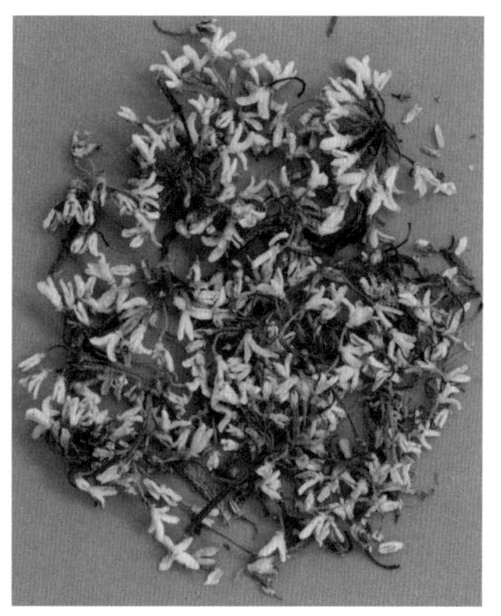

【功效主治】通龙路，调火路，祛湿毒，止痛。用于治疗发旺（风湿骨痛），核尹（腰痛），肾虚牙痛，疝腹痛，牙痛，口臭。

【用法用量】内服：煎汤，3~12 g。

【应用举例】

（1）治胃寒气痛：桂花 3 g，香附、高良姜各 9 g，砂仁 6 g，水煎服。

（2）治经闭腹痛：桂花、对月草、倒竹散、益母草各 12 g，艾叶 9 g，月季花 6 g，水煎服。

（3）治创伤：桂花适量，煎水洗患处。

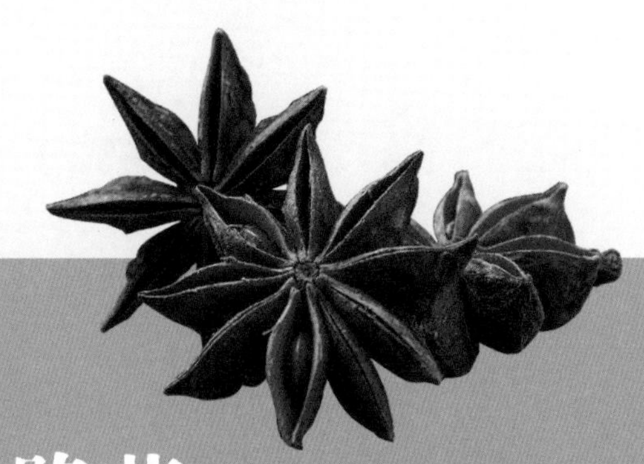

第十章　通火路药

全蝎

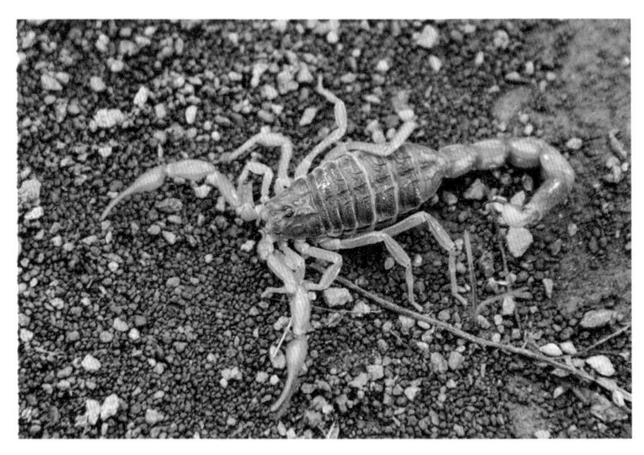

【壮　　名】Gimzndanga

【别　　名】东亚钳蝎、蛩尾虫、钳蝎、问荆蝎、山蝎、东全蝎、马氏全蝎、蝎子。

【来　　源】为钳蝎科动物东亚钳蝎 *Buthus martensii* Karsch 的全体。

【动物形态】体长约 60 mm，躯干绿褐色，尾土黄色。头胸部背甲梯形。侧眼 3 对。胸板三角形，钳状上肢有 2 齿。触肢钳状，上下肢内侧有 12 行颗粒斜列。第三、第四对步足胫节有距，各步足跗节末端有 2 爪和 1 距。前腹部的前背板上有 5 条隆脊线。生殖厣由 2 个半圆形甲片组成。栉状器有 16~25 枚齿。后腹部的前 4 节各有 10 条隆脊线，第五节仅有 5 条，第六节的毒针下方无距。

【分　　布】广西各地均有分布。

【采集加工】“咸全蝎”：将蝎洗净后，盐水（浓度 4%~5%）浸泡 6~12 小时，捞出；然后放入沸盐水中煮 10~20 分钟，再捞出，放置通风处阴干。“淡全蝎”：先将蝎放入冷水中洗净，再放入沸水中煮至水沸腾时捞出，晒干。

【药材性状】头胸部与前腹部呈扁平长椭圆形，后腹部呈尾状，皱缩弯曲。完整者头胸部呈绿褐色，前面有 1 对短小的螯肢及 1 对较长大的钳状脚须，背面被有梯形背甲，腹面有足礴对，均为 7 节，末端各具 2 爪钩；前腹部由 7 节组成，第七节色深，背甲上有 5 条隆脊线。背面绿褐色，后腹部棕黄色，6 节，节上均有纵沟，末节有锐钩状毒刺，毒刺下方无距。气微腥，味咸。

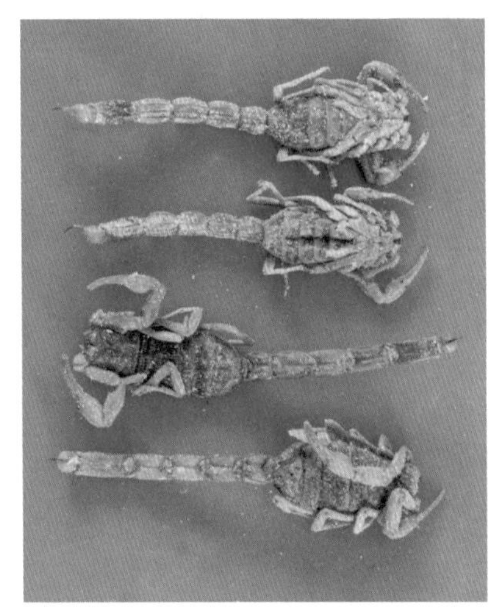

【性　　味】辣，平，有毒。

【功效主治】通火路，通龙路，祛风毒，止痛散结。用于治疗勒爷狠风（小儿惊风），麻抹（肢体麻木、感觉异常），麻邦（偏瘫、半身不遂），发旺（风湿骨痛），呗奴（瘰疬）。

【用法用量】内服：煎汤，2~5 g；或研末入丸、散，每次 0.5~1 g，蝎尾用量为全蝎的 1/3。外用：适量，研末熬膏涂患处；或油浸涂敷患处。

【应用举例】

（1）治高血压病、动脉硬化引起的头痛：全蝎、钩藤、高丽参各 3 g，研末，每服 3 g，每日 2 次。

（2）治血栓闭塞性脉管炎，淋巴结核，骨关节核：全蝎、地龙、土元、蜈蚣各等分，研细末或水泛为丸，每服 2 g，每日 3 次。

（3）治乙型脑炎抽搐：僵蚕 30 g，蜈蚣、天麻各 15 g，全蝎 10 g，研细末，每服 1 g；严重的抽搐惊厥者，可首次服 1.5 g，以后每隔 4~6 小时服 1 g。

蜈　蚣

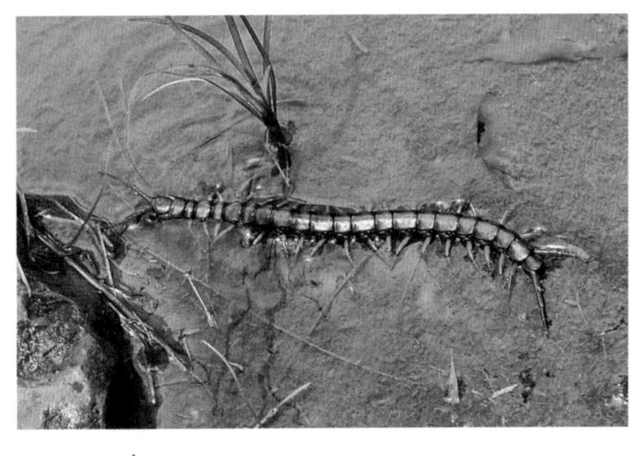

【壮　　名】Sipndangj

【别　　名】吴公、天龙、百脚、千足虫、金头蜈蚣。

【来　　源】为蜈蚣科动物少棘蜈蚣 *Scolopendra subspinipes mutilans* L. Koch 的全体。

【动物形态】头板和第 1 背板金黄色，自第 2 背板起墨绿色或暗绿色。末背板有时近于黄褐色，胸腹板和步足淡黄色。背板自 4~9 节起。腹板在第 2~19 节间有纵沟。第 3、5、8、10、12、14、16、18、20 体节的两侧各具气门 1 对。头板前部的两侧各有 4 个单眼，集成左、右眼群，颚肢内部有毒腺；齿板前缘具小齿 5 个。步足 21 对，最末步足最长，伸向后方，呈尾状；基侧板后端有 2 小棘；前腿节腹面外侧有 2 棘，内侧有 1 棘；背面内侧有 1 棘和 1 隅棘；隅棘顶端有 2 小棘。

【分　　布】广西各地均有分布。

【采集加工】在地上挖一个大坑，将湿鸡毛或腐草、马粪堆集坑中，上盖潮湿的草席，几十天后就可进行捕捉。捕获后，用两端削尖的竹片，一头插入颚下，另一头扎入尾部上端撑起，使其全体伸直，晒干或用小火烘干，操作时要防止折头断尾。

【药材性状】本品呈扁平长条形，长 9~15 cm，宽 0.5~1cm，全体共 22 个环节。头部暗红色或红褐色，略有光泽，有头板覆盖，头板近圆形，前端稍突出，两侧贴有颚肢 1 对，前端两侧有触角 1 对。躯干部第 1 背板与头板同色，其余 20 个背板为棕绿色或墨

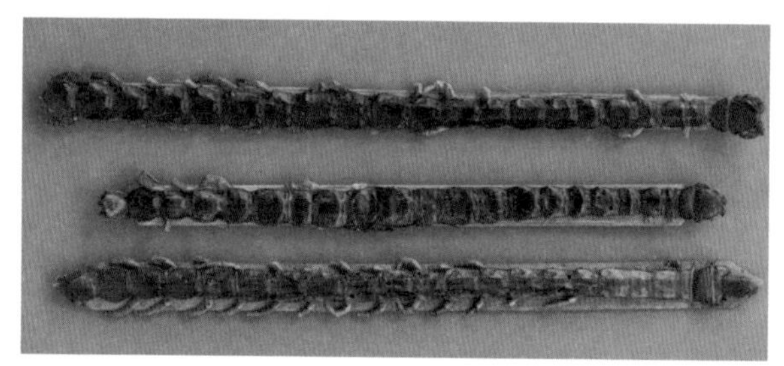

绿色，具光泽，自第 4 背板至第 20 背板上常有 2 条纵沟线；腹部淡黄色或棕黄色，皱缩；自第 2 节起，每节两侧有步足 1 对，步足黄色或红褐色，偶有黄白色，呈弯钩形；最末 1 对步足尾状，易脱落。质脆，断面有裂隙。有特殊刺鼻的臭气，味辣、微咸。

【性　　味】辣，热，有毒。

【功效主治】通火路。用于治疗勒爷狠风（小儿惊风），麻抹（肢体麻木、感觉异常），麻邦（偏瘫、半身不遂），呗奴（瘰疬），额哈（毒蛇咬伤），发旺（风湿骨痛），破伤风。

【用法用量】内服：煎汤，2~5 g；研末，0.5~1.5 g；或入丸、散。外用：适量，研末调敷患处。

【应用举例】

（1）治中风口眼歪斜：蜈蚣 1 条，焙干，研末，猪胆汁调敷患处。

（2）治惊痫：蜈蚣、全蝎各等量，研细末，每次 3 g，每日 2 次。

（3）治风癣：蜈蚣、乌梢蛇各 30 g，共焙，研细末，体强者每服 3 g，弱者每服 1.5 g，温水送服，每日 2 次。

蓖麻仁

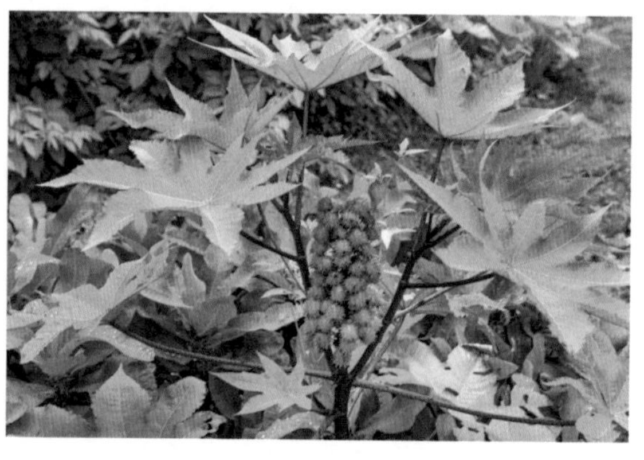

【壮　　名】Gocoenghhoengz

【别　　名】草麻子、大麻子、红大麻。

【来　　源】为大戟科植物蓖麻 *Ricinus communis* L. 的种子。

【植物形态】高大草本。幼嫩部分被白粉，绿色或稍呈紫色。单叶互生；叶片具长柄，盾状圆形，直径 1.5~60 cm，掌状分裂至叶一片的一半以下；裂片 5~11，卵状披针形至长圆形；先端渐失，边缘有锯齿，主脉掌状。圆锥花序与叶对生及顶生，下部生雄花，上部生雌花；花单性同株，无花瓣；雄花花萼 3~5 裂，雄蕊多数，

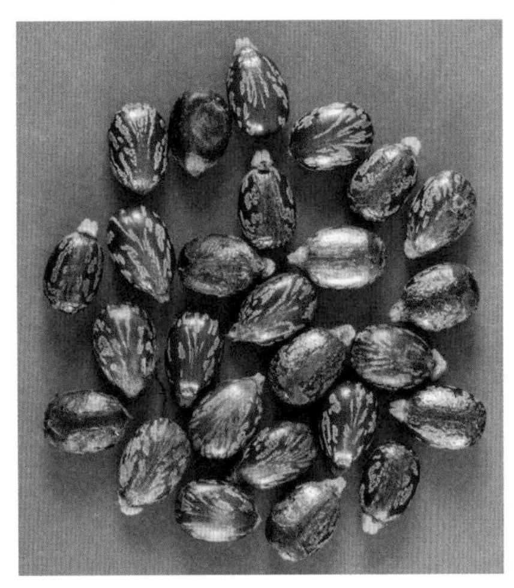

花丝多分枝；雌花花萼 3~5 裂；子房 3 室，每室 1 胚珠；花柱 3，深红色 2 裂。蒴果球形，有软刺，成熟时开裂，种子椭球形，光滑有斑纹。

【分　　布】广西各地均有栽培。

【采集加工】秋季采收，连果实一起晒干，剥开果皮取种子。

【药材性状】种子椭球形或卵形，稍扁，长 0.9~1.8 cm，宽 0.5~1 cm；表面光滑，有灰白色与黑褐色或黄棕色与红棕色相间的花斑纹；一面较平，一面较隆起，较平的一面有 1 条隆起的种脊，一端有灰白色或浅棕色突起的种埠。种皮薄而脆，胚乳肥厚，白色，富油性。子叶 2，菲薄。无臭味微苦、辣。

【性　　味】甜、辣，平，小毒。

【功效主治】通火路，调水道、谷道，清湿热毒。用于治疗呗农（痈疮、痈肿），呗奴（瘰疬），北嘻（乳痈），货咽妈（咽痛），痂（癣），林得叮相（跌打损伤），烫伤，水肿胀满，大便燥结，口眼歪斜。

【用法用量】内服：入丸剂，1~5 g；或生研；或炒食。外用：适量，捣烂敷患处；或调敷患处。

【应用举例】

（1）治疗疮脓肿：蓖麻仁约 20 枚，去壳，和少量食盐、稀饭捣匀，敷患处，每日换 2 次。

（2）治喉痹：蓖麻仁 5 g，取肉捶碎，纸卷作筒，烧烟吸之。

（3）治难产及胞衣不下：蓖麻仁 7 枚，研如膏，涂脚底心，子及衣才下，速洗去。

豨莶

【壮　　名】Hihsenhcauj

【别　　名】豨莶草、黄花草、希仙、火枚草、虾钳草、铜锤草、土伏虱、牛人参。

【来　　源】为菊科植物豨莶 *Siegesbeckia orientalis* L. 的地上部分。

【植物形态】草本。茎、枝被灰白色短柔毛。叶对生；茎基部叶花期枯萎；茎中部叶三角状卵圆形或卵状披针形，长 4~10 cm，宽 1.8~6.5 cm，先端渐尖，基部阔楔形，

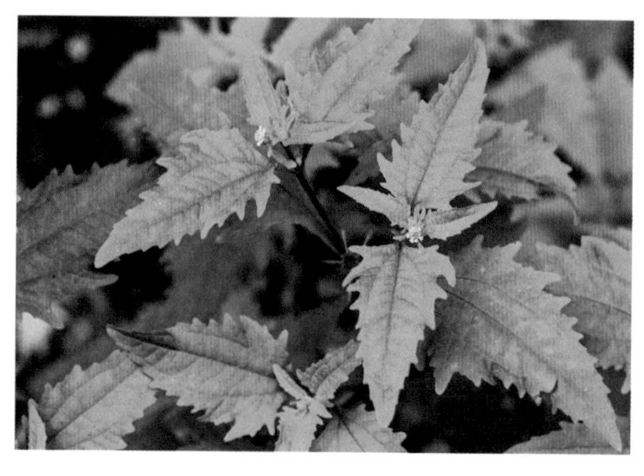

下延成具翼的柄，边缘有不规则的浅裂或粗齿，具腺点，两面被毛、三出基脉，侧脉及网脉明显；茎上部叶渐小，卵状长圆形，边缘浅波状或全缘，近无柄。头状花序多数，集成顶生的圆锥花序；总苞阔钟状，总苞片 2 层，叶质，背面被紫褐色头状具柄的腺毛；花黄色；两性管状花上部钟状，上端有 4~5 卵圆形裂片。瘦果倒卵形，有 4 棱，先端有灰褐色环状突起。

【分　　布】主产于秦岭及长江以南地区。广西主要分布于贺州、昭平、藤县、岑溪、博白、龙州、隆安等。

【采集加工】全年均可采收，洗净，切段，晒干。

【药材性状】茎圆柱形，灰绿色、黄棕色或棕色，有纵沟及纫纵纹，节略膨大，密被白色短柔毛；质轻而脆，易折断；断面有明显的白色髓部。叶对生叶片；多脱落或破碎，完整者呈三角状卵形或卵状披针形，长 4~10 cm，宽 1.8~6.5 cm，先端钝尖，基部宽楔形下延成翅柄，边缘有不规则浅裂或粗齿，两面被毛，背面有腺点。有时在茎顶或叶腋可见黄色头状花序。气微，味微苦。

【性　　味】苦，寒。

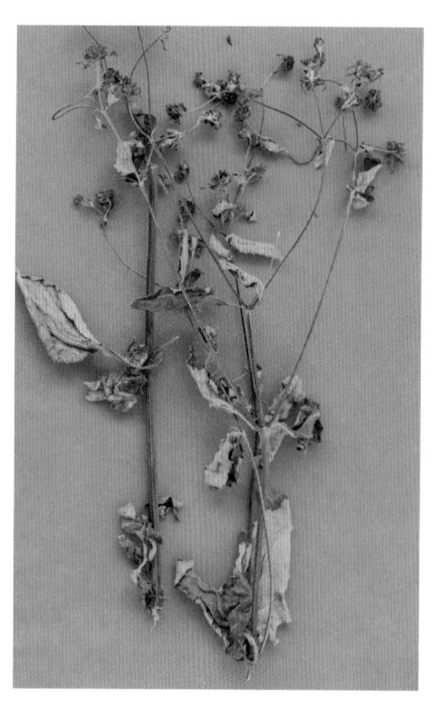

【功效主治】通火路、龙路，祛风毒，强筋骨。用于治疗麻抹（肢体麻木、感觉异常），缩印糯哨（肌体痿软），兵吟（筋病），急性肝炎，血压嗓（高血压），呗叮（疔疮），外伤出血，发旺（风湿骨痛），瘴疟（疟疾），能蚌（黄疸），呗农（痈疮、痈肿），麦蛮（风疹）等。

【用法用量】内服：煎汤，9~20 g，大剂量 30~60 g；或捣汁；或入丸、散。外用：适量，捣烂敷患处；或研末撒患处；或煎水熏洗患处。

【应用举例】

（1）治中风口眼歪斜，手足不遂，语言謇涩，口角流涎，筋骨挛强，腰脚无力等：豨莶（酒蒸，晒 9 次）1500 g，蕲蛇 2 条，人参、黄耆、枸杞子、川萆薢、白术、当归各 240 g，苍耳子、川芎、威灵仙、半夏各 120 g（以上诸药，用酒拌炒），沉香 60 g（不见火），研为细末，炼如枣大蜜丸，每早晚各服 9 g，白汤送服。

（2）治痈疽肿毒，一切恶疮：豨莶 20 g，乳香 30 g，白矾（烧）15 g，研末，每服 6 g，热酒调下。毒重者连进 3 服，得汗妙。

（3）治高血压：豨莶、臭梧桐、夏枯草各 9 g，水煎服，每日 1 次。

扁担藤

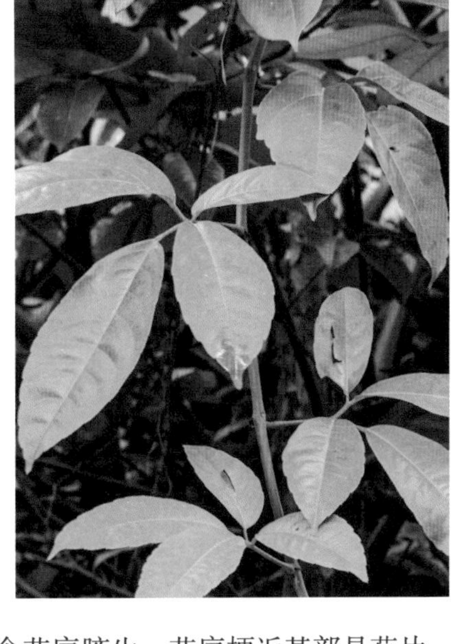

【壮　　名】Gaeubanz

【别　　名】腰带藤、羊带风、扁骨风、铁带藤、大芦藤、过江扁龙、脚白藤、大血藤。

【来　　源】为葡萄科植物扁担藤 *Tetrastigma planicaule*（Hook.f.）Gagnep. 的藤茎。

【植物形态】攀援木质大藤本。全株无毛。茎深褐色，阔而扁，基部宽，分枝圆柱形，常有肿大的节，有条纹。卷须粗壮，不分枝。掌状复叶互生；总叶柄粗壮，基部常扁而宽；小叶 5，革质，中间叶片长圆状披针形或倒披针状长圆形，长 8~13 cm，宽 3~6 cm，先端渐尖，基部钝或楔形，边缘有浅钝齿；侧生小叶较狭窄或稍短。复伞形聚伞花序腋生；花序梗近基部具苞片；花萼杯状，先端截平，有乳凸状小点；花瓣 4，绿白色，卵状三角形，先端兜状；花盘在雄花中明显，浅 4 裂，在雌花中不明显，雄蕊较子房短；子房宽圆锥形，无毛，柱头 4 浅裂。浆果较大，近球形，肉质，具 2 粒种子。种子倒卵状椭圆形，两面均有平行的小槽 2 条，并具横皱纹。

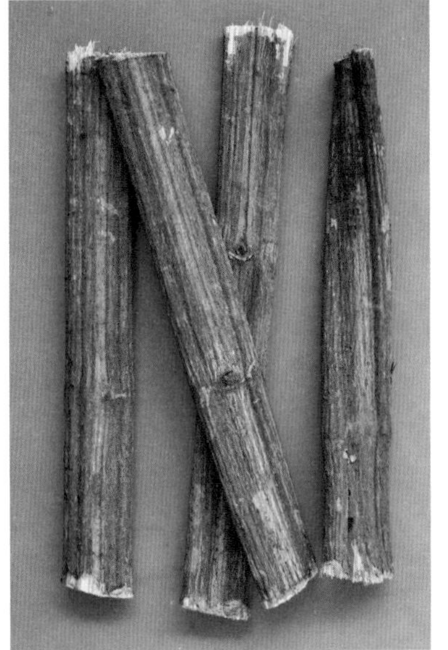

【分　　布】主产于福建、广东、海南、广西、贵州、云南。广西主要分布于那坡、隆安、上林、邕宁、上思、防城。

【采集加工】全年均可采收，切片，晒干。

【药材性状】藤茎深褐色，阔而扁，常切成厚约 1 cm 的小块，表面可见多数纵向凹槽及横向细裂隙；质硬且韧，不易折断；断面纤维性，褐色。气微，味酸。

【性　　味】辣，热。

【功效主治】通火路，祛风毒，除湿毒，舒筋活络。用于治疗发旺（风湿骨痛），腰肌劳损，林得叮相（跌打损伤），麻邦（偏瘫、半身不遂）。

【用法用量】内服：煎汤，30~45 g；或浸酒服。

【应用举例】

（1）治游走性风湿痛，背痛：扁担藤 30 g，盐肤木 15 g，狮子尾 6 g，水煎服。

（2）治中风偏瘫，乙脑后遗手足畸形：扁担藤 30 g，炖猪蹄服。

（3）治荨麻疹：鲜扁担藤适量，水煎洗患处。

路路通

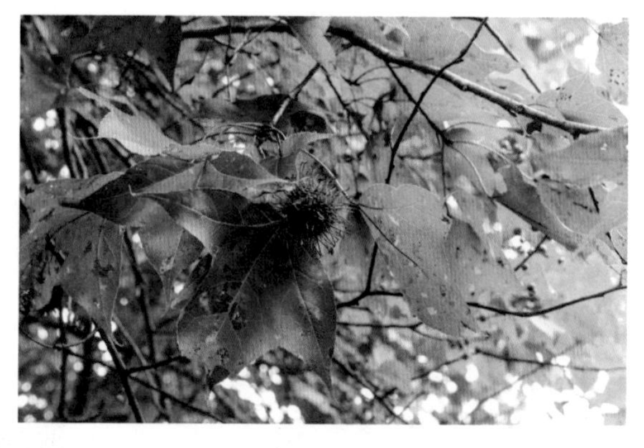

【壮　　名】Makraeu

【别　　名】枫木、枫树、枫香树、枫人、枫仔树、三角枫。

【来　　源】为金缕梅科植物枫香树 *Liquidambar formosana* Hasce 的果序。

【植物形态】落叶乔木。树皮灰褐色，方块状剥落。叶互生；托叶线形，早落；叶片心形，常 3 裂，幼时及萌发枝上的叶多为掌状 5 裂，长 6~12 cm，宽 8~15 cm，裂片卵状三角形或卵形，先端尾状渐尖，基部心形，边缘有细锯齿，齿尖有腺状突。花单性，雌雄同株，无花被；雄花淡黄绿色，成葇荑花序再排成总状，生于枝顶，雄蕊多数，花丝不等长；雌花排成圆球形的头状花序；萼齿 5，钻形；子房半下位，2 室，花柱 2，柱头弯曲。头状果序圆球形，表面有刺，蒴果有宿存萼和花柱，两瓣裂开，每瓣 2 浅裂。种子多数，细小，扁平。

【分　　布】主产于江苏、浙江、安徽、福建、湖北、湖南、陕西等。广西各地均有分布。

【采集加工】秋冬季采收，晒干。

【药材性状】果序圆球形，直径 2~3 cm，灰棕色至棕褐色，有多数尖刺状宿存萼

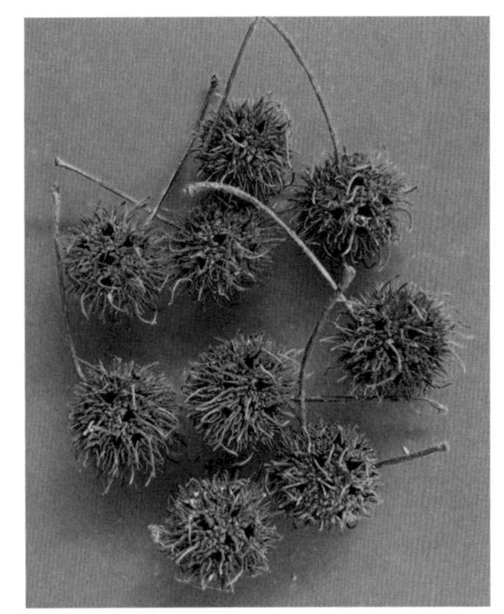

齿及鸟嘴状花柱，常折断或弯曲，除去后则现多数蜂窝小孔；基部有圆柱形果梗，长 3~4.5 cm，常折断或仅具果梗痕。小蒴果顶部开裂形成空洞状，可见种子多数，发育不完全者细小，多角质，直径约 1 mm，黄棕色至棕褐色，发育完全者少数，扁平长圆形，具翅，褐色。体轻，质硬，不易破开。气微香，味淡。

【性　　味】辣、苦，平。

【功效主治】调火路，通谷道，祛风毒、湿毒。用于治疗呗叮（疔疮），发旺（风湿骨痛），牙痛，白冻（泄泻），屙意咪（痢疾），小儿消化不良，麻抹（肢体麻木、感觉异常），脘腹疼痛，经卡（闭经），乳汁不通，佛浮（水肿）胀满，能晗能累（湿疹）。

【用法用量】内服：煎汤，15~30 g；或捣汁。外用：适量，捣烂敷患处。

【应用举例】

（1）治荨麻疹：路路通 500 g，煎浓汁，每日 3 次，每次 18 g，空腹服。

（2）治过敏性鼻炎：路路通 12 g，苍耳子、防风各 9 g，辛夷、白芷各 6 g，水煎服。

（3）治耳内流黄水：路路通 15 g，水煎服。

威灵仙

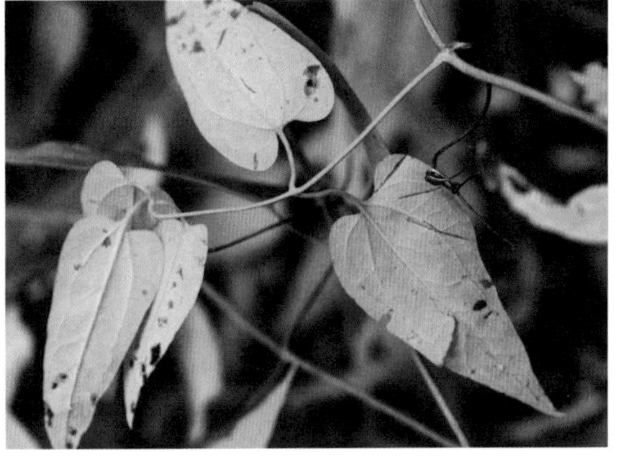

【壮　　名】Raglingzsien

【别　　名】铁脚威灵仙、百条根、老虎须、铁扫帚。

【来　　源】为毛茛科植物威灵仙 *Clematis chinensis* Osbeck 的根及根状茎。

【植物形态】木质藤本。干燥后全株变黑色。叶对生，一回羽状复叶，小叶 5，有时 3 或 7，叶片纸质，窄卵形、卵形或卵状披针形，长 1.5~10 cm，宽 1~7 cm，先端锐尖或渐尖，基部圆形、宽楔形或浅心形，全缘，两面近无毛，或背面疏生短柔毛。圆锥聚伞花序；花两性；萼片 4，长圆形或圆状倒卵形，开展，白色，先端常凸尖，外面边缘密生细茸毛；无花瓣；雄蕊多数，不等长；心皮多数，有柔毛。瘦果扁形或卵形，疏生紧贴的柔毛。宿存花柱羽毛状。

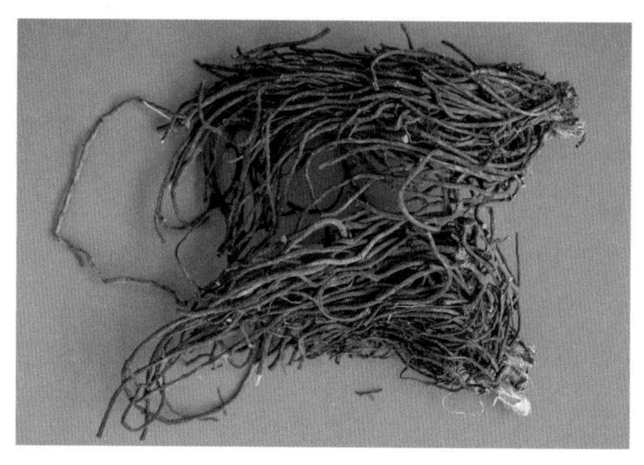

【分　　布】主产于江苏、浙江、江西、湖南、湖北、四川。广西各地均有分布。

【采集加工】挖取根部，除去茎叶及泥土，晒干。

【药材性状】根状茎呈柱状；淡棕黄色，顶端残留茎基；质较坚韧；断面纤维性；下侧着生多数细根。根呈细长圆柱形，稍弯曲，长 7~20 cm，直径 0.1~0.3 cm；黑褐色，有细纵纹，有的皮部脱落，露出黄白色木部；质硬脆，易折断；断面皮部较宽，木部淡黄色，略呈方形，皮部与木部间常有裂隙。气微，味淡。

【性　　味】辣、咸、苦，热，小毒。

【功效主治】调火路，除湿止痛。用于治疗发旺（风湿骨痛），麻抹（肢体麻木、感觉异常），兵吟（筋病），脚气肿痛，瘴疟（疟疾），货咽妈（咽痛），比耐来（咳痰）。

【用法用量】内服：煎汤，9~15 g，治骨哽咽喉可用到 30 g；或入丸、散；或浸酒。外用：适量，捣烂敷患处；或煎水熏洗患处；或作发泡剂。

【应用举例】

（1）治牙痛：威灵仙、毛茛各等量，捣烂取汁，1000 mL 药汁加 75％酒精溶液 10 mL，用以防腐，用棉签蘸药水擦痛牙处。注意不可多擦，以免起泡。

（2）治手足麻痹，时发疼痛，或打扑伤损，痛不可忍，或瘫痪等：威灵仙（炒）150 g，生川乌、五灵脂各 120 g。为末，醋糊丸如梧桐子大，每服 7 丸，盐汤送服，服药期间忌茶。

（3）治疝气，腰疼风冷，手足顽麻：威灵仙 125 g，当归、肉桂各 60 g，研末，酒糊丸如桐子大，每服 20~30 丸，空心煎茴香汤送服；妇人用红花煎酒下。

枳椇子

【壮　　名】Maknyaujgaeq

【别　　名】拐枣、木蜜、树蜜、木饧、白石木子、蜜屈律、鸡距子。

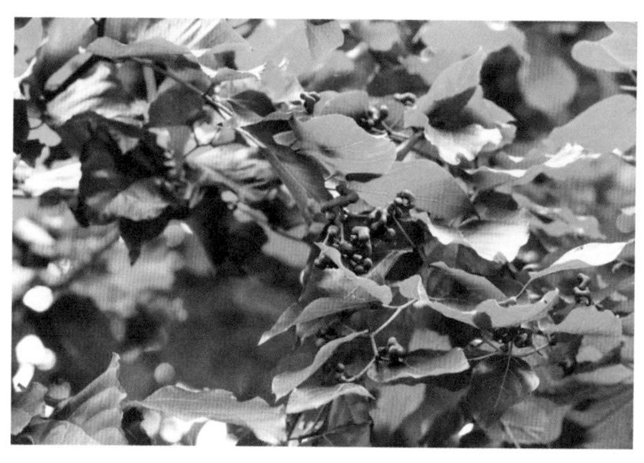

【来　　源】为鼠李科植物枳椇 *Hovenia acerba* Lindl. 的种子。

【植物形态】乔木。树皮灰褐色，浅纵裂；小枝红褐色，幼时被锈色细毛。叶互生；叶柄红褐色，具细腺点；叶片卵形或卵圆形，长 8~16 cm，宽 6~11 cm，先端渐尖，基部圆形或心形，边缘具细尖锯齿，背面脉上及脉腋有细毛；三出脉，淡红色。二歧式聚伞花序，花杂性；萼片 5，卵状三角形；花瓣 5，倒卵形，黄绿色；雄花有雄蕊 5，中央有退化的雌蕊；两性花具雄蕊 5，子房上位，埋于花盘中，圆锥形，3 室，每室具 1 胚珠，柱头半裂或深裂。果实近球形，灰褐色；果梗肉质肥大，扭曲，红褐色，具黄色皮孔。

【分　　布】主产于陕西、湖北、江苏、安徽，河北、山东、山西、甘肃、湖南、河南、四川亦产。广西主要分布于南宁、上林、乐业、河池、环江、罗城、临桂、平南、藤县、苍梧。

【采集加工】10~11 月果实成熟时连肉质花序轴摘下，晒干，取出种子。

【药材性状】种子暗褐色或黑紫色，直径 3.2~4.5 mm。

【性　　味】甜、涩，热。

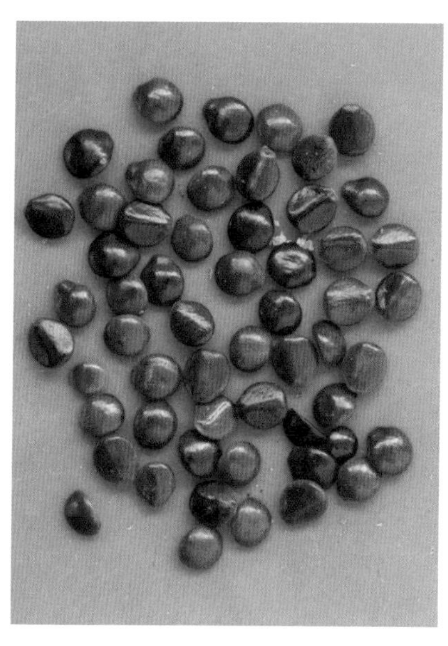

【功效主治】通火路，调龙路，祛风毒，解酒。用于治疗发旺（风湿骨痛），埃（咳嗽），陆裂（咳血），勒爷狠风（小儿惊风），醉酒，烦渴，鹿（呕吐），二便不利。

【用法用量】内服：煎汤，9~15 g（鲜品 15~30 g）；或炖肉服。

【应用举例】

（1）治手足抽搐：枳椇子、四匹瓦、蛇莓各 15 g，水煎服。

（2）治小儿惊风：鲜枳椇子 30 g，水煎服。

（3）治风湿麻木：枳椇子 120 g，白酒 500 g，浸泡 3~5 天，每次服一小酒杯，每日 2 次。

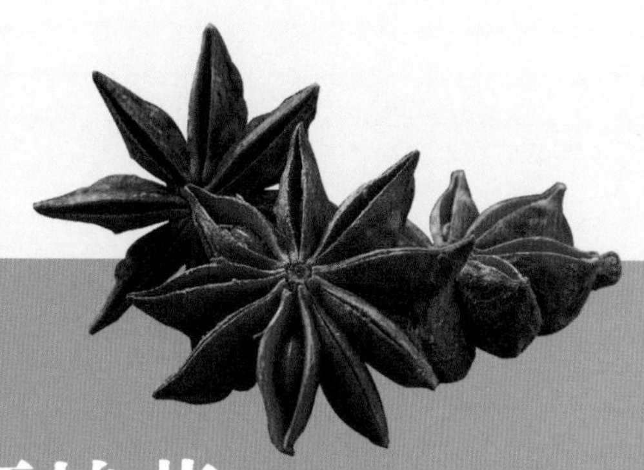

第十一章　治巧坞药

石菖蒲

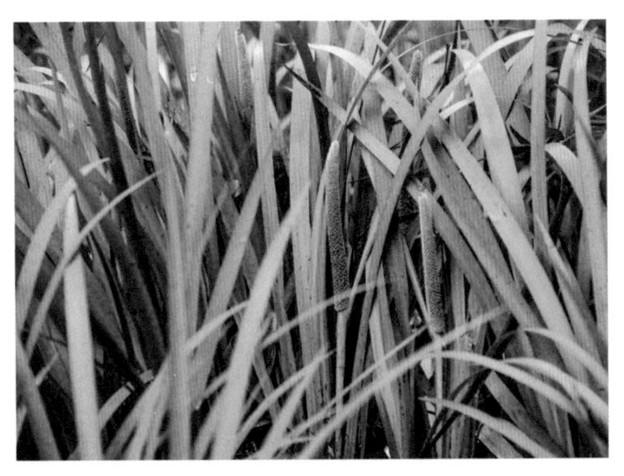

【壮　　名】Gosipraemx

【别　　名】菖蒲、野韭菜、水蜈蚣、香草、山菖蒲、苦菖蒲。

【来　　源】为天南星科植物石菖蒲 *Acorus tatarinowii* Schott 的根状茎。

【植物形态】草本。根状茎横卧，芳香，外皮黄褐色。根肉质，具多数须根，根状茎常被纤维宿存叶基。叶片薄，线形，长 20~30 cm，宽 7~13 mm，基部对折，先端渐狭，基部两侧膜质，叶鞘上延几达叶片中部，暗绿色，无中脉，平行脉多数，稍隆起。叶状佛焰苞长为肉穗花序的 2~5 倍或更长；肉穗花序圆柱形，上部渐尖，直立或稍弯；花白色。幼果绿色，成熟时黄绿色或黄白色。

【分　　布】主产于四川、浙江、江苏。广西主要分布于宁明、武鸣、马山、德保、隆林、乐业、东兰、南丹、罗城、资源、昭平、陆川、博白、灵山、上思。

【采集加工】栽后 3~4 年收获。早春或冬末挖出根状茎，除去叶片和须根，洗净晒干，除去毛须即成。

【药材性状】根状茎呈扁圆柱形，稍弯曲，常有分支；棕褐色、棕红色或灰黄色，粗糙，多环节；上部有略呈扁三角形的叶痕，左右交互排列，下部有圆点状根痕，节部有时残留有毛鳞状叶基；质硬脆；断面纤维性，类白色或微红色，内皮层环明显，可见多数维管束小点及棕色油点。气芳香，味苦、微辣。

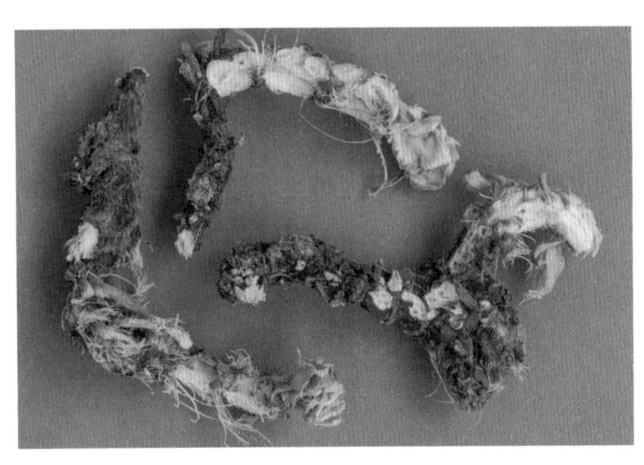

【性　　味】辣、苦，热。

【功效主治】调谷道，通火路，开窍益智，除湿毒。用于热病神昏，痰厥，健忘，惹茸惹怒（耳鸣耳聋），脘腹胀痛，噤口痢，风湿痹痛，呗农巧（有头疽，即肌肤的急性化脓性疾病），林得叮相（跌打损伤），呗农（痈疮、痈肿），痂（癣）。

【用法用量】内服：煎汤，3~6 g，鲜品加倍；或入丸、散。外用：适量，煎水洗患处；或研末调敷患处。

【应用举例】

（1）治痰迷心窍：石菖蒲、生姜各适量，捣汁，灌服。

（2）治寒湿所致的手足不得伸屈：石菖蒲适量，煎水熏洗患处，并作汤浴。

（3）治哑惊风：石菖蒲适量，捣汁，和雪梨汁同饮。

钩　藤

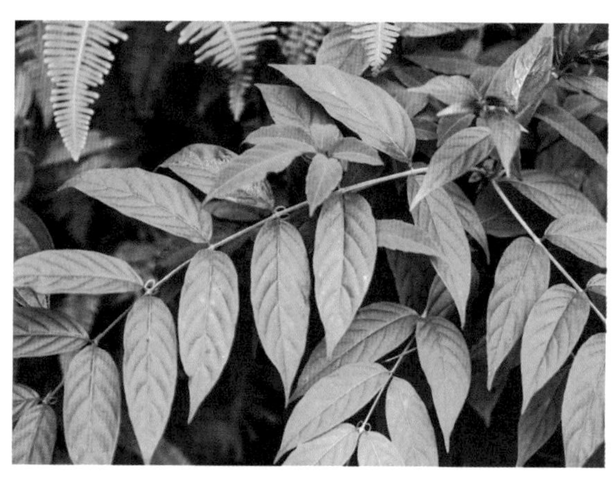

【壮　　名】Gaeugvaqngaeu

【别　　名】金钩藤、挂钩藤、钩丁、倒挂金钩、钩耳、双钩藤、倒挂刺。

【来　　源】为茜草科植物钩藤 *Uncaria rhynchophylla*（Miq.）Miq.ex Havil. 的带钩茎枝。

【植物形态】木质藤本。小枝四棱柱形，褐色，秃净无毛。叶腋有成对或单生的钩，向下弯曲，先端尖。叶对生；具短柄；叶片卵形、卵状长圆形或椭圆形，长 5~12 cm，宽 3~7 cm，先端渐尖，基部宽楔形，全缘，腹面光亮，背面在脉腋内常有束毛，略呈粉白色；托叶 2 深裂，裂片条状钻形。头状花序；花黄色，花冠合生，上部 5 裂，裂片外被粉状柔毛；雄蕊 5；子房下位。蒴果倒卵形或椭球形，被疏柔毛，有宿存萼。种子两端有翅。

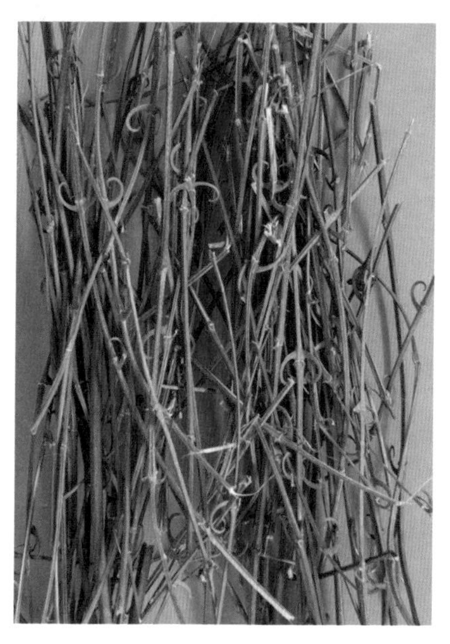

【分　　布】主产于陕西、安徽、浙江、江西、福建、湖北、湖南、广东、四川、贵州、云南等。广西主要分布于防城、上思、武鸣、德保、那坡、凌云、融水、金秀。

【采集加工】秋冬季采收，去叶，切段晒干。

【药材性状】茎枝圆柱形或类方柱形，直径 2~6 mm；红棕色至紫棕色或棕褐色，上有细纵纹，无毛。茎上具略突起的环节，对生2个向下弯曲的钩或仅一侧有钩，钩长1~2 cm，形如船锚，先端渐尖，基部稍圆；钩基部的枝上可见叶柄脱落后的凹点及环状的托叶痕；体轻，质硬。横切面外层棕红色，髓部淡棕色或淡黄色。气微，味淡。

【性　　味】甜，微寒。

【功效主治】清热平肝，息风定惊，止抽筋。用于治疗血压嗓（高血压），勒爷狠风（小儿惊风），夜啼，喯疳（疳积），心头痛（胃痛），林得叮相（跌打损伤），发旺（风湿骨痛），热盛动风，子痫。

【用法用量】内服：煎汤，6~30 g，或入散剂。不宜久煎。

【应用举例】

（1）治高血压，头晕目眩，神经性头痛：钩藤15 g，水煎服。

（2）治小儿夜啼：钩藤6 g，蝉蜕7枚，灯芯2札，水煎服。

（3）治面神经麻痹：钩藤30 g，鲜何首乌藤125 g，水煎服。

白菖

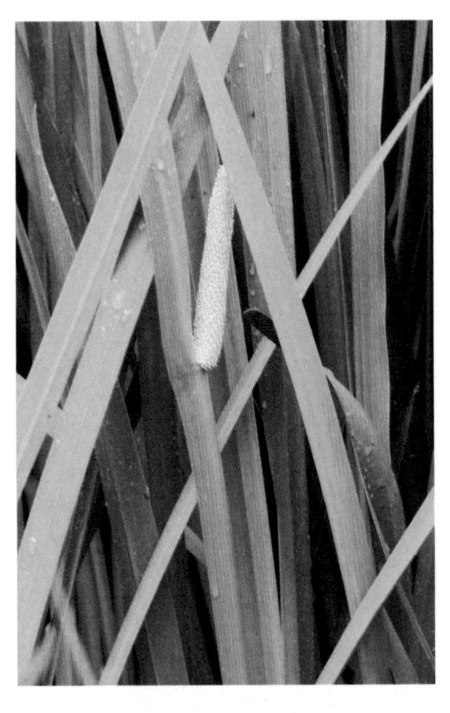

【壮　　名】Gobwzcangh

【别　　名】泥菖、水菖、水宿、茎蒲、菖蒲、溪荪、兰荪、菖蒲。

【来　　源】为天南星科植物菖蒲 *Acorus calamus* L. 的根状茎。

【植物形态】草本。根状茎横走，稍扁，外皮黄褐色，芳香，肉质根多数，具毛发状须根。叶基生；基部两侧膜质，叶鞘宽4~5 mm，向上渐狭；叶片剑状线形，长90~150 cm，中部宽1~3 cm，基部宽，对折，中部以上渐狭，草质，绿色，光亮，中脉在两面均明显隆起，侧脉3~5对，平行。花序梗三棱形；叶状佛焰苞剑状线形；肉穗花序狭锥状圆柱形；花黄绿色；子房长圆柱形。浆果长圆形，红色。

【分　　布】主产于湖北、湖南、辽宁、四川，黑龙江、河北、山西亦产。广西多为栽培。

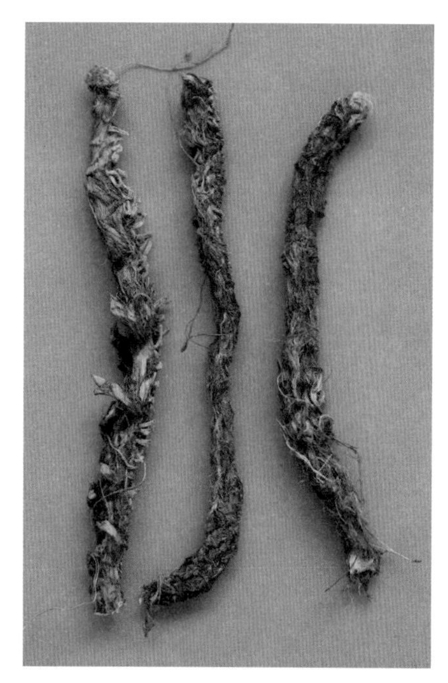

【采集加工】早春或冬末挖出根状茎，剪去叶片和须根，洗净，晒干，撞去毛须。

【药材性状】根状茎扁圆柱形，少有分枝；长10~24 cm，直径1~1.5 cm；类白色至棕红色，具细纵纹；上侧有较大的类三角形叶痕，下侧有凹陷的圆点状根痕，节上残留棕色毛须；质硬，断面海绵样，类白色或淡棕色，切面内皮层环明显，有多数小空洞及维管束小点。气较浓烈而特异，味苦、辣。

【性　　味】辣、苦，热。

【功效主治】通火路，调谷道，开窍益智，除湿毒。用于治疗痰厥昏迷，麻邦（中风），发羊癫（癫痫），惊悸健忘，惹茸惹怒（耳鸣耳聋），东郎（食滞），麻邦（偏瘫、半身不遂），呗叮（疔疮），屙意咪（痢疾），发旺（风湿骨痛），能晗能累（湿疹），掩（疥疮）。

【用法用量】内服：煎汤，3~9 g；或入丸、散。外用：适量，煎水洗患处；或研末调敷患处。

【应用举例】

（1）治中风不语，口眼歪斜：鲜白菖15 g，冰塘15 g，水炖服。

（2）治健忘，惊悸，神志不清：白菖、远志、茯苓、龙骨各9 g，龟板15 g，研细末，每服4.5 g，每日3次。

（3）治慢性胃炎，食欲不振：白菖、蒲公英各9 g，陈皮、草豆蔻各6 g，水煎服。

大叶钩藤

【壮　　名】Godayezgouhdwngz

【别　　名】钩藤、钩藤勾、金钩藤、挂钩藤、钩丁、倒挂金钩、双钩藤。

【来　　源】为茜草科植物大叶钩藤 *Uncaria macrophylla* Wall. 的带钩茎枝。

【植物形态】木质藤本。小枝四棱柱形。叶腋有成对或单生的钩，向下弯曲，先端尖。叶对生；具短柄；叶片大，革质，卵形、卵状长圆形或椭圆形，长10~16 cm，宽6~12 cm，先端渐尖，基部宽楔形，全缘，腹面光亮，背面在脉腋内常有束毛，略呈

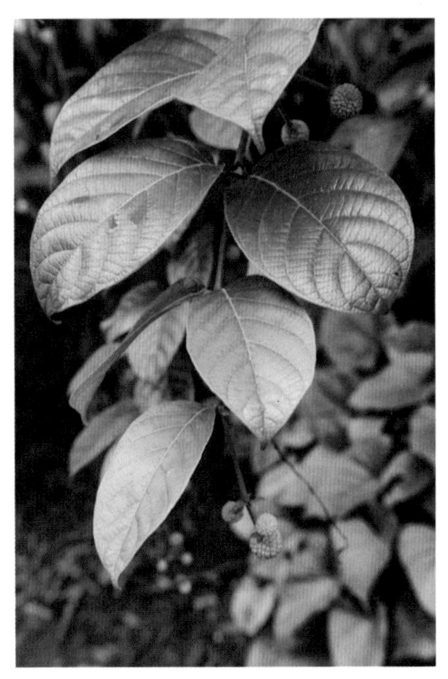

粉白色；托叶2深裂，裂片条状钻形。头状花序单个腋生或为顶生的总状花序式排列；花黄色，花萼裂片线状长圆形；花冠合生，上部5裂，裂片外被粉状柔毛；雄蕊5；子房下位。蒴果倒卵形或椭圆形，被疏柔毛，有宿存萼。

【分　　布】主产于广西、江西、湖南、浙江、福建、安徽、广东。广西主要分布于防城、上思、崇左、邕宁、南宁、隆安、平果、靖西、巴马等。

【采集加工】全年均可采收，去叶切段，晒干。

【药材性状】茎枝方柱形，两侧有较深的纵沟，直径2~5 mm；灰棕色至浅棕色，被褐色毛，尤以节部及钩端明显；钩长（1）7~3.5 cm，向内深弯成半圆形，末端膨大成小球；断面髓部通常中空，偶有髓。

【性　　味】甜，微寒。

【功效主治】通调火路，清热平肝，熄风定惊。用于治疗血压嗓（高血压），勒爷狠风（小儿惊风），喯疳（疳积），心头痛（胃痛），林得叮相（跌打损伤），发旺（风湿骨痛），麻邦（偏瘫、半身不遂），佛浮（水肿）等。

【用法用量】内服：煎汤，5~20 g。

【应用举例】

（1）治高血压，头晕目眩，神经性头痛：大叶钩藤15 g，水煎服。

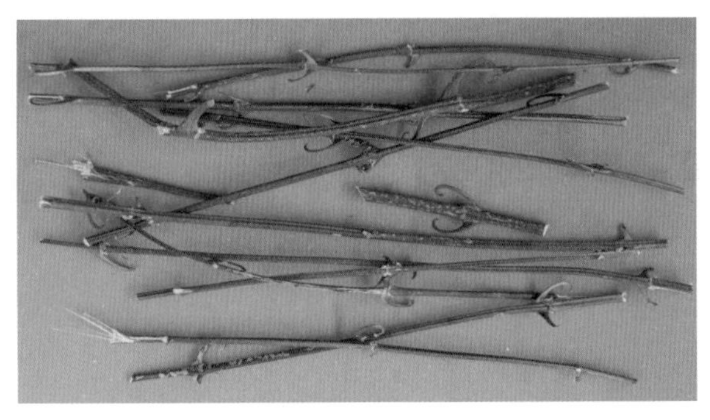

（2）治妊娠胎动腹痛，面青冷汗，气欲绝者：大叶钩藤、当归、茯神（去木）、桑寄生、人参各3 g，苦梗1.5 g，水煎服。烦热者加石膏。

（3）治风热，目赤，头痛：大叶钩藤12 g，赤芍、桑叶、菊花各10 g，水煎服。

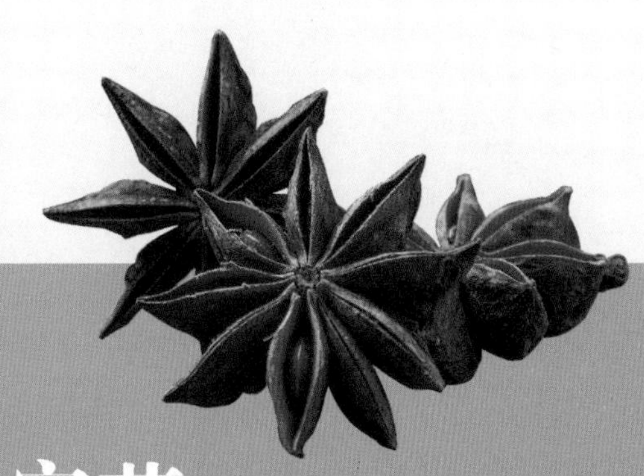

第十二章　散寒药

八角茴香

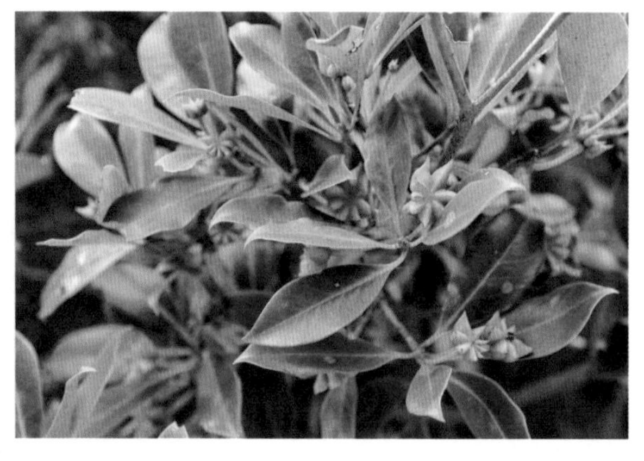

【壮　　名】Makgak

【别　　名】大茴香、大料、八月珠、怀香、八角。

【来　　源】为木兰科植物八角茴香 *Illicium verum Hook.* f. 的果实。

【植物形态】乔木。树皮灰色至红褐色，有不规则裂纹。叶互生或螺旋状排列；叶片革质，椭圆形或椭圆状披针形，长 6~12 cm，宽 2~5 cm，腹面淡绿色，光亮无毛，有透明油点，背面淡绿色，被疏毛；叶柄粗壮。花单生于叶腋，花梗于果熟时先端弯曲；萼片 3，黄绿色；花瓣 6~9，淡红色至深红色；雄蕊 15~19，1~2 轮；心皮 8~9，离生，1 轮。蓇葖果星芒状排列呈八角形，红棕色，木质，成熟时沿腹缝线开裂。

【分　　布】主产于云南、广西。广西主要分布于桂南、桂西南。

【采集加工】采收果实后放在烤笼竹片架上，为防止香气散失，用文火缓烤，连续烤 2 天，干透即可。

【药材性状】聚合果多由 8 个蓇葖果聚成，各分果近等大，小艇形，放射状排列于中轴上，蓇葖果长 1~2 cm，高 0.5~1 cm；外表面棕褐色或红褐色，有不规则皱纹，顶端钝或钝尖，果皮较厚，内表面淡棕色，有光泽。气芳香，味辣、甜。

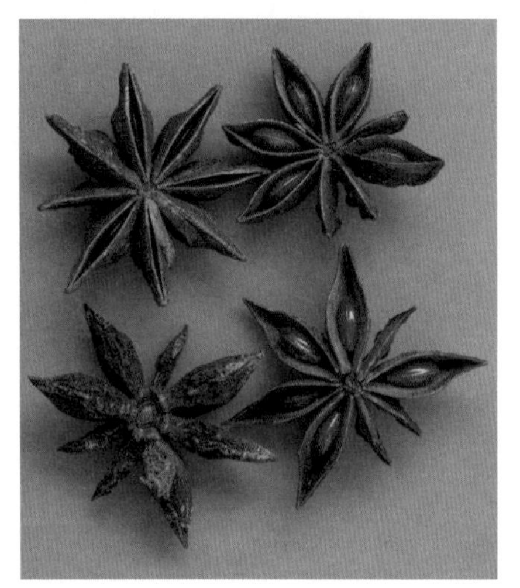

【性　　味】辣，热。

【功效主治】调火路，通气道，通谷道，散寒毒，止痛。用于治疗鹿（呕吐），兵嘿细勒（疝气），心头痛（胃痛），核尹（腰痛），额哈（毒蛇咬伤），寒疝腹痛，胴尹（腹痛），寒湿脚气。

【用法用量】内服：煎汤，5~10 g；或入丸、散。

【应用举例】

（1）治小肠气痛不可忍者：杏仁、八角茴香各 30 g，葱白（和根捣，焙下）15 g，研末，空心，温胡桃酒送服。

（2）治疝气：茯苓、白术、山楂子（炒）、八角茴香（炒）、吴茱萸（炒）、荔枝核各 30 g，枳实 24 g，橘核（炒）90 g，研末，炼蜜为丸，每丸重 4.5 g，空心细嚼，姜汤送服。

（3）治膀胱偏坠疝气：八角茴香、白牵牛（炒）各等分，研细末，空心酒调服。

肉　桂

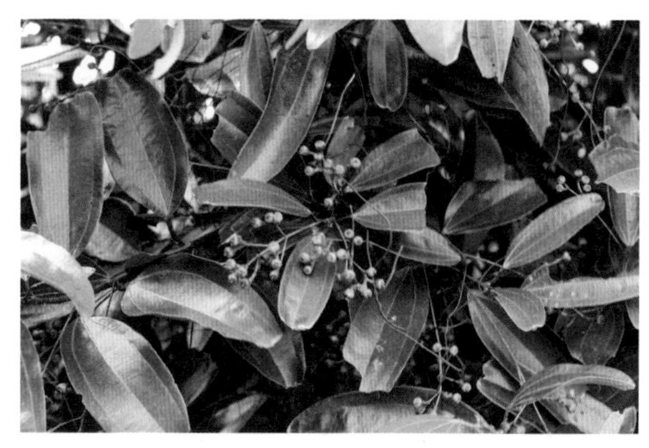

【壮　　名】Naengigveq

【别　　名】菌桂、牡桂、桂、大桂、辣桂、玉桂。

【来　　源】为樟科植物肉桂 *Cinnamomum cassia* Presl 的茎皮。

【植物形态】乔木。芳香，树皮灰褐色；枝条被灰黄色短柔毛。叶互生或近对生；叶片长椭圆形或近披针形，长 8~34 cm，宽 4~9.5 cm，先端尖或短渐尖，基部楔形，边缘内卷，腹面绿色，有光泽，无毛，背面淡绿色，疏被黄色短茸毛，离基三出脉，近平行，革质。圆锥花序，花序分枝末端具 3 朵花呈聚伞状排列；花白色；花被裂片卵状，先端钝或锐尖；能育雄蕊 9；退化雄蕊 3；子房卵球形。果实椭圆形，显紫色；果托浅杯状，有时略齿裂。

【分　　布】主产于广西、广东、海南、福建、云南。广西多为栽培，尤以隆安、天等、大新、龙州、防城、博白、玉林、北流、容县、平南、岑溪、灌阳、金秀最多。

【采集加工】春秋季均可剥皮。环剥皮按商品规格的长度将桂皮剥下，再按规格宽度略宽截成条状。条状剥皮即在树上按商品规格的长宽稍大的尺寸划好线，逐条地从树上剥下来，用地坑焖油法或箩筐外罩薄膜焖制法进行加工。

【药材性状】茎皮槽状或卷筒状；外表面灰棕色，稍粗糙，有细皱纹、小裂纹及横向突起的皮孔，有的带有灰白色地衣斑纹；内表面红棕色或暗红棕色，略平滑，有细纵纹，划之有油痕；质硬而脆，易折断；断面外侧棕色，内侧红棕色而油润。气芳香，味甜、微辣。

【性　　味】辣、甜，热。

【功效主治】散寒毒，助阳，补虚，止痛，除湿。用于治疗嘘内（气虚），勒内（血虚），委约（阳痿），肉扭（淋证），面赤足冷，头晕耳鸣，口舌糜破，心头痛（胃痛），

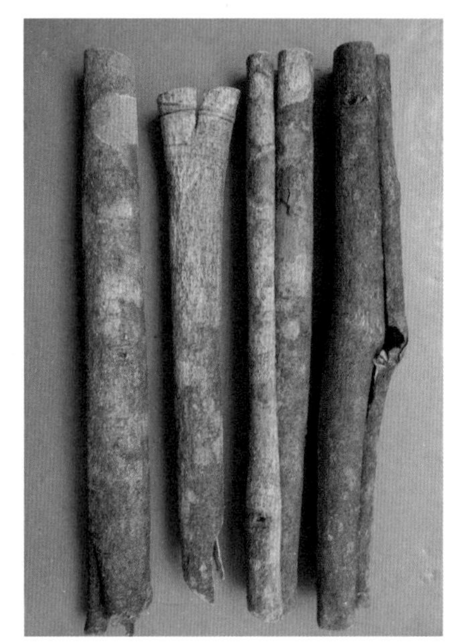

白冻（泄泻），核尹（腰痛），京瑟（闭经），京尹（痛经），呗农（痈疮、痈肿），宫冷不孕，痛经经闭。

【用法用量】内服：煎汤，3~9 g，不宜久煎；研末，0.5~1.5 g；或入丸剂。外用：适量，研末调敷患处；或浸酒涂擦患处。

【应用举例】

（1）治冷气攻心，腹痛，多呕，不欲饮食：肉桂（桂心）、高良姜（锉）、当归（锉，微炒）、人参（去芦头）各 30 g，草豆蔻 45 g（去皮），厚朴 60 g（去粗皮，涂生姜汁炒令香熟），捣筛为散，每服 9 g。

（2）治濡泄水痢久不止：肉桂（去粗皮）、附子（炮裂，去皮、脐）、干姜（炮）、赤石脂各 30 g，捣末，炼蜜丸如弹子大，每服 20 丸，空腹米汤送服，每日 3 次。

（3）治寒疝气，来往冲心腹痛：肉桂（桂心）120 g，生姜 90 g，吴茱萸 60 g，切细，以酒 1000 mL 煎至 500 mL，去渣，分温三服。

胡椒

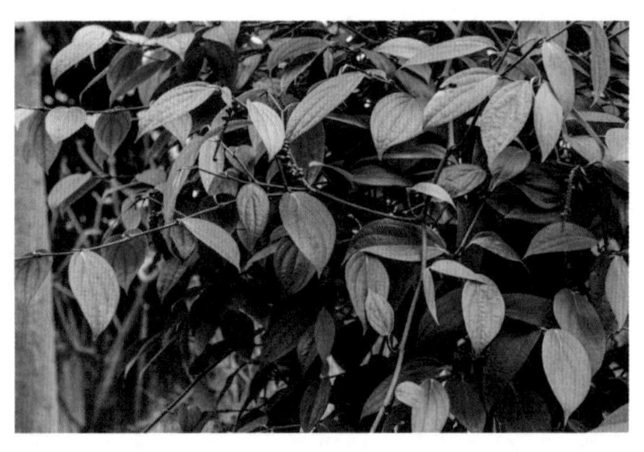

【壮　　名】Hozceu

【别　　名】味履支，浮椒，玉椒。

【来　　源】为胡椒科植物胡椒 Piper nigrum L. 的果实。

【植物形态】攀援状藤本。节显著膨大，常生须根。叶互生；叶片厚革质，阔卵形或卵状长圆形，长 9~15 cm，宽 5~9 cm，先端短尖，基部圆，常稍偏斜，叶脉 5~7 条，最上 1 对离基 1.5~3.5 cm，从中脉发出，其余为基出。花通常单性，雌雄同株，少有杂性，无花被；穗状花序与叶对生；苞片匙状长圆形，下部贴生于花序轴上，上部呈浅杯状；雄蕊 2，花药肾形，花丝粗短；子房球形，柱头 3~4，稀 5。浆果球形，成熟时红色。

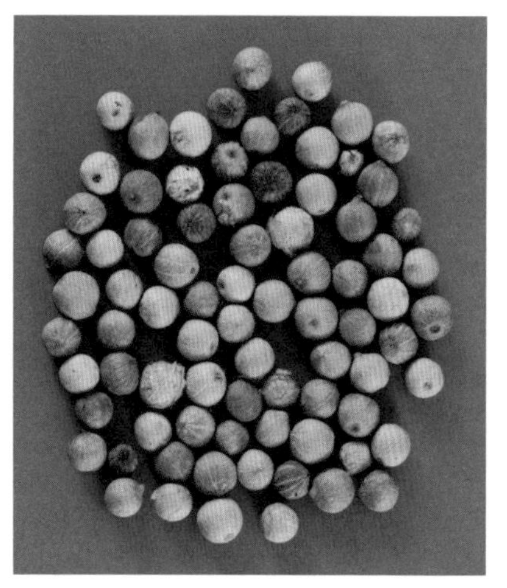

【分　　布】主产于福建、台湾、广东、海南、广西、云南等。广西多为栽培。

【采集加工】割下果穗先晒，后去皮，充分晒干，即为商品黑胡椒。果穗用水浸至果皮腐烂，晒干即为商品白胡椒。

【药材性状】黑胡椒果实近圆球形，直径 3~6 mm；暗棕色至灰黑色，具隆起的网状皱纹，顶端有细小的柱头残基，基部有自果梗脱落的疤痕；质硬，外果皮可剥离，内果皮灰白色或淡黄色；断面黄白色，粉性，中央有小空隙。气芳香，味辣。

白胡椒果核近圆球形，直径 3~6 mm；最外为内果皮，表面灰白色，平滑，先端与基部间有多数浅色线状脉纹。

【性　　味】辣，热。

【功效主治】通气道，调水道，散寒毒。用于治疗心头痛（胃痛），东郎（食滞），鹿（呕吐），白冻（泄泻），鱼蟹中毒，兵叶哏（厌食症）。

【用法用量】内服：煎汤，0.6~1.5 g；研末吞服。外用：适量。

【应用举例】

（1）治五脏风冷，冷气心腹痛，吐清水：胡椒适量，酒送服，亦宜汤服。

（2）治反胃呕哕吐食，数日不定：胡椒 10 g（末），生姜 30 g（微煨切），以水 500 mL，煎取 250 mL，去渣，分温三服。

（3）治冻伤：胡椒 10%，白酒 90%，胡椒浸于白酒内，7 日后过滤使用，涂于冻伤处。

毛　蒟

【壮　　名】Mauzgiz

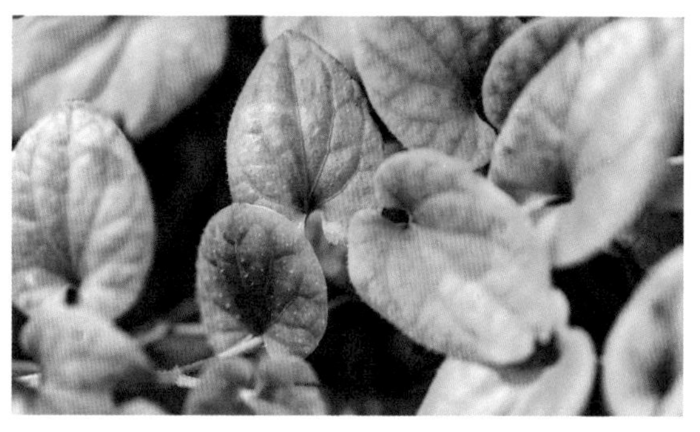

【别　　名】小毛蒌、小墙风、野芦子。

【来　　源】为胡椒科植物毛蒟 *Piper puberulum*（Benth.）Maxim. 的全株。

【植物形态】攀援藤本。全株有浓烈香气。幼枝纤细，密被短柔毛。叶互生；叶柄密被短柔毛，仅基部具鞘；叶片纸质，卵状披针形或卵形，长 4~11 cm，宽 2~6 cm，先端急尖或渐尖，基部心形，两侧常不对称，两面被短柔毛，老时腹面近无毛；有时分支，叶脉 5~7 条。花单性异株，无花被；穗状花序；雄花序总花梗与花序轴同被短柔毛；苞片近圆形，雄蕊通常 3；子房近球形，花柱 4。

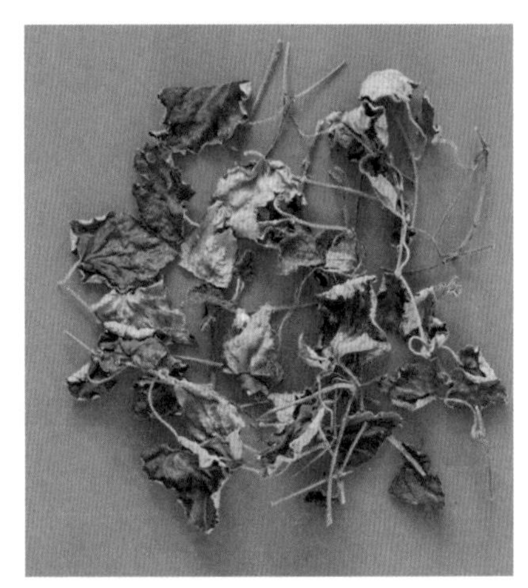

【分　　布】主产于广东、海南、广西等。广西主要分布于百色、龙州、防城、金秀等。

【采集加工】全年均可采收，洗净，晒干或鲜用。

【药材性状】茎枝常扭曲，扁圆柱形，直径 1~3 mm，长约 30 cm；灰褐色或灰棕色，节膨大，节间长 7~9 cm；质轻而脆；断面皮部窄，维管束与射线相间呈放射状排列，木部有多数小孔，中心有灰褐色的髓部。叶片灰绿色，多皱缩，展平后卵状披针形或卵形，长 4~10 cm，宽 2~5 cm，基部浅心形而常不对称，两面有茸毛，背面较稀疏，叶脉 5~7 条，最上 1 对离基从中脉发出；叶柄密生短毛，基部鞘状。有时可见与叶对的穗状花序。气清香，味辣。

【性　　味】辣，热。

【功效主治】通气道、水道，祛风毒、寒毒，除湿毒。用于治疗发旺（风湿骨痛），林得叮相（跌打损伤），心头痛（胃痛），产后风痛，风寒头痛，腊胴尹（脘腹疼痛），疝痛，京尹（痛经）。

【用法用量】内服：煎汤，6~15 g；研粉 1~3 g。外用：适量，煎水洗身，或研粉调酒擦洗身；或捣烂，炒热外敷患处。

【应用举例】

（1）治疗感冒头痛，胃痛：毛蒟 15 g，水煎服。

（2）治风湿痹痛，跌打损伤：毛蒟适量，研末，每服 1.5 g，并用药粉调酒外搽患处。

（3）治胃痛，腹痛：毛蒟 3 g，水煎服；或研末温水送服。

生　姜

【壮　　名】Hing

【别　　名】姜。

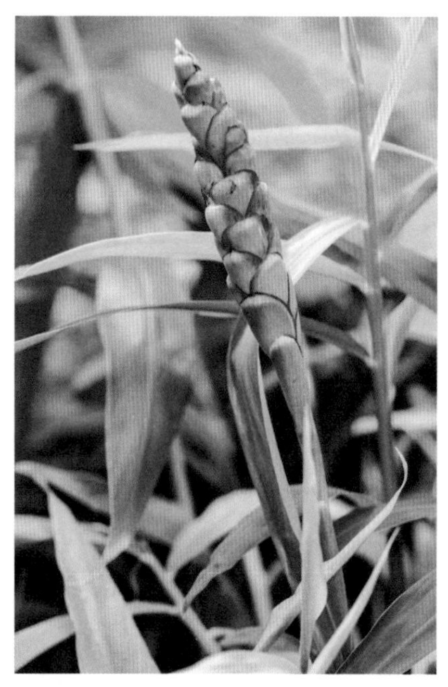

【来　　源】为姜科植物姜 *Zingiber officinale* Rosc. 的根状茎。

【植物形态】草本。根状茎肥厚，断面黄白色，有浓厚的辛辣气味。叶互生，排成 2 列，无柄，几抱茎；叶片披针形至线状披针形，长 15~30 cm，宽（1）2~（2）5 cm，先端渐尖，基部狭，叶基鞘状抱茎，无毛。花葶自根状茎中抽出；穗状花序；苞片卵形，淡绿色，边缘淡黄色，先端有小尖头；花萼管具 3 短尖齿；花冠黄绿色，裂片 3，披针形，唇瓣的中间裂片长圆状倒卵形，较花冠裂片短，有紫色条纹和淡黄色斑点，两侧裂片卵形，黄绿色，具紫色边缘；雄蕊 1，暗紫色，药隔附属体包裹住花柱；子房 3 室，无毛，花柱 1，柱头近球形。蒴果。

【分　　布】全国各地均有栽培。

【采集加工】冬至前采挖根状茎，除去茎叶及须根，洗净，鲜用。

【药材性状】根状茎呈不规则块状，略扁 . 具指状分支，长 4~18 cm，厚 1~3 cm；黄褐色或灰棕色，有环节，分枝顶端有茎痕或芽；质脆，易折断；断面浅黄色，内皮层环纹明显，维管束散在。气香，特异，味辣。

【性　　味】甜，热。

【功效主治】通气道、谷道，祛寒毒，止吐、止咳。用于治疗贫痧（感冒），比耐来（咳痰），墨病（气喘），白冻（泄泻），解鱼蟹毒，发得（发热），头痛鼻塞。

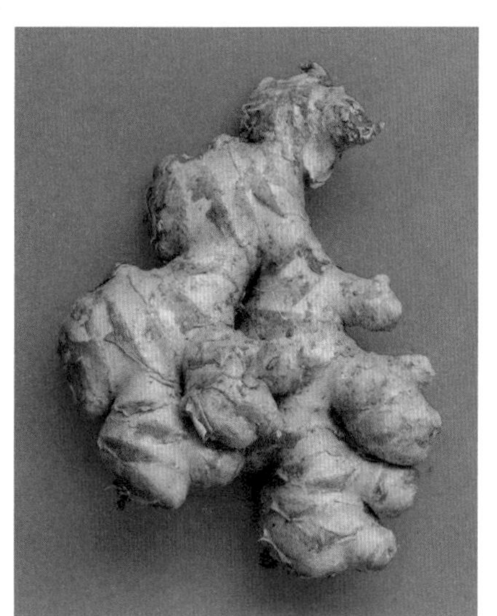

【用法用量】内服：煎汤，9~30 g；或捣汁服。外用：适量，捣烂敷患处；或炒热熨患处。

【应用举例】

（1）治感冒风寒：生姜 5 片，紫苏叶 30 g，水煎服。

（2）治冷痰嗽：生姜、饴糖各 30 g，水 1200 mL 煎至 400 mL，温和徐徐饮。

（3）治时行寒疟：白术 60 g，生姜、草果仁各 30 g，水 5 L，煎至 2 L，未发时早饮。

沙 姜

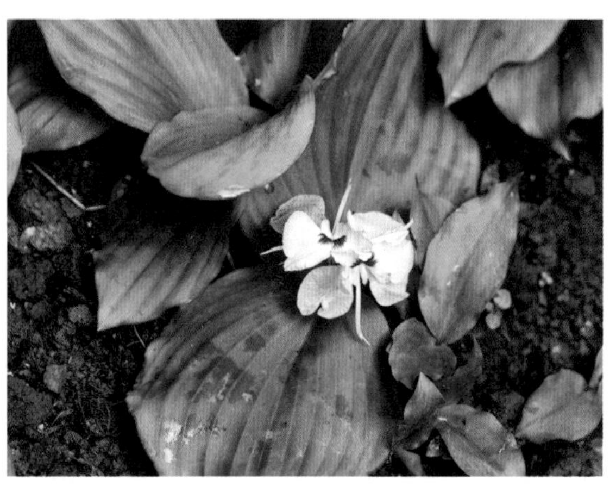

【壮　　名】Sagieng

【别　　名】三柰子、三赖、山辣、三薮、三柰。

【来　　源】为姜科植物山柰 *Kaempferia galangal* L. 的根状茎。

【植物形态】多年生草本。根状茎块状，单个或数个相连，绿白色，芳香。叶 2~4，贴地生长，近无柄；叶片近圆形或宽卵形，长 7~20 cm，宽 4~12 cm，先端急尖或近钝形，基部宽楔形或圆形，腹面绿色，有时叶缘及先端紫色，幼叶被短柔毛，后变无毛或背面被长柔毛；叶基部具苞状退化叶，膜质，长圆形。穗状花序自叶鞘中抽出，花 5~12；小苞片披针形，白色；侧生退化雄蕊花瓣状，倒卵形，白色，喉部紫红色；能育雄蕊 1，无花丝，花药隔附属体正方形，2 裂；子房下位，3 室，花柱细长，基部具 2 细长棒状物，柱头盘状，具缘毛。蒴果。

【分　　布】主产于广西，广东、云南、福建、台湾亦产。广西各地均有栽培。

【采集加工】冬季采挖，洗净，去须根，切片，干燥。

【药材性状】根状茎横切片圆形或近圆形，直径 1~2 cm，厚 2~5 mm，有时 2~3 个相连。外皮皱缩，浅褐色或黄褐色，有的根痕及残存须根；切面类白色，富粉性，常略凸起，习称“缩皮凸肉”；质坚脆，易折断。气芳香，味辣。

【性　　味】辣，热。

【功效主治】通谷道，散寒邪，祛湿毒，止痛。用于治疗心头痛（胃痛），鹿（呕吐），白冻（泄泻），霍乱，东郎（食滞），牙痛，发旺（风湿骨痛），脘腹冷痛，寒湿吐泻，胸腹胀满，饮食不消。

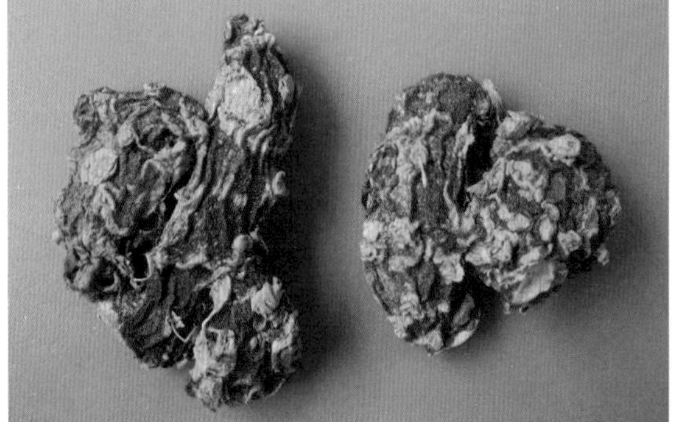

【用法用量】内服：煎汤，3~9 g，或入丸、散。外用：适量，捣烂敷患处；或研末调敷患处；或搐鼻。

【应用举例】

（1）治心腹冷痛：沙姜、丁香、当归、甘草各等量，研末，醋糊丸黄豆大，每服 30 丸，酒送服。

（2）治感冒食滞，胸腹胀满，腹痛泄泻：沙姜 15 g，山苍子根 6 g，南五味子根 9 g，乌药 5 g，陈茶叶 3 g，研末，每次 15 g，热水泡或煮沸后取汁服。

（3）治骨鲠喉：沙姜 6~15 g，水煎含漱。

阴香皮

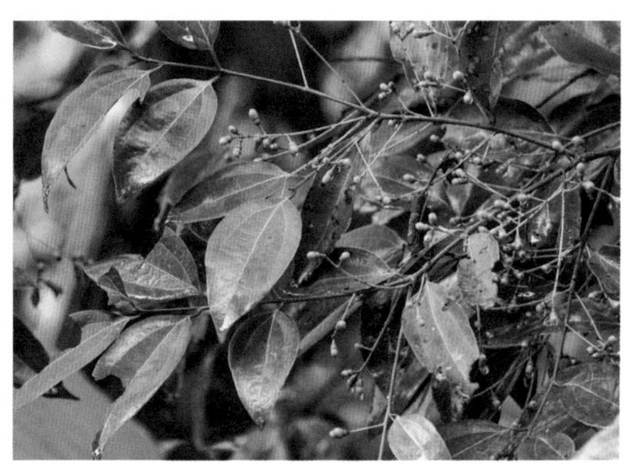

【壮　　名】Maexcungdwnh

【别　　名】广东桂皮、小桂皮、山肉桂、由玉桂 。

【来　　源】为樟科植物阴香 *Cinnamomum burmannii*（C.G. et Th. Nees）BL 的树皮。

【植物形态】常绿乔木，高达 20 m。树皮光滑，灰褐色或黑褐色，内皮红色，味似肉桂，枝条无毛。叶互生或近对生；叶柄长 0.5~1.2 cm，近无毛；叶片革质，卵圆形、长圆形或披针形，长 5.5~10.5 cm，宽 2~5 cm，先端短渐尖，基部宽楔形，全缘，腹面绿色，光亮，背面粉绿色，两面无毛，离基三出脉，中脉和侧脉在叶上面明显，下面凸起，网脉两面覆凸起。圆锥花序腋生或近顶生，长 2~6 cm，密被灰白色微柔毛，少花，疏散，最末花序轴有 3 朵花呈聚伞状排列；花两性，长约 5 mm，绿白色，花梗长 4~6 mm，被矢白色微柔毛；花被筒倒锥形，长约 2 mm；花被裂片 6，长圆状卵形，长约 2 mm，先端锐尖；能育雄蕊 9，花药背面及花丝被微柔毛，第一、二轮雄蕊长 2.5 mm，花药长圆形，4 室，内向瓣裂，花丝稍长于花药，无腺体，第 3 轮雄蕊长 2.7 mm，花药长圆形，4 室，外向瓣裂，花丝稍长于花药，中部有 1 对圆形腺体；退化雄蕊 3，箭头形，长约 1 mm，柄长约 0.7 mm，被柔毛，位于最内一轮；子房近球形，长约 1.5 mm，略被微柔毛，花柱长 2 mm，略被覆柔毛，柱头盘状。果实卵形，长约 8 mm，宽约 5 mm；果托长 4 mm，先端具齿裂。

【分　　布】主产于福建、广东、广西、云南等。广西各地均有分布。

【采集加工】全年均可采剥，阴干。

【药材性状】树皮卷槽状、筒状或片状，长短不一，厚 0.1~0.6 cm；外表面灰褐色至黑褐色，质粗糙，有的可见灰白色的斑纹，内表面暗红棕色，平坦；质硬而脆，易折断；断面不平坦，外层棕色、粗糙，内层暗棕色，油润。气香，味微甜、涩。

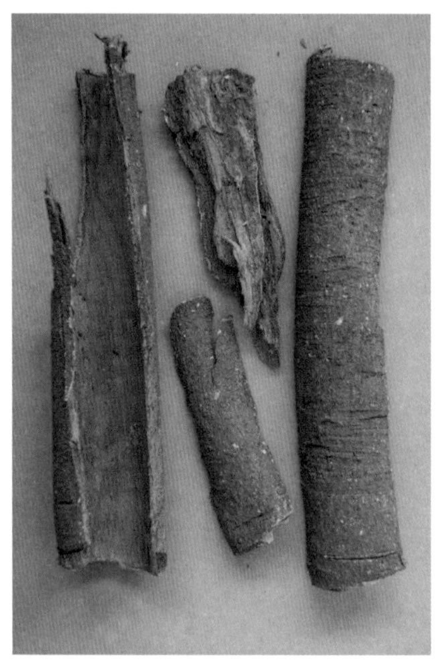

【性　　味】辣、甜，热。

【功效主治】调谷道，散寒毒，止痛。用于治疗心头痛（胃痛），白冻（腹泻），扭像（扭挫伤），呗叮（疔疮），东郎（食滞），发旺（风湿骨痛），核尹（腰痛），林得叮相（跌打损伤），呗叮（疔疮），渗裂（血证）。

【用法用量】内服：5~10 g。外用：适量，研末，以酒调敷患处。

【应用举例】

（1）治寒性胃痛：阴香皮 9 g，水煎服。

（2）治风湿关节痛：阴香皮 6 g，五指毛桃根 30 g，水煎服。

（3）治跌打损伤：阴香皮、杨梅树皮各等量，研末，以酒调敷伤处。

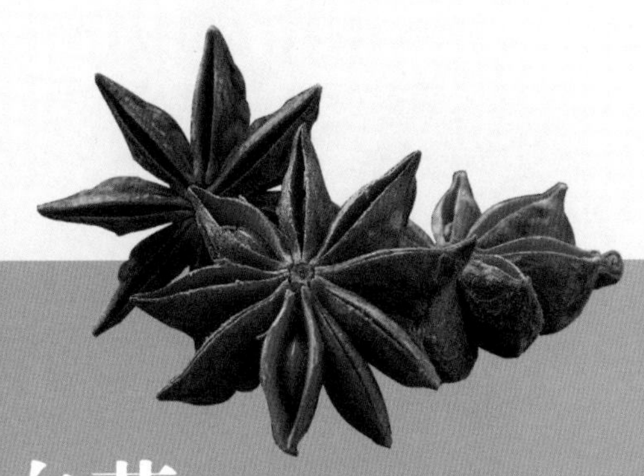

第十三章　止血药

仙鹤草

【壮　　名】Nyaca ijmaj

【别　　名】狼牙草、仙鹤草、瓜香草、金粟狼牙草、铁胡锋、地蜈蚣、子母草、乌脚鸡、脱力草、毛将军、刀口药、大毛药、父子草、牛头草。

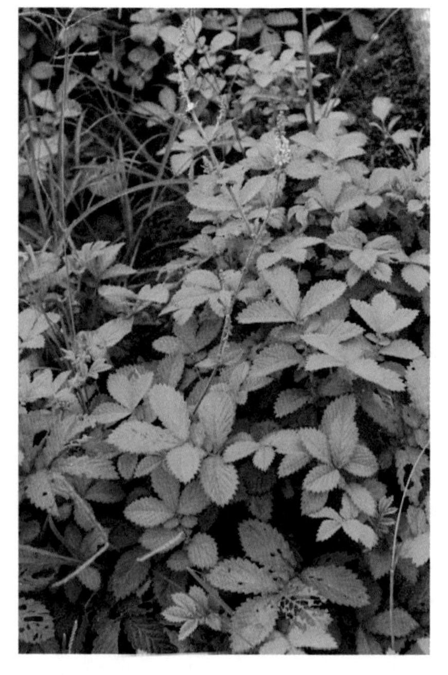

【来　　源】为蔷薇科植物龙牙草 *Agrimonia pilosa* Ledeb. 的地上部分。

【植物形态】多年生草本，高 30~120 cm。根茎状短，基部常有 1 或数个地胚芽，茎被柔毛及短柔毛，根下部被疏长硬毛。奇数羽状复叶互生；托叶镰形、卵形，先端急尖或渐尖，边缘有锐锯齿或裂片，全缘；小叶有大小 2 种，相间生于叶轴上，较大的小叶 3~4 对，稀 2 对，向上减少至 3 小叶；小叶无柄；叶片倒卵形至倒卵状披针形，长 1.5~5 cm，宽 1~（2）5 cm，先端急尖至圆钝，稀渐尖，基部楔形，边缘有急尖到圆钝锯齿，腹面绿色，被柔毛，背面淡绿色，脉上伏生疏柔毛，稀脱落无毛，有显著腺点。总状花序单一或 2~3 个生于茎顶，花序轴被柔毛，花梗长 1~5 cm，被柔毛；苞片通常 3 深裂，裂片带形，小苞片对生，卵形，全缘或边缘分裂；花直径 6~9 mm，萼片 5，三角卵形；花瓣 5，长圆形，黄色； 雄蕊 5~15；花柱 2，丝状，柱头头状。瘦果倒卵圆楔形，外有 10 条肋，被疏柔毛，先端有数层钩刺，幼时直立，成熟时向内幕合，连钩刺长 7~8 mm，最宽处直径 3~4 mm。

【分　　布】主产于湖北、浙江、江苏，安徽、辽宁、福建、广东、河北、山东、湖南等亦产。

【采集加工】夏秋季茎叶茂盛时采割，除去杂质，干燥。

【药材性状】全体长 50~100 cm，被白色柔毛，茎下部圆柱形，直径 4~6 mm，红棕色，茎上部方柱形，四面略回陷，绿褐色，有纵沟及棱线，有节；体轻，质硬，易折断；断面中空。奇数羽状复叶互生；叶片暗绿色，皱缩卷曲，质脆，易碎；叶片有大小 2 种，相间生于叶轴上，顶端小叶较大，完整小叶片展平呈卵形或长椭圆形，先端尖，基部楔形，

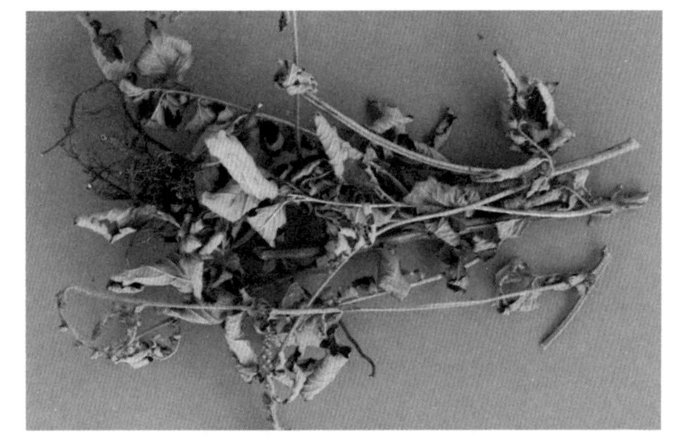

边缘有锯齿；托叶2片，抱茎，斜卵形。总状花序细长，花萼下部呈筒状，萼筒上部有钩刺，先端5裂，花瓣黄色。气微、味微苦。

【性　　味】苦、涩，平。

【功效主治】调龙路，止血，止痢，杀虫。用于治疗渗裂（血证），蛊病（肝硬化腹水），白冻（泄泻），屙意咪（痢疾），瘴病，隆白呆（带下），渗裆相（烧烫伤），呗（无名肿毒），呗农（痈疮、痈肿）。

【用法用量】内服：煎汤，10~15 g，大剂量可用30~60 g；或入散剂。外用：适量，捣烂敷患处；或熬膏涂敷患处。

【应用举例】

（1）治虚损，唾血，咯血：仙鹤草18克，枣5枚，水煎服。

（2）治咯血，吐血：仙鹤草、侧柏叶各30 g，藕节12 g，水煎服。

（3）治红痢，白痢及咯血，吐血：仙鹤草9~18 g，水煎服。

侧　柏

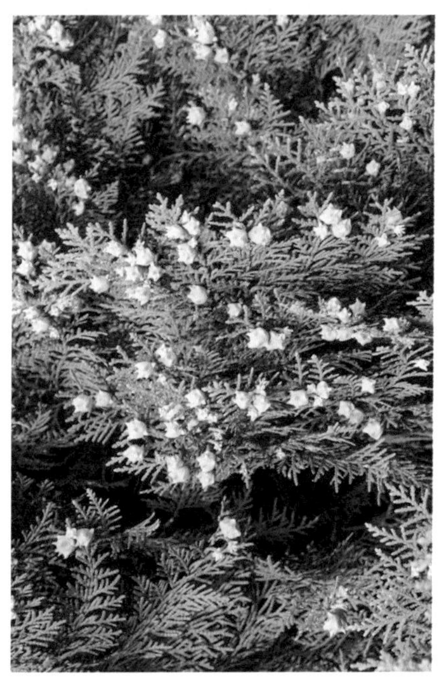

【壮　　名】Meizbag

【别　　名】扁柏、香柏、黄柏。

【来　　源】为柏科植物侧柏 *Platycladus orientalis*（L.）Franco 的枝梢、叶、种仁。

【植物形态】乔木。小枝扁平，直展，排成一平面。叶鳞形，交互对生，长1~3 mm，先端微钝，位于小枝上下的叶露出部分倒卵状菱形，两侧的叶折覆着上下叶的基部两侧，呈龙骨状；叶背中部具腺槽。雌雄同株；球花单生于短枝顶端；雄球花黄色，卵圆形。球果卵圆形，成熟前肉质，蓝绿色，被白粉；成熟后木质，张开，红褐色；种鳞4对，扁平，背部近先端有反曲的尖头，中部种鳞各有种子1~2。种子卵圆形，灰褐色或紫褐色，无翅或有

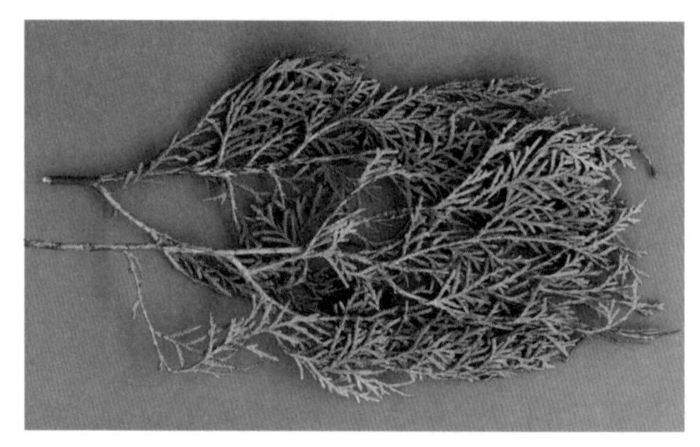

棱脊，种脐大而明显。

【分　　布】全国大部分地区均产。广西主要分布于那坡、罗城、柳江、来宾、桂平、容县、博白。

【采集加工】全年均可采收，洗净，切段，晒干。

【药材性状】枝长短不一，多分枝；小枝扁平。叶细小鳞片状，交互对生，贴伏于枝上，叶片深绿色或黄绿色，质脆，易折断。气清香，味苦、涩、微辣。种仁长卵形至长椭球形，长 3~7 mm，直径 1.5~3 mm；鲜品淡黄色或黄白色，久置则颜色变深而呈黄棕色，油性。外包膜质内种皮，先端略光，圆三棱形，有深褐色的小点，基部钝圆，颜色较浅；断面乳白色至黄白色，胚乳较发达，子叶 2 或更多，富油性。气微香，味淡而有油腻感。

【性　　味】苦、涩，寒。

【功效主治】调龙路、火路，止血。用于治疗陆裂（咳血），渗裂（血证），屙意勒（便血），病淋勒（崩漏），肉裂（尿血），比耐来（咳痰），笨隆（痄腮），呗叮（疔疮），渗裆相（烧烫伤），发旺（风湿骨痛）。

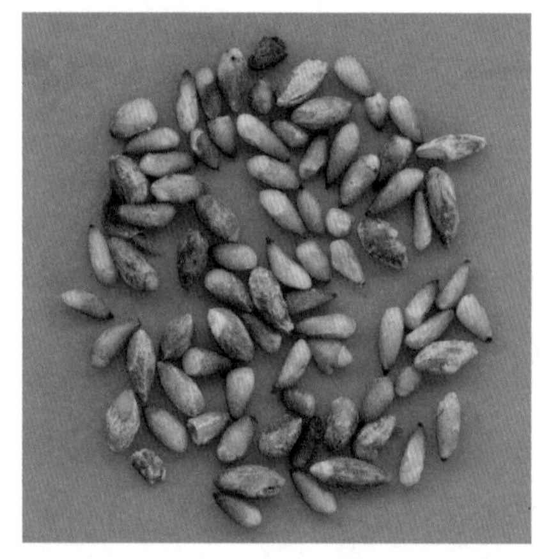

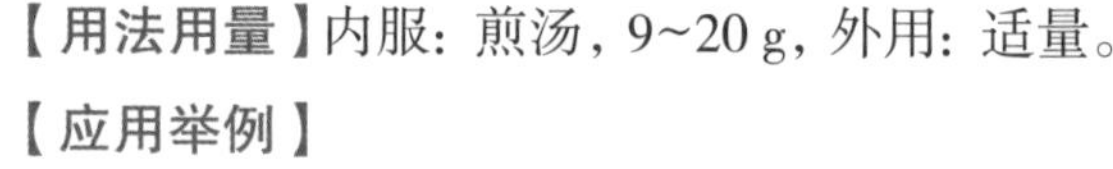

【用法用量】内服：煎汤，9~20 g，外用：适量。

【应用举例】

（1）治吐血不止：侧柏叶、干姜各 9 g，艾适量，以水 500 mL，马通汁 100 mL，合煮取 100 mL，温服。

（2）治鼻出血，不知人事：柏叶、石榴花各等量，研末，吹鼻。

（3）治高血压：侧柏叶 20 g，切碎，水煎，代茶饮，至血压正常为止。

大　蓟

【壮　　名】Nyalinzswj

【别　　名】老牛锉、千针草、刺蓟。

【来　　源】为菊科植物野蓟 *Cirsium japonicum* DC. var. *amurense* Kitam. 的全草。

【植物形态】草本。茎上部灰白色，有稠密的茸毛。基生叶和下部茎生叶长椭圆形、披针形或披针状椭圆形，向下渐狭成翼柄，柄基有时扩大半抱茎，柄翼边缘有三角形刺齿或针刺，叶片羽状半裂、深裂或几全裂，全部侧裂片边缘具大形或小型三角形刺齿及缘毛状针刺，有时边缘刺齿裂度较深而使叶近二回羽裂；向上的叶渐小，基部扩大耳状抱茎。头状花序；总苞钟状；总苞片约5层，全部苞片背面有黑色粘腺；花紫红色，檐部与细管部等长，5裂不达檐部中部。瘦果淡黄色，偏斜倒披针形，压扁，先端截形；冠毛多层，白色，刚毛长羽毛状。

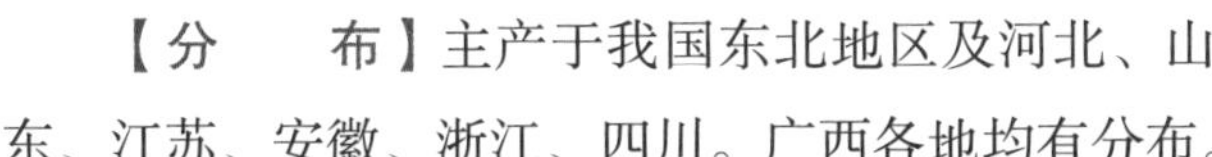

【分　　布】主产于我国东北地区及河北、山东、江苏、安徽、浙江、四川。广西各地均有分布。

【采集加工】割取地上部分，晒干，或将根洗净泥土，晒干。

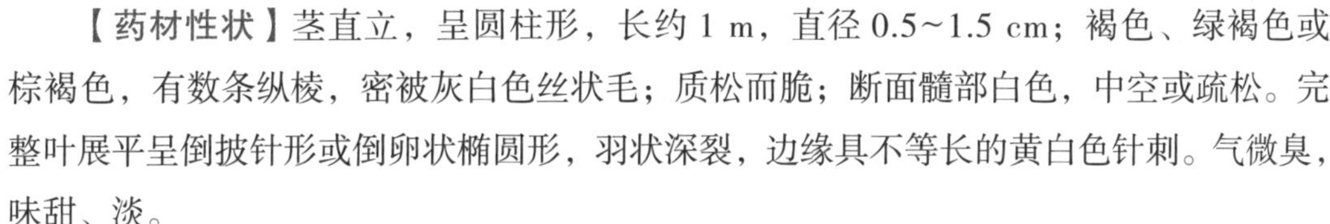

【药材性状】茎直立，呈圆柱形，长约1 m，直径0.5~1.5 cm；褐色、绿褐色或棕褐色，有数条纵棱，密被灰白色丝状毛；质松而脆；断面髓部白色，中空或疏松。完整叶展平呈倒披针形或倒卵状椭圆形，羽状深裂，边缘具不等长的黄白色针刺。气微臭，味甜、淡。

【性　　味】甜、苦，寒。

【功效主治】通龙路，止血，消肿。用于治疗陆裂（咳血），鹿勒（吐血），渗裂（血证），肉裂（尿血），病淋勒（崩漏），呗农（痈疮、痈肿），能晗能累（湿疹），呗奴（瘰疬），肝炎，肾炎。

【用法用量】内服：煎汤，5~15 g（鲜品30~60 g）。外用：适量，捣烂敷患处，用于止血宜炒炭用。

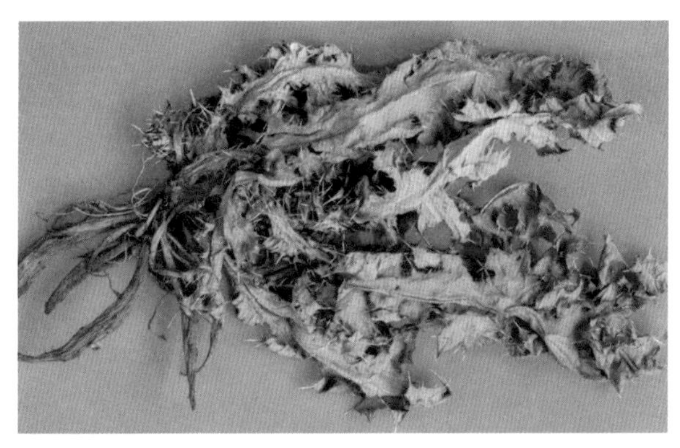

【应用举例】

（1）治心热吐血、口干：大蓟叶及根，捣绞取汁，每服100 mL，频服。

（2）治吐血，鼻出血，崩中下血：大蓟一握，捣汁，每服150 mL。

（3）治肺热咳血：鲜大蓟根30 g，洗净后杵碎，加冰糖15 g，和水煎成250 mL，温服，每日2次。

杜虹花

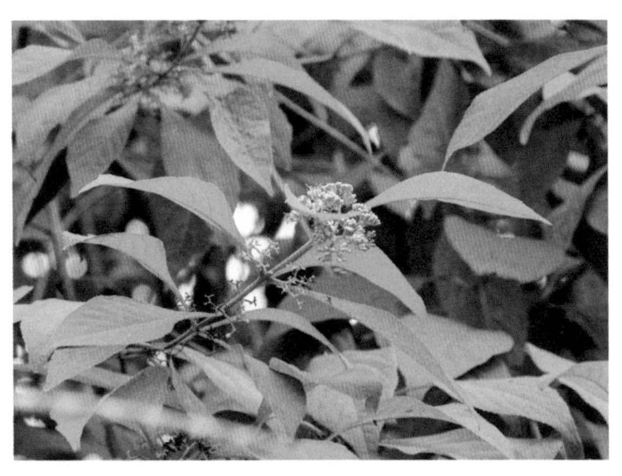

【壮　　名】goyweaag

【别　　名】紫荆、紫珠草、粗糠仔、止血草、雅目草、紫珠叶、白毛紫。

【来　　源】为马鞭草科植物杜虹花 *Callicarpa formosana* Rolfe 的叶。

【植物形态】灌木。小枝、叶柄和花序均密被灰黄色星状毛和分枝毛。单叶对生；叶片卵状椭圆形或椭圆形，长 6~15 cm，宽 3~8 m，先端渐尖，基部钝圆或截形，边缘有细锯齿，腹面被短硬毛，背面被灰黄色星状毛和细小黄色腺点，侧脉 8~12 对。聚伞花序腋生，花序梗长 1.5~2.5 cm；具细小苞片；花萼杯状，被灰黄色星状毛，萼齿钝二角形；花冠紫色至淡紫色，无毛，裂片 4，钝圆；雄蕊 4；子房无毛。果实近球形，紫色。

【分　　布】分布于浙江、江西、福建、台湾、广东、广西、云南。广西主要分布于天峨、南丹、罗城、全兴、兴安、灵川、桂林、灌阳、富川、岑溪。

【采集加工】7~8 月采收，晒干。

【药材性状】叶多皱缩卷曲、破碎，完整者展平呈卵状椭圆形，长 4~19 cm，宽 2.5~9 cm，先端渐尖或钝圆，基部宽楔形或钝圆，边缘有细锯齿，近基部全缘，腹面灰绿色或棕绿色，在放大镜下可见星状毛和短粗毛，背面淡绿色或淡棕绿色，被灰黄色茸毛，主脉和侧脉突起，侧脉 8~12 对，小脉伸入齿端；叶柄长 0.5~1.5 cm。嫩枝灰黄色，有时可见细小白色点状的皮孔。气微，味微苦涩。

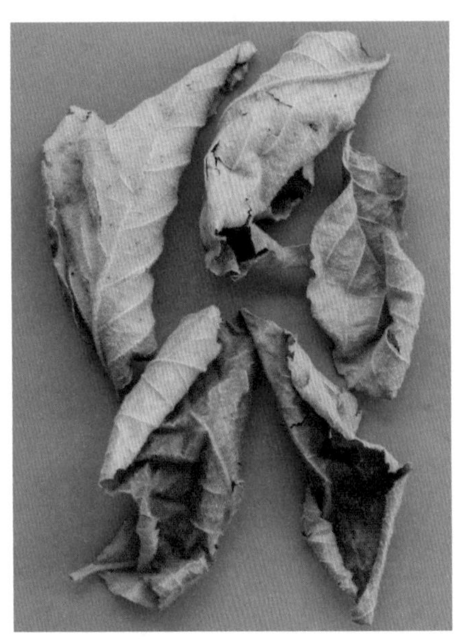

【性　　味】苦、涩，寒。

【功效主治】通龙路，清热毒，止血。用于治疗陆裂（咳血），鹿勒（吐血），渗裂（血证），呗农（痈疮、痈肿），病淋勒（崩漏），外伤出血，渗裆相（烧烫伤），额哈（毒蛇咬伤）。

【用法用量】内服：煎汤，10~15 g（鲜品 30~60 g）；或研末，1.5~3 g，每日 1~3 次。外用：

鲜品适量，捣烂敷患处；或研末撒患处。

【应用举例】

（1）治跌打内伤出血：鲜杜虹花 60 g，冰糖 30 g，水炖服，每日 2 次。

（2）治咯血：杜虹花 3 g，调鸡蛋清，每隔 4 小时服 1 次；继用干杜虹花末 6 g，水煎，代茶常饮。

（3）治衄血：杜虹花 6 g，调鸡蛋清服，外用消毒棉花蘸叶末塞鼻。

飞龙掌血

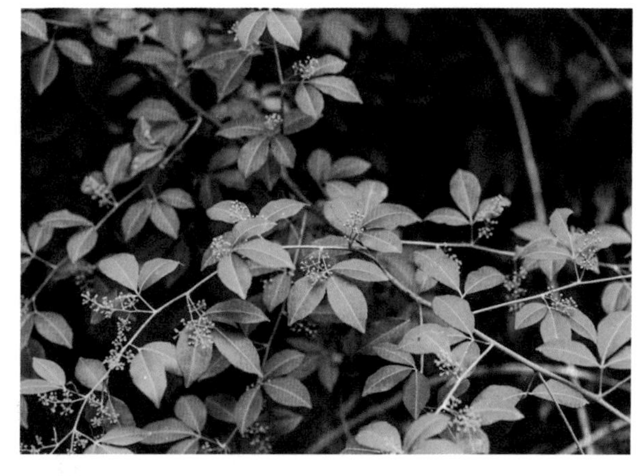

【壮　　名】Oenceu

【别　　名】血莲肠、见血飞、血见愁、飞龙斩血、小金藤、散血丹。

【来　　源】为芸香科植物飞龙掌血 *Toddalia asiatica*（L.）Lam. 的根。

【植物形态】木质藤本。枝干均密被倒钩刺，老枝褐色，幼枝淡绿色或黄绿色，具白色皮孔。叶互生，具柄，三出复叶；小叶叶片椭圆形、倒卵形、长圆形至倒披针形，长 3~6 cm，宽 1.5~2.5 cm，先端急尖或微尖，基部楔形，边缘具细圆锯齿或皱纹，革质，有腺点。花单性，白色，青色或黄色；苞片极细小；萼片 4~5；花瓣 4~5；雄花雄蕊 4~5，较花瓣长；雌花不育雄蕊 4~5，子房被毛。果橙黄色至朱红色，有深色腺点，果皮肉质，表面有 3~5 条微凸起的肋纹。

【分　　布】主产于湖南、贵州、四川、广东、海南、广西、陕西等。广西各地均有分布。

【采集加工】秋冬季采收，洗净，切段，晒干。

【药材性状】根呈棒状，直径 2~3 cm，灰棕色，有细纵纹及多数疣状凸起；突起处栓皮多脱落，露出鲜黄色或红黄色皮层，质粗糙；剥去皮层，可见木质中柱，纹理平直细密。质硬，不易折断，断面平坦。气微，味淡。

【性　　味】辣、微苦，热。

【功效主治】通龙路，祛风毒，除湿毒，散瘀止血。用于治疗林得叮相（跌打损伤），发旺（风湿骨痛），心头痛（胃痛），月经不调，夺扼（骨折），京尹（痛经），外伤出血，

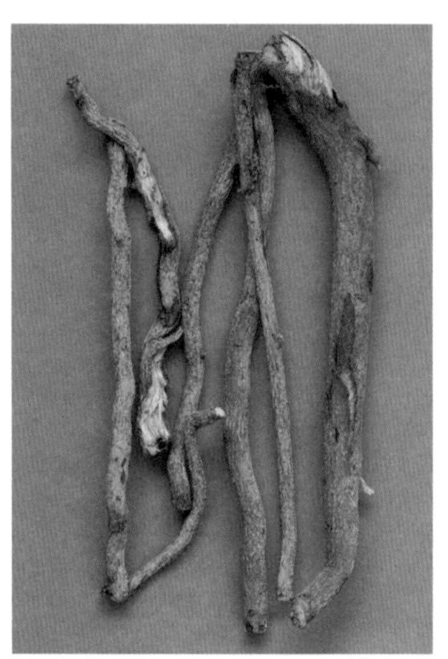

核尹（腰痛），京瑟（闭经），渗裂（血证），呗农（痈疮、痈肿）。

【用法用量】内服：煎汤，9~15 g，或浸酒。外用：鲜品适量；或捣烂敷患处。

【应用举例】

（1）治吐血、衄血：白茅根 15 g，飞龙掌血 9 g，红白二丸 3 g，研细末，水煎服，儿童小便为引。

（2）治闭经，胃痛：飞龙掌血 15 g，水煎服。

（3）治崩漏：陈棕炭、百草霜各 12 g，飞龙掌血、陈艾各 9 g，水煎服，白糖为引。

红紫珠

【壮　　名】Daihfeng

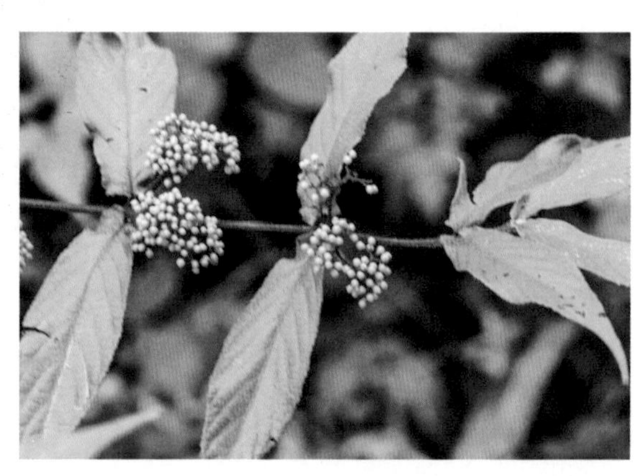

【别　　名】小红米果、白金子风、山霸王、野蓝靛、漆大伯、空壳树、对节树、复生药。

【来　　源】为马鞭草科植物红紫珠 *Callicarpa rubella* Lindl. 的叶及嫩枝。

【植物形态】灌木。小枝被黄褐色星状毛及多细胞腺毛。单叶对生；近无柄；叶片倒卵形或倒卵状椭圆形，长 10~20 cm，宽 3~10 cm，先端尾尖或渐尖，基部心形、近耳形或偏斜，边缘具细腺毛及黄色腺点。聚伞花序腋生；苞片卵圆形；花萼杯状，萼齿不显著或钝三角形，被星状毛或腺毛及黄色腺点；花冠紫红色、黄绿色或白色，先端 4 裂，裂片钝圆，被腺毛及黄色腺点；雄蕊 4，长为花冠的 2 倍；子房有毛。果实紫红色。

【分　　布】主产于广西、广东、云南、贵州、湖南等。广西主要分布于全州、罗城、灵川、昭平、梧州、陆川、防城、平果、田林、凌云、环江。

【采集加工】夏秋季采收，鲜用或晒干。

【药材性状】嫩枝呈圆柱形，直径 0.4~0.9 cm；灰褐色，被黄褐色星状毛及多细胞腺毛；质脆，易折断；断面髓部明显。叶多卷曲皱缩，完整者展平呈倒卵形或卵状椭圆

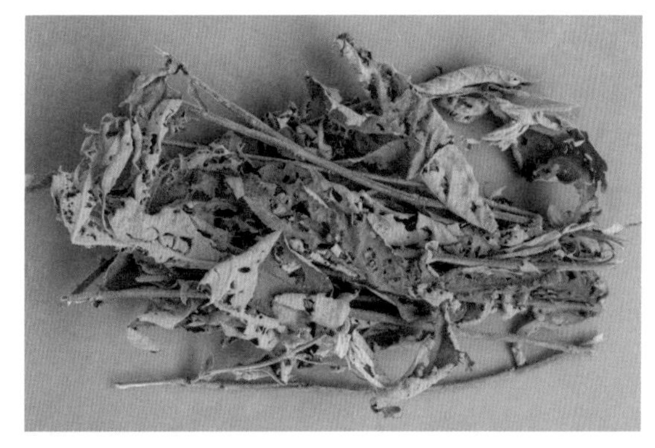

形，长 8~20 cm，宽 3~9 cm，先端较尖，基部略呈心形，边缘有三角状锯齿，腹面暗棕色，背面有黄色腺点，两面均有柔毛；叶柄极短，长仅约 0.3 cm。气微，味微苦、涩。

【性　　味】辣，苦，平。

【功效主治】通龙路，清湿热毒。用于治疗陆裂（咳血），渗裂（血证），鹿勒（吐血），屙意勒（便血），林得叮相（跌打损伤），发旺（风湿骨痛），仲嘿喯尹勒（痔疮出血），外伤出血，呗农（痈疮、痈肿）。

【用法用量】内服：煎汤，15~30 g。外用：适量，捣烂敷患处；或研末撒患处。

【应用举例】

（1）治吐血，鼻出血，咯血，痔疮出血：侧柏叶 60 g，红紫珠叶 30 g，水煎服。

（2）治疮疖肿毒，跌打肿痛：红紫珠鲜叶适量，捣烂敷患处。

（3）治外伤出血：红紫珠叶适量，研末，撒于患处。

江南卷柏

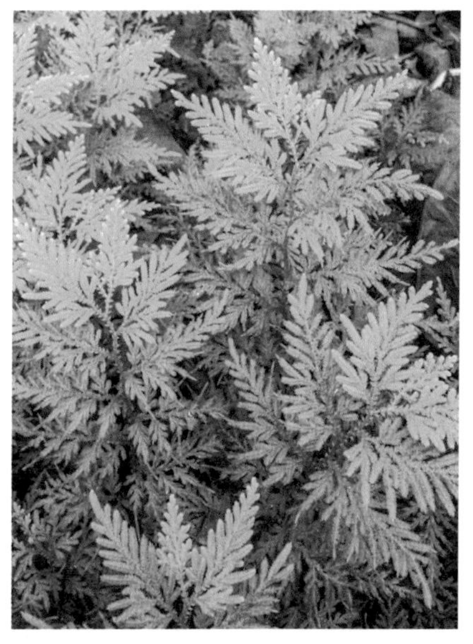

【壮　　名】Genjbwkbaihnamz

【别　　名】摩米卷柏、地柏枝、岩柏枝。

【来　　源】为卷柏科植物江南卷柏 *Selaginella moellendorfii* Hieron 的全草。

【植物形态】多年生草本。主茎直立，圆形或具棱，禾秆色；茎下部不分枝，茎上部三回至四回分枝，复叶状，呈卵状三角形，长 5~12 cm；分枝上的叶小，二型，排列成 4 行，侧叶 2 行，叶片卵状三角形，长 1.5~2.5 mm，宽 1~2 mm，先端急尖，两侧不对称，基部圆形或近心形，边缘为膜质薄边，具微齿；中叶较小，分 2 行排列于分枝上，疏生，叶片卵圆形，渐尖并具芒刺，基部心形，中脉明显，有白边和微齿；子叶卵状三角形，先端长渐尖，边缘有小齿，龙骨状。孢子囊穗四棱形，

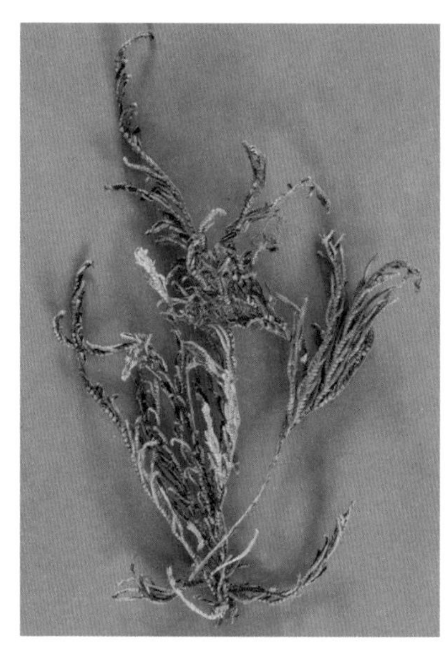

单生于枝端；大孢子囊圆肾形，生在囊穗中部，小孢子囊圆肾形，生在囊穗两端或囊穗全为小孢子囊，孢子异型。

【分　　布】主产于浙江、江西、四川、陕西、湖北、贵州。广西主要分布于龙州、邕宁、博白、北流、苍梧等。

【采集加工】春夏季采收，洗净，晒干。

【药材性状】根状茎灰棕色，屈曲，根自其左右发出，纤细，具根毛。茎禾秆色或基部稍带红色，高10~40 cm，直径1.5~2 mm，茎下部不分枝，疏生钻状三角形，贴伏于上，茎上部分枝羽状，全形呈卵状三角形。叶多扭曲皱缩，腹面淡绿色，背面灰绿色，二型，枝两侧的叶为卵状披针形，大小近于茎上叶，贴生小枝中央的叶较小，卵圆形，先端尖。孢子囊穗少见。茎质柔韧，较易折断；叶质脆，易碎。气微，味淡。

【性　　味】甘，辣，平。

【功效主治】调龙路，利水道，止血。用于治疗渗裂（血证），屙意勒（便血），外伤出血，佛浮（水肿），渗裆相（烧烫伤），勒爷狠风（小儿惊风），仲嘿喯尹（痔疮），发得（发热），肉扭（淋证），能蚌（黄疸），埃勒（咯血），仲嘿喯尹勒（痔疮出血），外伤出血。

【用法用量】内服：煎汤，15~30 g，大剂量可用至60 g。外用：适量，研末敷患处；或鲜品捣烂敷患处。

【应用举例】

（1）治肺热咯血：江南卷柏、猪鬃草各30 g，水煎调白糖服。

（2）治脏毒下血：江南卷柏、黄芪各等量，研末，米汤饮服20 g。

（3）治肝硬化腹水：白茅根120 g，鬼针草、野葡萄根、红枣各30 g，江南卷柏、平地木、半支莲、半边莲各15 g，水煎服。

龙血竭

【壮　　名】Faexlwedlungz

【别　　名】血竭、广西血竭、山竹蔗。

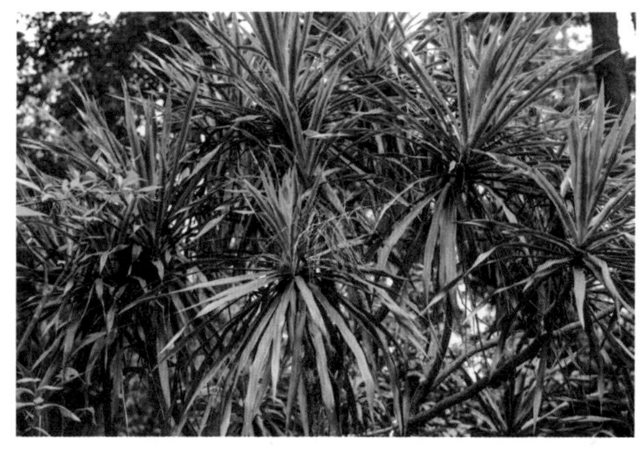

【来　　源】为百合科植物剑叶龙血树 *Dracaena cochinensis*（Lour.）S. C. Chen 含脂木材经提取而得的树脂。

【植物形态】乔木状。树皮灰白色，光滑，老时灰褐色，片状剥落；幼枝有环状叶痕。叶聚生于茎或枝顶端，互相套叠；叶片剑形，薄革质，长 50~100 cm，宽 2~3 cm，向基部略变窄而后扩大，包茎，无柄，基部和茎、枝顶端带红色。圆锥花序长，花序轴密生乳突状短柔毛；花两性，乳白色；花被片基部合生；花丝扁平，近线形，上部有红棕色瘤点；子房 3 室，花柱细、长丝状，柱头头状，3 裂。浆果近球形，橘黄色。

【分　　布】广东、台湾有栽培。广西主要分布于靖西、龙州、凭祥、大新、宁明。

【采集加工】取老树含脂木材打碎，乙醇提取得树脂。

【药材性状】表面暗红色或黑红色，断面平滑有玻璃样光泽；质坚脆易碎；断面光亮有细孔；粉末朱红色，溶于乙醇中呈棕红色或血红色，不溶于水、石油醚和松节油。气无，味淡。

【性　　味】甜、咸，平，小毒。

【功效主治】通龙路，散瘀止痛。用于治疗林得叮相（跌打损伤），京尹（痛经），产呱胴尹（产后腹痛），呗奴（瘰疬），能嘎累（臁疮），仲嘿喯尹（痔疮），外伤出血不止。

【用法用量】内服：研末，1~1.5 g；或入丸剂。外用：适量，研末调敷患处；或入膏药内敷贴患处。

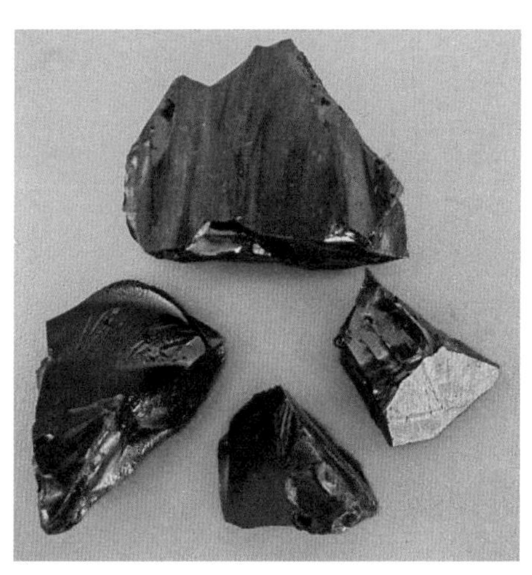

【应用举例】

（1）治伤损筋骨，疼痛不可忍：龙血竭、没药、当归（锉，微炒）、赤芍药、桂心各 30 g，白芷 60 g，捣细为散，每服 6 g，以温酒送服，每日三四服。

（2）治腹中血块：龙血竭、没药、滑石、牡丹皮（同煮过）各 30 g，研末，醋糊丸黄豆大，服之。

（3）治产后血冲心隔喘满：龙血竭、没药各 5 g，研细末，儿童小便和酒调服。

田 七

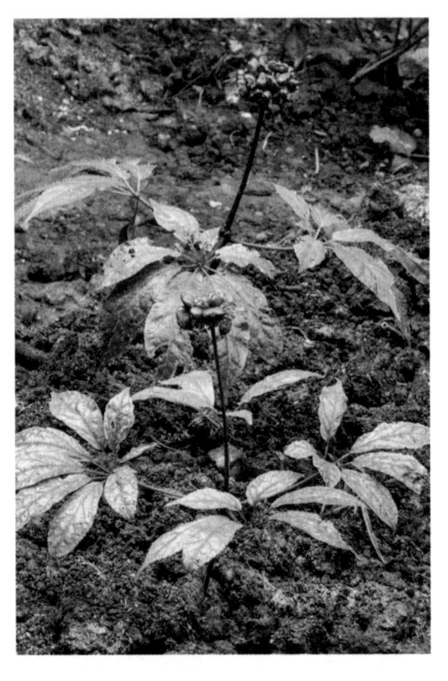

【壮　　名】Godienzcaet

【别　　名】山漆、金不换、血参、人参三七、参三七、滇三七。

【来　　源】为五加科植物三七 *Panax notoginseng*（Burk.）F. H. Chen ex C. Chow 的根。

【植物形态】草本。根状茎短，具有老茎残留痕迹；根粗壮肉质，倒圆锥形或短圆柱形，有数条支根，外皮黄绿色至棕黄色。茎直立，近于圆柱形；光滑无毛，绿色或带多数紫色细纵条纹。掌状复叶，3~6 片轮生于茎端；小叶 3~7；叶片椭圆形至长圆状倒卵形，长约 5~14 cm，宽 2~5 cm，中央数片较大，最下 2 片最小，先端长尖，基部近圆形或两侧不相称，边缘有细锯齿，齿端偶具小刺毛，表面沿脉有细刺毛，有时两面均近于无毛。总花梗从茎端叶柄中央抽出，直立；伞形花序单独顶生；花多数，两性，有时单性花和两性花共存；花萼绿色，先端通常 5 齿裂；花瓣 5，长圆状卵形，黄绿色；雄蕊 5；雌蕊 1，子房下位。核果浆果状，近于肾形，嫩时绿色，成熟时红色；种子 1~3，球形，种皮白色。

【分　　布】主产于江西、湖北、广东、广西、四川、云南。广西主要分布于田东、德保、靖西、那坡等。

【采集加工】种植第 3 年后夏秋季采收，去须根，曝晒至半干，用力搓揉，再曝晒，重复数次，置麻袋中加蜡打光。

【药材性状】根呈类圆锥形、纺锤形或不规则块状，长 1~6 cm，直径 1~4 cm；灰黄色至棕黑色，具蜡样光泽，顶部有根状茎痕，周围有瘤状凸起，侧面有断续的纵皱及支根断痕；体重，质坚实，击碎后皮部与木部常分离；横断面灰绿色、黄绿色或灰白色，皮部有细小棕色油斑点，中心微显放射状纹理。气微，味苦，微凉而后回甜。

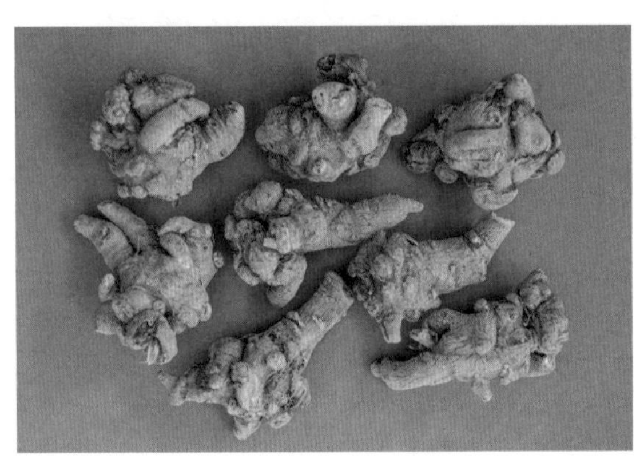

【性　　味】甜，热。

【功效主治】调龙路、火路，补血，止血，散瘀止痛。用于治疗产后血虚，陆裂（咳血），渗裂（血证），屙意勒（便血），病淋勒（崩漏），胸痛，心头痛（胃痛），林得叮相（跌打损伤），京尹（痛经），产呱胴尹（产后腹痛），呗农（痈疮、痈肿）。

【用法用量】内服：煎汤，3~15 g；或研粉吞服，每次 3~6 g。外用：适量。

【应用举例】

（1）治吐血：鸡 1 个，剖开，去内脏，和田七末 3 g，藕汁一小杯，陈酒半小杯，隔水炖熟食之。

（2）治咳血，兼治吐衄，理瘀血及二便下血：花蕊石（煅存性）9 g，田七 6 g，血余（煅存性）3 g。研细末，温水送服，分 2 次服。

（3）治妇人血崩：田七 3 g，研末，以淡白酒或米汤调服。

小　蓟

【壮　　名】Nyienghvamaeq

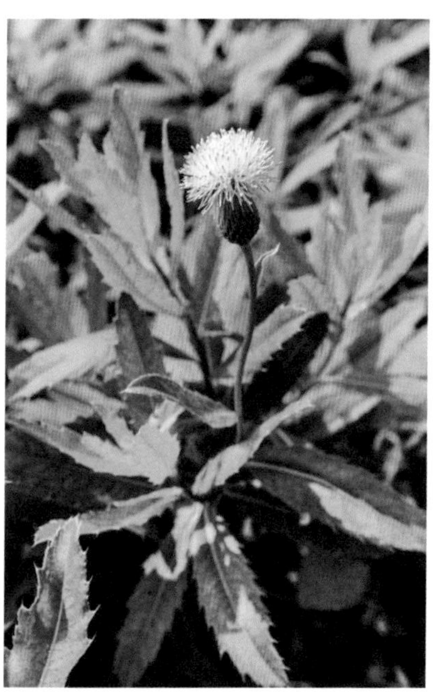

【别　　名】刺儿菜、刺杆菜、刺刺芽、刺杀草、刺萝卜、刺蓟、刺儿草。

【来　　源】为菊科植物刺儿菜 *Cirsium setosum*（Willd.）Kitam. 的全草。

【植物形态】草本。根状茎长；茎无毛或被蛛丝状毛。基生叶花期枯萎；茎下部叶和茎中部叶椭圆形或椭圆状披针形，长 7~15 cm，宽 1.5~14 cm，先端钝或圆，基部楔形，常无叶柄，茎上部茎叶渐小，叶缘有细密的针刺或刺齿。头状花序单生于茎端，雌雄异株；总苞片 6 层，外层甚短，长椭圆状披针形，内层披针形，先端长尖，具刺；雄花花药紫红色；雌花花冠紫红色。瘦果椭球形或长卵形，略扁平；冠毛羽状。

【分　　布】全国大部分地区均产。广西各地均有分布。

【采集加工】5~6 月盛花期，割取全草，晒干或鲜用。可连续收获 3~4 年。

【药材性状】茎圆柱形，长 30~45 cm，直径 2~4 mm；绿色或微带紫棕色，有纵棱和柔毛；质脆，易折断；断面纤维性，中空。叶多皱缩或破碎，完整者展平呈长椭圆形，

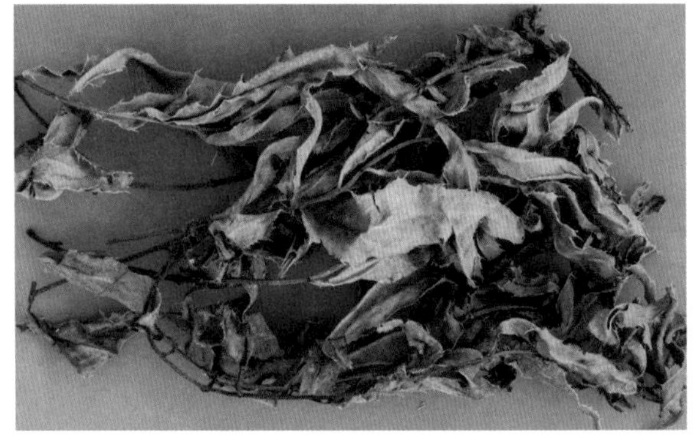

长 3~12 cm，宽 0.5~3 cm，全缘或微波状，有细密的针刺，腹面绿褐色，背面灰绿色，两面均有白色蛛丝状毛。头状花序顶生，总苞钟状，苞片黄绿色，5~6 层，线形或披针形，花冠多脱落，冠毛羽状常外露。气微，味微苦。

【性　　味】甜、苦，寒。

【功效主治】通龙路，清热止血。用于治疗陆裂（咳血），鹿勒（吐血），渗裂（血证），肉裂（尿血），屙意勒（便血），呗农（痈疮、痈肿），病淋勒（崩漏），外伤出血。

【用法用量】内服：煎汤，5~15 g（鲜品 30~60 g）；或捣汁。外用：适量，捣烂敷患处。

【应用举例】

（1）治心热吐血口干：小蓟根汁、生藕汁、生牛蒡汁、生地黄汁各 100 mL，白蜜 1 匙搅匀，不计时候，细细呷之。

（2）治崩中下血：小蓟茎、叶（洗，切）适量，研汁一盏，入生地黄汁一盏，白术 15 g，煎减半，温服。

（3）治呕血，咯血：小蓟、大蓟、荷叶、扁柏叶、茅根、茜草、山栀、大黄、牡丹皮、棕榈皮各等量，烧灰存性，研极细末，纸包，碗盖于地上一夜，用时先服食白藕汁或萝卜汁磨京墨半碗 15 g，食后服。

棕　榈

【壮　　名】Go’gyang

【别　　名】棕榈木皮、棕毛、棕树皮毛、棕皮。

【来　　源】为棕榈科植物棕榈 Trachycarpus fortunei（Hook.）H. Wendl. 的叶柄及叶鞘纤维。

【植物形态】乔木。茎杆圆柱形，粗壮挺立，不分枝，残留的褐色纤维状老叶鞘层层包被于茎杆上，脱落后呈环状的节。叶簇生于茎顶，向外展开；叶柄坚硬，横切面近三角形，边缘有小齿，基部具褐色纤维状叶鞘，新叶柄直立，老叶柄常下垂；叶片近圆扇状，直径 60~100 cm，具多数皱褶，掌状分裂至中部，腹面绿色，背面具蜡粉，革质。

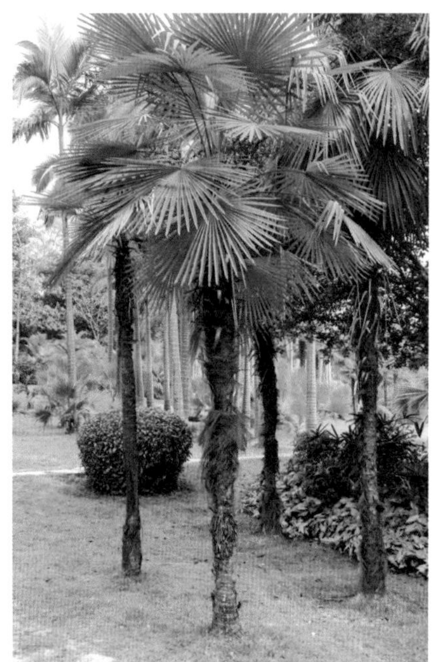

肉穗花序，自茎顶叶腋抽出，基部具多数大型鞘状苞片；雌雄异株；雄花小，淡黄色，花被6，2轮，宽卵形，雄蕊6；雌花花被同雄花，子房上位，密被白柔毛，花柱3裂。核果球形或近肾形，成熟时外果皮灰蓝色，被蜡粉。

【分　　布】主产于江西、江苏、安徽、浙江、福建、广东、广西、四川、贵州、云南等。广西主要分布于百色、南宁、柳州、桂林等。

【采集加工】全年均可采收，连叶柄及叶鞘纤维割下，晒干。

【药材性状】棕榈皮的陈久者，名陈棕皮。将叶柄削去外面纤维，晒干，名为棕骨。

陈棕皮为粗长的纤维，成束状或片状，长20~40 cm，大小不一，棕褐色，质韧，不易撕断。气微，味淡。

棕骨长条板状，长短不一；红棕色，基部较宽而扁平，或略向内弯曲，向上则渐窄而厚，背面中央隆起，呈三角形，背面两侧平坦，上有厚密的红棕色茸毛，腹面平坦，撕去表皮后，可见坚韧的纤维；质坚韧，不能折断，切面平整，散生有多数淡黄色维管束成点状。气无，味淡。

【性　　味】苦、涩，平。

【功效主治】调龙路，止血。用于治疗陆裂（咳血），渗裂（血证），屙意勒（便血），肉裂（尿血），病淋勒（崩漏），外伤出血。

【用法用量】内服：煎汤，3~18 g。外用：适量，研末敷患处。

【应用举例】

（1）治鼻血不止：棕榈（烧灰）适量，吹鼻。

（2）治久鼻衄不止：棕榈、刺蓟、桦皮、龙骨各等量，研细末，每服6 g，米饮调服。

（3）治诸窍出血：隔年莲蓬、棕榈、头发（并烧存性）各等量，研末，每服6 g，煎南木香汤送服；或只用棕榈烧灰，米汤调服。

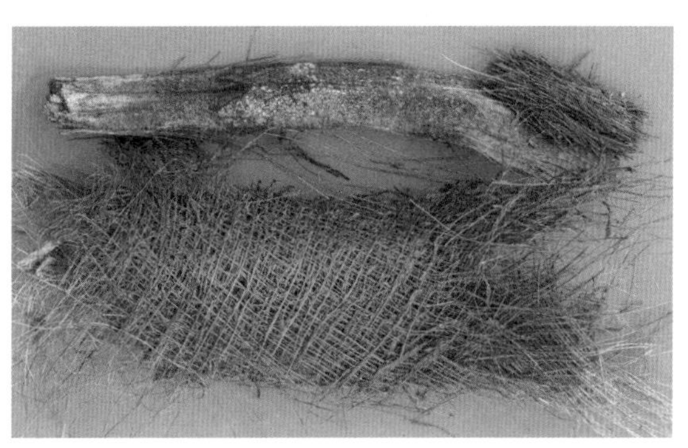

荠 菜

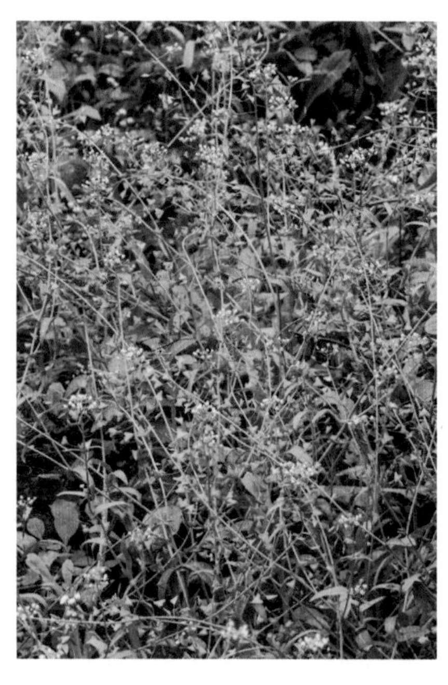

【壮　　名】Byaekdingaeq

【别　　名】荠花、地米花、地菜。

【来　　源】为十字花科植物荠菜 *Capsella bursa-pastoris*（L.）Medic. 的全草。

【植物形态】草本。茎稍有分枝毛或单毛。基生叶丛生，呈莲座状，具长叶柄，叶片大头羽裂，长可达 12 cm，宽可达 2.5 cm；顶生裂片较大，卵形至长卵形；侧生裂片较小，狭长，圆形至卵形，先端渐尖，浅裂或具有不规则粗锯齿；茎生叶狭披针形，长 1~2 cm，宽 2~15 mm，基部箭形抱茎，边缘有缺刻或锯齿。总状花序顶生或腋生；萼片长圆形；花瓣白色，匙形或卵形，有短爪。短角果倒卵状三角形或倒心状三角形，扁平，无毛，先端稍凹，裂瓣具网脉。

【分　　布】产于全国各地。广西各地均有分布。

【采集加工】3~5 月采收，除去枯叶杂质，洗净，晒干。

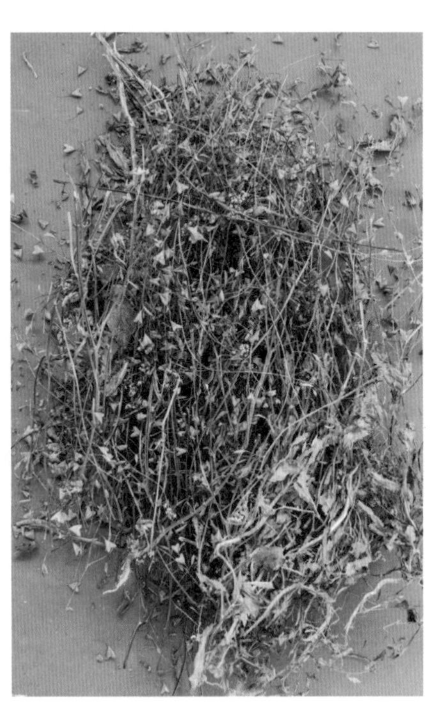

【药材性状】茎、叶黄绿色，叶皱缩，展开呈狭披针形，长 1~2 cm，宽 2~15 mm，基部箭形抱茎。总状花序轴较细，黄绿色；小花梗纤细，易断；花小，直径约 2.5 mm，花瓣 4 片，白色或淡黄棕色；花序轴下部常有小倒三角形的角果，绿色或黄绿色，长 5~8 mm，宽 4~6 mm。气微清香，味淡。

【性　　味】甜、淡，寒。

【功效主治】通龙路，通谷道、水道，止血，清肝明目。用于陆裂（咳血），渗裂（血证），肉裂（尿血），眼痛，血压嗓（高血压），屙意咪（痢疾），佛浮（水肿），眼底出血，乳糜尿。

【用法用量】内服：煎汤，15~30 g（鲜品 60~120 g）或入丸、散。外用：适量，捣汁点眼。

【应用举例】

（1）治尿血：鲜荠菜 125 g，水煎，调冬蜜服；或加陈棕炭 3 g，冲服。

（2）治内伤吐血：荠菜 30 g，蜜枣 30 g，水煎服。

（3）治崩漏及月经过多：荠菜 30 g，龙芽草 30 g，水煎服。

茅根

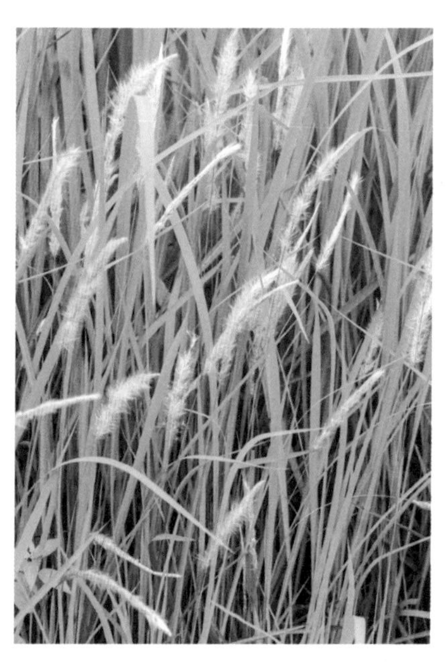

【壮　　名】Laghaz

【别　　名】茅根、地筋、白花茅根、丝茅、万根草、茅草根、甜草根、丝毛草根。

【来　　源】为禾本科植物白茅 *Imperata cylindrica*（Linn.）Beauv. var. *major*（Nees）C.E.Hubb 的根状茎。

【植物形态】多年生草本。根状茎白色，匍匐横走，密被鳞片。秆丛生，直立，圆柱形，光滑无毛，基部被多数老叶及残留的叶基。叶片条形或条状披针形；宽 3~8 mm，叶鞘褐色，无毛，或上部及边缘和鞘口具纤毛具短叶舌。圆锥花序紧缩呈穗状，顶生，圆筒状；小穗披针形或长圆形，成对排列在花序轴上，小穗具较长的梗，另一小穗的梗较短；花两性，每小穗具 1 花，基部被白色丝状柔毛；两颖相等或第一颖稍短而狭，具 3~4 脉，第二颖较宽，具 4~6 脉；稃膜质，无毛，第一外稃卵状长圆形，内稃短，第二外稃披针形，与内稃等长；雄蕊 2，花药黄色；雌蕊 1，具较长的花柱，柱头羽毛状。颖果椭圆形，暗褐色，成熟的果序被白色长柔毛。

【分　　布】全国大部分地区均产。广西各地均有分布。

【采集加工】春秋季采挖，除去地上部分和鳞片状的叶鞘，洗净，鲜用或扎把晒干。

【药材性状】根状茎长圆柱形，有时分枝，长短不一，直径 2~4 mm；黄白色或淡黄色，有光泽，具纵皱纹，环节明显，节上残留灰棕色鳞叶及细根，节间长 1~3 cm。体轻，质韧；断面纤维性，黄白色，多具放射状裂隙，有时中心可见一小孔。气微，味微甜。

【性　　味】甜，寒。

【功效主治】调龙路，利水道，凉血止血，清热毒。用于治疗渗裂（血证），热病烦渴，鹿（呕吐），埃（咳嗽），墨病（气喘），肉扭（淋证），佛浮（水肿），能蚌（黄疸），血热出血。

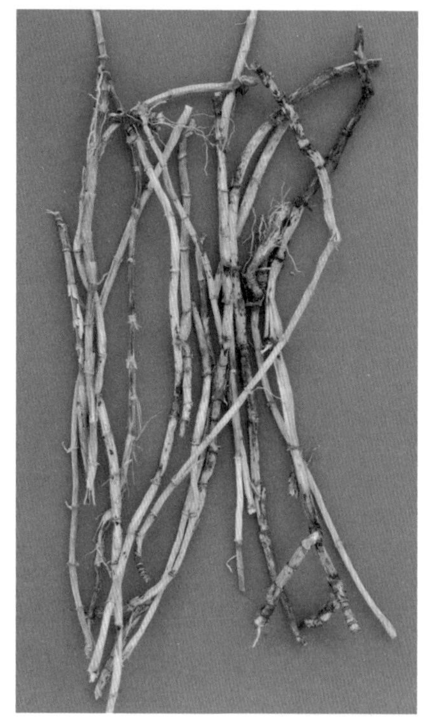

【用法用量】内服：煎汤，6~30 g（鲜品 30~60 g）；或捣汁。外用：鲜品适量，捣汁涂患处。

【应用举例】

（1）治吐血不止：茅根一握，水煎服。

（2）治鼻衄不止：茅根适量，研末，米泔水服 6 g。

（3）治血尿：茅根、车前子各 30 g，白糖 15 g，水煎服。

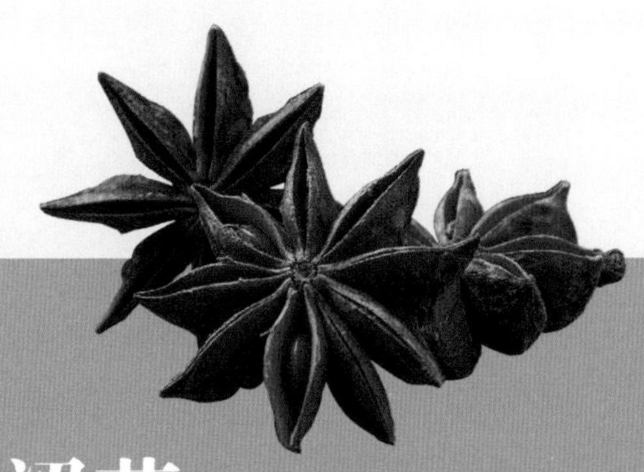

第十四章　收涩药

诃 子

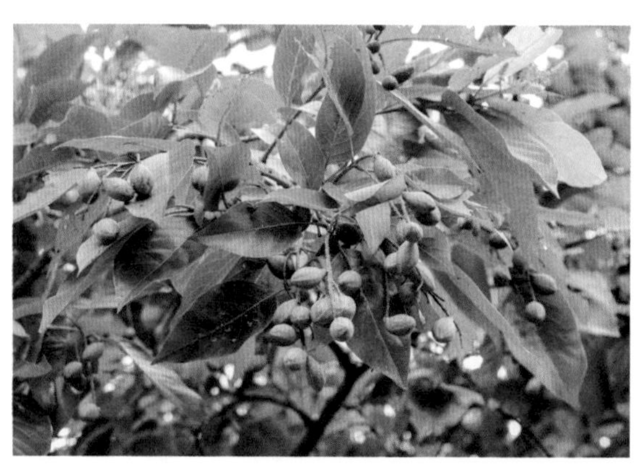

【壮　　名】Hwzswj

【别　　名】诃黎勒、诃黎、诃梨随风子。

【来　　源】为使君子科植物诃子 *Terminalia chebula* Retz. 的果实。

【植物形态】乔木。枝近无毛，皮孔细长，白色或淡黄色，幼枝黄褐色，被茸毛。叶互生或近对生；叶柄粗壮，距顶端 1~5 mm 处有 2（~4）腺体；叶片卵形或椭圆形，长 7~14 cm，宽 4.5~8.5 cm，先端短尖，基部钝圆或楔形，偏斜，全缘或微波状，两面无毛，密被细瘤点。穗状花序，有时又组成圆锥花序；花两性；花萼管杯状，淡绿带黄色，5 齿裂，三角形，外面无毛，内面被黄棕色的柔毛；花瓣缺；雄蕊 10；子房下位，圆柱形，被毛。核果卵形或椭圆形，青色，粗糙，无毛，成熟时变黑褐色，通常有 5 条钝棱。

【分　　布】分布于我国西南地区及云南、广东。广西多为栽培。

【采集加工】秋、冬季采收，烘干或晒干。

【药材性状】果实呈长圆形或卵圆形，长 2~4 cm，直径 2~2.5 cm，黄棕色或暗棕色，略具光泽，有 5~6 条纵棱线及不规则的皱纹，基部有圆形果梗痕；质坚实；果肉厚 0.2~0.4 cm，黄棕色或黄褐色；果核长 1.5~2.5 cm，直径 1~1.5 cm，浅黄色，粗糙，坚硬。种子狭长纺锤形，长约 1 cm，直径 0.2~0.4 cm；种皮黄棕色，子叶 2，白色，相互垂叠卷旋。气微，味酸涩后甜。

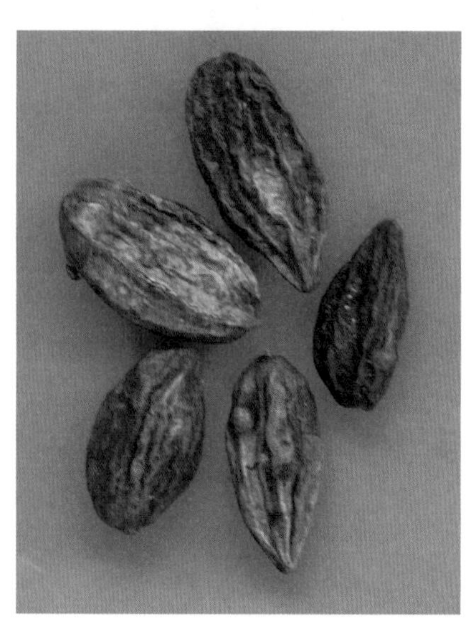

【性　　味】苦、酸、涩，平。

【功效主治】调龙路、火路，补血，止血，散瘀止痛。用于治疗屙意咪（痢疾），白冻（泄泻），屙意勒（便血），埃（咳嗽），货咽妈（咽痛），尊寸（脱肛），久咳失声。

【用法用量】内服：煎汤，3~12 g。

【应用举例】

（1）治久咳语声不出：诃子（去核）30 g，杏仁（泡，去皮、尖）30 g，通草 7.5 g，切细，每服 12 g，水 150 mL，生姜（煨）5 片，煎至 100 mL，去渣，食后温服。

（2）治老人久泻不止：白矾（烧灰）30 g，诃子 3 g（煨，用皮），捣细为散，每服 6 g，以粥调服。

（3）治口疮经久不愈：诃子 5 个（酒润，草纸裹煨熟，肉与核共捣细），冰片 0.3 g，研细，不时蘸取少许，口含徐徐咽下。

金樱子

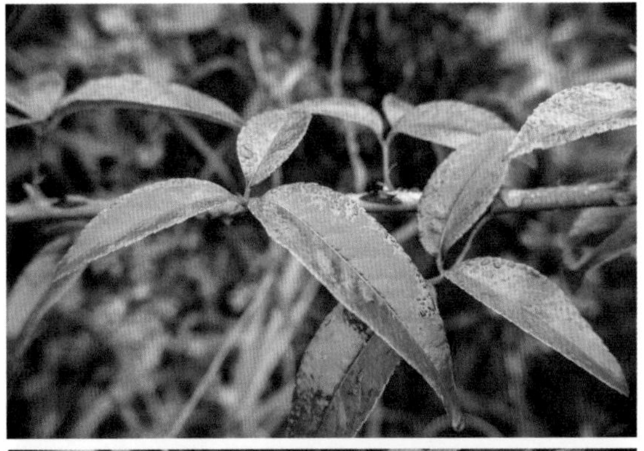

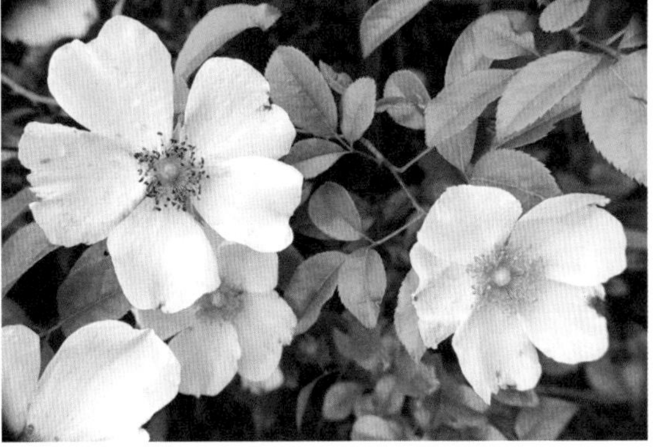

【壮　　名】Makvengj

【别　　名】刺榆子、刺梨子、金罂子、山石榴、山鸡头子、糖莺子。

【来　　源】为蔷薇科植物金樱子 *Rosa laevigata* michx. 的果实。

【植物形态】常绿攀援灌木。茎无毛，有钩状皮刺和刺毛。羽状复叶，叶柄和叶轴具小毛刺和刺毛；托叶披针形，与叶柄分离，早落；小叶革质，通常 3，稀 5，叶片椭圆状卵形或披针形，长 2.5~7 cm，宽 1.5~4.5 cm，先端急尖或渐尖，基部近圆形，边缘具细齿状锯齿，无毛，有光泽。花单生于侧枝顶端，花梗和花萼筒外面均密被刺毛；萼片 5；花瓣 5；白色；雄蕊多数；心皮多数，柱头聚生于花序托口。果实倒卵形，紫褐色，密被刺毛。

【分　　布】分布于陕西、江苏、安徽、浙江、江西、福建、台湾、湖北、河南、湖南、广东、海南、广西、四川、贵州、云南。广西主要分布于凌云、那坡、武鸣、邕宁、南宁、桂平、阳朔。

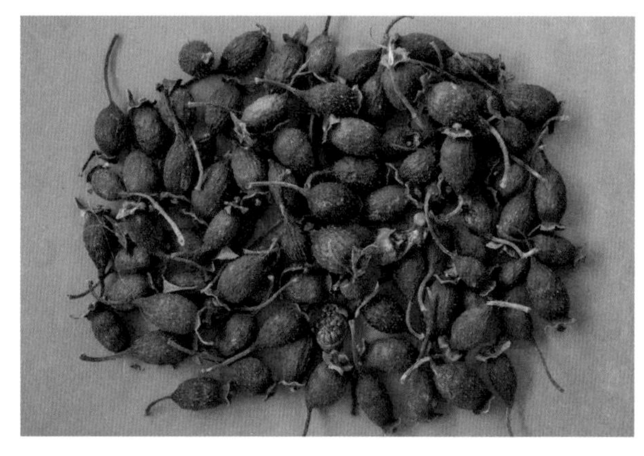

【采集加工】8~11 月果实成熟变红时采收，晒干，除去毛刺。

【药材性状】果倒卵形，黄红色至棕红色，略具光泽，有多数刺状刚毛脱落后的残基形成棕色小凸起；先端宿存花萼呈盘状，中央稍隆起，有黄色花柱基及残留果梗；质坚硬，纵切后可见花萼筒内壁密生淡黄色有光泽的茸毛。瘦果数十粒，扁纺锤形，淡黄棕色，木质，外被淡黄色茸毛。气微，味甜、微涩。

【性　　味】酸，涩；平。

【功效主治】通谷道、水道，固精，止带。用于治疗滑精，遗尿，肉赖（多尿症），白冻（泄泻），屙意咪（痢疾），肉扭（淋证），隆白呆（带下），病淋勒（崩漏），仲嘿奴（肛瘘），奔寸（子宫下垂），濑幽（遗尿）。

【用法用量】内服：煎汤，12~30 g；或入丸、散，或熬膏。

【应用举例】

（1）治梦遗，精不固：金樱子 5 kg，剖开去子毛，于木臼内杵碎，加水 1 L，煎成膏服。

（2）治小便频数，多尿，小便不禁：金樱子（去刺和内瓤）适量、猪小肚 1 个，水煮服。

（3）治久虚泄泻下痢：金樱子（去刺和内瓤）30 g，党参 9 g，水煎服。

牡　蛎

【壮　　名】Gyapsae

【别　　名】蛎蛤、海蛎子、猴蝌、海蛎、蚝、大蚝、蛎壳。

【来　　源】为牡蛎科动物近江牡蛎 *Ostrea riuularis* gould 的贝壳。

【动物形态】体形变化大，但大多为三角形。壳长一般 3~6 cm，左右两壳不等，左壳很凹，较大而厚，能用来附着他物，表面放射肋较多，清楚可数；右壳较小而平，表面有多层同心环状的鳞片，没有显著的放射肋。右壳表面多数是淡黄色，杂有紫褐色或黑色条纹，壳内面白色或灰白色，闭壳肌痕黄褐色，卵圆形；左壳表面颜色一般比右壳淡些，壳内面灰白色。

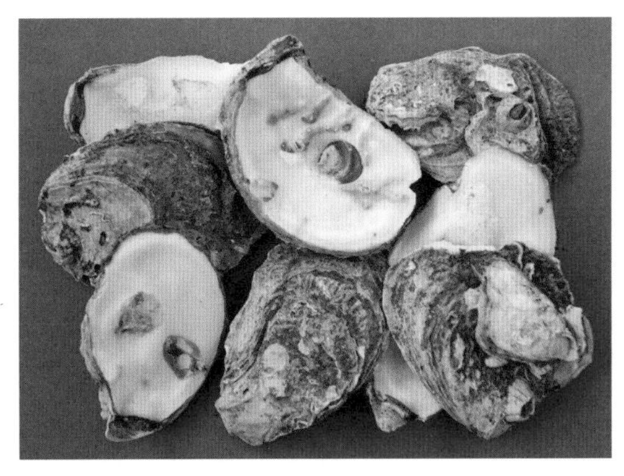

【分　　布】广西主要分布于北海、钦州、防城等，亦有养殖。

【采集加工】全年均可采收。3~7 月是采蚝旺季，潜入海底用铁钩迅速钩蚝。取出肉，将壳洗净晒干，用木箱或竹箩装好，避免风化。

【药材性状】贝壳呈圆形、卵圆形、三角形等。左壳凹陷，大而厚；右壳平坦，稍小。右壳外表面稍不平，有灰色、紫色、棕色、黄色等，环生同心鳞片，幼体者鳞片薄而脆，多年生长者，鳞片厚而坚。内表面白色，边缘有时淡紫色；质硬、断面层状明显，厚 2~10 mm。无臭，味微咸。

【性　　味】咸，寒。

【功效主治】调火路，清热毒，安神，散结。用于治疗兰喙（眩晕），惹茸（耳鸣），失眠，呗奴（瘰疬），优平（自汗、盗汗），遗精，病淋勒（崩漏），隆白呆（带下）。

【用法用量】内服：煎汤，15~30 g；或入丸、散。外用：适量，研末干撒或调敷患处。

【应用举例】

（1）治小便频数：牡蛎（烧灰）150 g，童便 1500 mL，煎至 800 mL，分 3 次服。

（2）治胃酸过多：牡蛎、海螵蛸各 15 g，浙贝母 12 g，研细末，每服 9 g，每日 3 次。

（3）治卧即盗汗，风虚头痛：牡蛎、白术、防风各 90 g，捣碎过筛，以酒调服 1 g，每日 3 次。

厚叶算盘子

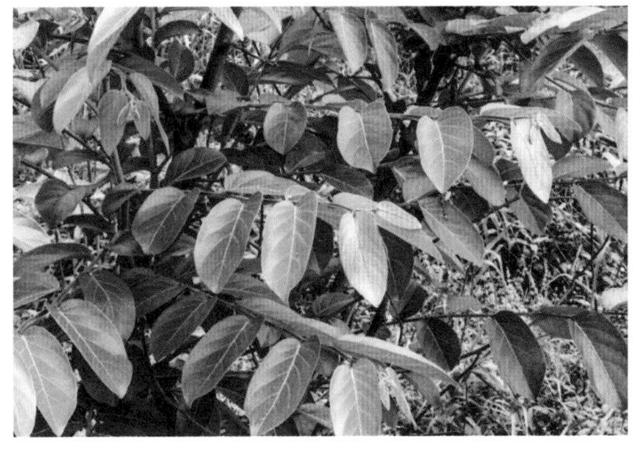

【壮　　名】Gosuenqbuenz

【别　　名】丹药良、大叶水榕、大洋算盘、水泡木、大算盘子。

【来　　源】为大戟科植物厚叶算盘子 *Glochidion hirsutum*（Roxb.）Voigt 的根。

【植物形态】灌木，稀乔木。枝密被锈色长柔毛或粗毛。单叶互生；托叶披针形；叶片革质，卵形至长圆状卵形，稀长圆形，长7~15 cm，宽4~7 cm，先端钝或急尖，基部圆或稍呈心形而偏斜，背面灰白色，密被短柔毛。聚伞花序腋生；雄花多数，萼片6，椭圆形或长圆形，外被短柔毛，通常3片较宽，雄蕊5~8；雌花花萼6，卵形或阔卵形而厚，外被柔毛，3片较宽，子房球形。蒴果扁球形，具10~14条不显著纵沟，被柔毛。

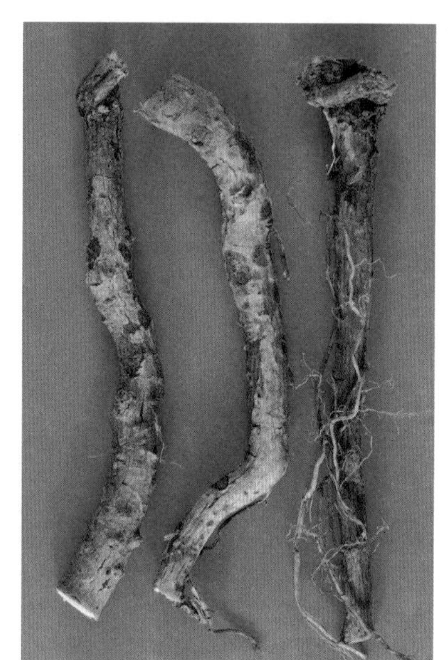

【分　　布】广西主要分布于藤县、平南、贵港、灵山、上思、隆安、龙州、天等。

【采集加工】全年均可采收，洗净，鲜用或晒干。

【药材性状】根圆柱形，棕黄色，易脱落，有较多分支，脆易断，断面皮部棕黄色，木部黄白色，味淡，气微。干燥茎圆柱形，灰黄白色，有较多分枝，质脆易断，断面皮部浅黄色，木部黄白色，气微，味淡。

【性　　味】淡、涩，平。

【功效主治】调谷道，除湿毒，调火路，通龙路。用于治疗白冻（泄泻），发旺（风湿骨痛），林得叮相（跌打损伤），仲嘿喯尹（痔疮），奔寸（子宫下垂），隆白呆（带下），肝炎。

【用法用量】内服：煎汤，6~9 g。

【应用举例】

（1）治牙痛：厚叶算盘子叶适量，水煎，含漱。

（2）治荨麻疹，湿疹，疮疡：厚叶算盘子叶适量，煎水洗患处。

番石榴

【壮　　名】Mbawnimhenj

【别　　名】鸡矢果、番桃叶、番稔、番石榴心。

【来　　源】为桃金娘科植物番石榴 *Psidium guajava* L. 的叶。

【植物形态】乔木。树皮平滑，灰色，片状剥落，嫩枝有棱，被毛。叶对生；叶片革质，长圆形至椭圆形，长6~12 cm，宽3.5~6 cm，先端急尖或钝，基部近于圆形，全缘，腹面稍粗糙，背面有毛；羽状脉。花单生或2~3朵排成聚伞花序；花萼管钟

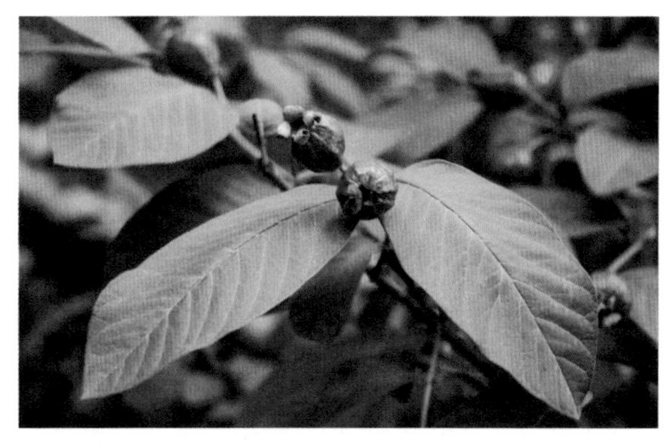

形，有毛，萼片近圆形，不规则裂开；花瓣4~5，白色；雄蕊多数；子房下位，与萼合生。浆果球形、卵圆形或梨形，先端有宿存萼片，果肉白色及黄色，胎座肥大，肉质。

【分　　布】主产于福建、台湾、广东、海南、广西、四川、云南。广西主要分布于南部和西部等。

【采集加工】夏秋季采收，鲜用或切段，晒干。

【药材性状】叶片矩圆状椭圆形至卵圆形，多皱缩卷曲或破碎，长5~12 cm，宽3~5 cm，先端圆或短尖，基部钝至圆形，边缘全缘，腹面淡棕褐色，无毛，背面灰棕色，密被短柔毛，主脉和侧脉均隆起，侧脉在近叶缘处连成边脉。叶柄长3~6 mm；革质而脆，易折断。嫩茎扁四棱形，密被短柔毛。气清香，味涩、微甜、苦。

【性　　味】苦、涩，平。

【功效主治】通谷道，调水道，收敛止泻，止血，清热解毒。用于治疗白冻（泄泻），屙意咪（痢疾），鹿（呕吐），呗农（痈疮、痈肿），林得叮相（跌打损伤），额哈（毒蛇咬伤），病淋勒（崩漏）。

【用法用量】内服：煎汤，5~15 g，鲜品可用至24~30 g；或研末。外用：适量，捣烂敷患处；或煎汤洗患处；或研末撒患处；或含漱。

【应用举例】

（1）治肠炎、痢疾：鲜番石榴30 g，煎服。

（2）治跌打损伤、刀伤出血：鲜番石榴适量，捣烂敷患处。

（3）解巴豆毒：番石榴、白术（炒）、石榴皮各9 g，水500 mL煎至350 mL，饮服。

算盘子

【壮　　名】Anzmoidlwngj

【别　　名】野南瓜、柿子椒、地金瓜、果盒仔。

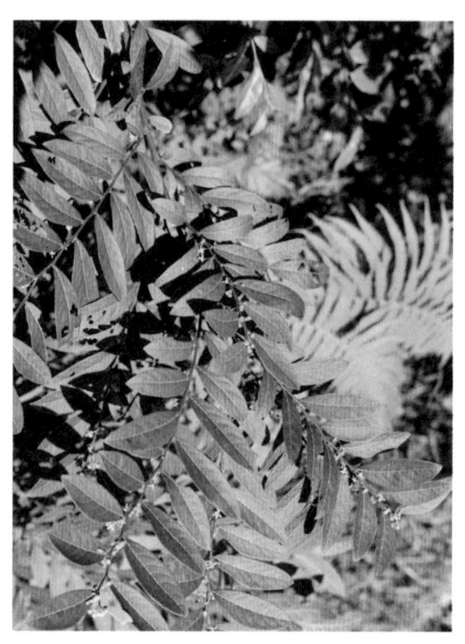

【来　　源】为大戟科植物算盘子 *Glochidion puberum*（L.）Hutch. 的根。

【植物形态】直立多枝灌木。小枝灰褐色，密被锈色或黄褐色短柔毛。叶互生；叶柄被柔毛；托叶三角形至狭三角形，被柔毛；叶长圆形至长圆状卵形或披针形，稀卵形或倒卵形，长 3~9 cm，宽 1.2~3.5 cm，先端钝至急尖，稀近圆形，常具小尖头，基部楔形至钝形，腹面仅中脉被疏短柔毛或几无毛，背面粉绿色，密被短柔毛，侧脉 5~8 对，背面明显。花单性同株或异株，花小，2~5 朵簇生于叶腋；无花瓣；萼片 6，2 轮；雄花花梗细，通常被柔毛，萼片质较厚，长圆形至狭长圆形或长圆状倒卵形，外被疏短柔毛；雄蕊 3，合生成柱状，无退化子房；雌花花梗密被柔毛，花萼与雄花的近同形，但稍短而厚，两面均被毛。蒴果扁球形，常具 8~10 条明显纵沟，先端具环状稍伸长的缩存花柱，密被短柔毛，成熟时带红色。种子近肾形，具三棱，红褐色。

【分　　布】主产于陕西、甘肃、江苏、安徽、江西、福建、台湾、河南、广西、广东、四川、贵州。广西各地均有分布。

【采集加工】秋季采挖，拣净杂质，晒干。

【药材性状】根圆柱状，直径 1~3 cm，顶端残留茎痕，灰棕色，栓皮粗糙，极易脱落，有纵纹及横裂；质坚实，不易折断；断面浅棕色。气微，味涩。

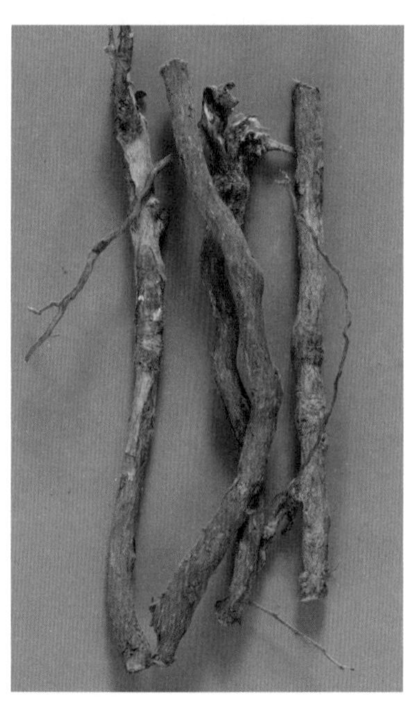

【性　　味】苦、涩，寒。

【功效主治】通谷道，调火路，收湿止痒，清热毒，祛湿毒，驱瘴毒。用于治疗屙意咪（痢疾），白冻（泄泻），能蚌（黄疸），瘴疟（疟疾），肉扭（淋证），隆白呆（带下），货咽妈（咽痛），兵嘿细勒（疝气），产后腹痛，牙痛。

【用法用量】内服：煎汤，15~60 g。

【应用举例】

（1）治疟疾：算盘子 30 g，酒、水各半煎，于发病前 2~3 小时服。

（2）治赤白带下，产后腹痛：算盘子、红糖各 60 g，水煎服。

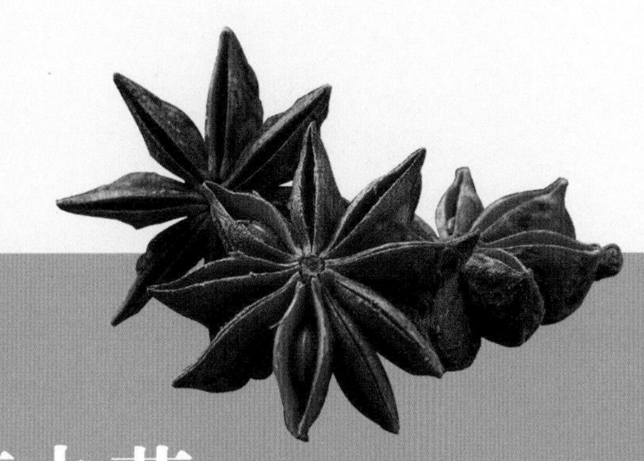

第十五章　打虫药

槟榔

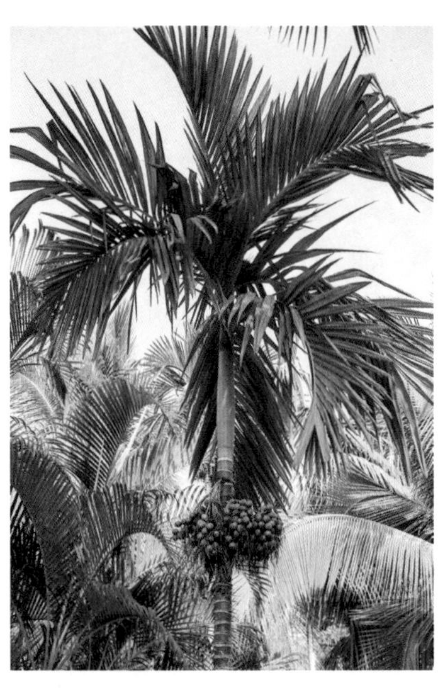

【壮　　名】Makbinhlangz

【别　　名】宾门、宾门药饯、白槟榔、大腹槟榔、槟榔子、青仔、橄榄子、洗瘴丹、榔玉。

【来　　源】为棕榈科植物槟榔 *Areca catechu* L. 的成熟种子。

【植物形态】茎直立，乔木状，高 10~30 m，有明显的环状叶痕。叶簇生于茎顶，长 1~2 m，羽片多数，两面无毛，上部的羽片合生，顶端有不规则齿裂。雌雄同株，花序多分枝，花序轴粗壮压扁；雄花小，无梗，通常单生，一稀成对着生，萼片卵形，长不到 1 mm，花瓣长圆形，雄蕊 6，花丝短，退化雌蕊 3，线形；雌花较大，萼片卵形，花瓣近圆形，退化雄蕊 6，合生，子房长圆形。果实长圆形或卵球形，长 3~5 cm，橙黄色，中果皮厚，纤维质；种子卵形，基部截平。

【分　　布】主产于海南、云南、福建、台湾。

【采集加工】春末至秋初采收成熟果实，用水煮后，干燥，除去果皮，取出种子，晒干。

【药材性状】种子扁球形或圆锥形，高 1.5~3.5 cm，底部直径 1.5~3 cm；淡黄棕色或淡红棕色，具稍凹下的网状沟纹，底部中心有圆形凹陷的珠孔，其旁有明显疤痕状种脐；质坚硬，不易破碎；断面可见棕色种皮与白色胚乳相间的大理石样花纹。气微，味涩、微苦。

【性　　味】苦、辣，热。

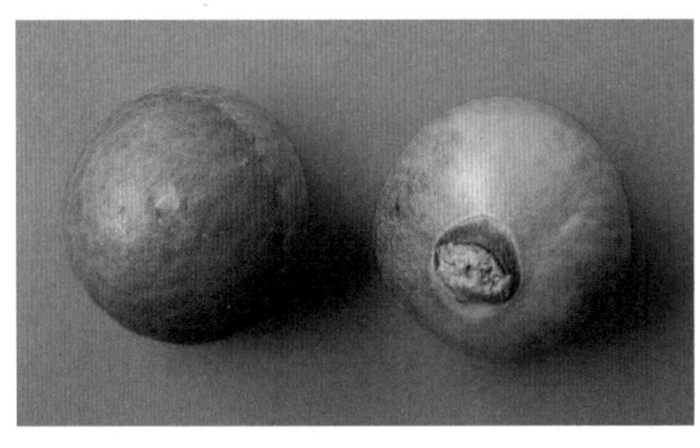

【功效主治】通谷道，除瘴毒，驱虫。用于治疗胴西咪暖（肠道寄生虫病），屙意咪（痢疾），积聚，瘴疟（疟疾）。

【用法用量】内服：3~9 g；驱绦虫、姜片虫，30~60 g。

【应用举例】

（1）治蛔虫病：槟榔 6 g，酒

800 mL，煎成 400 mL，分 2 次服。

（2）治小儿寸白虫久不愈：槟榔 2 枚，猪牙皂角（烧）3 梃，苦楝子 5 枚，研末，每服 1.5 g，空心煎苦楝根皮汤送服。

（3）治诸虫在脏，久不痊愈：炮槟榔 25 g，研末，每服 6 g，以葱、蜜煎汤调服。

风车子

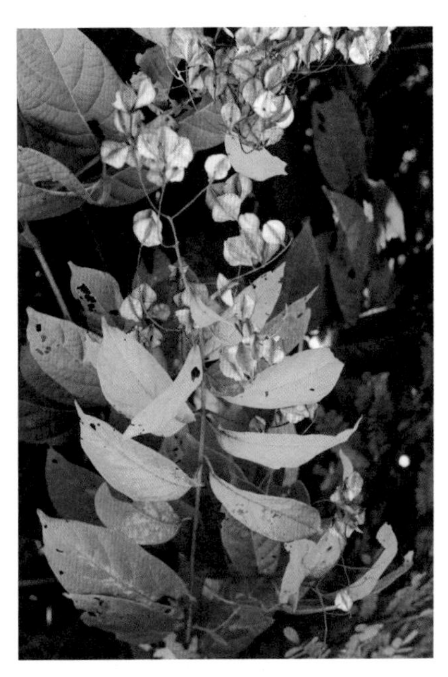

【壮　　名】Dauhngam

【别　　名】四角风、水番桃、华风车子。

【来　　源】为使君子科植物风车子 *Combretum alfredii* Hance 的叶。

【植物形态】攀援灌木。小枝近方柱形，灰褐色，有纵槽，密被棕黄色的茸毛和橙黄色鳞片。叶对生或近对生；叶柄具鳞片或被毛；叶片厚纸质，长椭圆形至阔披针形，长 12~16 cm，宽 4.8~7.3 cm，先端渐尖，基部楔形，全缘，两面稍粗糙，背面具黄褐色或橙黄色鳞片。穗状花序，总轴被鳞片；小苞片线形；花黄白色；萼钟形，外被鳞片和粗毛，内面具一柠檬黄色而有光泽的毛环；花瓣长倒卵形；雄蕊 8，花丝伸出萼外；子房圆柱形。果椭圆形，被黄色或橙黄色鳞片，具 4 翅，翅成熟时红色或紫红色。

【分　　布】主产于江西、湖南、广东、广西。广西主要分布于金秀、来宾、柳州、三江、龙胜、兴安、临桂、阳朔等。

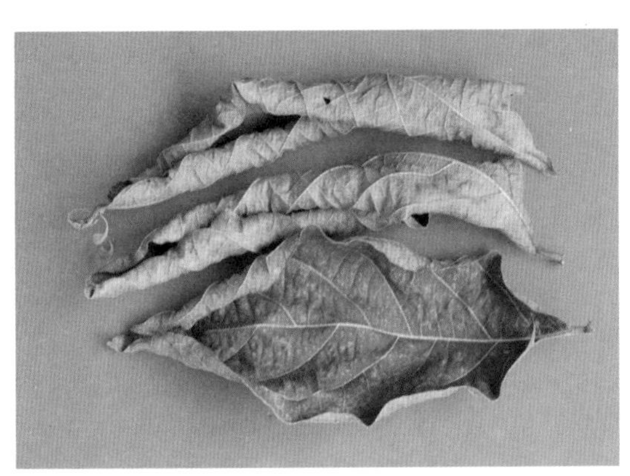

【采集加工】秋后采收，切片，晒干。

【药材性状】叶呈长椭圆形、宽披针形、椭圆状倒卵形或卵形，黄绿色，长 10~20 cm，宽 4.8~7.3 cm，顶端渐尖，基部楔形或钝圆，边全缘，两面无毛而粗糙，或在背面脉上有粗毛，在放大镜下可见密被白色圆形凸起的小斑点，背面具黄褐色或橙黄色鳞片，中脉凸起，侧脉 6~7 对，脉腋内有丛生粗毛；叶柄有槽，被毛或具鳞片。质轻。无臭，味淡。

【性　　味】甜、淡、苦，平。

【功效主治】调谷道，驱虫，解毒。用于治疗蛔虫病，鞭虫病，渗裆相（烧烫伤）。

【用法用量】内服：煎汤，10~18 g。

【应用举例】

（1）治蛔虫病，鞭虫病：风车子叶 18 g（鲜叶 30 g），水煎 2 次，空腹服。

（2）治烧烫伤：鲜风车子叶适量，捣烂，调洗米水涂患处。

雷　丸

【壮　　名】Raetleizvanz

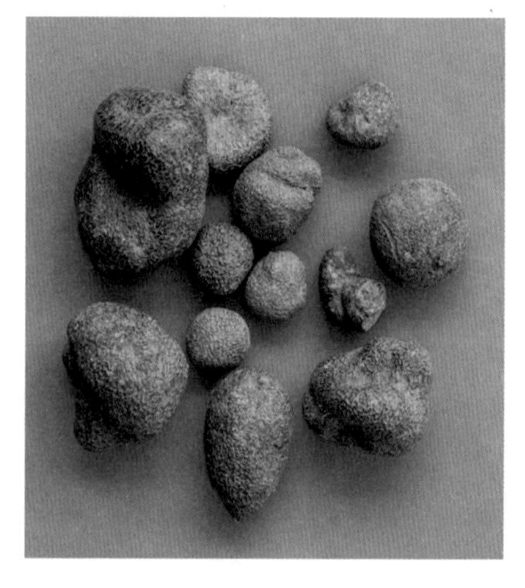

【别　　名】雷矢、雷实、竹铃芝、雷公丸。

【来　　源】为多孔菌科真菌雷丸 *Polyporus mylittae* Cooke et mass. 的菌核。

【植物形态】腐生菌类，菌核通常为不规则球形、卵状或块状，表面褐色、黑褐色至黑色，具细密皱纹，内部白色至蜡白色，略带黏性。子实体不易见到。

【分　　布】主产于甘肃、江苏、浙江、河南、湖北、广西、广东、四川、云南、贵州等。广西各地均有分布。

【采集加工】多于秋季采收。选枝叶枯黄的病竹，挖取根部着生的雷丸菌核，洗净，晒干。

【药材性状】菌核呈类球形或不规则团块状，直径 1~3 cm；黑褐色或灰褐色，有略隆起的网状细纹；质坚实，不易破裂；断面不平坦，白色或浅灰黄色，似粉状或颗粒状，常有黄棕色大理石样纹理。无臭，味微苦，嚼之有颗粒感，微带黏性，久嚼无渣。

【性　　味】苦，寒。

【功效主治】通谷道，杀虫。用于治疗胴西咪暖（肠道寄生虫病），勒爷喯疳（小儿疳积）。

【用法用量】内服：9~30 g，不宜入煎剂，一般研粉服。每次 3~7 g，饭后用温水调服，每日 3 次，连服 3 日。

【应用举例】

（1）治绦虫病：雷丸 15 g，红白二丑、槟榔各 6 g。先将后二味水煎 2 次兑匀，然后加入雷丸粉末，早晨 1 次服下，小儿酌减。

（2）治蛔虫病，蛲虫病，绦虫病：炮雷丸、芎藭各 30 g，捣为细散，每服 2 g，空腹煎粟米饮调下，早、晚各 1 次。

（3）消疳杀虫：雷丸、使君子（炮，去壳）、鹤虱、榧子肉、槟榔各等量，研细末，每服 3 g，温米饮送服，乳食前。

苹　婆

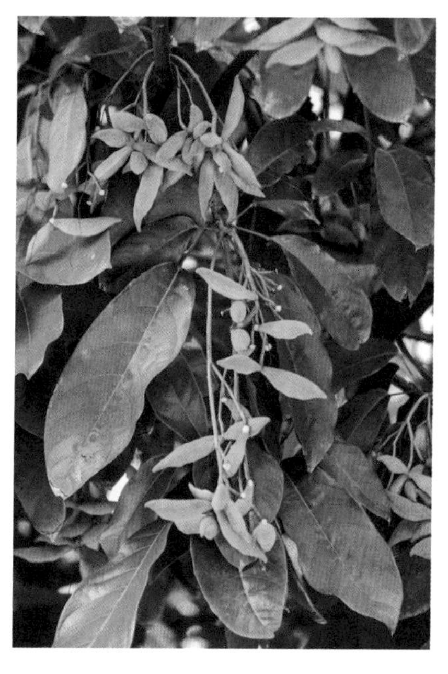

【壮　　名】Gogaeuqcaengz

【别　　名】罗晃子、九层皮、潘安果、七姐果、富贵子、假九层皮、红皮果。

【来　　源】为梧桐科植物苹婆 *Setrculia nobilis* Smith 的种子。

【植物形态】乔木。树皮黑褐色，小枝幼时略被星状毛。叶互生；叶片薄革质，长圆形或椭圆形，长 8~25 cm，宽 5~15 cm，先端急尖或钝，基部圆或钝，两面均无毛。圆锥花序顶生或腋生，披散，有短柔毛；花单性；无花冠；花萼淡红色，钟状，外面被短柔毛，5 裂，裂片条状披针形，先端渐尖且向内曲，在先端互相粘合，与钟状花萼筒等长；雄花较多，雌雄蕊柄弯曲，无毛，花药黄色；雌花较少，略大，子房圆球形，有 5 条沟纹，密被毛，花柱弯曲，柱头 5 浅裂。蓇葖果鲜红色，厚革质，长圆状卵形，先端有喙，每果内有种子 1~4。种子椭圆形或长圆形，黑褐色。

【分　　布】广西主要分布于天峨、凌云、那坡、龙州、宁明、邕宁、马山、容县等。

【采集加工】秋季采收成熟果实，晒干至果实裂开，取出种子晒干。

【药材性状】种子椭球形，黑褐色或暗栗色，直径约 1.5 cm。气微，味淡。

【性　　味】甜，热。

【功效主治】通谷道，解毒杀虫。用于治疗胴西咪暖（肠道寄生虫病），鹿（呕吐）。

【用法用量】内服：煎汤，6~8 枚；或研末为散。外用：适量，煅存性研末调搽肚脐。

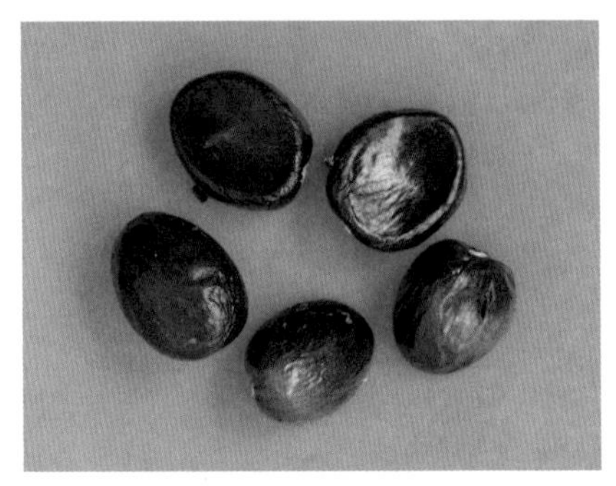

【应用举例】

（1）治腹中蛔虫上攻，心下大痛欲死，面有白斑：苹婆子、牵牛子各 7 枚，水煎服。

（2）治反胃吐食，食下即出，或朝食暮吐，暮食朝吐：苹婆子 7 枚，煅存性研末，每日酒服方寸匕，服完为度。

（3）治疝痛：苹婆子 7 枚，酒煎服。

使君子

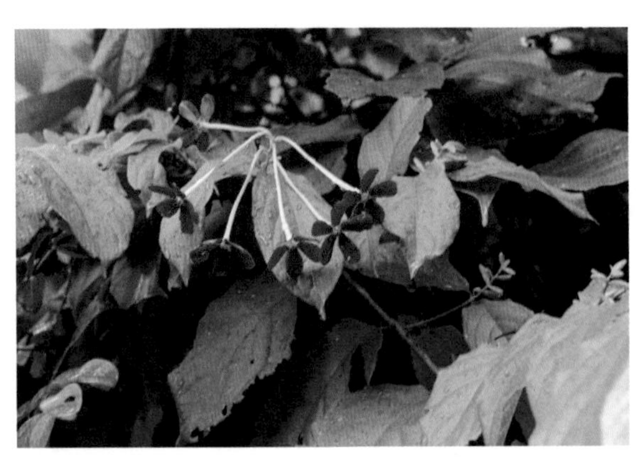

【壮　　名】Swjginhswj

【别　　名】留求子、史君子、索子果、冬君子、病柑子、君子仁、冬君子、病疳子。

【来　　源】为使君子科植物使君子 *Quisqualis indica* L. 的果实。

【植物形态】攀援状灌木。幼枝被棕黄色短柔毛。叶柄无关节，在落叶后宿存；叶片膜质，卵形或椭圆形，长 5~11 cm，宽 2.5~5.5 cm，先端短渐尖，基部钝圆，表面无毛，背面有时疏被棕色柔毛。顶生穗状花序组成伞房状序；花两性；苞片卵形至线状披针形，被毛；花萼管被黄色柔毛，萼齿 5 枚；花瓣 5，先端钝圆，初为白色，后转淡红色；雄蕊 10，2 轮，不突出冠外；子房下位。果卵形，短尖，无毛，具明显的锐棱角 5 条，成熟时外果皮脆薄，呈青黑色或栗色。

【分　　布】主产于西南地区和江西、福建、台湾、湖南、广东、广西等。广西主要分布于南宁、玉林、桂林等。

【采集加工】秋季果皮变紫黑时采收，除去杂质，晒干。

【药材性状】果实椭圆形或卵圆形，具 5 条纵棱，偶有 4~9 棱，长 2.5~4 cm，直径约 2 cm；表面黑褐色至紫褐色，平滑，微具光泽，先端狭尖，基部钝圆，有明显圆形的果梗痕；质坚硬；横切面多呈五角星形，棱角外壳较厚，中间呈类圆形空腔。种子长椭圆形或纺锤形，长约 2 cm，直径约 1 cm，棕褐色或黑褐色，有多数纵皱纹；种皮薄，易

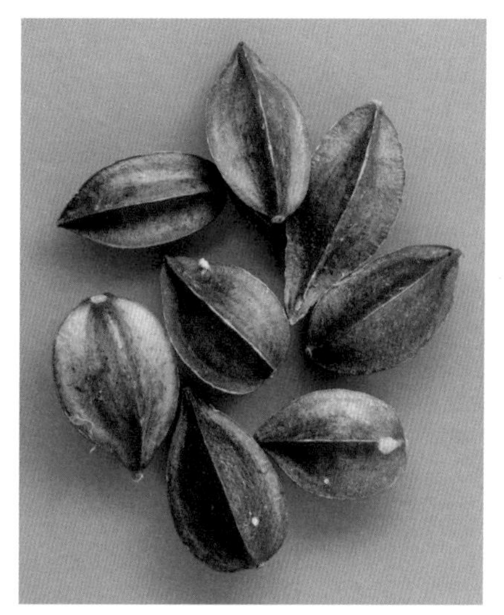

剥离；子叶 2，黄白色，有油性，断面有裂纹。气微香，味微甜。

【性　　味】甜，热，有小毒。

【功效主治】调谷道，杀虫。用于屙意咪（痢疾），白冻（泄泻），胴西咪暖（肠道寄生虫病），东郎（食滞），勒爷喯疳（小儿疳积）。

【用法用量】内服：煎汤，6~15 g。

【应用举例】

（1）治小儿蛔虫咬痛，口吐清沫：使君子（去壳）12 g，研极细末，以米饮调，每早空腹服。

（2）治小儿疳蛔：使君子（瓦上炒为末）10 枚，苦楝子（炮，去核）5 枚，甘草（胆汁浸一夜）、白芜荑各 3 g，研末，每服 3 g，水煎服。

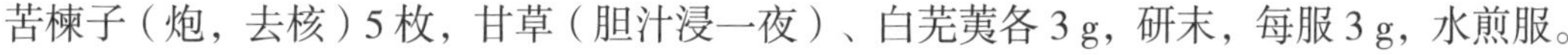

（3）治蛔虫病：使君子研末，以米汤调服 3 g。

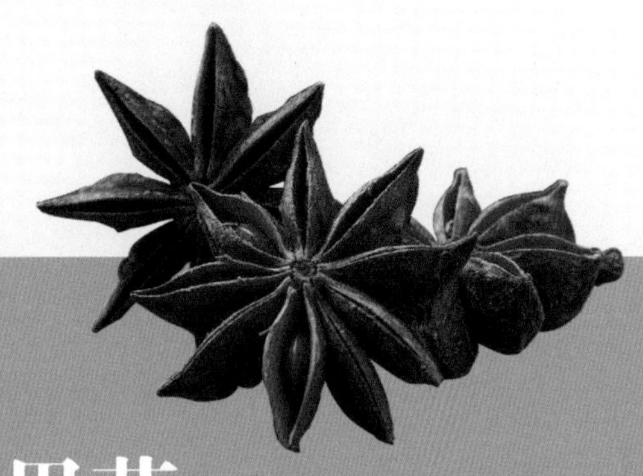

第十六章　外用药

博落回

【壮　　名】Gosamcienzsam

【别　　名】号桐树、勃勒回、号筒秆、山号筒、猢狲竹、空洞草、角罗吹、三钱三。

【来　　源】为罂粟科植物博落回 *Macleaya cordata*（Willd.）R.Br. 的根及全株。

【植物形态】草本，全体带有白粉，折断后有黄汁流出。茎圆柱形，中空，绿色，有时带红紫色。单叶互生；叶片宽卵形或近圆形，长 5~27 cm，宽 5~25 cm，多白粉，基出脉通常 5，边缘波状或波状牙齿。大型圆锥花序；苞片狭披针形；萼片狭倒卵状长圆形，黄白色；雄蕊 24~30；子房倒卵形、狭倒卵形或倒披针形。蒴果倒披针形，扁平，外被白粉。种子球形，种皮蜂窝状，具鸡冠状突起。

【分　　布】主产于江西、浙江、安徽、江苏。广西主要分布于三江、龙胜、资源、全州、兴安、富川、昭平、苍梧、岑溪、平南。

【采集加工】全年均可采收，洗净，切片或切段，晒干。

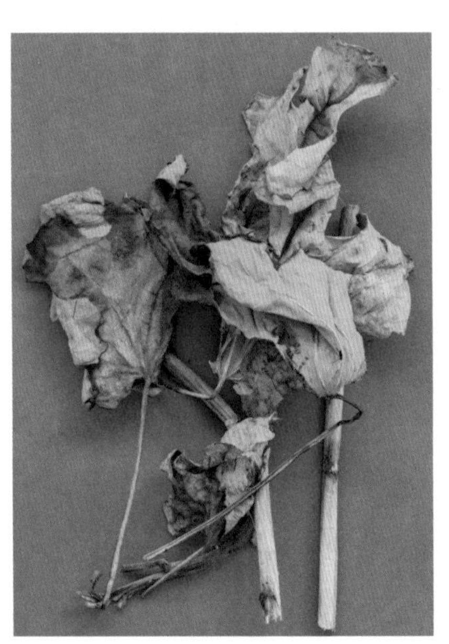

【药材性状】根、茎肥壮。茎圆柱形，中空，表面白色，易折断，新鲜时断面有黄色乳汁流出。单叶互生，有柄，柄基部略抱茎；叶片广卵形或近圆形，长 13~30 cm；宽 12~25 cm，7~9 掌状浅裂，裂片边缘波状或具波状牙齿。花序圆锥状。蒴果狭倒卵形或倒披针形而扁平，下垂。种子 4~6 颗。

【性　　味】苦、辣，寒，大毒。

【功效主治】清湿热毒，杀虫止痛。用于治疗林得叮相（跌打损伤），呗农（痈疮、痈肿），能嘎累（臁疮），能啥能累（湿疹），额哈（毒蛇咬伤），痂（癣），滴虫性阴道炎及酒渣鼻，风湿关节痛，龋齿痛。

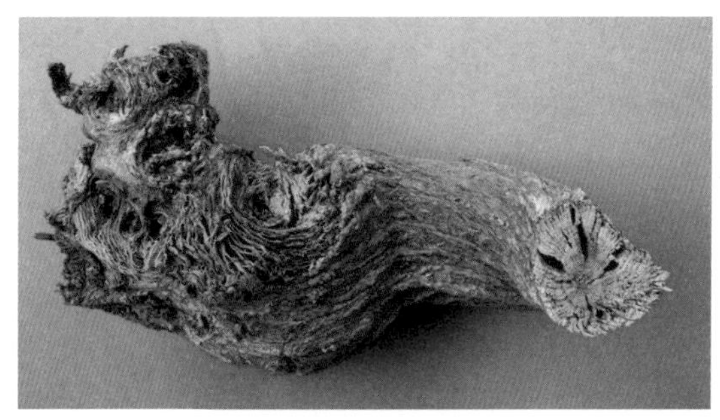

【用法用量】外用：适量，捣烂敷患处；或煎水熏洗患处，或研末调敷患处。

【应用举例】

（1）治恶疮，赘瘤，白癜风，蛊毒，溪毒：博落回、百丈青、鸡桑灰各等量，研末敷患处。

（2）治下肢溃疡：博落回适量煎水洗，另用叶 2 张，中夹白糖，放锅内蒸几分钟，取出贴患处，每日换 1 次；博落回（鲜根）1000 g，煎浓汁，调蜡烛油涂疮口周围，外用纱布包扎。

（3）治水、火烫伤：博落回根适量，研末，以棉籽油调搽患处。

断肠草

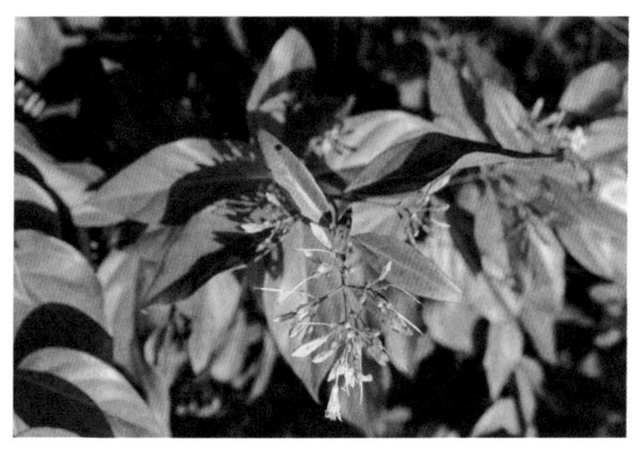

【壮　　名】Gaeunguenx

【别　　名】黄花苦晚藤、黄猛菜、毒根、大茶药、胡蔓草、山砒霜。

【来　　源】为马钱科植物胡蔓藤 *Gelsemium elegans*（Gardn.et Champ.）Benth. 的地上部分。

【植物形态】藤本。枝光滑，幼枝具细纵棱。单叶对生，具短柄；叶片卵状长圆形到卵状披针形，长 5~12 cm，宽 2~6 cm，先端渐尖，基部楔形或近圆形，全缘。聚伞花序多顶生，三叉分枝，苞片 2，短三角形；萼片 5，分离；花小，黄色，花冠漏斗形，先端 5 裂，内有淡红色斑点，裂片卵形，先端尖，较花筒短；雄蕊 5；子房上位，2 室，花柱丝状，柱头 4 裂。蒴果卵状椭圆形，下垂，基部有宿萼，果皮薄革质。种子长圆形，具刺状突起，边缘有翅。

【分　　布】主产于广东、广西、福建、浙江、云南、贵州。广西各地均有分布。

【采集加工】全年均可采收，切段，晒干或鲜用。

【药材性状】茎呈圆柱形，外皮灰黄色到黄褐色，具深纵沟及横裂隙；幼茎较光滑，黄绿色或黄棕色，具细纵纹及纵向椭圆形突起的点状皮孔；节稍膨大，可见叶柄痕；质坚，不易折断；断面不整齐，皮部黄棕色或中空。叶不规则皱缩，完整者展平呈卵形或卵状披针形，长 4~8 cm，宽 2~4 cm，先端渐尖，基部楔形或钝圆，上面灰绿色至淡棕褐色，下面色较浅。气微，味微苦，有毒。

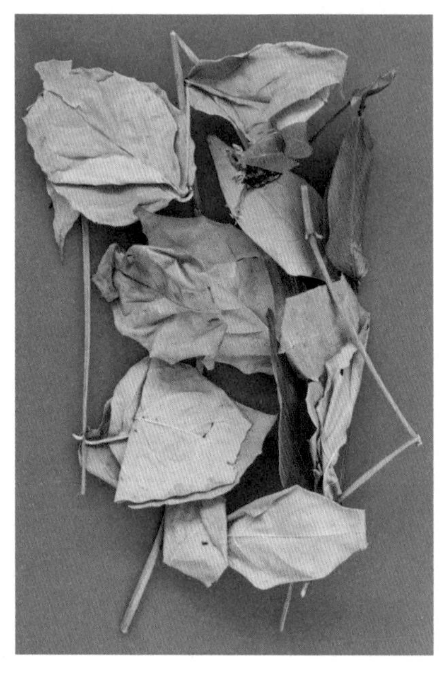

【性　　味】苦、辣，热，有大毒。

【功效主治】通龙路、火路，祛风毒，消肿止痛。用于治疗发旺（风湿骨痛），林得叮相（跌打损伤），疥癞，呗奴（瘰疬），能晗能累（湿疹），呗农（痈疮、痈肿），呗叮（疔疮），神经痛。

【用法用量】内服：煎汤，0.1~0.2 g。外用：适量，鲜品捣烂敷患处，或煎水洗患处。

【应用举例】

（1）治疥疮：松香、雄黄各 4.5 g，梅片 1.2 g，断肠草、白芷、青黛、五倍子、枯矾、马前子、蛇蜕各 0.6 g，研细末，以蜡烛油熔化和药膏贴之。

（2）治痈疮肿毒：鲜断肠草 120 g，黄糖 15 g，捣烂敷患处。

（3）治痈疽：断肠草适量，晒干，研末，以凡士林调和，制成软膏敷患处。